Cirurgia da Mama

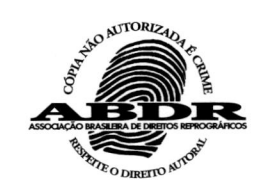

B576c Biazús, Jorge V.
         Cirurgia da mama / Jorge V. Biazús, Ângela Erguy Zucatto, Márcia
       Portela de Melo. – 2. ed. – Porto Alegre : Artmed, 2012.
         399 p. : il. ; 25 cm.

         ISBN 978-85-363-2660-3

         1. Cirurgia – Mama. I. Zucatto, Ângela Erguy. II. Melo, Márcia Portela
       de. III. Título.

                                                            CDU 616-089.8:618.19

       Catalogação na publicação: Ana Paula M. Magnus – CRB 10/2052

Cirurgia da Mama

2ª Edição

Jorge V. Biazús
Ângela Erguy Zucatto
Márcia Portela de Melo
e colaboradores

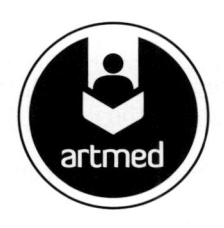

artmed

2012

© Artmed Editora S.A., 2012

Capa
Maurício Pamplona

Fotografias
Clóvis de Souza Prates

Leitura final
Cristina A. Forli

Editora responsável por esta obra
Dieimi Deitos

Gerente editorial
Letícia Bispo de Lima

Projeto e editoração
Armazém Digital® Editoração Eletrônica – Roberto Carlos Moreira Vieira

Reservados todos os direitos de publicação, em língua portuguesa, à
ARTMED® EDITORA S.A.
Av. Jerônimo de Ornelas, 670 – Santana
90040-340 Porto Alegre RS
Fone: (51) 3027-7000 Fax: (51) 3027-7070

É proibida a duplicação ou reprodução deste volume, no todo ou em parte, sob quaisquer formas ou por quaisquer meios (eletrônico, mecânico, gravação, fotocópia, distribuição na Web e outros), sem permissão expressa da Editora.

SÃO PAULO
Av. Embaixador Macedo Soares, 10.735 – Pavilhão 5
Cond. Espace Center – Vila Anastácio
05095-035 – São Paulo – SP
Fone: (11) 3665-1100 Fax: (11) 3667-1333

SAC 0800 703-3444 – www.grupoa.com.br

IMPRESSO NO BRASIL
PRINTED IN BRAZIL

Autores

ORGANIZADORES

Jorge V. Biazús
Professor do Departamento de Ginecologia e Obstetrícia da Faculdade de Medicina da Universidade Federal do Rio Grande do Sul (FAMED/UFGRS). Chefe do Serviço de Mastologia do Hospital de Clínicas de Porto Alegre (HCPA). Chefe da Unidade de Cirurgia Reparadora do Serviço de Mastologia do HCPA. Especialização em Mastologia pela Sociedade Brasileira de Mastologia e pela Associação Médica Brasileira. Doutor em Ciências Médicas pela UFRGS.

Ângela Erguy Zucatto
Médica Mastologista, Ginecologista e Obstetra. Especialização em Mastologia pela Sociedade Brasileira de Mastologia e pela Associação Médica Brasileira. Mestre em Ciências Médicas pela FAMED/UFRGS.

Márcia Portela de Melo
Médica Mastologista, Ginecologista e Obstetra. Especialização em Mastologia pela Sociedade Brasileira de Mastologia e pela Associação Médica Brasileira. Especialização em Ginecologia e Obstetrícia pela Federação Brasileira das Sociedades de Ginecologia e Obstetrícia. Mestre em Ciências Médicas pela FAMED/UFRGS.

COLABORADORES

Fernando Schuh
Médico Mastologista, Ginecologista e Obstetra. Médico Contratado do HCPA. Médico do Núcleo Mama do Hospital Moinhos de Vento. Especialização em Mastologia pela Sociedade Brasileira de Mastologia e pela Associação Médica Brasileira. Especialização em Ginecologia e Obstetrícia pela Associação Médica Brasileira e pela Federação Brasileira da Sociedade de Ginecologia. Especialização (fellowship) em Mastologia pelo Instituto Europeu de Oncologia em Milão, Itália. Mestre em Ciências Médicas pela FAMED/UFRGS. Doutor em Medicina pela FAMED/UFRGS. Membro da Diretoria da Sociedade de Mastologia do Rio Grande do Sul.

Geraldo Sidiomar da Silva Duarte
Professor Adjunto do Departamento de Cirurgia da FAMED/UFRGS. Título Superior em Anestesiologia pela Sociedade Brasileira de Anestesiologia. Membro Assistente do Corpo Clínico do Hospital de Clínicas de Porto Alegre.

Rodrigo Cericatto
Médico mastologista do HCPA de Porto Alegre – Setor de Reconstrução Mamária e Cirurgia Oncoplástica. Mestre em Medicina pela UFGRS. Membro da Sociedade Americana dos Cirurgiões da Mama. Presidente da Regional Rio Grande do Sul da Sociedade Brasileira de Mastologia.

Apresentação

Quando Halsted, em 1892, lançou sua revolucionária mastectomia radical, não tinha a menor ideia de que esse seria o marco inicial de uma das maiores inovações da história da Medicina: a cirurgia do câncer de mama. Um extraordinário progresso ocorreu ao longo do século XIX, seguindo a tendência geral da radicalidade e opondo-se ao conservadorismo. Hoje, a cirurgia praticamente atingiu os limites de sua evolução, e não conseguimos vislumbrar outras mudanças significativas. Apesar do avanço dos tratamentos sistêmicos, a cirurgia continua sendo a principal arma no manejo dessa neoplasia e, até este momento, a única capaz de curá-la.

Assim, uma cirurgia bem feita é fundamental, pois a primeira abordagem é determinante no futuro da paciente, visto que o câncer de mama não dá segunda chance. É desse aspecto que trata esta obra: nela são descritas todas as técnicas cirúrgicas, inclusive as que tratam das doenças benignas, as quais sempre exigem, além da resolução do problema, o respeito à estética da mama. Especial atenção mereceu a oncoplastia – ramo da cirurgia mamária que alcançou grande desenvolvimento na última década. Isso explica o sucesso obtido pela 1ª edição, o que incentivou a realização desta renovada 2ª edição: incluíram-se ou foram aprofundados tópicos como reconstrução com implantes e lipoenxertia. As ilustrações foram ampliadas e aperfeiçoadas, apresentando a singularidade de terem sido feitas pelos próprios autores (desconhecemos obra do gênero com tal característica). Além de simples, didático e abrangente, este livro transmite o entusiasmo e a paixão de seus realizadores. Cada página, cada desenho, cada esquema emana experiência, dedicação e preocupação com o trabalho realizado. Esse entusiasmo certamente vai servir de inspiração para colegas que buscam nesta publicação os conhecimentos práticos que serão incorporados ao seu próprio estilo, resultando em um tratamento mais eficiente e mais humano.

Cumprimentos aos autores Jorge Biazús, Ângela Zucatto, Márcia Melo e demais colaboradores – equipe que traz a marca do Hospital de Clínicas de Porto Alegre – pela qualidade deste livro.

Uma palavra final: convivo com o doutor Biazús há 43 anos e, portanto, acompanhei toda a sua trajetória profissional dentro do Serviço de Mastologia. Desde o início, demonstrou aptidão e gosto pela arte do bisturi, sempre procurando soluções estéticas para otimizar os resultados cirúrgicos. Pioneiro da oncoplastia, recebe agora o merecido reconhecimento dos mastologistas brasileiros.

Cirurgia da mama é o ápice de toda essa dedicação, é o ápice de toda uma vida.

Carlos Henrique Menke

Prefácio

Uma nova edição é sempre um desafio, pois temos a chance de aperfeiçoar a anterior. Mais uma vez pretendemos, de maneira simples e objetiva, apresentar um guia prático para a cirurgia da mama, desde os procedimentos mais simples até os mais elaborados e complexos. Esta obra foca as alternativas cirúrgicas de forma prática, oferecendo ao mastologista uma visão crítica que transcenda a doença e alcance a mulher afetada em um órgão com simbolismo singular.

O mastologista deve dominar as várias vertentes do conhecimento que compreendem a mama como objeto cirúrgico e que se fundem para dar densidade à especialidade médica. A cirurgia da mama é o centro dinâmico em torno do qual gravitam as terapias complementares.

O aprendizado da cirurgia da mama baseia-se em dominar aspectos da anatomia da mama, além dos princípios cirúrgicos, oncológicos e estéticos, que determinam a excelência dos resultados; por isso, o domínio desses fundamentos se torna indispensável para aqueles que pretendem desenvolver habilidades na área da cirurgia oncológica.

O treinamento na cirurgia é sobretudo um meio de adquirir o domínio básico da técnica; a partir desse ponto, podemos especular mentalmente com novas linhas e traços imaginários as possibilidades de transportar impressões e projetá-las em um espaço tridimensional, de forma que se aproxime da realidade de cada paciente. Nessa elaboração cirúrgica virtual é possível desenvolver o pensamento analógico e concreto, apurar o conceito de proporção, espaço, volume e planos.

O domínio das técnicas proporciona uma grande liberdade criativa e multiplica as soluções, pois possibilita a mescla de procedimentos para obter resultados mais eficientes. Como toda obra dessa natureza, este livro sempre será incompleto, mas esperamos que a criatividade de cada um seja estimulada para a busca de soluções melhores e mais simples.

Jorge V. Biazús

Sumário

1. Anatomia cirúrgica da mama 13
2. Pré-operatório 39
3. Princípios gerais da cirurgia da mama 45
4. Pós-operatório 67
5. Anestesia em mastologia 71
6. Mama supranumerária 83
7. Abscessos 91
8. Abscesso subareolar crônico recidivante 97
9. Derrame papilar 111
10. Alterações areolares 123
11. Ginecomastia 133
12. Tumor provavelmente benigno 143
13. Manejo das lesões mamárias não palpáveis 155
14. Cirurgia conservadora: setorectomia 167
15. Mamoplastia oncológica 177
16. Mastectomia 245
17. Biópsia do linfonodo sentinela e linfadenectomia axilar 261
18. Cirurgia reparadora 275

19 Lipoenxertia ou enxerto autólogo de gordura na cirurgia da mama 297

20 Cirurgia reconstrutora da mama com utilização de próteses 303

21 Reconstrução com retalho miocutâneo transversal do reto abdominal (TRAM) 341

22 Reconstrução mamária com retalho miocutâneo do grande dorsal 377

23 Cirurgia da recidiva locorregional 385

Referências 389
Índice 397

1
Anatomia cirúrgica da mama

O conhecimento da anatomia das mamas, da musculatura do tórax, das cadeias linfáticas, das vias de suprimento e da drenagem sanguínea, bem como das vias nervosas, deve ser bem consolidado para se obter uma boa *performance* na cirurgia da mama, seja ela de natureza terapêutica, estética, estético-terapêutica ou reparadora.

O cirurgião estará trabalhando em uma realidade tridimensional, com campos de superfície e volumétricos, em que a consciência de um espaço tridimensional terá repercussão nos resultados, pois toda a intervenção na mama deve considerar forma e volume dentro de uma realidade estética do cotidiano.

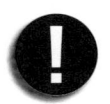

> **!**
>
> **Importante**
> Intervenção *versus* resultado
>
> Toda a intervenção na mama deve considerar forma
> e volume dentro de uma realidade estética.

As glândulas mamárias, derivadas de glândulas sudoríparas modificadas da epiderme, têm origem ectodérmica. Elas situam-se na topografia da *linha mamária* que, no período embrionário, se estende da axila à região inguinal (Fig. 1.1).

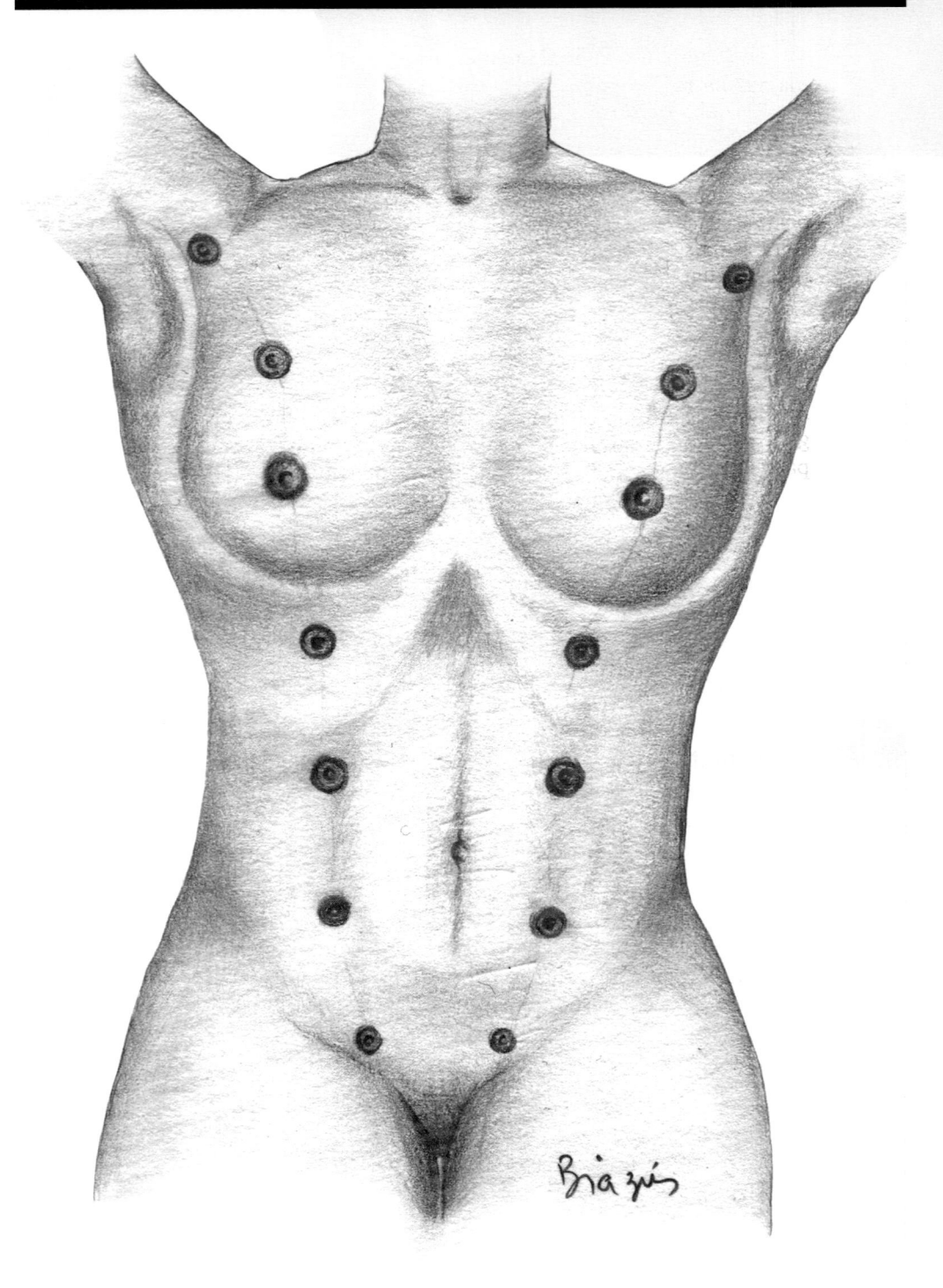

FIGURA 1.1 Linha láctea.

Em humanos, normalmente, ocorre o desenvolvimento de um par de mamas na região peitoral (Figs. 1.2 e 1.3). O restante da *linha láctea* sofre atrofia ainda intraútero. Nos casos em que há falha na involução e na reabsorção, pode ocorrer o desenvolvimento de mamilos e/ou mamas extranumerárias.

As mamas situam-se na face anterior da parede torácica, sendo envoltas pela fáscia superficial. A extensão, em um plano vertical, é da segunda ou terceira até a sexta ou sétima costelas, e da borda do esterno à linha média da região axilar, em um eixo horizontal. A cauda axilar de Spence corresponde a sua extensão em direção à borda lateral do músculo grande peitoral, pela fáscia axilar. As variações anatômicas incluem sua extensão profundamente para a borda anterior do músculo grande dorsal e da axila, superiormente para a borda inferior da clavícula, inferiormente para a parede abdominal anterior e medialmente para a linha média. O complexo areolomamilar, também de origem ectodérmica, situa-se, em geral, nas mamas não pêndulas, no quarto espaço intercostal.

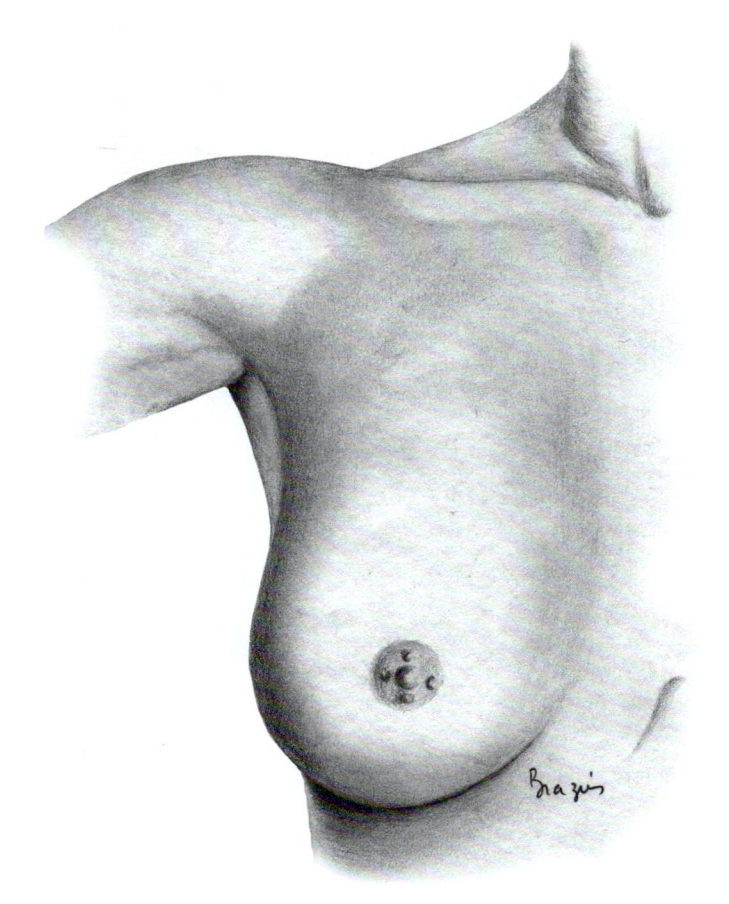

FIGURA 1.2 **Mama normal.**

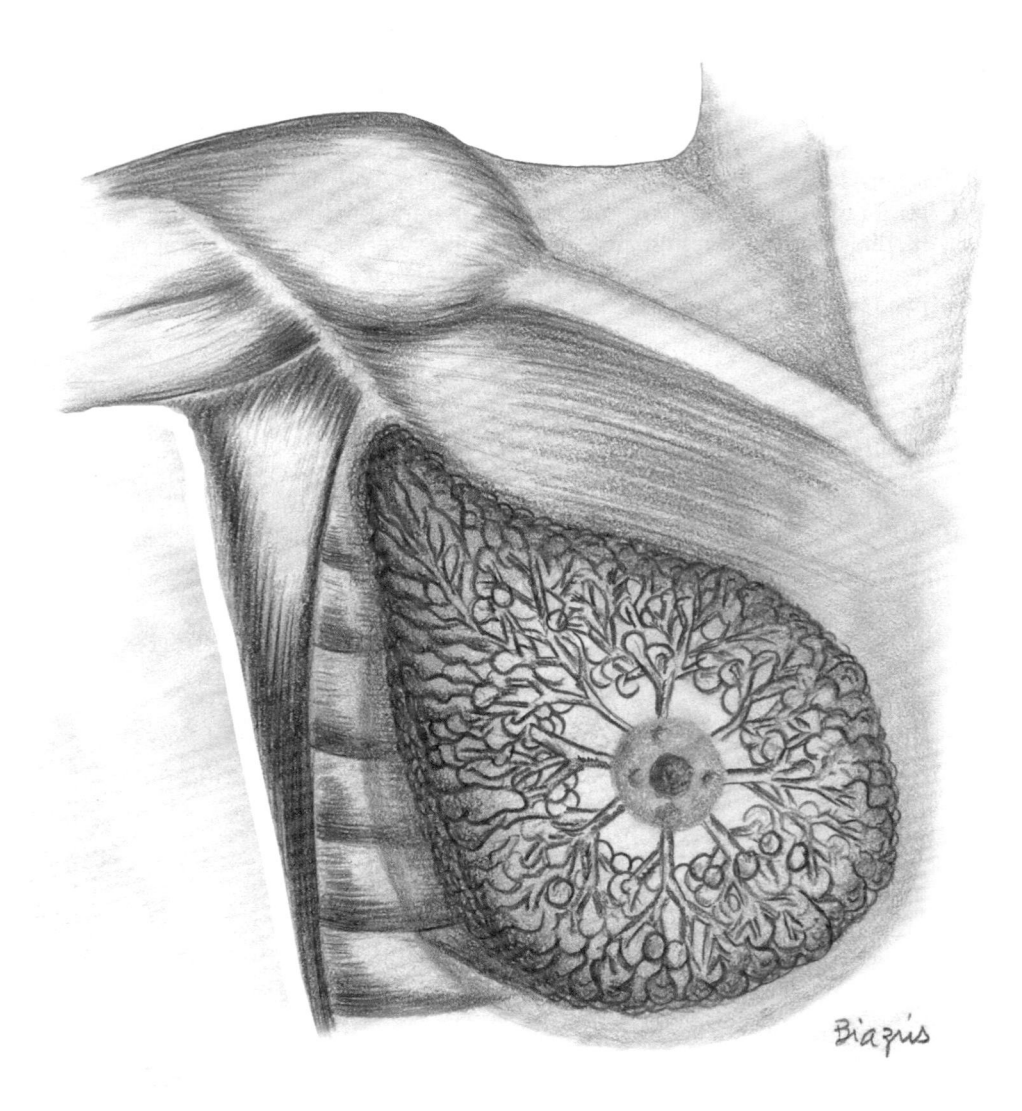

FIGURA 1.3 Estruturas internas da mama normal.

As mamas são compostas por 15 a 20 lobos de tecido glandular do tipo tubuloalveolar, divididos por tecido conjuntivo fibroso e tecido adiposo. Para cada lobo, há um ducto lactífero correspondente, que se estende até o mamilo (Figs. 1.4 e 1.5).

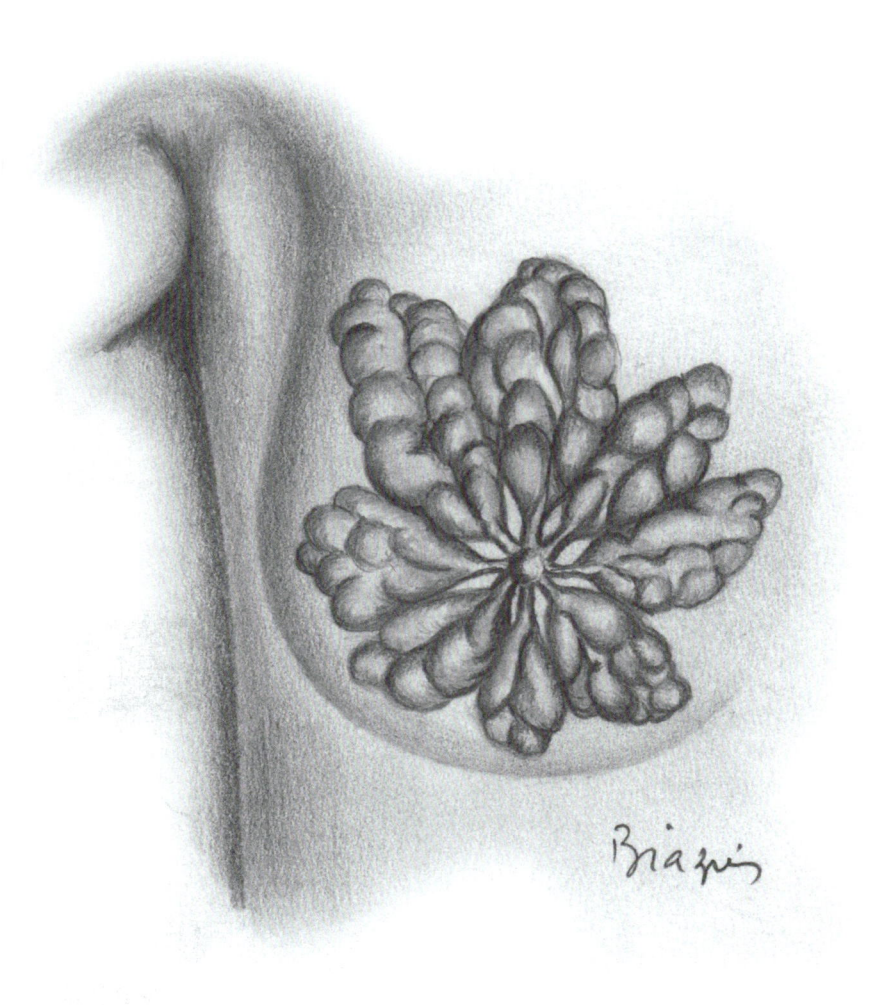

FIGURA 1.4 **Mama com lobos.**

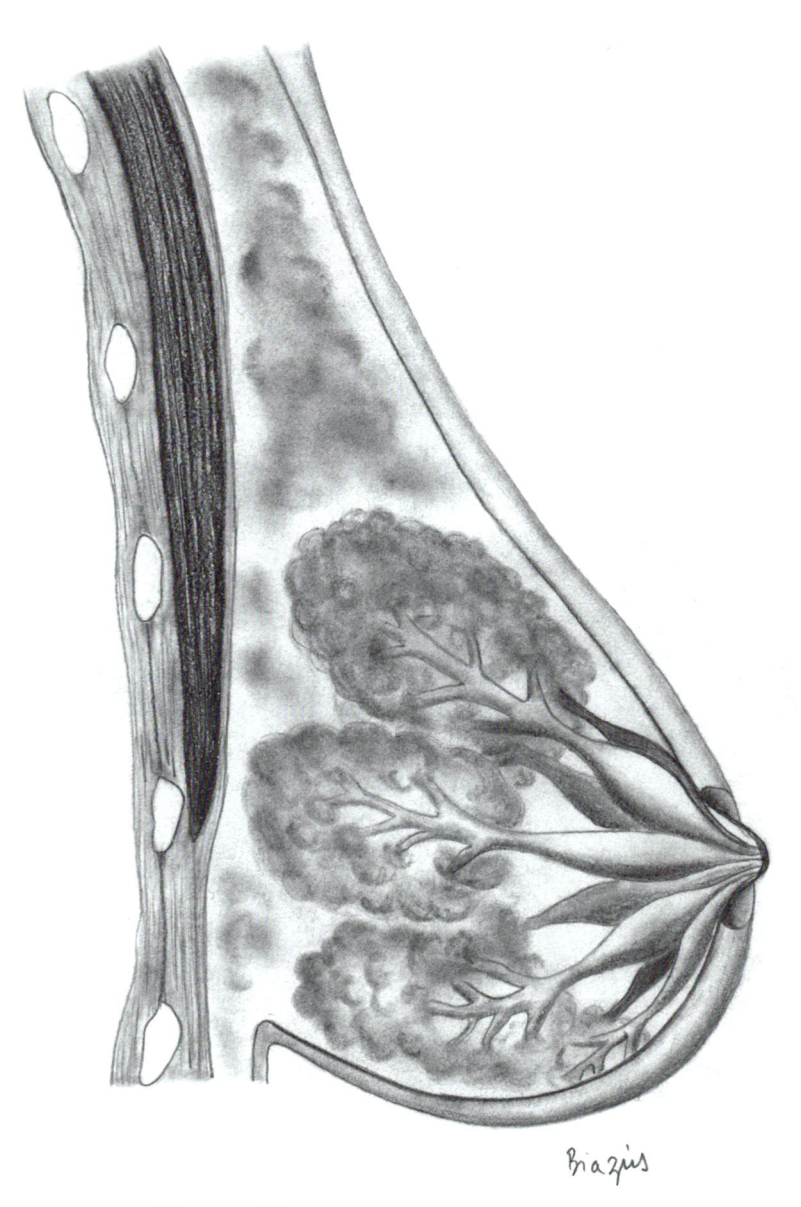

FIGURA 1.5 Mama com lobos: perfil.

Os ligamentos de Cooper, ou ligamentos suspensores da mama, correspondem a espessamentos do tecido conjuntivo que se projetam da camada profunda à camada superficial da fáscia superficial da parede torácica anterior (Fig. 1.6).

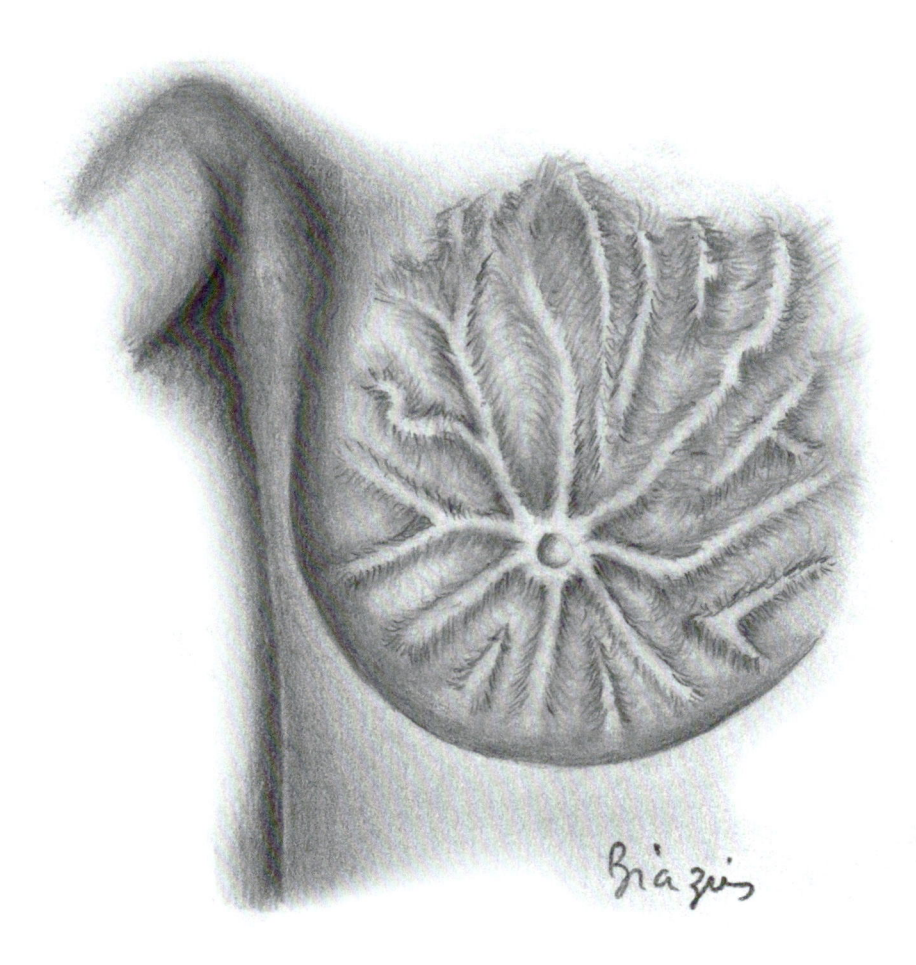

FIGURA 1.6 Trama de ligamentos de Cooper.

A mama humana tem um formato cônico protuberante, que a distingue das mamas de todos os outros mamíferos. Esse formato é mais comum nas mulheres jovens e nulíparas. A lipossubstituição fisiológica, que ocorre com os anos, e a obesidade tendem a modificar sua forma, tornando as mamas menos firmes, mais pêndulas e menos protusas.

As medidas médias das mamas são de 10 a 12 cm de raio e uma espessura média na região central de 5 a 7 cm. A aréola, circular e pigmentada, mede de 15 a 60 mm de diâmetro.

Para o planejamento de cirurgia estético-oncológica mamária, é essencial o conhecimento dos marcos anatômicos fundamentais, das dimensões e dos principais pontos de referência para marcação e delimitação das incisões.

Embora apresentem variações individuais, algumas medidas são consideradas como padrão por representarem "mamas ideais" (Figs. 1.7, 1.8 e 1.9):

- o ponto central da fúrcula esternal unido ao centro dos complexos areolomamilares (CAM) deve formar um triângulo equilátero (base de 20 a 21 cm).

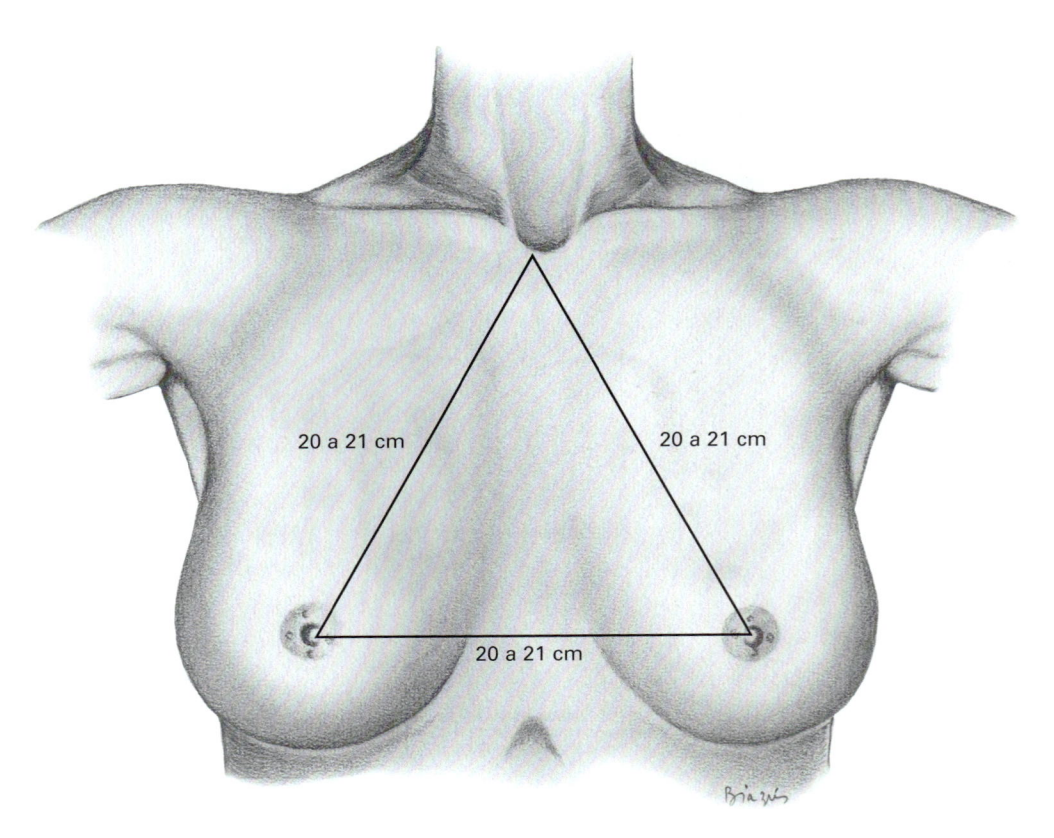

FIGURA 1.7 Referências das mamas ideais: distância da fúrcula esternal ao mamilo, assim como entre mamilos, de 20 a 21 cm.

- a distância da linha média à borda interna da aréola é de 8 cm, e ao centro do CAM é de 10 cm.
- a distância da linha hemiclavicular à borda superior do CAM é de 17 a 19 cm.
- a distância do sulco inframamário ao centro do CAM é de 6 a 8 cm;
- a distância do sulco inframamário à borda inferior da aréola, por consequência, é de 4 a 6 cm.

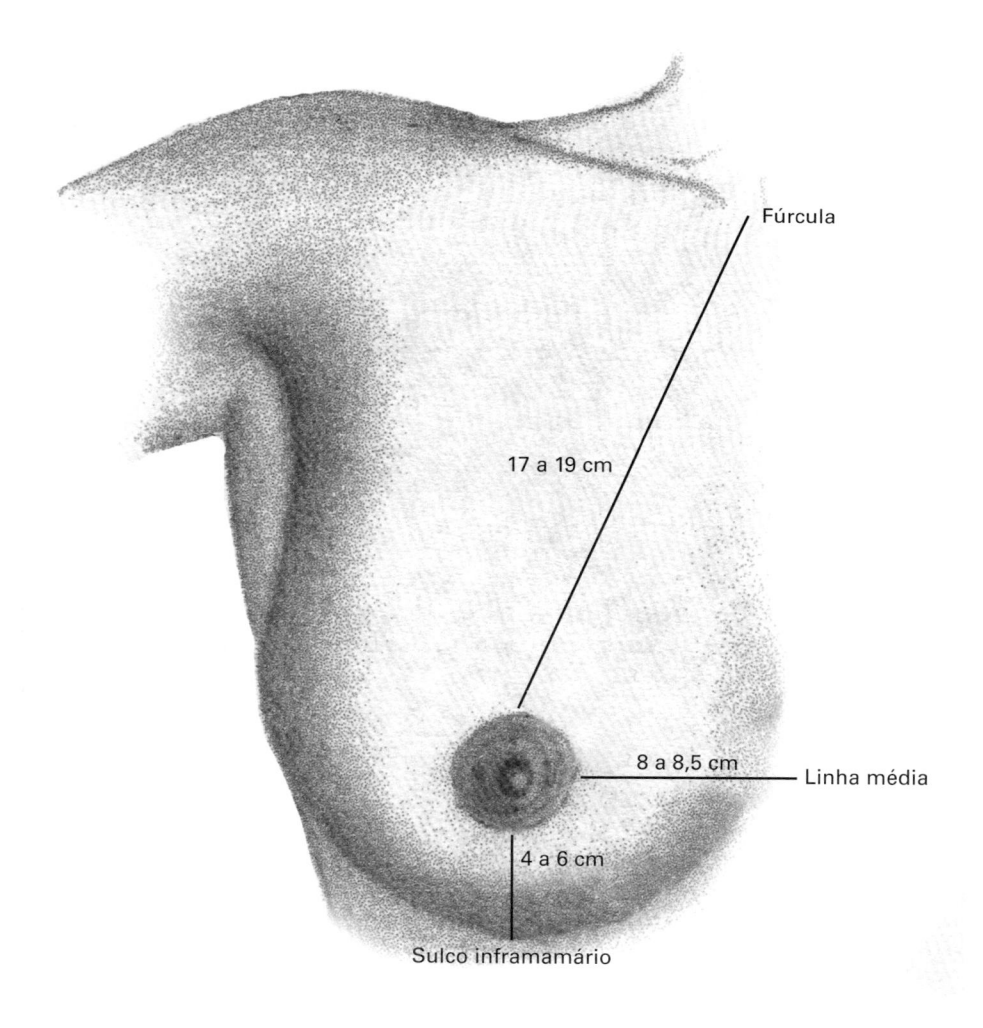

FIGURA 1.8 Medidas-padrão: fúrcula à borda superior do mamilo de 17 a 19 cm; linha média à borda medial da aréola de 8 a 8,5 cm; sulco inframamário à borda inferior da aréola de 4 a 6 cm.

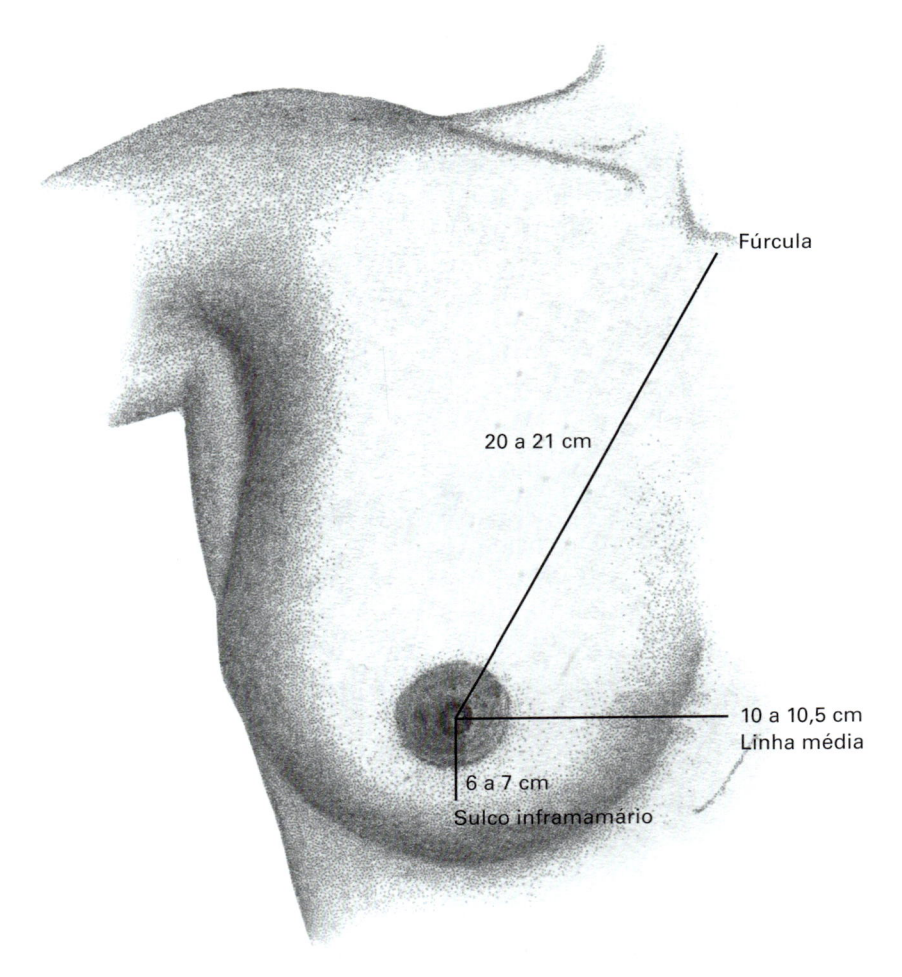

FIGURA 1.9 Distâncias consideradas padrão de normalidade: fúrcula ao centro do mamilo de 20 a 21 cm; linha média ao centro do mamilo de 10 a 10,5 cm; sulco inframamário ao centro do mamilo de 6 a 7 cm.

AVALIAÇÃO DO TIPO DE PARÊNQUIMA

Por meio do exame clínico e mamográfico, temos a informação quanto ao tipo de parênquima da mama, se com predominância fibroglandular ou com maior lipossubstituição.

Em mulheres acima de 50 anos, nas quais são diagnosticados 80% dos casos de câncer de mama, o processo funcional de lipossubstituição é mais pronunciado, acentuando-se após a menopausa.

A maioria das mamas, nessa fase da vida, apresenta o somatório de efeitos funcionais da menacme, resultantes de gestações e lactações, além de outros fatores, como obesidade e emagrecimento. Clinicamente, essas situações se apresentarão como hipertrofia, hipotrofia e ptose mamária de graus variados. Essas condições devem ser sempre consideradas ao planejar a intervenção da patologia cirúrgica da mama.

Mamas com um padrão tecidual lipossubstituído têm baixa tolerância ao traumatismo cirúrgico, respondendo com fibrose e necrose gordurosa. Portanto, os cuidados no planejamento e na execução do ato cirúrgico são essenciais para um menor trauma e para que se obtenham os bons resultados.

ANATOMIA CIRÚRGICA DA PAREDE TORÁCICA, VASCULARIZAÇÃO, INERVAÇÃO E DRENAGEM LINFÁTICA DA MAMA

A seguir, descreveremos os principais pontos de referência para as cirurgias estético-oncológicas da mama.

Anatomia muscular e neural

São de importância na abordagem cirúrgica da mama e da região axilar os músculos grande e pequeno peitorais, o serrátil anterior, o grande dorsal, o subescapular, além das aponeuroses dos músculos reto abdominal e oblíquo externo (Fig. 1.10).

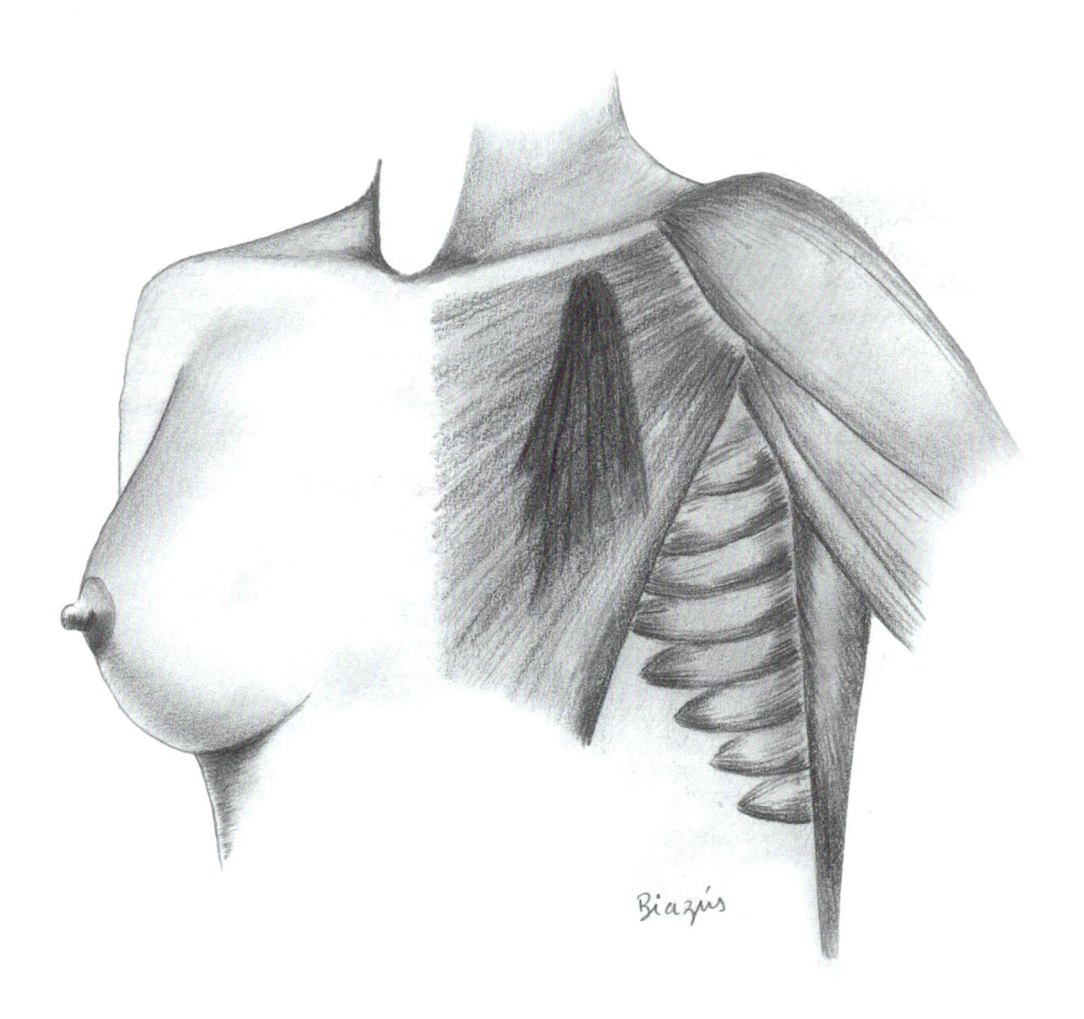

FIGURA 1.10 Projeção dos músculos grande peitoral, pequeno peitoral, serrátil anterior e grande dorsal.

Músculo grande peitoral

O músculo grande peitoral é composto por três feixes: o clavicular, com origem na clavícula, o esternocostal, com origem no esterno e nas sete primeiras cartilagens costais, e o abdominal, que se origina a partir da bainha do músculo reto abdominal. Sua inserção se dá na crista do grande tubérculo do úmero. Os nervos peitorais medial e lateral, responsáveis pela sua inervação, são ramos do plexo braquial (Fig. 1.11).

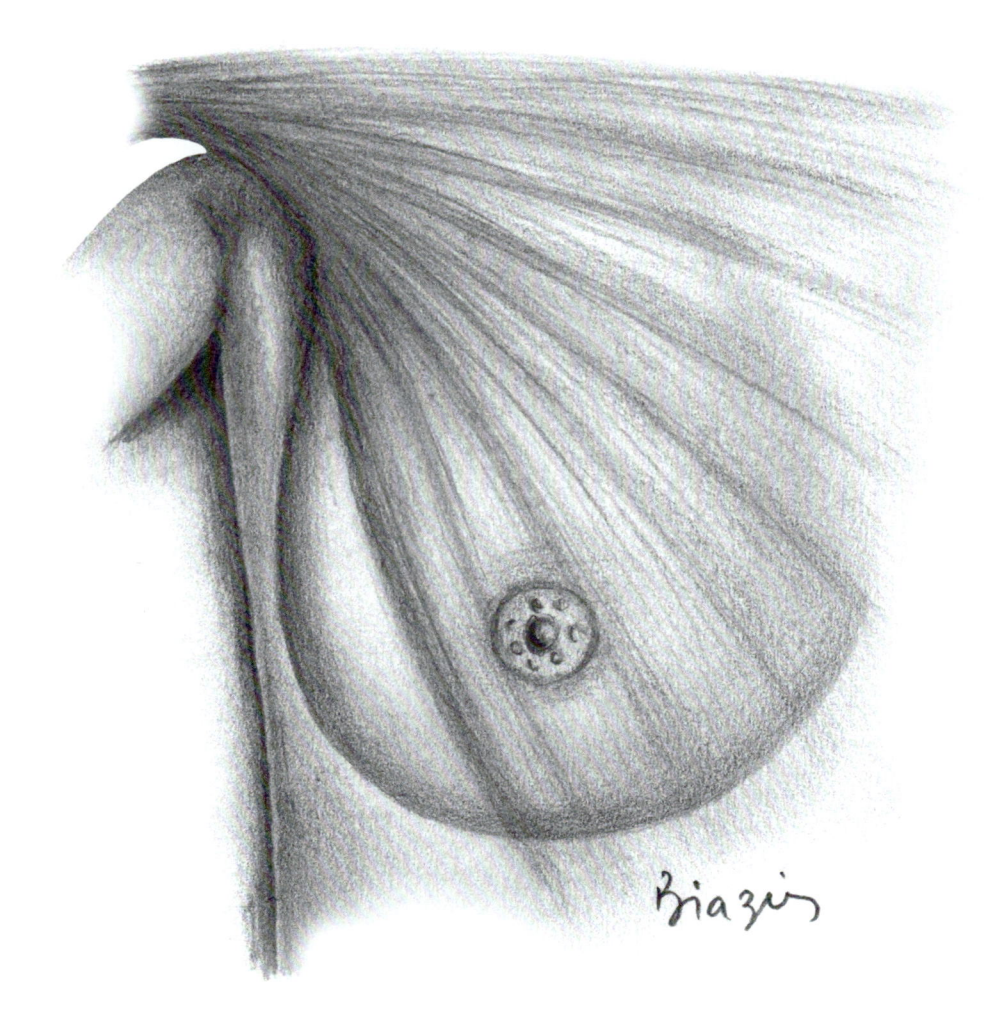

FIGURA 1.11 Projeção do músculo grande peitoral.

Anormalidades congênitas são relativamente frequentes no músculo grande peitoral, sendo as alterações musculares mais conhecidas associadas à Síndrome de Polland. Graus variados de hipoplasia muscular ou ausência de um de seus feixes, até sua ausência por completo, são descritos.

Os principais movimentos exercidos pelo músculo correspondem à flexão, à adução e à rotação medial do braço.

Em cirurgias oncológicas radicais da mama, deve-se sempre incluir, na ressecção da peça, o folheto posterior da fáscia superficial da parede torácica, que separa o corpo mamário do músculo grande peitoral, bem como a fáscia peitoral profunda, que recobre o músculo grande peitoral (Fig. 1.12).

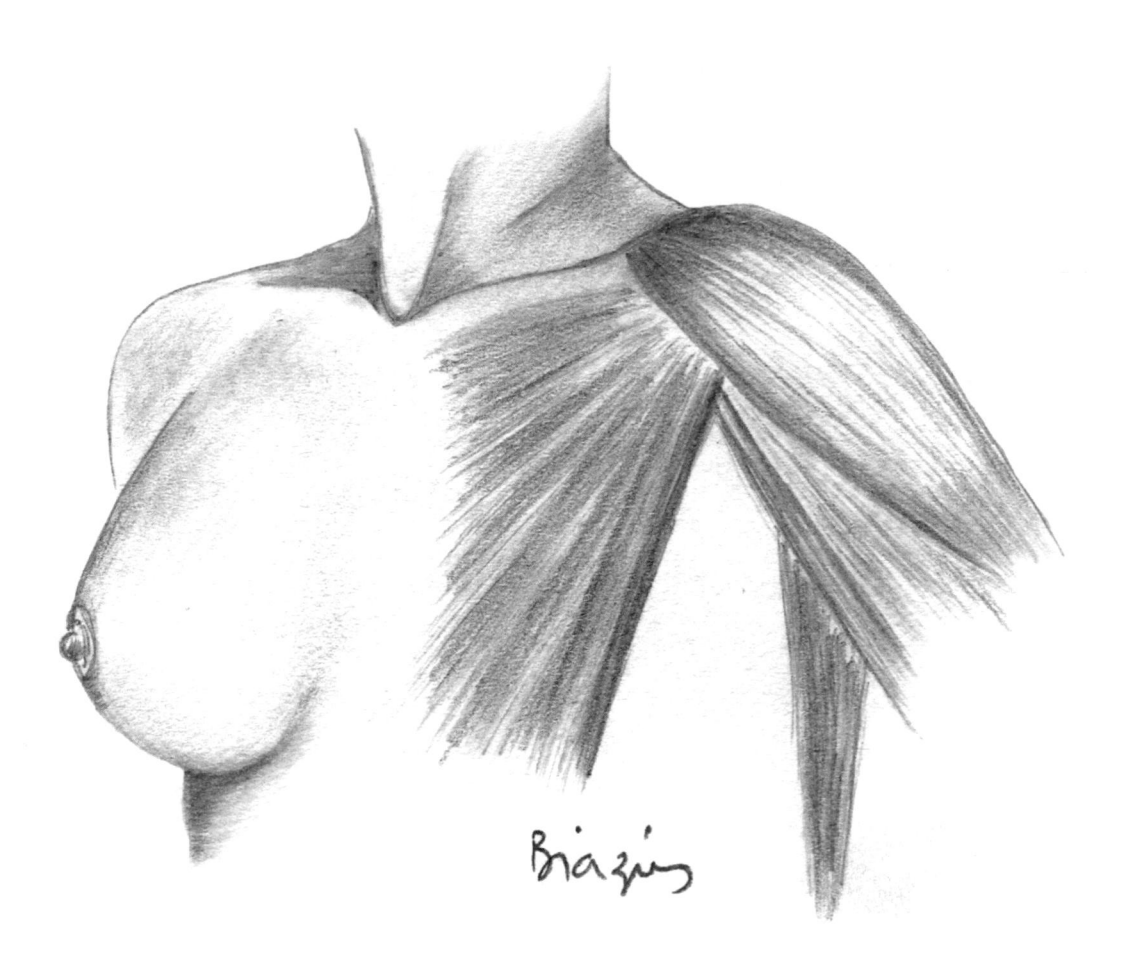

FIGURA 1.12 Músculo grande peitoral.

Músculo pequeno peitoral

O músculo pequeno peitoral situa-se profundamente ao músculo grande peitoral, tendo sua origem na superfície externa da terceira, quarta e quinta costelas (Fig. 1.13). Ele insere-se no processo coracoide da escápula, sendo sua inervação realizada pelo nervo peitoral medial. O movimento de abaixar o ombro corresponde a sua principal função. Esse músculo tem destaque nas cirurgias para o câncer da mama, uma vez que sua posição serve como referência para a divisão do conteúdo axilar em três níveis, e, por vezes, é necessário sua desinserção para facilitar o esvaziamento axilar. Na técnica da mastectomia radical de Halsted, é ressecado junto com o músculo grande peitoral, a mama e o conteúdo axilar. Na mastectomia radical modificada de Pattey-Dyson, também é ressecado, preservando-se o músculo grande peitoral.

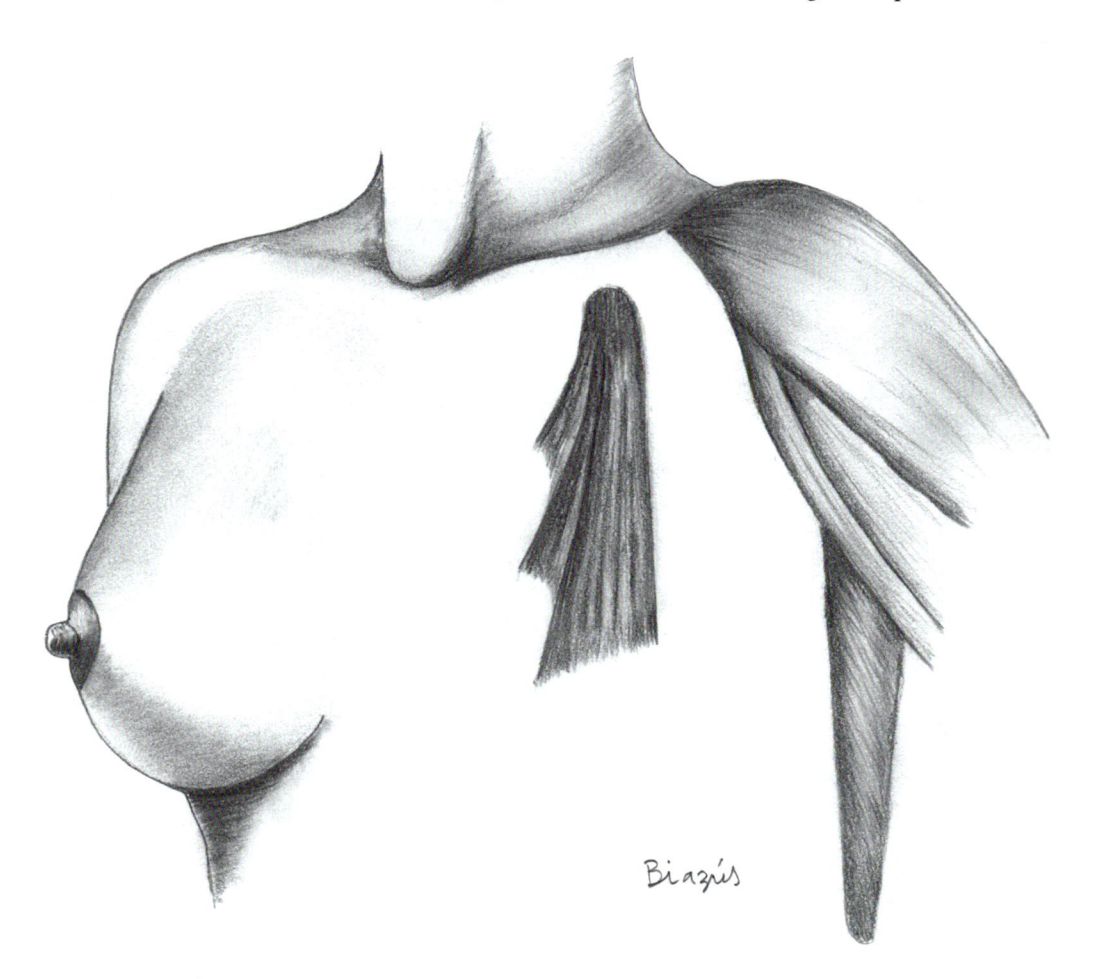

FIGURA 1.13 Músculo pequeno peitoral.

Músculo serrátil anterior

As fibras desse músculo se originam por uma série de digitações a partir das oito primeiras costelas (Fig. 1.14). Na sua porção mais caudal, originando-se na quinta, sexta, sétima e oitava costelas, há interdigitação das suas fibras musculares com as fibras que dão origem ao músculo oblíquo externo do abdome. A inserção do serrátil anterior se dá na borda vertebral da escápula e é responsável pela estabilização da escápula junto ao tórax. A lesão ao nervo torácico longo, ou nervo respiratório externo de Bell, provoca a atrofia do músculo e libera a escápula do tórax, formando a *escápula alada*. O nervo de Bell é um dos pontos de referência anatômica durante o esvaziamento do conteúdo axilar, correndo junto à parede torácica, profundamente, na fossa subescapular.

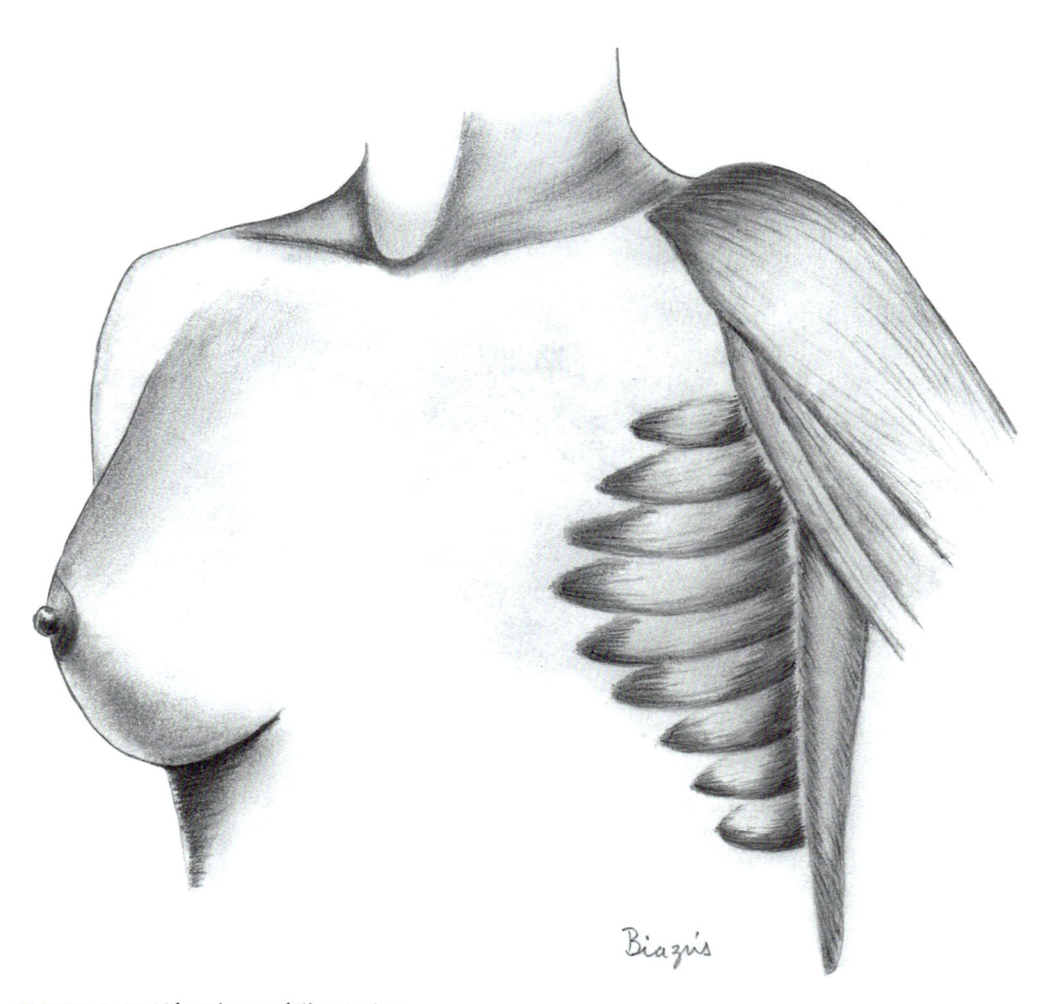

FIGURA 1.14 Músculo serrátil anterior.

Músculo grande dorsal

Esse músculo, que é o maior do corpo humano, tem uma grande área de origem, correspondendo ao processo espinhoso e aos ligamentos supraespinhosos das sete últimas vértebras torácicas, das cinco lombares, do sacro e da crista ilíaca e das quatro últimas costelas (Fig. 1.15). Sua inserção se dá na fossa bicipital do úmero. O nervo do grande dorsal ou nervo toracodorsal, ramo do plexo braquial, é responsável pela inervação.

Em cirurgias mamárias, sua borda anterior representa o limite lateral da dissecção, sendo o nervo toracodorsal, juntamente com o seu feixe vascular, outro marco anatômico durante o esvaziamento axilar. A lesão desse feixe vasculonervoso não provoca grande morbidade, nem funcional, nem estética, mas é importante sua preservação, pois o músculo grande dorsal pode ser utilizado como retalho miocutâneo em cirurgias de reconstrução mamária. O feixe vascular apresenta poucas variações anatômicas, o que facilita sua utilização em procedimentos reparadores, pela facilidade de dissecção e ampla mobilidade, permitindo transferir grandes áreas de músculo para revestir implantes ou áreas de músculo, subcutâneo e pele para repor volume perdido em tratamento conservador. A artéria *toracodorsal* é a fonte vascular dominante do músculo. Ela desce paralela à parede do músculo *grande dorsal*, entre este e o *serrátil anterior*, devendo ser cuidadosamente dissecada quando do esvaziamento axilar. Geralmente a artéria é acompanhada de uma veia comitante.

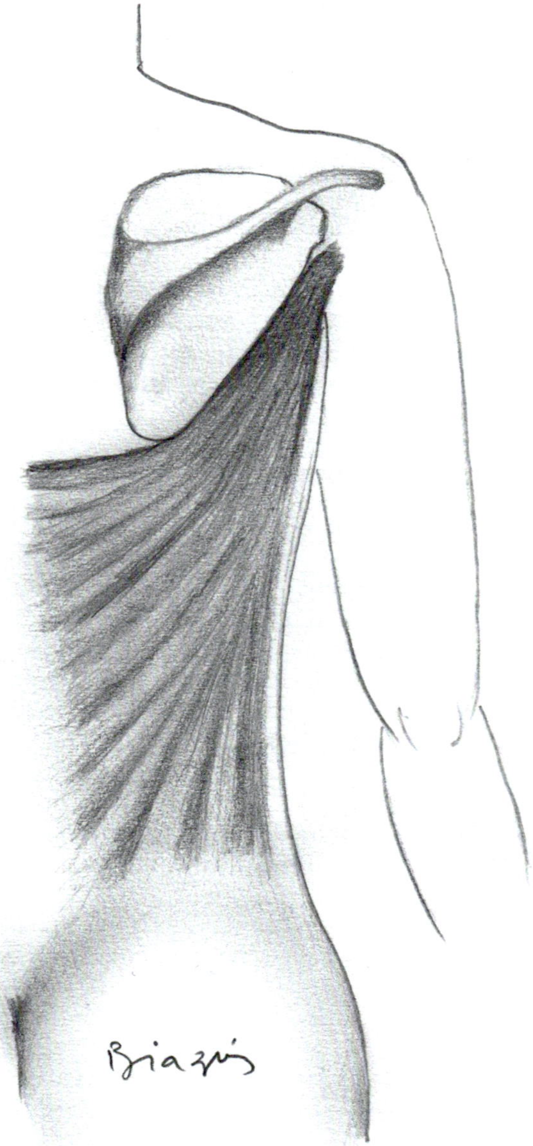

FIGURA 1.15 Músculo grande dorsal.

Músculo subescapular

O músculo subescapular forma a parede posterior da axila, repousando e tendo sua origem na face anterior da escápula. Sua inserção se dá no colo do úmero, e os nervos subescapulares superior e inferior fazem a sua inervação. Suas principais funções incluem a participação nos movimentos de rotação medial, flexão, extensão, abdução e adução do braço. Ele também estabiliza o úmero na fossa glenoide.

Aponeuroses dos músculos reto abdominal e oblíquo externo

As aponeuroses correspondem aos limites inferiores de dissecção das cirurgias radicais da mama. Os tumores nos sulcos inferiores que alcançam a bainha do reto abdominal devem ter, na sua ressecção, incluído tal segmento da bainha do músculo.

O músculo reto abdominal, que tem sua origem da quinta à sétima cartilagens costais e no apêndice xifoide, e sua inserção no ramo pubiano da pelve, tem importante função na cirurgia de reconstrução mamária, pois seu retalho miocutâneo é o mais utilizado atualmente.

Anatomia linfática

A mama apresenta uma extensa rede linfática que inclui, da superfície em direção à profundidade, os linfáticos do plexo subepitelial, plexo subdérmico, plexo subareolar, os linfáticos dos ductos lactíferos, plexo perilobular e plexo subcutâneo profundo, drenando em direção aos linfonodos regionais, axilares – principalmente – e da cadeia da mamária interna (Fig. 1.16).

A via de drenagem linfática da mama é unidirecional, sempre da superfície para a profundidade, em função do sistema valvular presente nos canais linfáticos principais.

Os linfonodos axilares representam a primeira e principal rota de drenagem linfática da mama. Não há uma uniformidade em relação ao número e à nomenclatura dos grupos de linfonodos que compõem a região axilar (Fig. 1.17).

A terminologia mais utilizada corresponde a seguinte:

1. **grupo da veia axilar**: chamado pelos anatomistas de grupo lateral, corresponde a quatro ou seis linfonodos que se situam na porção medial ou posterior da veia axilar. Eles recebem a drenagem da maior parte da linfa do membro superior.
2. **grupo da mamária externa**: também conhecido como grupo anterior ou peitoral, são quatro ou cinco linfonodos que se situam na borda inferior do pequeno peitoral em associação com os vasos torácicos. Eles recebem a maior parte da linfa da mama que na sequência, na maioria dos casos, flui para os linfonodos do grupo central.
3. **grupo escapular**: ou grupo posterior ou subescapular, consiste de seis a sete linfonodos situados na parede posterior da axila na borda late-

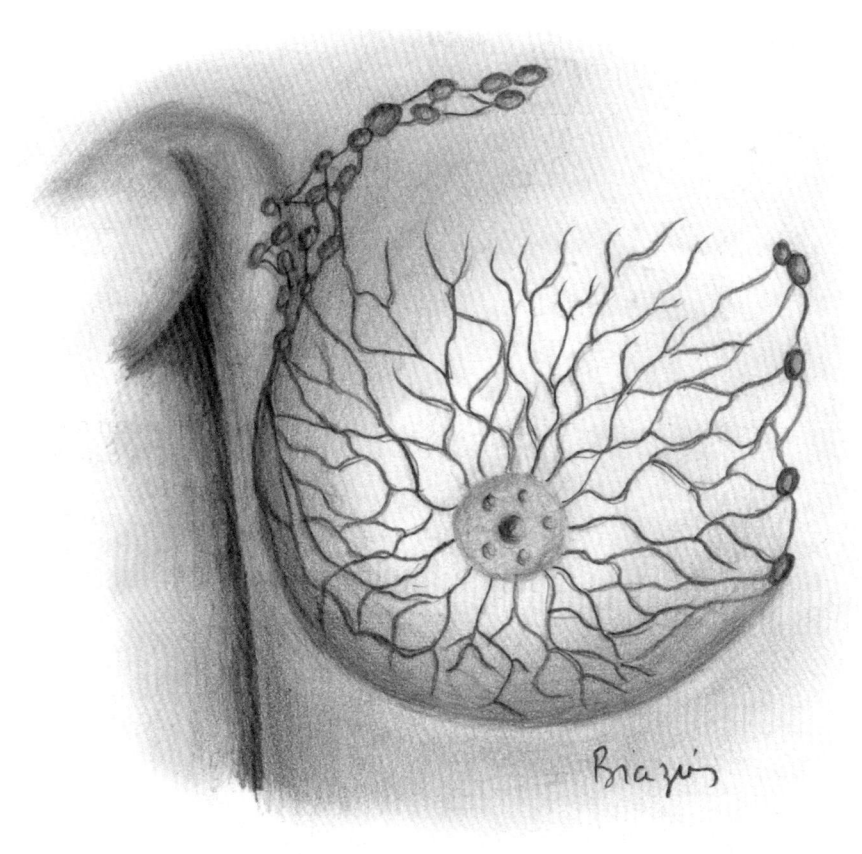

FIGURA 1.16 Anatomia linfática da mama.

ral da escápula em associação com os vasos subescapulares. A linfa drenada por esses gânglios segue para os linfonodos dos grupos central e subclavicular.
4. grupo central: corresponde a três ou quatro linfonodos de maiores dimensões presentes na gordura axilar, em geral atrás do músculo pequeno peitoral. Eles recebem a linfa dos três grupos anteriores, bem como podem receber vasos linfáticos diretamente da mama.
5. grupo subclavicular: a partir do grupo central, a linfa segue em direção aos linfonodos do grupo subclavicular, também chamados apicais. Corresponde a seis a doze linfonodos, localizados atrás e acima da borda do músculo pequeno peitoral. Seus vasos eferentes unem-se formando o tronco subclávio que, por sua vez, pode drenar para a veia jugular interna, a veia subclávia ou para o ducto linfático direito, ou o ducto torácico, à esquerda.
6. grupo interpeitoral ou grupo de Rotter: consiste de um a quatro linfonodos, localizados entre os músculos peitorais, que drenam para os grupos central e subclavicular.

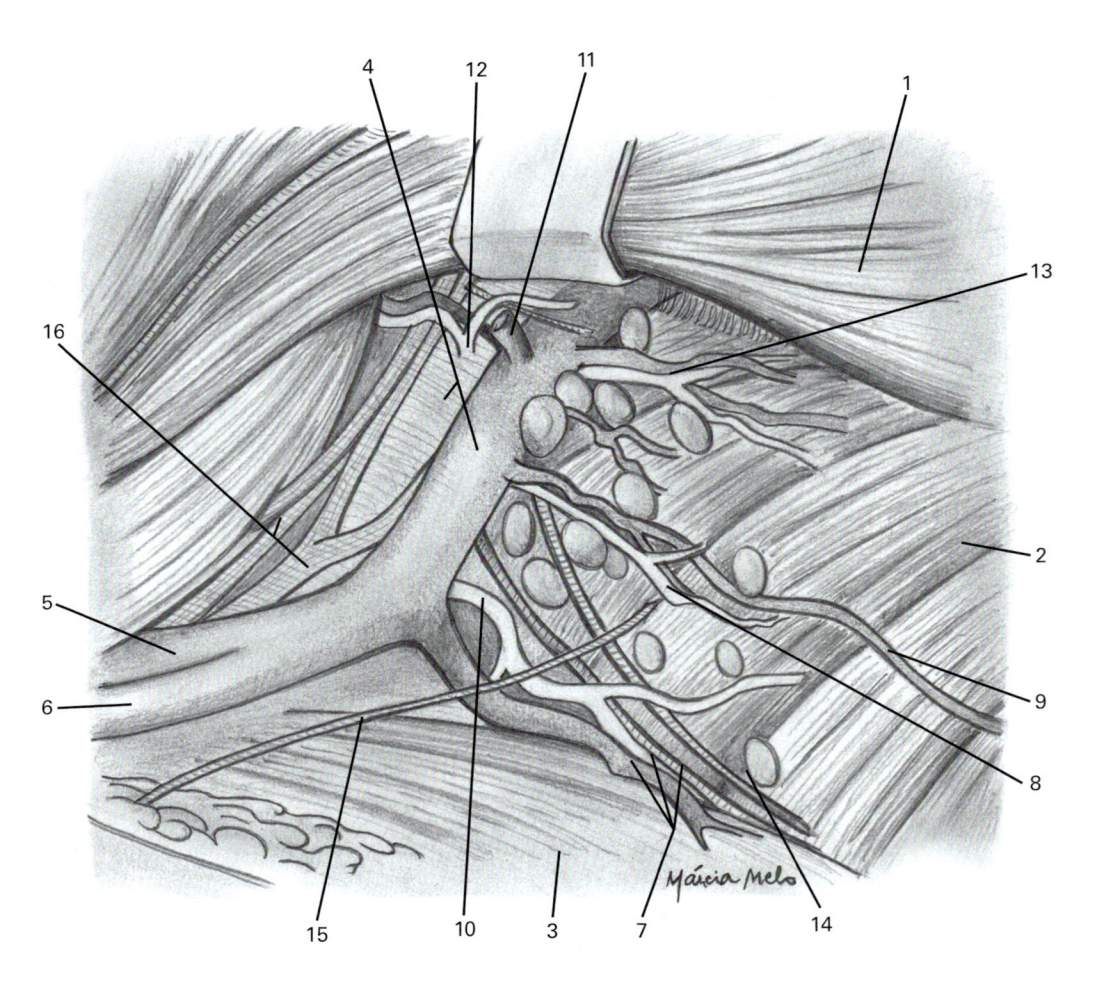

FIGURA 1.17 Axila com linfonodos.
Músculos: 1, peitoral maior e menor; 2, grande dorsal; 3, serrátil anterior.
Vasos e nervos: 4, artéria e veia axilar; 5, veia braquial; 6, veia basílica; 7, artéria, veia e nervo toracodorsal; 8, artéria torácica lateral; 9, veia toracoepigástrica; 10, artéria subescapular; 11, veia cefálica; 12, artéria toracoacromial; 13, artéria torácica superior; 14, nervo torácicolongo (Bell); 15, nervo intercostobraquial; 16, plexo braquial.

A divisão dos linfonodos, em função da sua relação com o músculo pequeno peitoral – classificação de Berg, é mais utilizada pelos cirurgiões, e corresponde a seguinte (Fig. 1.18):

Nível 1: linfonodos que se situam abaixo da borda lateral do pequeno peitoral. Inclui os grupos da mamária externa, da veia axilar e os escapulares.

Nível 2: compreende os linfonodos que se situam atrás ou posteriores ao pequeno peitoral e envolve o grupo central e alguns gânglios do grupo subclavicular.

Nível 3: inclui os linfonodos que se situam medialmente, ou acima da borda medial do pequeno peitoral, correspondendo aos gânglios do grupo subclavicular ou apical.

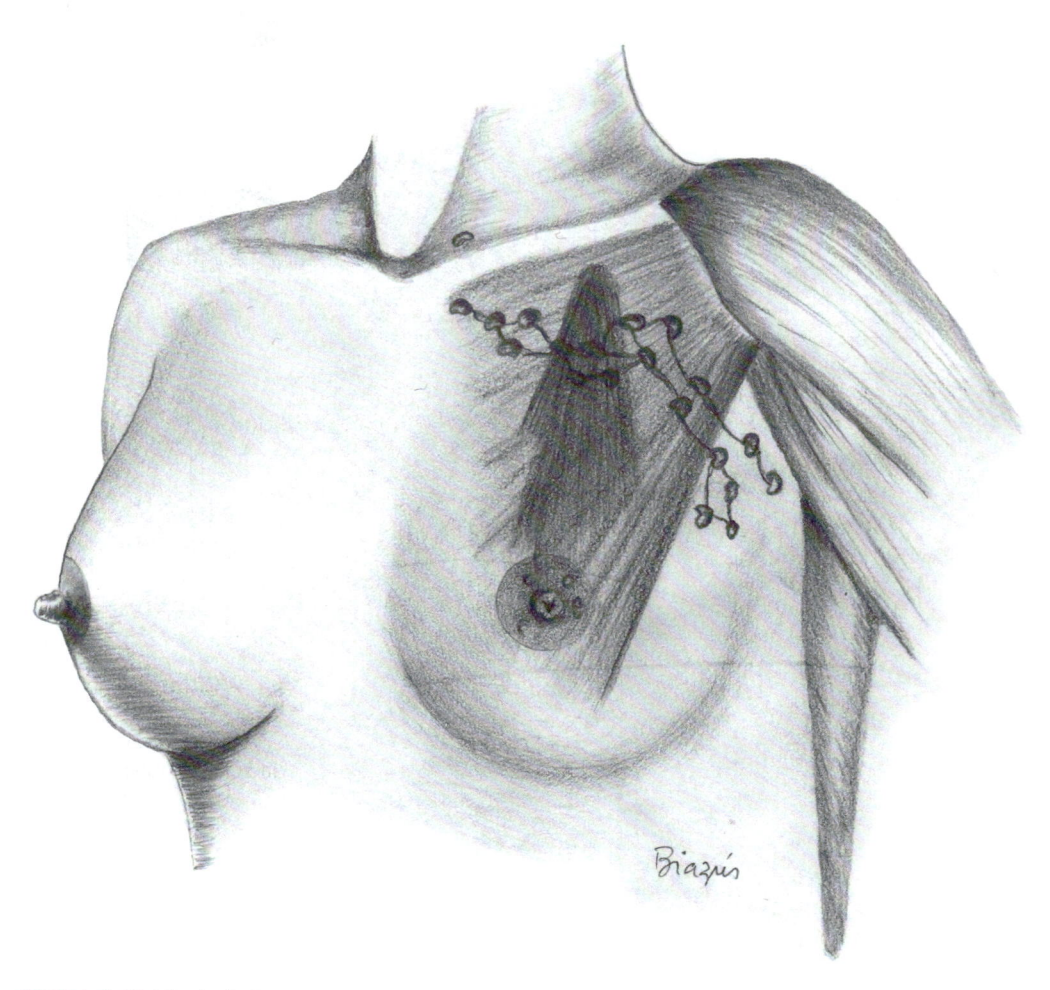

FIGURA 1.18 **Níveis de Berg.**

Anatomia vascular da mama e região axilar

Vascularização arterial

A mama recebe seu suprimento sanguíneo principalmente das seguintes artérias (Fig. 1.19):

1. ramos perfurantes da artéria mamária interna (torácica interna), que, por sua vez, é ramo da subclávia. Esses ramos perfurantes emergem do primeiro ao quarto espaço intercostais, junto à borda do esterno, e suprem 60% da irrigação arterial mamária.
2. ramos laterais das artérias intercostais, que são ramos da aorta. As artérias perfurantes da mamária interna se anastomosam com esses ramos laterais das artérias intercostais.
3. ramos da artéria axilar, incluindo a mamária externa (torácica lateral) e os ramos peitorais da artéria toracoacromial.

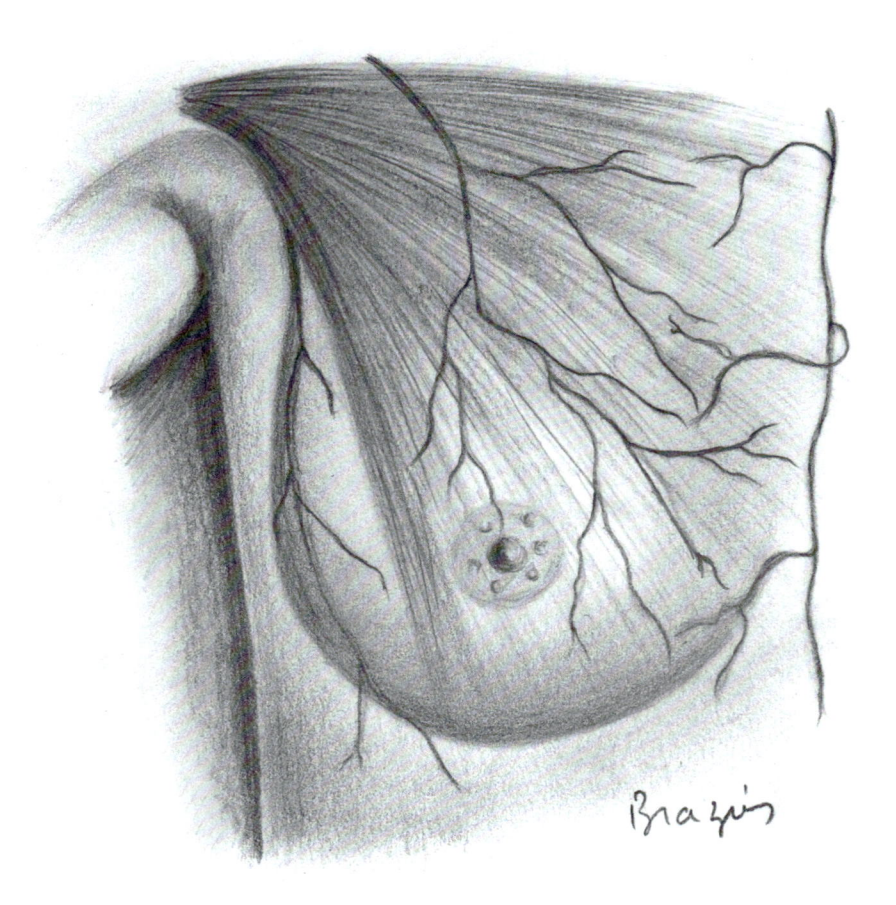

FIGURA 1.19 Vascularização arterial.

A artéria mamária externa (torácica lateral), no seu trajeto axilar, dá ramos vasculares para o músculo serrátil anterior, ambos peitorais, e músculo subescapular (Fig. 1.20). Outra artéria de importância, devido ao seu trajeto axilar, é a artéria toracodorsal, ramo da artéria axilar, que, juntamente com a veia e o nervo toracodorsal, formam um feixe vasculonervoso, que tem estrita relação com os linfonodos dos grupos central e escapular.

Vascularização venosa

A vascularização venosa da mama pode ser dividida entre os sistemas venosos superficial e profundo.

As veias do sistema superficial situam-se abaixo do folheto anterior da fáscia superficial do tórax e formam o plexo venoso de Haller, que se torna muito saliente durante a gravidez e a amamentação.

As veias do sistema de drenagem profundo, responsáveis pela disseminação metastática, por via hemática, dos tumores mamários, apresentam três rotas principais:

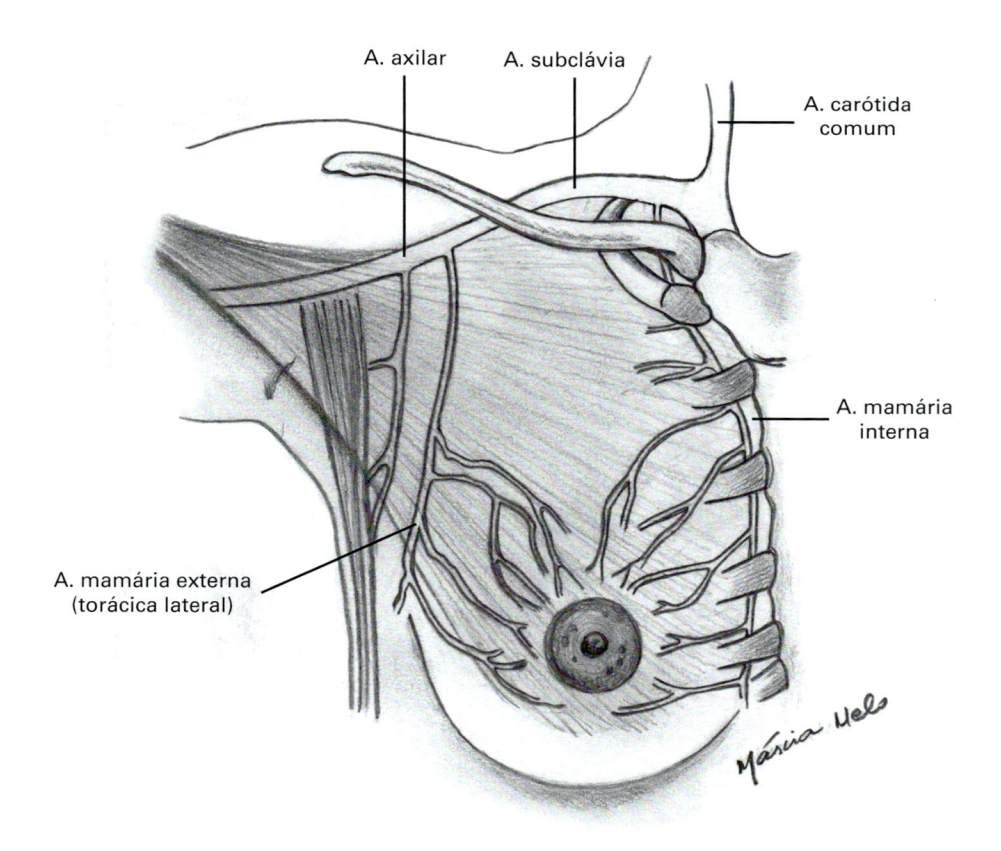

FIGURA 1.20 Ramos perfurantes provenientes da mamária interna e da mamária externa.

1. **veias intercostais:** drenam a porção posterior da mama, do segundo ao sexto espaço intercostal, dirigindo-se às veias vertebrais posteriormente e aos ázigos centralmente. Elas correspondem à principal via de embolização neoplásica hematogênica.
2. **veia axilar:** tem tributárias variáveis que drenam a parede torácica, os músculos peitorais e a mama. Ela tem conexão com os plexos venosos pulmonares.
3. **veias perfurantes da mamária interna:** são o maior plexo de drenagem da mama. Por espaços intercostais, drenam para a veia inominada, estabelecendo importante conexão com os plexos venosos pulmonares.

Inervação da mama

Pele: ramos cutâneos, laterais e anteriores, do segundo ao sexto nervos intercostais. Um ramo supraclavicular, do plexo cervical, também participa da inervação cutânea superior da mama (Fig. 1.21).

Glândula mamária: ramos do quarto, quinto e sexto nervos intercostais e fibras simpáticas que acompanham a artéria mamária externa.

Mamilo: ramos do quarto nervo intercostal.

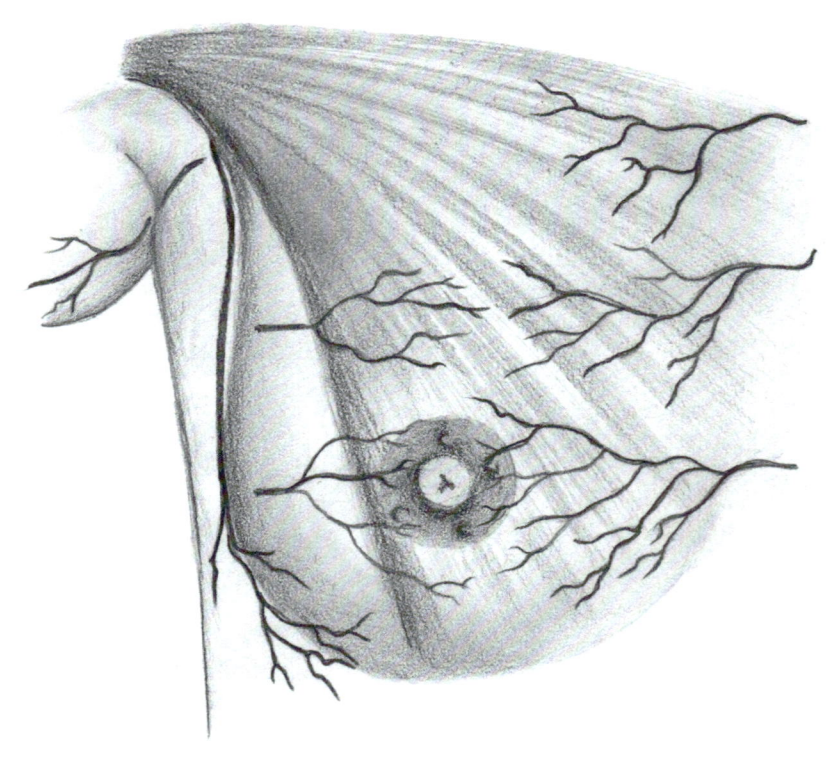

FIGURA 1.21 Inervação mamária.

Um nervo de importância durante o esvaziamento axilar é o *intercostobraqueal*, ramo lateral do segundo e terceiro nervos intercostais. Ele proporciona a sensibilidade cutânea na face interna do braço. Sua secção, durante o esvaziamento do conteúdo axilar, provoca parestesia dessa região, sendo recomendado a sua preservação que, embora seja um pouco trabalhosa, é factível, reduzindo a morbidade associada à cirurgia.

Anatomia da axila

O esvaziamento axilar ainda faz parte da rotina da cirurgia oncológica mamária nos carcinomas invasores, em função do caráter terapêutico em alguns casos e das informações sobre a extensão e o prognóstico da doença.

Novas técnicas de abordagem da axila, como a do linfonodo sentinela, são promissoras, mas no momento somente são aplicadas em projetos de pesquisa, como forma de avaliação de sua validade.

A axila é um compartimento piramidal entre o membro superior e a parede torácica. É delimitada anatomicamente por quatro paredes, um ápice e uma base (Fig. 1.22).

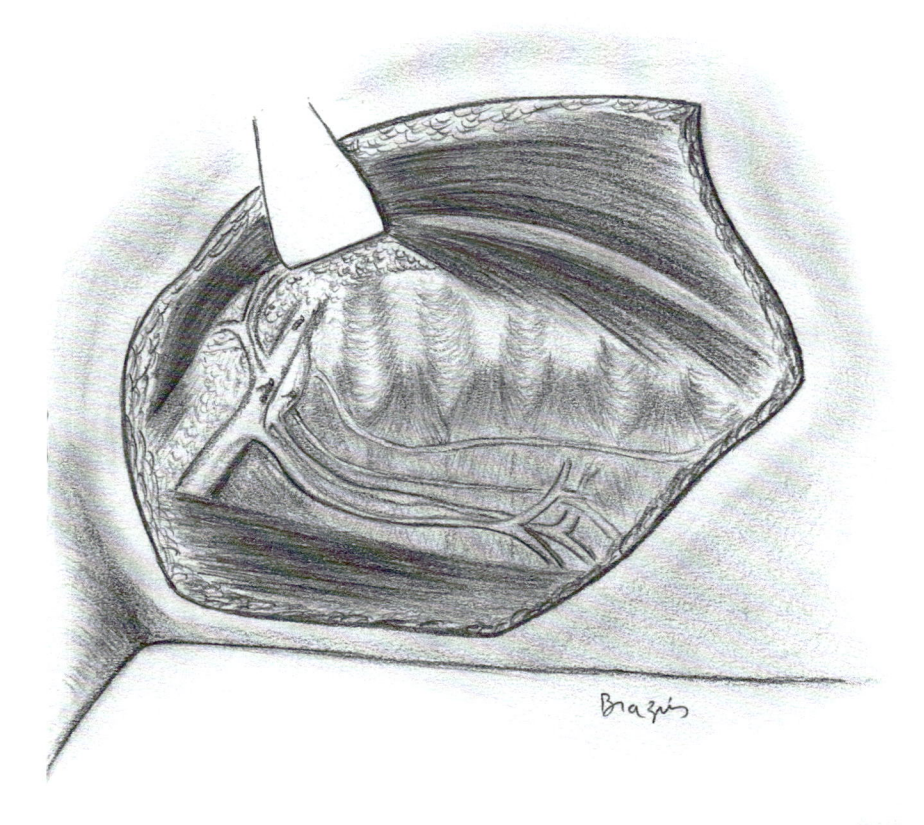

FIGURA 1.22 Anatomia da axila.

Base: fáscia axilar.

Ápice: corresponde a uma abertura que se estende ao triângulo posterior do pescoço, pelo canal cervicoaxilar.

Parede anterior: músculos pequeno e grande peitorais e suas respectivas fáscias.

Parede posterior: é composta, principalmente, pelo músculo subescapular e pelos músculos redondo maior e grande dorsal em uma menor proporção.

Parede medial: corresponde ao músculo serrátil anterior que cobre a parede torácica.

Parede lateral: é composta pela fossa bicipital do braço, entre a inserção dos músculos das paredes anterior e posterior.

2 Pré-operatório

O pré-operatório corresponde ao período que se estende do momento da indicação de um procedimento cirúrgico até sua execução.

Devemos identificar doenças prévias e condições que possam influenciar de forma negativa o trans e/ou o pós-operatório.

Para atingir tal objetivo, é necessário correta indicação cirúrgica, adequado esclarecimento sobre o procedimento proposto e seus riscos, avaliação clínica criteriosa (história clínica e exame físico), solicitação de exames laboratoriais, definição do provável tipo de anestesia que será empregado e dos cuidados pós-operatórios imediatos.

A Atenção

O objetivo da avaliação pré-operatória é identificar e, se possível, modificar os fatores de risco que possam influir adversamente no tratamento cirúrgico.

HISTÓRIA CLÍNICA

Deve ser dada atenção especial às condições clínicas preexistentes que, reconhecidamente, aumentam o risco operatório, como doenças cardiovasculares e diabetes melito. Além disso, deve ser feita uma revisão cuidadosa dos sistemas para exclusão de doenças cardíacas, pulmonares, neurológicas, endócrinas, infecciosas, renais e distúrbios hemorrágicos. Quanto ao passado cirúrgico, devem ser listadas todas as cirurgias prévias e as possíveis complicações. Também é necessário interrogar quanto à sensibilidade a drogas, transfusões sanguíneas, sangramento excessivo, uso de tabaco, álcool, drogas ou outros hábitos pessoais que possam aumentar o risco operatório.

EXAME FÍSICO

Estado nutricional, medida dos sinais vitais, ausculta pulmonar e cardíaca, condições do tegumento da área a sofrer a intervenção cirúrgica e rede venosa.

EXAMES LABORATORIAIS

Devem ser solicitados com base na idade da paciente, exame físico, história clínica, patologia prévia, medicação em uso e extensão do procedimento cirúrgico (tempo cirúrgico, perda sanguínea estimada, tipo de técnica anestésica). Os exames devem ser solicitados não mais do que três meses antes da data prevista para a cirurgia.

Uma forma de estimar o risco cirúrgico de pacientes é por meio da escala ASA (American Society of Anesthesiologist)[1] que classifica pacientes em grupos de risco, com base na doença clínica preexistente e nas anormalidades dos testes diagnósticos (Tab. 2.1). A mortalidade operatória varia de 0,01% para paciente ASA I a 50% para pacientes na classe V.

Tabela 2.1 — Classificação ASA – American Society of Anesthesiologist

Classe	Descrição
I	Paciente saudável e < 65 anos
II	Paciente com > 65 anos ou com leve doença sistêmica sem limitação funcional
III	Paciente com doença sistêmica grave, que limita função, sem ameaça iminente à vida
IV	Paciente com doença sistêmica grave incapacitante, que é uma ameaça constante à vida
V	Paciente moribunda, que provavelmente não sobreviverá por mais de 24 h com ou sem cirurgia

Fonte: American Society of Anesthesiologists.[1]

Complicações cirúrgicas são quaisquer desvios em relação à pronta recuperação esperada após a cirurgia. Bons cuidados pré e perioperatórios minimizam a incidência e a gravidade das complicações, mas não as eliminam totalmente.

Entre as complicações mais frequentes, temos a infecção da ferida operatória, que está muitas vezes relacionada ao estado de saúde do paciente e à magnitude do ato cirúrgico.

Fatores importantes na prevenção de infecção de ferida operatória:

- Aplicação de solução antisséptica imediatamente antes da incisão cirúrgica.
- Tricotomia por tesoura imediatamente antes da operação.
- Vigilância para ruptura de técnica asséptica por parte da equipe cirúrgica.
- Antibióticos profiláticos, quando indicados, com nível sérico adequado durante todo o período transoperatório.
- Uso limitado de cautério para dissecções.
- Limitação de suturas e laqueaduras.
- Suturas monofilamentares.

- Aspiração fechada em vez de drenagem aberta. Evitar drenagem quando possível.
- Fechamento cutâneo meticuloso.
- Inspiração alta de oxigênio no pós-operatório.
- Vigilância de infecção em incisão no pós-operatório.

ROTINAS PRÉ-OPERATÓRIAS

Cirurgias ambulatoriais

Anestesia local

Realizar anamnese e exame físico. Orientar dieta leve cerca de 6 horas antes da cirurgia, trazer exames de imagem (MMG/ECO mamária) e sutiã. A tricotomia, quando necessária, deve ser realizada em sala cirúrgica. A antissepsia deve ser feita, de preferência, com substância alcoólica hemitórax correspondente à mama operada até a metade da mama oposta. O antibiótico profilático não costuma ser necessário.

Anestesia peridural torácica

Realizar anamnese e exame físico. Solicitar exames laboratoriais, conforme orientação clínica (ver Tab. 2.2). Orientar jejum de 8 horas e medicação de uso crônico, conforme orientação (com água e não usar AAS nos últimos 10 dias, suspendendo o uso de cumarínico com 48 horas de antecedência e de hipoglicemiante oral na noite anterior à da cirurgia), trazer exames de imagem (MMG/ECO mamária) e sutiã cirúrgico. A tricotomia, quando necessária, deve ser realizada em sala cirúrgica. A antissepsia deve ser feita, de preferência, com substância alcoólica hemitórax correspondente à mama operada até a metade da mama oposta. Realizar antibioticoterapia profilática (cefalosporina de primeira geração IV), quando houver indicação (cirurgia estética, cirurgia com colocação de prótese de silicone, grandes incisões, pacientes obesas ou com diabetes melito e imunodepressão).

Anestesia geral

Realizar anamnese e exame físico. Solicitar exames laboratoriais, conforme orientação clínica (ver Tab. 2.2). Orientar jejum de 8 a 12 horas e medicação de uso crônico, conforme orientação (com água e não usar AAS nos últimos 10 dias, suspendendo o uso de cumarínico com 48 horas de antecedência e de hipoglicemiante oral na noite anterior à da cirurgia), parar de fumar de 2 a 3 semanas antes da data da cirurgia, trazer exames de imagem (MMG/ECO mamária) e sutiã cirúrgico. A tricotomia, quando necessária, deve ser realizada em sala cirúrgica. A antissepsia deve ser feita, de preferência, com substância alcoólica hemitórax correspondente à mama operada até a metade da mama oposta. Realizar a antibioticoterapia profilática (cefalosporina de primeira geração IV), quando houver indicação (cirurgia estética, cirurgia com colocação de prótese de silicone, grandes incisões, pacientes obesas ou com diabetes melito e imunodepressão).

CIRURGIAS COM NECESSIDADE DE INTERNAÇÃO

Realizar anamnese e exame físico. Solicitar exames laboratoriais, conforme orientação clínica (ver Tab. 2.2). Orientar jejum de 8 a 12 horas e medicação

Tabela 2.2	Sugestão de exames pré-operatórios
Hemograma	> 40 anos Doença renal Anemia conhecida Cirurgia ampla Uso de anticoagulante Suspeita de coagulopatia Suspeita de infecção
Contagem de plaquetas	Suspeita de coagulopatia
TP/KTTP	Tratamento com anticoagulante Doença hepática Malignidade Suspeita de coagulopatia
Glicemia	Diabetes melito Tratamento com corticosteroides
Eletrólitos	> 60 anos Cirurgia ampla Uso de diuréticos ou corticosteroides Tratamento com digitálicos Diabetes melito
Creatinina e ureia	> 50 anos Cirurgia ampla Doença renal, diabetes melito Diurético, uso de digitálicos
ECG	> 50 anos Doença cardíaca ou pulmonar Tabagismo
EQU/Urocultura	Doença renal Instrumentação de via urinária
RX de tórax	> 60 anos Doença pulmonar ou cardíaca Malignidade Tabagismo Suspeita de infecção

de uso crônico, conforme orientação (com água e não usar AAS nos últimos 10 dias, suspendendo o uso de cumarínico com 48 horas de antecedência e de hipoglicemiante oral na noite anterior à da cirurgia), parar de fumar de 2 a 3 semanas antes da data da cirurgia, trazer exames de imagem (MMG/ECO mamária) e sutiã cirúrgico. A tricotomia, quando necessária, deve ser realizada em sala cirúrgica. A antissepsia deve ser feita, de preferência, com substância alcoólica hemitórax correspondente à mama operada até a metade da mama oposta. Realizar a antibioticoterapia profilática (cefalosporina de primeira geração IV), quando houver indicação (cirurgia estética, cirurgia com colocação de prótese de silicone, grandes incisões, pacientes obesas ou com diabetes melito e imunodepressão).

Quando estiver previsto o uso de retalhos miocutâneos, implantes ou a utilização de técnicas de *lipofilling,* algumas medidas adicionais às anteriormente descritas são indicadas. Em cirurgias com mais de 4 horas de duração e risco de perda sanguínea, devem ser solicitados reserva de concentrado de hemáceas (CHAD 3 UN), sondagem vesical de demora para controle de diurese, uso de colchão térmico e meias compressivas em membros inferiores. Nos casos de retalhos abdominais ou lipoaspiração abdominal, recomenda-se utilização de cinta elástica abdominal. Realizar antibioticoterapia profilática (cefalosporina de primeira geração IV) antes do início da cirurgia, dar continuidade à nova dose após 4 horas e manter no pós-operatório de 6 em 6 horas até a alta hospitalar.

3
Princípios gerais da cirurgia da mama

Os procedimentos cirúrgicos na mama devem respeitar princípios fundamentais para excelência de resultados:

- Conhecimento anatômico.
- Indicações cirúrgicas precisas baseadas no conhecimento das patologias que acometem as mamas.
- Avaliação pré-operatória adequada.
- Estadiamento clínico completo diante de neoplasia invasora.
- Planejamento cirúrgico:
    - anestesia.
    - posicionamento da paciente e da equipe cirúrgica.
    - via de acesso.
    - formas de ressecção.
    - hemostasia e drenagem.
    - avaliação do dano estético.
    - reparação da mama.
    - tipos de curativo.
    - assistência nas primeiras 24 horas.
- Revisão cirúrgica.
- Atitude frente ao resultado anatomopatológico.
- Estratégia de seguimento e controle.

POSICIONAMENTO DA INCISÃO

A via de acesso para a cirurgia da mama pode definir o resultado estético-terapêutico imediato.

As lesões e os tumores ocorrem aleatoriamente nas mamas, tendo uma maior incidência nos quadrantes externos e central. Na prática, deve-se atentar que toda cirurgia de caráter diagnóstico-terapêutico deve seguir uma abordagem com critérios oncológicos.

É importante enfatizar esse aspecto, pois, atualmente, crescem as indicações de intervenções em lesões pré-clínicas diagnosticadas, em sua grande maioria, por exames de imagem. Aproximadamente 20 a 25% dessas lesões terão, posteriormente, um diagnóstico de carcinoma invasor ou *in situ*. É extremamente importante o planejamento prévio, pois a *biópsia excisional* de lesões subclínicas suspeitas deve ser, sempre que possível, **diagnóstica e terapêutica**. O tratamento definitivo poderá estar comprometido se a incisão estiver mal posicionada, se as margens da abordagem inicial forem inadequadas ou, pior, se a peça cirúrgica for fragmentada, inviabilizando sua análise.

As cicatrizes são marcas permanentes, sendo aconselhável posicioná-las em áreas menos aparentes, como na junção areolocutânea ou no sulco inframamário (Fig. 3.1).

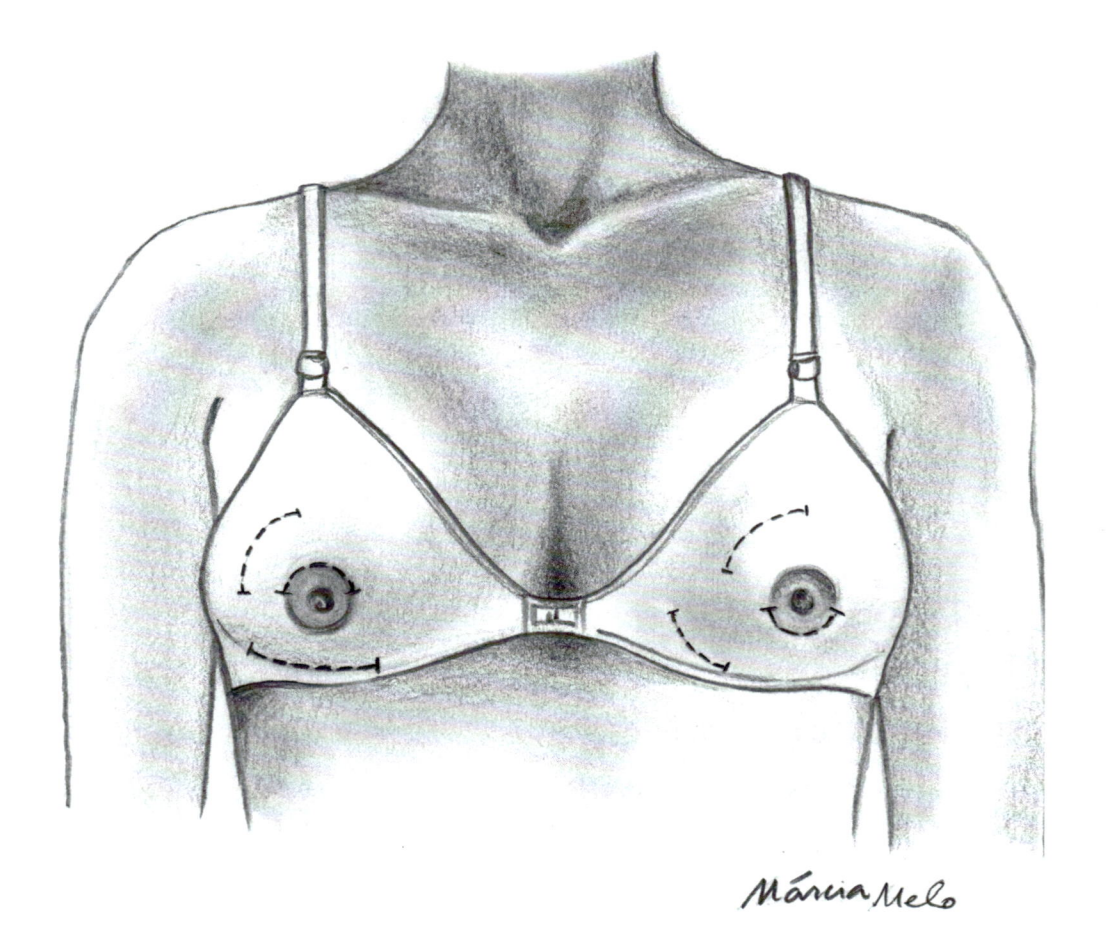

FIGURA 3.1 **Vestuário ocultando as cicatrizes.**

A escolha da incisão deve respeitar as linhas de Langer, que possibilitam a sutura de acordo com as linhas de força da pele (Figs. 3.2 e 3.3).

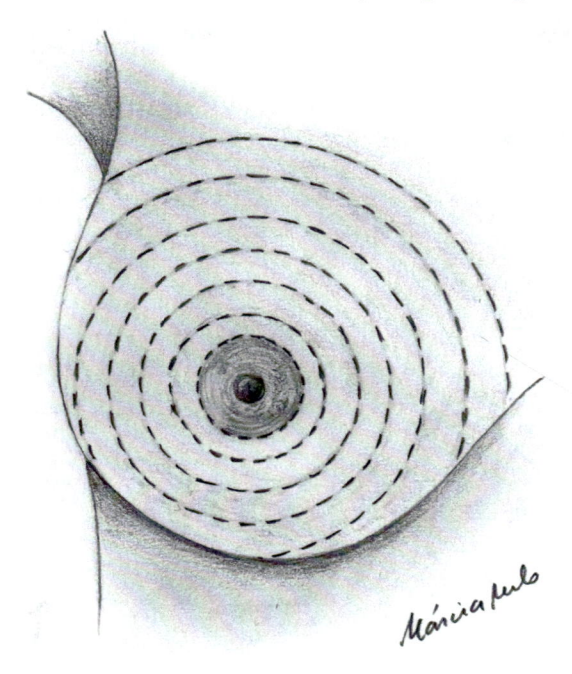

FIGURA 3.2 Linhas de Langer.

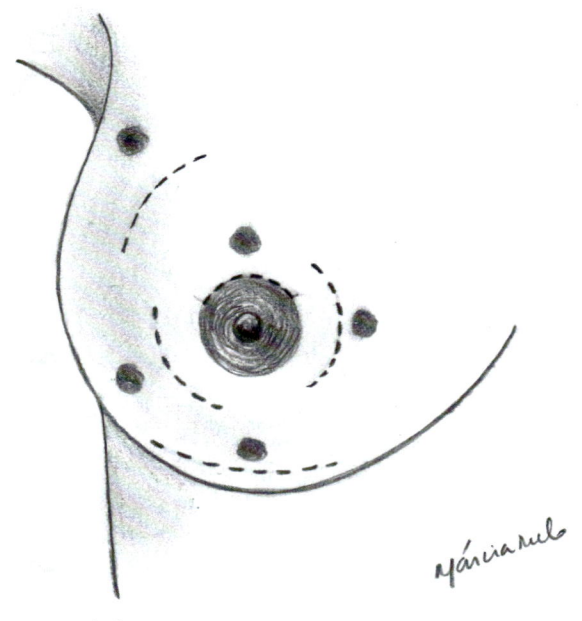

FIGURA 3.3 Incisões recomendadas.

A maioria das lesões da mama pode ser acessada por incisões arciformes, independente do setor em que se encontrem, e, em raras ocasiões, incisões radiadas serão empregadas (Fig. 3.4). Tumores situados próximos à porção central, sem extensão à pele, devem ser abordados por incisão periareolar, sempre que esta via permitir um campo adequado.

Eventualmente, tumores localizados na projeção axilar da mama podem ser acessados por incisão axilar (Figs. 3.5, 3.6 e 3.7).

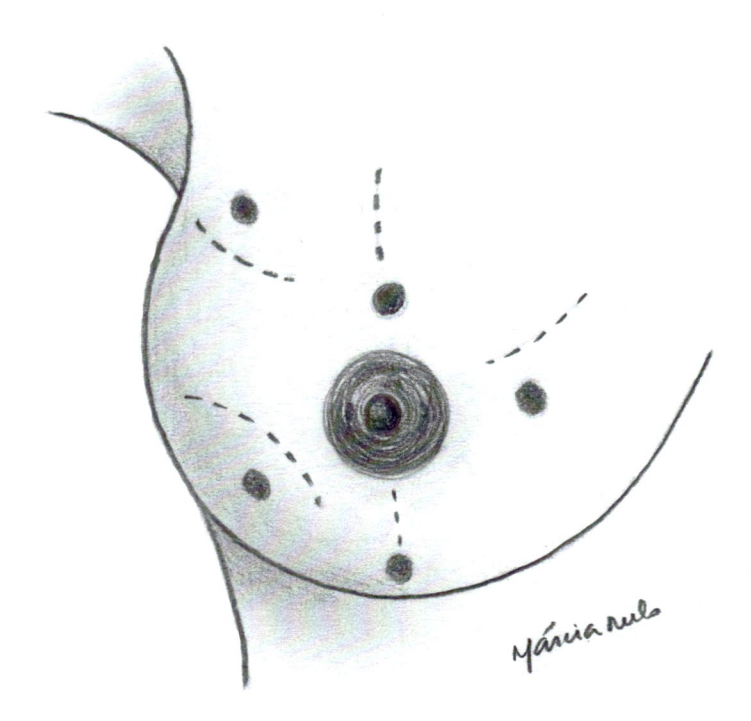

FIGURA 3.4 Incisões inadequadas.

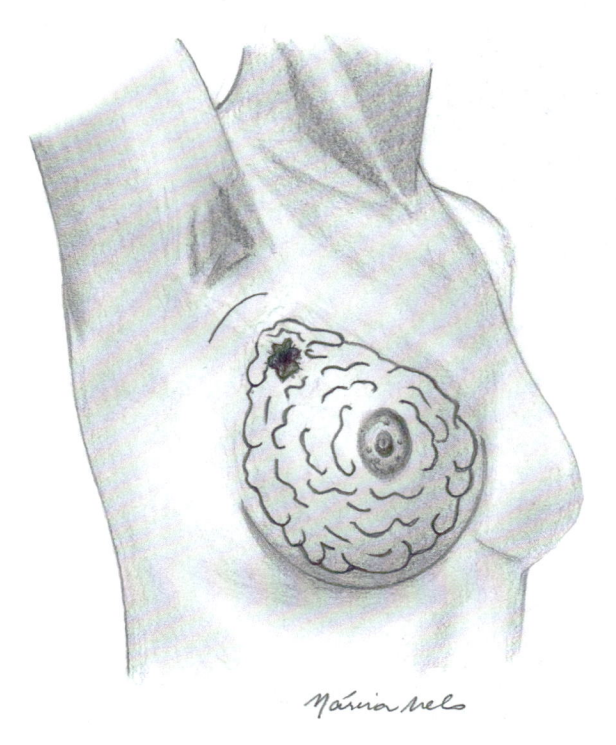

FIGURA 3.5 Abordagem de tumor localizado no prolongamento axilar por meio de incisão axilar.

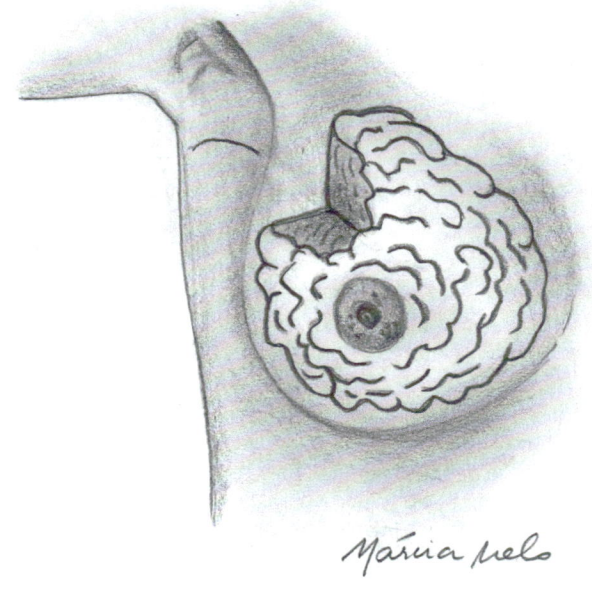

FIGURA 3.6 Ressecção de setor com acesso via axilar.

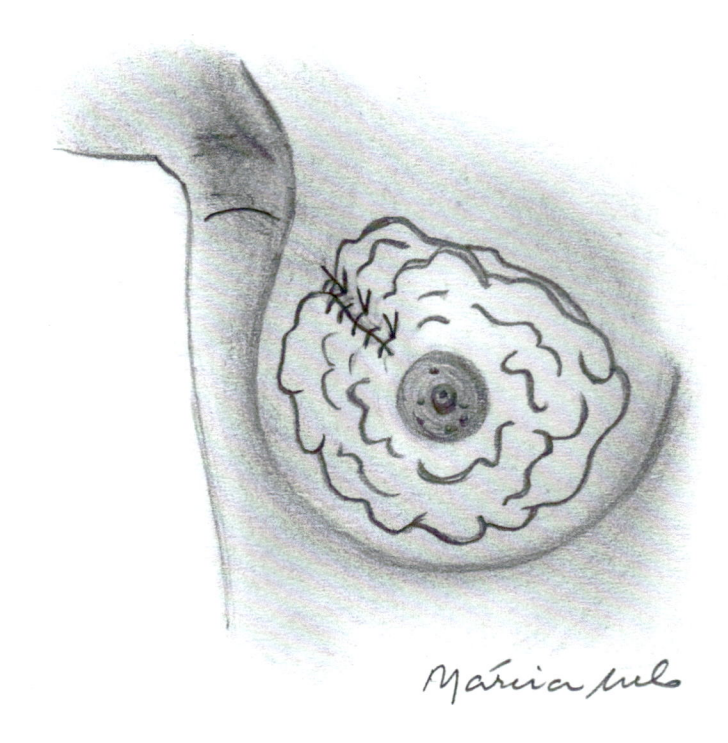

FIGURA 3.7 Montagem da glândula após amplo descolamento retromamário e dermoglandular.

Toda incisão planejada na mama deve ser previamente desenhada com caneta cirúrgica ou azul de metileno. Para iniciar a cirurgia, solicita-se ao auxiliar que exponha a área a ser incisada, realizando, com o emprego das duas mãos, uma tração centrífuga em relação ao ponto de incisão (Fig. 3.8). Habitualmente, utiliza-se um bisturi de lâmina 15 para incisar a pele, pois proporciona maior precisão.

> **Importante**
>
> O comprimento da incisão deve ser suficiente para fornecer um acesso confortável a área de ressecção.
> As incisões muito pequenas dificultam a ressecção dos tumores, frequentemente obrigando a fragmentação do tumor e prejudicando a avaliação das margens de segurança. Não raro, as bordas da incisão são gravemente traumatizadas, propiciando maceração e deiscência da sutura e obtendo, ao contrário do imaginado, um resultado estético ruim.

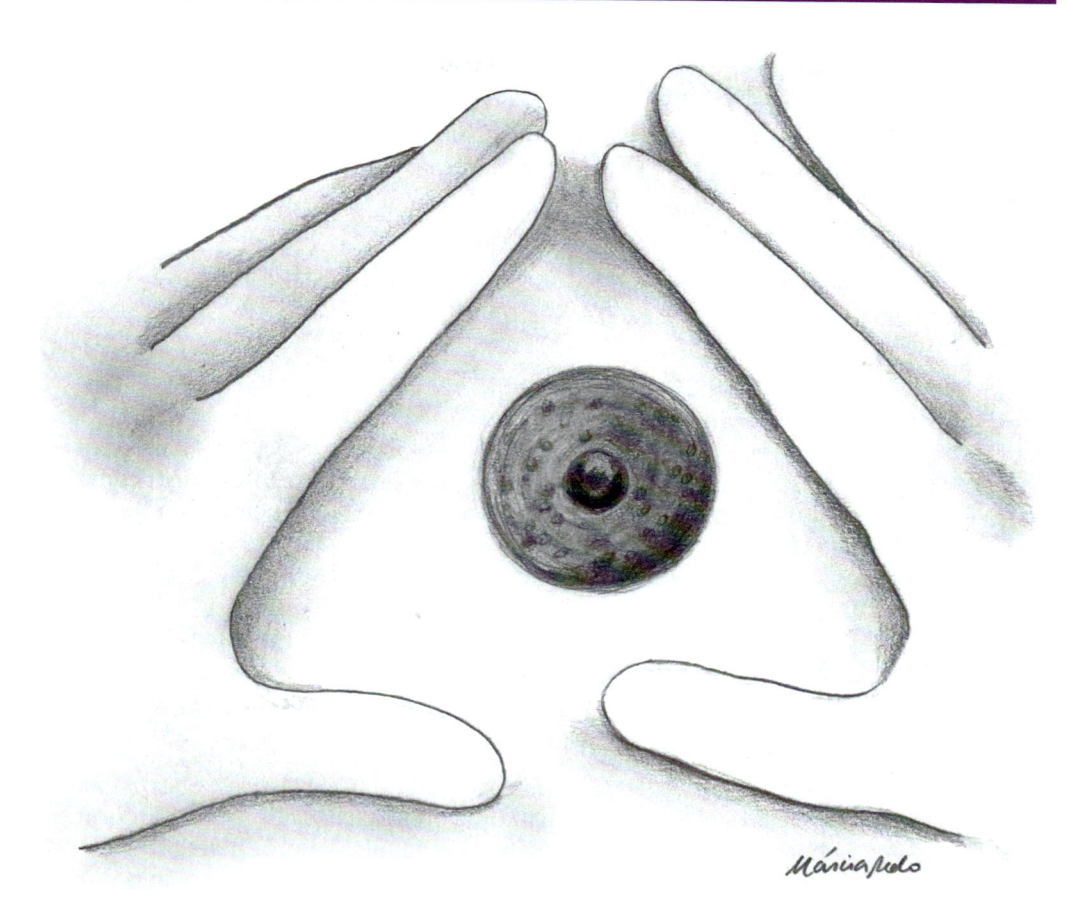

FIGURA 3.8 Exposição do campo.

COMO MELHORAR AS CICATRIZES

A qualidade das cicatrizes é produto de fatores locais e genéticos.
São fatores locais importantes na prática:

- Traumatismo e sofrimento das bordas da incisão, levando à epidermólise, à descamação local e a pequenas perdas superficiais.
- Excesso de material de sutura na derme e no subcutâneo.
- Suturas muito apertadas, com isquemia das bordas.
- Sutura com muita tensão.
- Hematomas.
- Infecção.
- Reação ao material de sutura com formação de granulomas de corpo estranho.

- Fatores genéticos, como a predisposição a cicatrizes hipertróficas e queloides.

> **A** **Atenção**
>
> Sendo um dos parâmetros de julgamento dos procedimentos cirúrgicos, o resultado cosmético da intervenção está intimamente ligado ao posicionamento e à qualidade da cicatriz cirúrgica.

Fundamentos da cicatrização

A cicatrização, em todo tipo de cirurgia com preocupação estética, como no caso de todas as cirurgias mamárias, deve ocorrer por primeira intenção, quando as superfícies das bordas da ferida estão estreitamente ajustadas uma à outra, unindo-se com a mínima formação tecidual cicatricial.

Fases da cicatrização: inflamatória (1 dia), desassimilativa (2 a 5 dias), produtiva ou assimilativa (6 a 10 dias – formação do tecido de granulação, contração da ferida e epitelização).

Fatores envolvidos no processo cicatricial:

1. Aspectos histológicos: células, estruturas intercelulares (fibras: colágenos, trofocolágeno, reticulares, albumina, elásticas, elastina; substâncias amorfas – géis, como mucopolissacarídeos, ácido hialurônico, mucoproteínas e glicoproteínas) e líquidos intercelulares.
2. Idade: os jovens desenvolvem o processo de cicatrização mais rapidamente porque seus tecidos têm uma quantidade de mucopolissacarídeos muito elevada em relação ao colágeno.
3. Infecção: é o maior inimigo do processo cicatricial, pois provoca a destruição dos tecidos e retarda o processo de reparação, aumentando a formação de tecido cicatricial e comprometendo a função estética.
4. Oxigenação e suprimento sanguíneo (especial atenção a tabagistas pesados com a microcirculação comprometida e as suturas muito tensas isquemiando os tecidos.)
5. As linhas de tensão na pele da mama (linhas de Langer-Kraissl): na mama essas linhas são geralmente concêntricas com o mamilo e incisões paralelas a essas linhas, em geral, resultam em cicatrizes delgadas e de bom resultado estético.
6. Hematoma: da mesma forma que a infecção, o hematoma aumenta a formação de tecido cicatricial e fibrose.
7. Cicatrizes hipertróficas e queloidianas: são bastante frequentes, decorrentes da proliferação do tecido de granulação na fase produtiva ou assimilativa. O queloide ultrapassa os limites dos tecidos normais e apresenta fibras colágenas hialinizadas, sendo mais comum em indivíduos negros.

8. **Tipo de fio cirúrgico:** o material utilizado na sutura deve oferecer o mínimo prejuízo sobre o processo cicatricial. Os fios monofilamentares e não absorvíveis são os que apresentam menor reação tecidual na sutura da pele. O emprego de fios monofilamentares de absorção retardada tem excelente resultado final e a vantagem de evitar o desconforto associado à retirada dos pontos. Da mesma forma, a resistência e a tensão do tecido à sutura são importantes fatores na seleção do fio adequado.
9. **Técnica cirúrgica:** inclui todos os cuidados e procedimentos envolvidos na cirurgia, desde a degermação, passando pelo tipo de incisão, manejo das bordas da ferida operatória, hemostasia e tipo de sutura utilizada.

FORMAS DE RESSECÇÃO MAMÁRIA

A incisão é realizada mantendo o tumor alinhado com o raio do setor mamário. Nas mamas com predomínio de tecido fibroglandular, e nas lipossubstituídas de pequeno volume, projeta-se uma ressecção fusiforme (Fig. 3.9). Já as mamas médias ou grandes, predominantemente lipossubstituídas, permitem ressecções ovoides ou cilíndricas (Fig. 3.10).

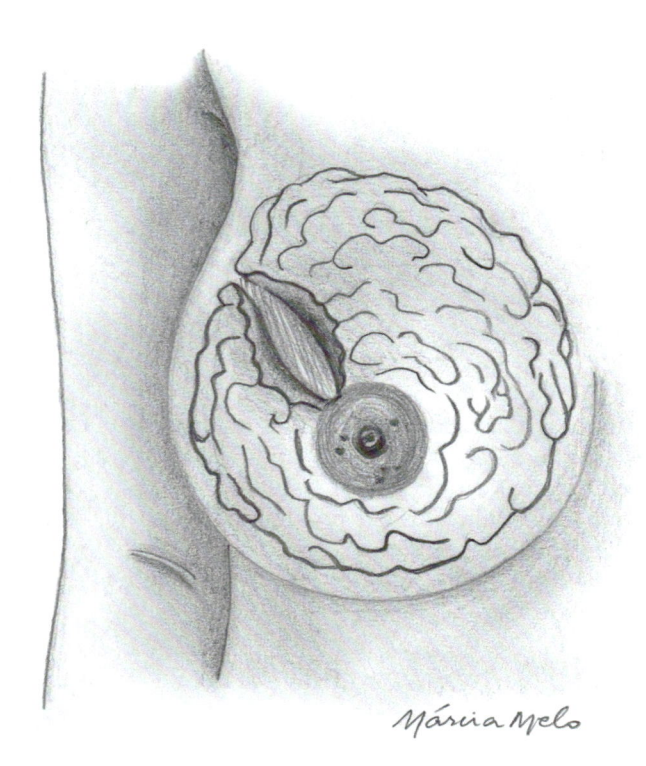

FIGURA 3.9 Ressecção tipo I: fusiforme.

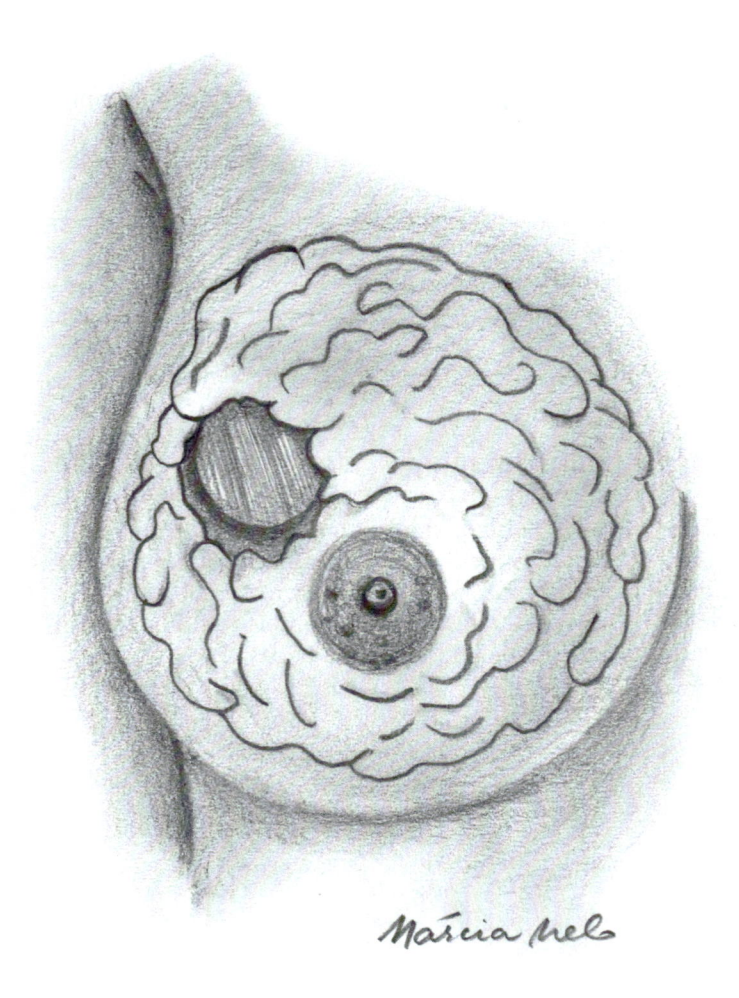

FIGURA 3.10 Ressecção tipo II: ovoide.

Os tumores localizados nas porções médias das mamas têm acesso facilitado, deslocando a linha de incisão em direção ao tumor e respeitando o raio do setor comprometido.

Os tumores localizados nas proximidades do sulco inframamário podem ser abordados por meio deste.

Nos casos em que o tumor estiver comprometendo a pele, esta deve ser incluída na ressecção.

VOLUME DE RESSECÇÃO E DANO ESTÉTICO

O primeiro passo na avaliação do dano estético é entender que as mamas normais apresentam variações de forma e volume, e que pequenas assimetrias são extremamente comuns.

Nas pacientes virgens de intervenção, nas quais a abordagem cirúrgica pode ser planejada com o tumor *in loco*, temos a oportunidade de delinear a melhor estratégia para a ressecção do tumor, com margens adequadas, e, ao mesmo tempo, posicionar bem a cicatriz, visando à reparação da forma e da silhueta da mama e minimizando a assimetria gerada pela cirurgia. Deve-se atentar para que o volume tumoral esteja diretamente relacionado ao volume total da ressecção (Figs. 3.11 e 3.12).

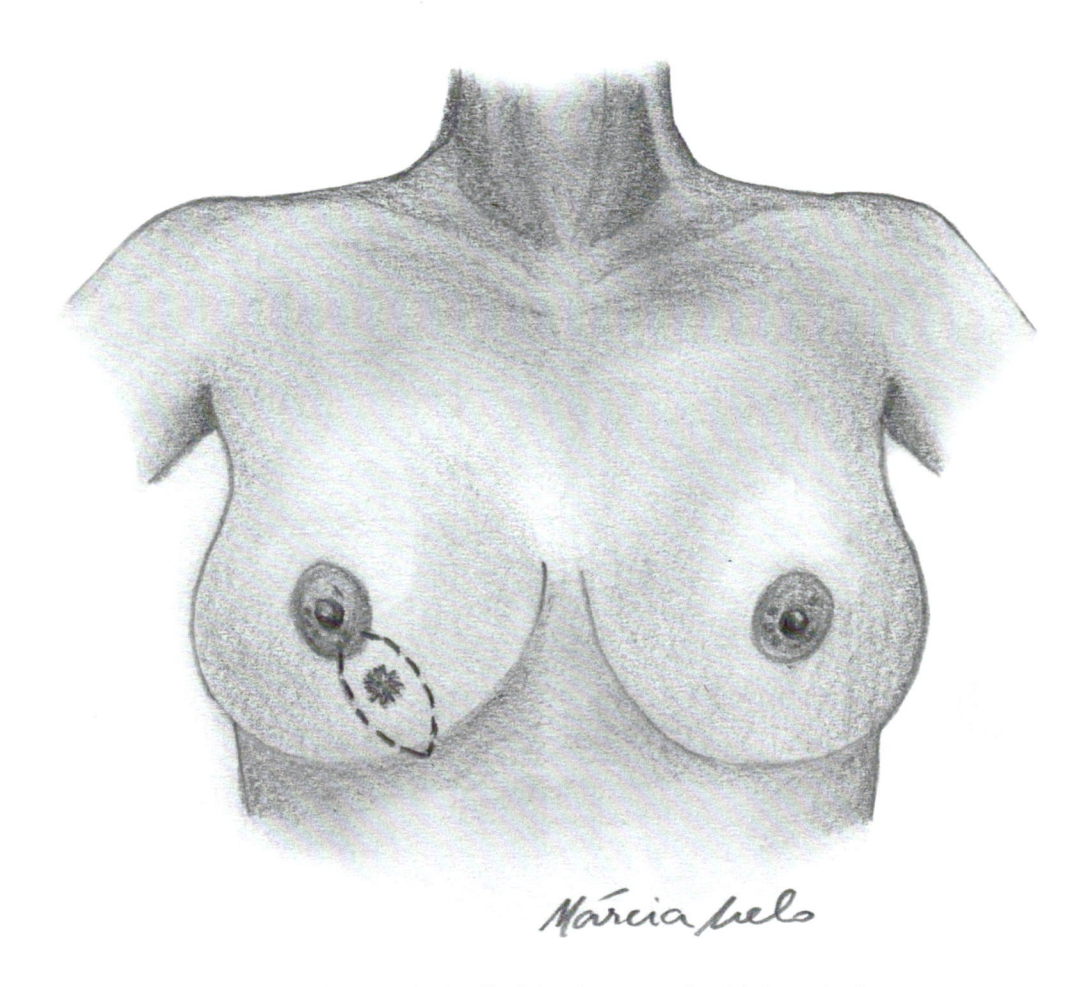

FIGURA 3.11 Ressecção < 20% ou 1/5 da glândula não gera assimetria importante.

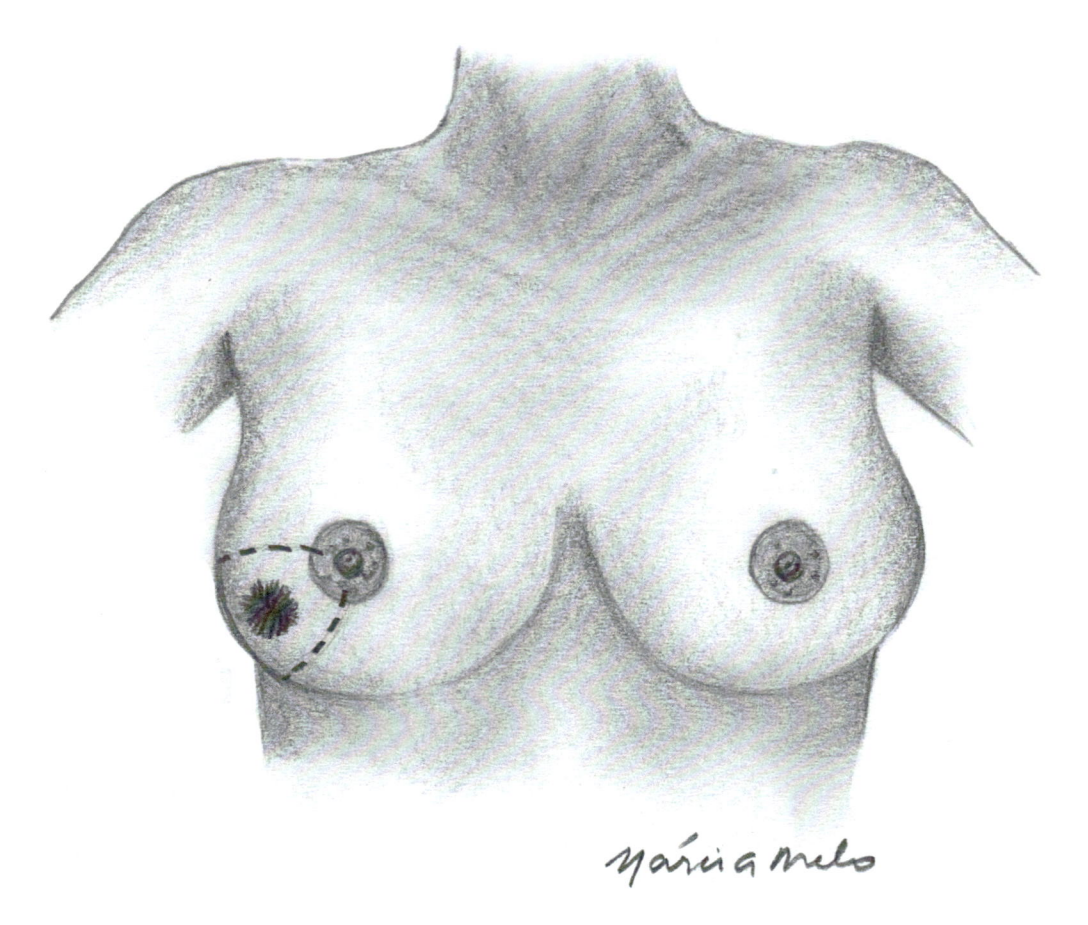

FIGURA 3.12 Ressecção > 20% exige cirurgia de simetrização na mama contralateral.

O fundamento básico é compreender a inter-relação do volume do tumor (VT) *versus* o volume da mama (VM).

> **A** **Atenção**
>
> A relação VT/VM determina razões de proporção que orientam a opção da tática e da técnica a serem empregadas.
> - VT/VM < 1/5: geralmente com boa simetria em relação à mama oposta.
> - VT/VM > 1/5: frequentemente associada com assimetria que exige cirurgia de simetrização da mama oposta.

Cirurgia da Mama

> **!** **Importante**
> Os resultados não são frutos do acaso, mas sim de um planejamento meticuloso e sistemático.

Pontos importantes no delineamento da cirurgia

- Demarcar com precisão a área do tumor.
- Planejar a incisão e a área de ressecção com a paciente sentada.
- Avaliar a necessidade de ressecção de pele.
- VT/VM < 1/5 = adequado à cirurgia conservadora.
- VT/VM > 1/5 = necessita de cirurgia de simetrização.

A excisão é feita seguindo a distribuição anatômica da glândula, ou seja, orienta-se a exérese de forma que a peça seja fusiforme, preparando a remontagem da mama (Figs. 3.13, 3.14 e 3.15).

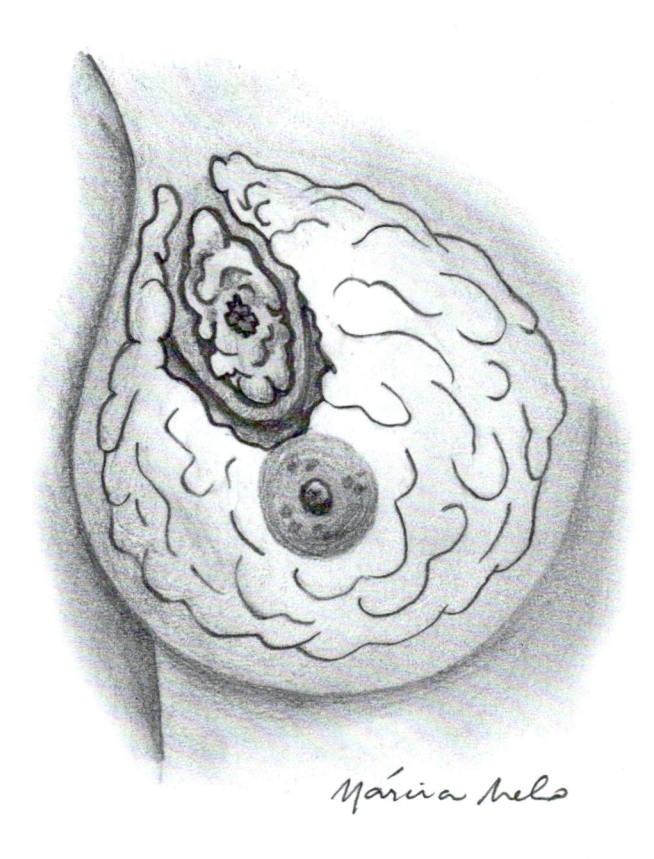

FIGURA 3.13 Ressecção > 40% exige cirurgia reparadora para recuperar volume e forma.

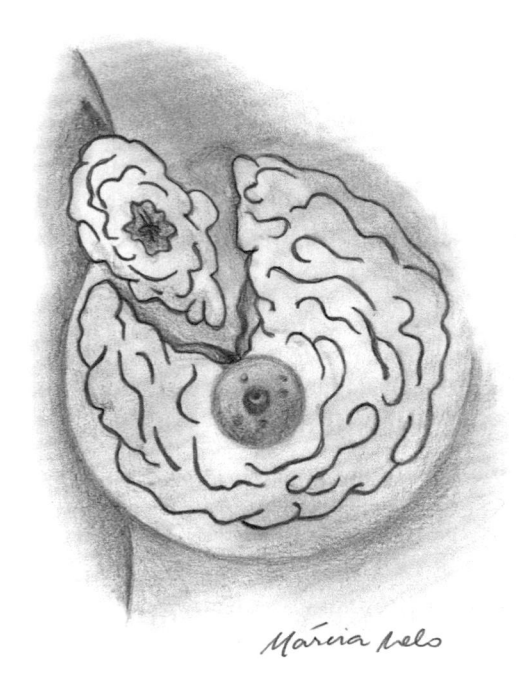

FIGURA 3.14 VT/VM < 1/5 do volume da mama. Esta ressecção não compromete a simetria e o equilíbrio do conjunto.

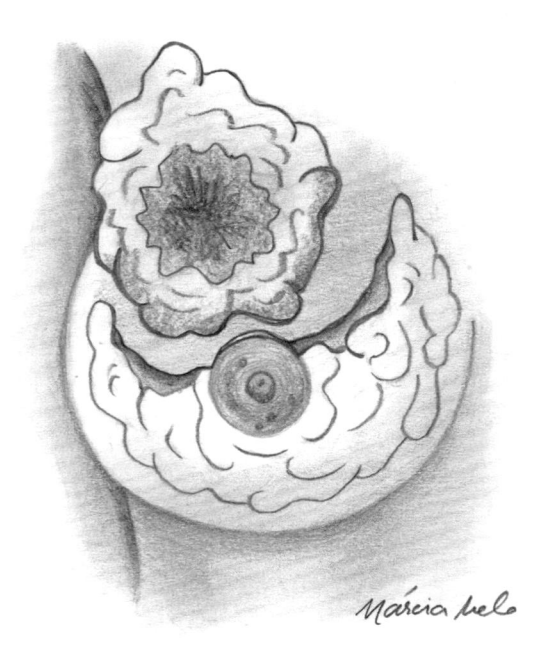

FIGURA 3.15 VT/VM > 1/5 do volume da mama. Esta ressecção provoca assimetria importante, sendo indicada a cirurgia de simetrização na mama sadia.

O ideal é que se mantenha uma margem de tecido normal de 1 a 2 cm, envolvendo o tumor primário, e que se estenda a ressecção até a fáscia do grande peitoral, caso o tumor esteja próximo. Como o tecido mamário não ultrapassa essa fáscia, desde que o tumor não a comprometa, mesmo que o tumor esteja próximo à fascia, a margem é considera adequada.

CIRURGIA DE SIMETRIZAÇÃO

A cirurgia de simetrização, como o próprio nome determina, é a intervenção na mama sadia para obter equilíbrio e simetria com a mama tratada.

Habitualmente, a cirurgia na mama oposta é um espelho da cirurgia da mama doente, ou seja, procura restituir igualdade de forma e volume. A compreensão plena desse problema permite vislumbrar a solução estética e terapêutica de forma simultânea.

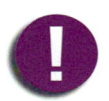

Importante

Um planejamento pré-operatório adequado já deve contemplar a possibilidade de simetrização em todos os casos de ressecções acima de 20% do volume da mama.

USO DO ELETROCAUTÉRIO

O eletrocautério é um excelente instrumento e um valioso auxiliar no ato cirúrgico, porém exige perícia e bom senso. O uso de forma inadequada frequentemente provoca lesão térmica, com necrose gordurosa e reação inflamatória, provocando exsudação e formação de seroma no pós-operatório.

Atenção

As mamas com predominância de tecido fibroglandular, ao contrário das lipossubstituídas, têm boa tolerância à ação do cautério.

As lesões provocadas pelo eletrocautério podem determinar artefatos na peça cirúrgica, dificultando o exame anatomopatológico; portanto, é importante que o plano de ressecção de lesões malignas ou suspeitas de malignidade, quando forem realizadas com eletrocautério, mantenha uma distância segura da lesão suspeita.

Após a retirada da peça cirúrgica, é feita uma minuciosa revisão da hemostasia, os pontos sangrantes são controlados com eletrocautério e a cavidade é irrigada com solução fisiológica gelada ou resfriada. O vasoespasmo melhora as condições imediatas de hemostasia e diminui o edema pós-operatório.

É recomendado o emprego de cautério bipolar para o controle de pontos sangrantes e a cauterização de pequenos vasos na intervenção da mama e axila, especialmente quando se está próximo a estruturas vasculonervosas durante a dissecção axilar.

FECHAMENTO DA FERIDA OPERATÓRIA E MONTAGEM DA MAMA

A aproximação primária dos tecidos pode provocar retração na pele e distorções na forma do cone mamário. É necessário realizar um descolamento amplo dos planos anterior e posterior da mama para aproximar os retalhos sem tensão.

No plano superficial, é efetuado um descolamento dermogorduroso para permitir a reacomodação da pele sobre seu conteúdo (Figs. 3.16, 3.17 e 3.18). Os retalhos glandulares são aproximados com suturas simples, com fio absorvível (monofilamentar de absorção lenta 2.0 ou 3.0), remodelando e obliterando o defeito criado pela remoção da peça, restituindo forma à mama operada e silhueta harmônica (Fig. 3.19). A camada subcuticular é aproximada utilizando fio absorvível 4.0 ou 5.0, com pontos simples e com nó invertido, e a pele, por fim, com sutura intradérmica e com mononylon 4.0 ou 5.0 ou fio monofilamentar absorvível 4.0 ou 5.0.

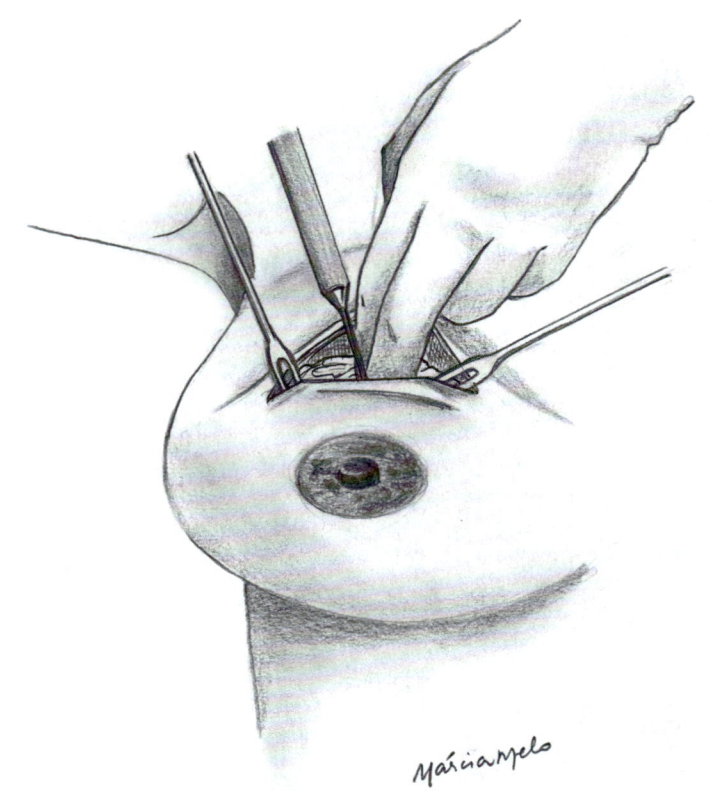

FIGURA 3.16 Descolamento dermogorduroso anterior periférico.

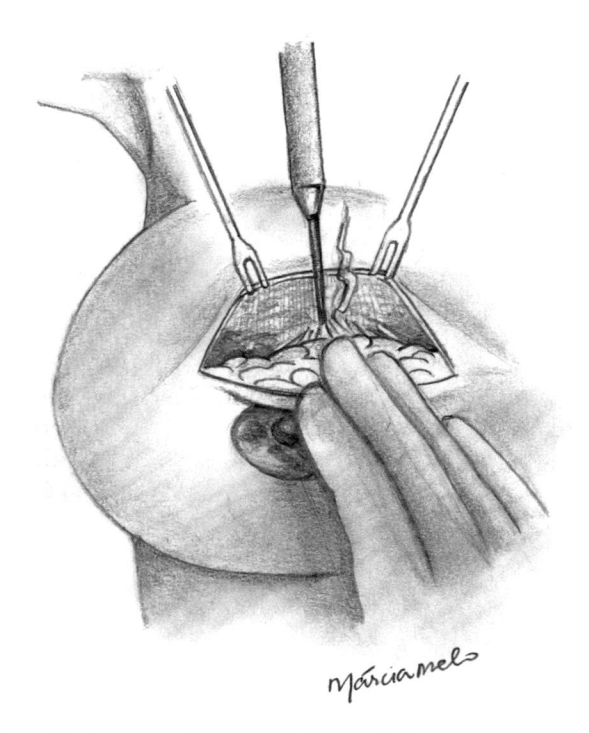

FIGURA 3.17 Descolamento dermogorduroso anterior central.

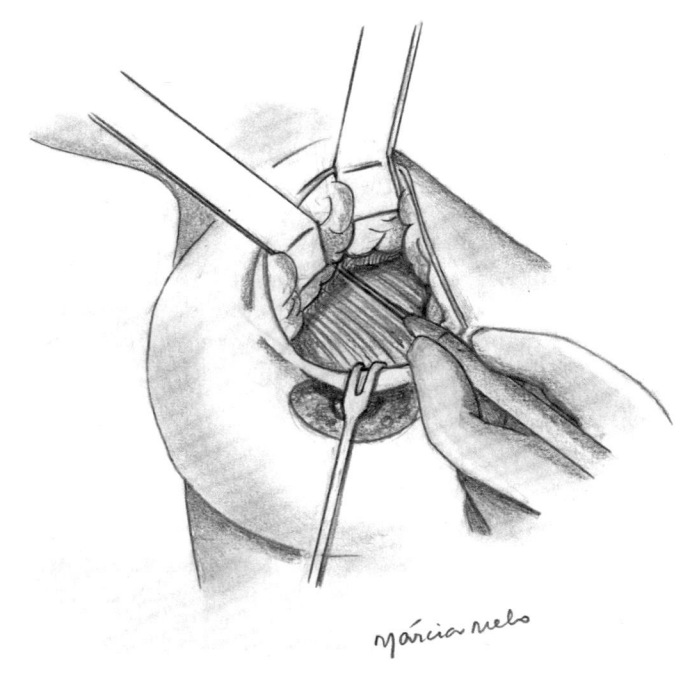

FIGURA 3.18 Hemostasia e descolamento retroglandular.

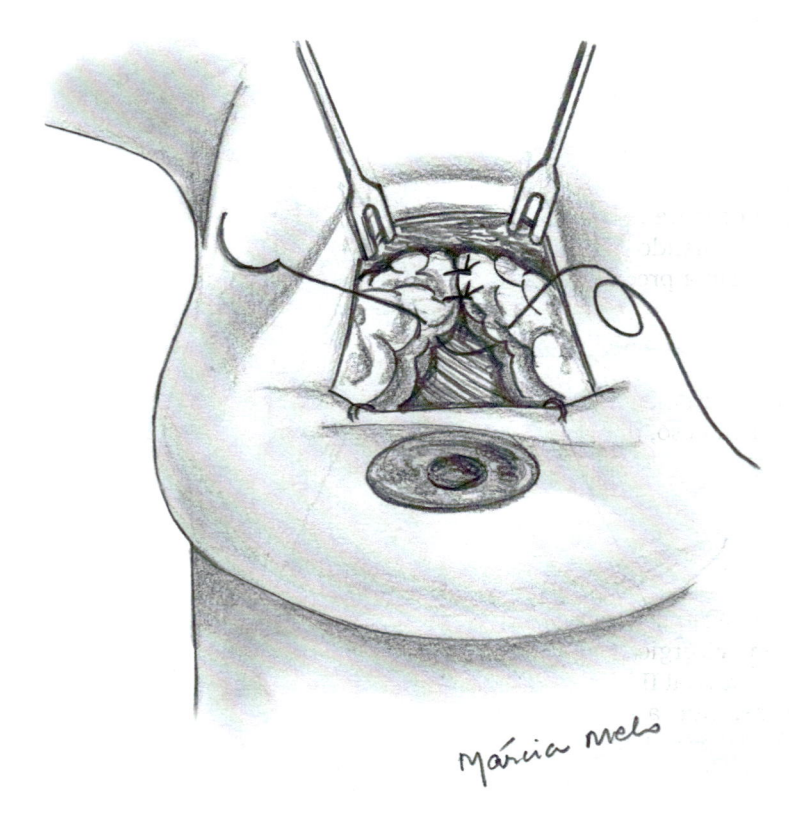

FIGURA 3.19 Reconfiguração do cone mamário com a aproximação dos retalhos glandulares.

Quando persistir um sangramento lento e poroso, deixa-se um dreno de aspiração por 24 horas e emprega-se um curativo compressivo nas primeiras horas. A incisão é coberta com fita cirúrgica. O curativo de contenção é realizado com fita cirúrgica, que auxilia na imobilização da mama e na reacomodação da pele. O sutiã cirúrgico é o curativo de sustentação, auxiliando na imobilização das mamas e tornando o pós-operatório menos dolorido e mais confortável.

A MAMA ADIPOSA

A mama com predominância de tecido adiposo é extremamente sensível ao traumatismo cirúrgico, reagindo com inflamação importante à manipulação dos tecidos, ao uso de eletrocautério, ao material de sutura e à radioterapia complementar.

Mamas lipossubstituídas podem apresentar quadro de necrose gordurosa com fibrose, calcificações, cistos oleosos e áreas de difícil avaliação clínica, às vezes simulando, até mesmo, um quadro de recidiva local. Nessas mamas, deve-se ter cuidados redobrados, tais como hemostasia rigorosa e seletiva (preferência ao uso de cautério bipolar pela menor lesão térmica dos tecidos); irrigação frequente e abundante da ferida operatória com solução salina para remoção de debris e coágulos; emprego de pouco material de sutura, apenas aproximando delicadamente os tecidos. Muitas vezes, quando a acomodação da mama preenche o leito tumoral adequadamente, não é necessário utilizar suturas.

As mamas com volume estimado acima de 500 g podem ser sempre beneficiadas pela redução de volume, pois, quando submetidas à radioterapia, frequentemente apresentam edema persistente que resulta em fibrose, sensação de peso, dor e desconforto prolongados, além de terem difícil seguimento clínico.

CUIDANDO DAS MARGENS

A questão das margens é de extrema importância prática. A redução das margens cirúrgicas implica o aumento da recidiva local, como se observou no Milan Trial II.[2] Embora tal estudo não tenha demonstrado a redução global de sobrevida, a ocorrência da recidiva local obriga a mastectomia de resgate, frustrando a ideologia não mutilante do tratamento conservador. Segundo Holland e colaboradores,[3] o risco de deixar focos de células neoplásicas na mama operada é inversamente proporcional à extensão da margem de segurança envolvendo o tumor. Foi demonstrado, com cortes seriados de peças de mastectomia, que com 1 cm de margem de tecido normal a probabilidade de deixar câncer residual era de 59%, enquanto que aumentando a margem para 3 cm essa probabilidade caía para 17%. Também foi constatado que em 25% desses casos de multifocalidade, a doença residual era invasora. O tratamento dessa doença residual é feito pela radioterapia, empregando doses de 5.000 cGy para a mama e, eventualmente, um *boost* de 1.000 cGy no leito tumoral. O planejamento da tática cirúrgica de cada caso deve avaliar, antecipadamente, as condições de obtenção de margens livres.

Importante

Os critérios de margem livre neutra devem ser especificamente definidos e histologicamente comprovados caso se pretenda que a radioterapia complementar seja efetiva no controle da recidiva local. Os mastologistas devem identificar as margens da peça cirúrgica com exatidão. Recomenda-se identificá-las com pontos (fio longo: margem lateral; fio curto: margem cranial; fio médio: margem medial).

> **Importante**
>
> A evidência anatomopatológica de margens inadequadas deve determinar a ampliação da ressecção na área comprometida. Reconhecer o local que será ampliado dependerá de uma adequada identificação das margens antes do envio da peça cirúrgica ao patologista.

MATERIAL CIRÚRGICO RECOMENDADO

Instrumental básico de utilização nas cirurgias da mama

1. Instrumentos para marcação do plano cirúrgico:

    - Compasso.
    - Fita métrica flexível ou não.
    - Caneta com tinta não solúvel ou tintura de azul de metileno.
    - Mamilótomos.

2. Instrumentos de diérese:

    - Cabos de bisturi números 3 e 4.
    - Lâminas de bisturi números 11, 15, 20 e/ou 22.
    - Tesoura de Matzembaun e Mayo.
    - Tesoura reta de uso geral (secção de fios).
    - Tesouras retas e curvas delicadas para a pele.
    - Bisturi elétrico – mono e/ou bipolar.

3. Instrumentos de preensão:

    - Pinças de dissecção anatômicas, com e sem dentes.
    - Pinças de Addison para sutura delicada com e sem dentes.
    - Pinça de Roussean para a dissecção axilar, para melhor preensão da gordura do conteúdo axilar.
    - Pinças de fixação dos campos cirúrgicos (Backaus) podem ser utilizadas na preensão das bordas cutâneas – derme – para melhor exposição do campo operatório.
    - Pinças de Kocher, longas, robustas e com dentes podem ser utilizadas para preensão do parênquima mamário, também para melhor exposição do campo operatório.

4. Instrumentos de hemostasia:

    - Pinças de Kelly e Crile.
    - Pinças de Halsted (mosquito).
    - Eletrocautério – mono e bipolar.

5. Instrumentos de exposição:
    - Afastador de Gilles: afastamento delicado das bordas cutâneas e da derme.
    - Afastador de Farabeuf: afastamento de pele, do subcutâneo e dos músculos em plano superficial.
    - Afastador de Doyen: originalmente utilizado para a cavidade abdominal, pode ser adaptado, com ou sem fonte de luz, para a exposição do campo cirúrgico durante o esvaziamento axilar, a dissecção de retalhos miocutâneos e a mastectomia poupadora de pele.

6. Instrumentos de síntese:
    - Porta-agulhas (adequados para cirurgia de superfície e delicados)
    - Agulhas de variados tipos (cilíndrica, cilíndrica-triangular e triangular), de acordo com o tecido e o tipo de sutura a ser realizada.

4 Pós-operatório

ORIENTAÇÕES BÁSICAS

As complicações pós-operatórias mais comuns são:

- A curto prazo:
  - hematomas.
  - infecções.
- A curto e médio prazo:
  - seromas.
- A longo prazo:
  - linfedema do membro superior do lado intervido.
  - falta de sensibilidade na parte superior e interna do braço.
  - dor e restrição do movimento do ombro ipsilateral (escápula alada).

As complicações a curto prazo costumam ocorrer no decorrer dos primeiros 7 a 10 dias após o procedimento. Muitas vezes, no pós-operatório imediato já podemos identificar sangramentos que levam à formação de hematomas e necessitam, geralmente, de uma reintervenção imediata. Nessas situações, é importante considerar que uma conduta conservadora, tentando evitar uma nova intervenção, pode comprometer totalmente o resultado cirúrgico estético e, inclusive, adiar a finalização do tratamento oncológico.

Algumas medidas buscam a prevenção dessas complicações a curto e médio prazo:

- Respeitar as normas de assepsia.
- Utilizar antibióticos profiláticos em situações de risco, como pacientes com diabetes melito, em vigência de quimioterapia, uso crônico de corticosteroides, inserção de implantes (expansores ou próteses), cirurgias reparadoras ou reconstrutoras com utilização de retalhos miocutâneos e cirurgias estéticas.
- Utilizar drenagem fechada em aspiração contínua por 1 semana, sempre que houver grandes áreas de descolamento ou esvaziamento axilar.

> **Importante**
>
> A formação de seroma é a complicação mais comum, mesmo quando utilizada drenagem. Costuma-se retirar o dreno em 7 dias independentemente do volume de drenagem, pois acredita-se que após esse período os riscos de infecção suplantam o benefício da prevenção do seroma. Após esse período, realiza-se a punção do seroma, a nível ambulatorial, a cada 7 dias (ou em menos tempo quando necessário).

- Manter curativo limpo e fechado sobre a ferida operatória por 7 dias.
- Orientar o uso de sutiã que ofereça contenção adequada no pós-operatório por cerca de 30 dias.
- Aplicar bolsa de gelo sobre o local para diminuir o edema.
- Proibir atividades físicas que possam ocasionar deiscência de suturas, sangramento ou deslocamento de próteses devido à contratura da musculatura peitoral (p. ex., dirigir) por 3 a 4 semanas.

As complicações a longo prazo podem vir a dificultar a função do membro superior do lado operado, acrescentando morbidade importante ao tratamento cirúrgico.

A falta de sensibilidade na parte superior e interna do braço costuma ser decorrente da secção do nervo intercostobraquial durante o esvaziamento axilar. Devido ao cruzamento do conteúdo axilar e, não raramente, por estar envolvido por linfonodos comprometidos, é comum seccionar o nervo para obtenção de uma linfadenectomia adequada. Entretanto, sempre que possível, deve-se preservá-lo.

Dor e restrição do movimento do ombro no lado operado também podem ocorrer somente pela linfadenectomia radical. Entretanto, se ocorrer secção do nervo torácico longo (N. de Bell), estaremos frente à escápula alada e uma queixa persistente de hiperestesia local. Embora, algumas vezes, já se perceba a escápula não mais junto ao tórax em repouso, o achado é evidenciável devido à elevação dos membros superiores estendidos para frente em 90°. Portanto, a identificação das estruturas e a dissecção axilar criteriosa são fundamentais na prevenção da morbidade decorrente da linfadenectomia.

LINFEDEMA

O linfedema do membro superior é diagnosticado sempre que a medida do braço do lado operado for maior do que 2 cm em relação ao braço contralateral. Embora não seja a complicação mais comum, merece destaque por ser prevenível e acarretar significativa morbidade. A incidência de linfedema pode chegar a 80% dos casos e varia de acordo com os seguintes fatores:

- Radicalidade da linfadenectomia.
- Utilização de radioterapia axilar complementar ou de maneira isolada.

- Grau de comprometimento linfonodal.
- Idade das pacientes.
- Obesidade.

O linfedema crônico acarreta em prejuízo significativo à qualidade de vida das pacientes por aumentar o risco de infecção (erisipela), dificultar a mobilização do membro superior e trazer deformidade estética significativa. Assim, é fundamental atuar na prevenção do linfedema, pois após sua instalação, o tratamento não costuma trazer resultados satisfatórios.

Para evitar a instalação do linfedema é importante seguir as orientações abaixo:

- Utilizar técnica cirúrgica adequada minimizando os riscos desangramento, infecção e seroma no pós-operatório.
- Não realizar incisões que cruzem a axila.
- Preservar o membro superior do lado operado, não permitindo punções ou aferição de pressão arterial desse lado.

Orientar a paciente quanto aos seguintes cuidados:

- Manter o braço ligeiramente elevado (cerca de 20 cm) e apoiado sobre um travesseiro, de maneira que o cotovelo, o punho e a mão estejam mais altos que o ombro, imediatamente após a cirurgia.
- Fazer exercícos apertando com a mão uma bolinha elástica por cerca de 5 minutos, 3 vezes ao dia.
- Movimentar o punho, o cotovelo e o ombro de forma giratória ou realizar movimentos como se fosse pentear o cabelo, por 10 vezes, 3 vezes ao dia.
- Realizar os exercícios apropriados, 3 vezes ao dia, principalmente nos primeiros 3 meses após a cirurgia.
- Utilizar luvas de borracha para jardinagem e para lavar a louça.
- Utilizar luvas acolchoadas para manusear o forno.
- Utilizar dedal para costurar.
- Não retirar cutícula dos dedos da mão do lado operado.
- Não depilar a axila com lâmina.
- Manter a pele do membro superior hidratada.
- Não carregar peso, fazer grandes esforços ou movimentos repetitivos com o membro superior do lado operado.

O tratamento do linfedema é basicamente clínico, ou seja, com fisioterapia e medidas físicas como a utilização de faixas e mangas elásticas.

O trabalho conjunto com a equipe de enfermagem, o médico fisiatra e o fisioterapeuta deve iniciar na fase de prevenção para que se consiga proteger as pacientes das possíveis complicações e garantir a estas uma rápida reintegração social.

5

Anestesia em mastologia

O objetivo deste capítulo é a abordagem do assunto de maneira bem específica. Algumas questões gerais sobre anestesia não serão aprofundadas. A partir da essência de nossa experiência, tentaremos tratar de todas as particularidades existentes nessa área.

AVALIAÇÃO PRÉ-ANESTÉSICA

São várias as particularidades do estado pré-operatório de pacientes que se submetem à cirurgia oncológica mamária. Essas particularidades exigirão do anestesiologista postura e ações próprias para as características da situação.

Em um primeiro momento, observa-se que o habitual medo da anestesia, em geral maior do que da cirurgia (mais de 90% dos casos), é invertido em sua valorização.

As costumeiras, e às vezes insistentes, perguntas sobre detalhes de técnica e risco anestésico ficam em segundo plano. Sente-se, claramente, que o anestesiologista deixa de ser considerado um especialista, com sua atividade isolada, para fazer parte de uma equipe, que estará ao lado da paciente nesse momento de dificuldades. Sendo assim, é muito importante conquistar-lhe a confiança.

Para atender às necessidades dessa situação, são imprescindíveis tempo, paciência e humor adequados. Convém lembrar que essas visitas pré-anestésicas costumam ser mais demoradas que o habitual, e que o grau de satisfação geral com o atendimento depende fundamentalmente de um bom relacionamento médico-paciente nessa fase.

Uma prática que vem sendo frequentemente adotada é a de realizar a primeira entrevista alguns dias antes da cirurgia. Dessa forma, recomendamos prazo não menor que três e não maior do que 10 dias.

Inúmeras são as vantagens dessa conduta:

- Possibilita um melhor esclarecimento das condições clínicas da paciente.

- Facilita a solicitação de novos exames.
- Viabiliza a avaliação por outros especialistas, se necessário.
- Há maior intervalo de tempo para o adequado planejamento de técnica e escolha do local onde será realizado o procedimento (ambulatorialmente, em hospital-dia ou com internação).

A adoção dessas medidas resulta em uma série de vantagens:

- Aumenta o conforto psicológico da paciente.
- Aumenta a segurança do procedimento cirúrgico-anestésico.
- Melhora o planejamento e racionalização das ações, incidindo em maior economia de tempo e custos para paciente, médicos, hospital e até mesmo para companhias de seguro-saúde.

Para a classificação do risco anestésico, utilizamos a escala da American Society of Anesthesiologist (ASA),[1] com graus de I a VI. Quase a totalidade das cirurgias mamárias de pequeno e médio porte podem ser realizadas ambulatorialmente. As contraindicações para esse regime estão expostas na Tabela 5.1.

Tabela 5.1 — Pacientes com contraindicação à cirurgia ambulatorial

- Suscetibilidade a hipertermia maligna.
- Doença convulsiva não controlada.
- Obesidade mórbida com outras doenças sistêmicas.
- Intoxicação farmacológica grave.
- Presença de infecção.
- Paciente não cooperativa ou psiquicamente instável.
- Pessoas sem a companhia de um adulto responsável.
- Negativa da paciente em operar-se ambulatorialmente.

TÉCNICAS ANESTÉSICAS

Tem-se à disposição três alternativas diferentes:

- Anestesia condutiva.
- Anestesia condutiva com sedação (consciente ou profunda).
- Anestesia geral.

CONSIDERAÇÕES ANATÔMICAS

A inervação da mama e dos gânglios axilares se dá a partir de múltiplas origens.

A maior parte da glândula e do seu revestimento tegumentar é inervada por ramos originários das divisões cutâneo-lateral e cutâneo-anterior dos nervos intercostais (do 2º ao 6º). Esses ramos acessam a mama lateral, medial e inferiormente e, ainda, com ramos adicionais profundos, que emergem abaixo dos músculos peitorais. A pele que cobre a parte superior da mama é inervada a partir de ramos supraclaviculares, descendentes do plexo cervical superficial.

A axila e os músculos peitorais recebem inervação do plexo braquial (C5-T1) e do nervo intercostobraquial (T2-T3) (Fig. 5.1).

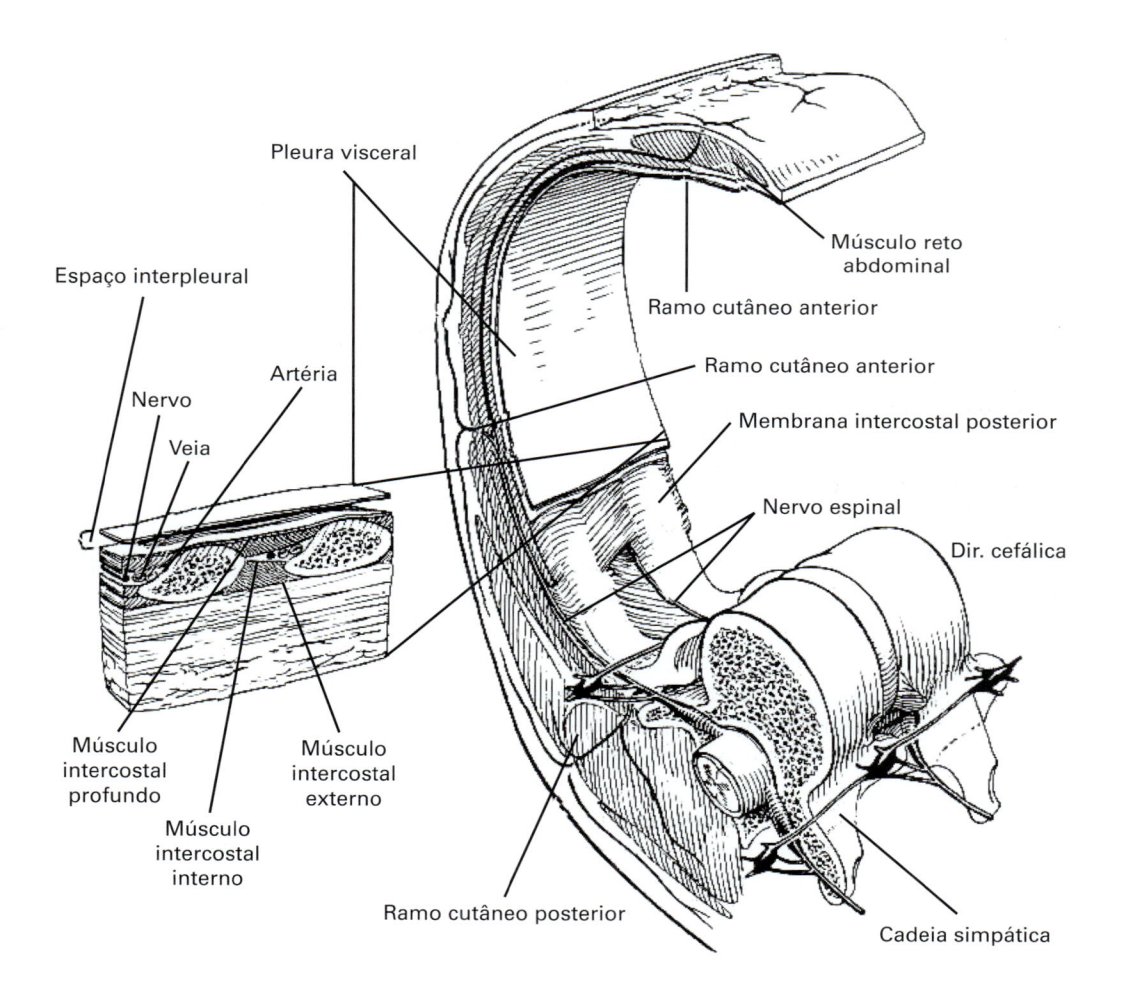

FIGURA 5.1 Observam-se os vários trajetos seguidos por um mesmo nervo espinal em diferentes distâncias de sua origem. Todos esses trajetos devem ser atingidos com os bloqueios intercostal, interpleural e paravertebral torácico. Devido à significativa superposição de níveis, todas essas técnicas requerem bloqueio de vários (no mínimo três) nervos adjacentes, ou injeção de grandes volumes anestésicos.

ANESTESIA CONDUTIVA

Dependendo da cirurgia planejada e da área a ser bloqueada, a anestesia condutiva pode variar desde a infiltração de poucos cm^3 de anestésico local (biópsias de pequenas massas tumorais), até a combinação de mais de uma técnica (bloqueio intercostal, interpleural, de plexo, peridural, etc), consequência da complexa inervação da mama, descrita a seguir (Fig. 5.2).

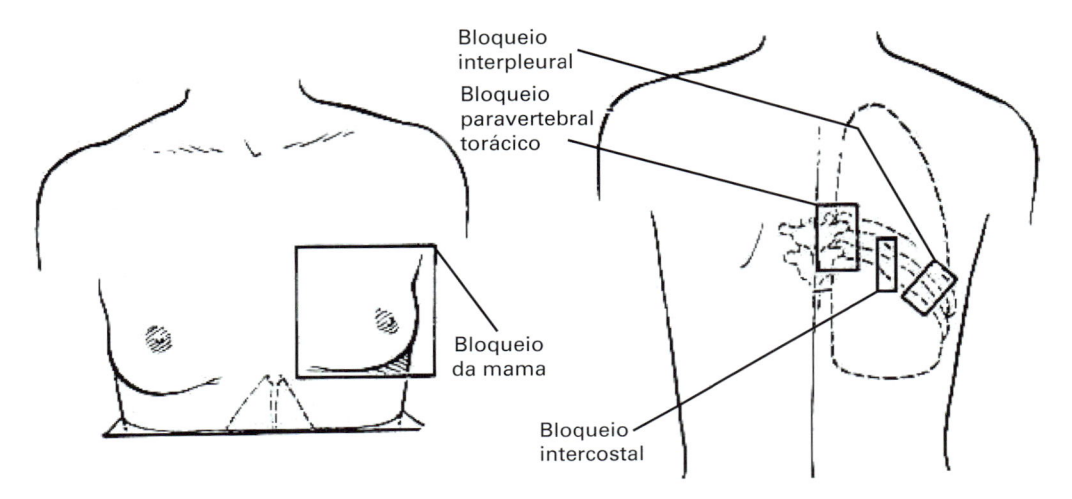

FIGURA 5.2 Observam-se os diversos tipos de bloqueios nervosos possíveis de utilização para a anestesia da mama.

Deve-se considerar a necessidade do uso associado de sedação. Seu nível será determinado pelos seguintes fatores:

- Psiquismo da paciente.
- Extensão da área a ser bloqueada.
- Duração do procedimento.
- Coexistência de patologias limitantes. Exemplos: cardiopatia isquêmica, quando a paciente não deve se submeter a altos níveis de pressão arterial e frequência cardíaca, o que pode ser uma contraindicação a sedações muito leves. Também em presença de doenças respiratórias graves, deve-se temer pela possibilidade de depressão respiratória significativa com o uso de doses elevadas de sedativos.

Procedimentos mais amplos (mastectomias simples e mamoplastias) requerem bloqueio de campo. O grande número de ramos nervosos que acessam a mama requerem que esta seja completamente circundada com solução anestésica (Fig. 5.3A e B).

Os nervos que penetram pelas margens lateral e inferior da mama podem ser anestesiados por bloqueio dos intercostais (2º ao 6º). Também suprem

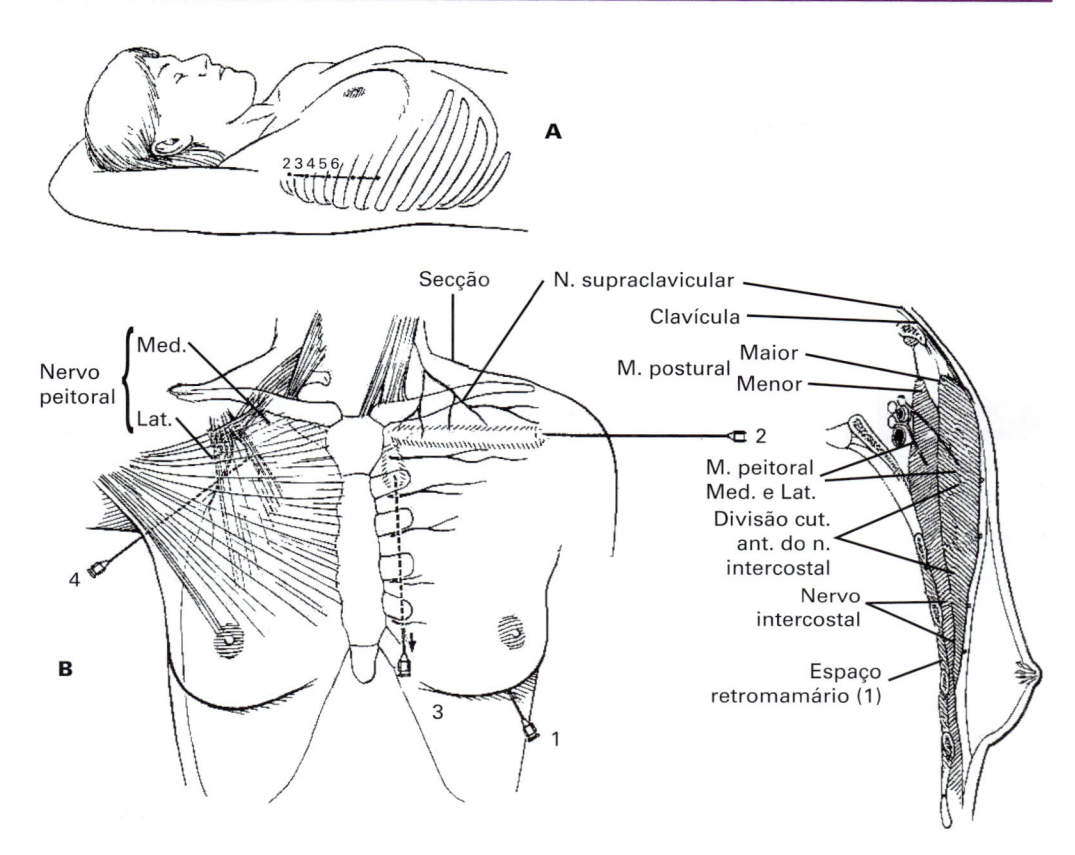

FIGURA 5.3 A e B O bloqueio da mama pode ser efetuado de duas formas, dependendo da cirurgia planejada.
Para pequenos procedimentos (tumorectomias), um bloqueio de campo, ou a infiltração do espaço retromamário (B₁), em que a inervação da mama emerge por meio dos músculos peitorais, é frequentemente suficiente. Para procedimentos extensos (mamoplastias, mastectomias com ou sem linfadenectomia), a melhor anestesia é obtida alcançando-se os diversos pontos de inervação: **A**, anestesiando os intercostais T_3 a T_7, usando os acessos lateral ou posterior; **B₂**, infiltração subcutânea ao longo da face inferior da clavícula para anestesiar os ramos supraclaviculares do plexo cervical; **B₃**, infiltração subcutânea ao longo da borda lateral do externo para bloquear os ramos terminais que cruzam a linha medial; e **B₄**, procedendo bloqueio de plexo braquial supraclavicular ou infiltrando abaixo dos peitorais (na direção axilar) para anestesiar os nervos peitorais medial e lateral.

essa necessidade os bloqueios peridural torácico ou paravertebral nos mesmos dermátomos.

Os nervos que penetram medialmente podem ser bloqueados por infiltração cutânea ao longo da margem homolateral do externo em toda a sua extensão.

Os ramos nervosos superiores, emergentes de nervos supraclaviculares originários do plexo cervical superior, requerem infiltração ao longo da borda inferior da clavícula, do manúbrio ao acrômio.

Os ramos nervosos emergentes de tecidos profundos podem ser bloqueados por meio da infiltração do espaço retromamário (entre o grande peitoral e a mama) e, também, pela infiltração posterior aos músculos peitorais, uma vez que eles são inervados pelos nervos peitoral medial e lateral.

Os agentes anestésicos locais mais comuns em nosso meio, bem como suas respectivas doses e volumes recomendados para esses tipos de anestesias, estão apresentados na Tabela 5.2.

Em casos de cirurgias bilaterais amplas, os volumes anestésicos totais poderão estar próximos de doses tóxicas ou ultrapassá-las; portanto, nessas situações, recomenda-se o uso de bloqueios peridural ou paravertebral.

Tabela 5.2 Volumes e concentrações requeridas para técnicas regionais

Técnica	Anestésico local			Observações
	Lidocaína %	Bupivacaína %	Volume (mL)	
Bloqueio da mama	0,25-1,0	0,125-0,25	20-120	O uso de adrenalina diminui o sangramento, a toxicidade e aumenta a duração. Para a execução de bloqueios de plexo e intercostal, serão necessárias concentrações mais elevadas.
Bloqueio intercostal	1,0-1,5	0,25-0,5	3-60	Usar 3 a 5 mL por espaço. No caso de bloqueios múltiplos, usar sempre adrenalina.
Bloqueio interpleural	1,0-1,5	0,25-0,5	20-30	A posição da paciente é a principal determinante da extensão do bloqueio e deve ser mantida por 15 a 20 min. As concentrações maiores servirão somente para aumentar a duração.
Bloqueio paravertebral torácico	1,0-1,5	0,25-0,5	6-60	A injeção única de 20 mL é capaz de cobrir 4 dermátomos. Para uma extensão maior, pode-se aplicar uma segunda injeção.

ANESTESIA GERAL

Medicação pré-anestésica

Recomenda-se NPO, conforme o apresentado na Tabela 5.3.

Terapia e medicação que sejam de uso habitual devem ser rigorosamente mantidas, principalmente as que procuram manter a estabilidade dos sistemas

Tabela 5.3	Horas de jejum pré-operatório (NPO)	
Idade	NPO- Sólidos*	NPO – Líquidos claros**
< 1 ano	4 horas	3 horas
1 a 6 anos	6 horas	4 horas
> 6 anos	8 horas	4 horas

* Inclui leite e derivados.
** Inclui leite materno nos lactentes.

cardiovascular e respiratório (p. ex., anti-hipertensivos, coronariodilatadores, betabloqueadores, broncodilatadores, esquema de nebulizações, etc.), bem como antiulcerosos (anti H2), antialérgicos, antibióticos e corticoides.

Não há necessidade de retirada de antidepressivos tricíclicos e inibidores da recaptação da serotonina (fluoxetina e afins). Embora deva-se manter a atenção a uma possível interação medicamentosa com agentes anestésicos e adjuvantes. Inibidores da monoaminoxidase devem ser suspensos. Entretanto, se não for possível, não se justifica a suspensão da cirurgia. Porém, os cuidados com interação medicamentosa devem ser redobrados.

Aspirina e anti-inflamatórios não esteroides devem ser evitados na semana que antecede cirurgias que necessitem de campo cirúrgico exangue.

Medicação sedativa e ansiolítica não deve ser prescrita a pacientes ambulatoriais. Faz-se exceção a pacientes que já usam esses fármacos; assim, sua dose habitual deve ser mantida e, talvez, até reforçada.

Com pacientes hospitalizadas a conduta é diferente, pois à noite, na véspera, identificam-se os principais desconfortos da paciente, como insônia, ansiedade e dor sendo os mais frequentes. Afora o uso de analgésicos, se necessário, os benzodiazepínicos costumam resolver, como fármaco único, as outras dificuldades. O diazepam é muito usado para esse fim, visto que possui meia-vida longa (24 a 36 h) e boa ação ansiolítica e hipnótica, em dose de 10 mg, para pacientes adultos ASA I e II abaixo dos 70 anos. Para pessoas que apresentem extrema dificuldade de iniciar o sono, mesmo sob a ação de ansiolíticos, podemos associar dois benzodiazepínicos com características diferentes; isto é, um que produza mais ansiólise e outro que produza mais hipnose. O flunitrazepam é ótimo hipnótico e pobre ansiolítico. Sua meia-vida é de 8 a 10 horas e mantém a qualidade do sono ao longo da noite. O mesmo não acontece com o midazolam, potente hipnótico, porém de curta meia-vida (2 a 4h), podendo a paciente acordar no meio da noite e não recuperar o sono. Uma boa associação para este fim é somar-se a 10 mg de diazepam, 1 ou 2 mg de flunitrazepam. O uso isolado do flunitrazepam, às vezes, tem se mostrado inadequado, pois com frequência observa-se agitação psíquica e psicomotora, principalmente em idosos.

No dia da cirurgia, 30 minutos antes de a paciente ir para o bloco cirúrgico, prescrevemos midazolam VO. Além de excelentes ações ansiolítica e sedativa, apresenta grande capacidade amnéstica. Esta última vem satisfazer plenamente o desejo da maioria das pacientes de não ter lembrança de sua chegada à sala de cirurgia. As doses para esse fim variam de 0,1 a 0,2 mg/kg de peso corporal para pacientes ASA I e II. Acima dos 60 anos, essas doses devem ser diminuídas em cerca de 20%. Tratando-se de pacientes ASA III e IV, a dose deve ser reduzida para 0,05 a 0,1 mg/kg de peso. Se houver intercorrência de doença respiratória grave, desaconselha-se essa prescrição.

Ainda na véspera, deve-se iniciar a prescrição de outros fármacos adjuvantes que possam estar indicados. Em presença de atopias graves usamos anti-histamínicos H1, H2 e corticoides, repetindo-os pela manhã.

Pré-indução anestésica

Após o devido preparo da sala e de fármacos, inicia-se a manipulação da paciente.

Para a punção venosa, recomenda-se:

- Biópsias simples e de pequeno porte: dispositivos 22-20G.
- Biópsias múltiplas e setorectomias com ou sem linfadenectomia axilar: dispositivos 20-18G.
- Mastectomias simples ou radicais: 18-16G.
- Mastectomias com reconstruções mamárias (principalmente com retalhos miocutâneos): 16-14G.

Em casos em que possa haver a necessidade de transfusões não previstas com antecedência, aproveita-se o momento da punção venosa para a coleta de amostra de sangue para tipagem, e, ao mesmo tempo, solicita-se a reserva no banco de sangue.

Quando estiver prevista linfadenectomia axilar, ou em pacientes previamente submetidas a ela, *é mandatória a punção no membro contralateral à cirurgia*. Em caso de comprometimento das duas axilas, pode-se, exepcionalmente, puncionar um dos membros superiores, desde que sua drenagem não esteja comprometida (p. ex., edema). Quando houver impedimento a esse acesso, pode-se realizar punção de veia central (jugular interna ou subclávia).

Neste momento, na sala cirúrgica, administra-se:

- Sedativos ansiolíticos (em geral benzodiazepínicos).
- Profilaxia de náuseas e vômitos pós-operatórios, associando-se 0,8 a 1 mg de droperidol, 6 mg de ondansetron e 8 mg de dexametasona.
- Para dor pós-operatória, 1 a 2 g de dipirona e 40 mg de tenoxicam.

Monitoração e posicionamento

Define-se como monitoração básica:

- Controle da TA por método não invasivo.
- Cardioscopia.
- Oximetria de pulso.
- Capnometria e/ou capnografia.

- Controle da temperatura.

Recomenda-se monitoração básica para:

- Biópsias, setorectomias com ou sem linfadenectomia, mastectomias e mamoplastias.
- Em reconstruções mamárias, deve-se controlar a diurese por cateter vesical e manter-se rigoroso controle do balanço hídrico e da perda sanguínea. Assim como a punção venosa, o uso de manguito de TA deve ser evitado em membro com linfadenectomia prévia ou possibilidade de linfadenectomia. Via parenteral, aferição de TA e oxímetro, costumam ficar no mesmo braço (Fig. 5.4). A colocação dos eletrodos do ECG é feita nas costas da paciente. Tanto com três como com cinco eletrodos (Figs. 5.5 e 5.6).
- Em procedimentos de médio a grande porte, deve-se adotar medidas que impeçam a perda de calor (colchão térmico, manta térmica além da rotineira administração de soro aquecido).

Quanto à hidratação, é preciso lembrar que a hipotensão postural persistente é uma das principais causas de permanência prolongada na sala de recuperação e internação hospitalar não programada (mudança de ambulatorial para hospital/dia). Portanto, recomenda-se generosa hidratação em pacientes ambulatoriais, salvo contraindicações (no mínimo 50% a mais do que normalmente calculado).

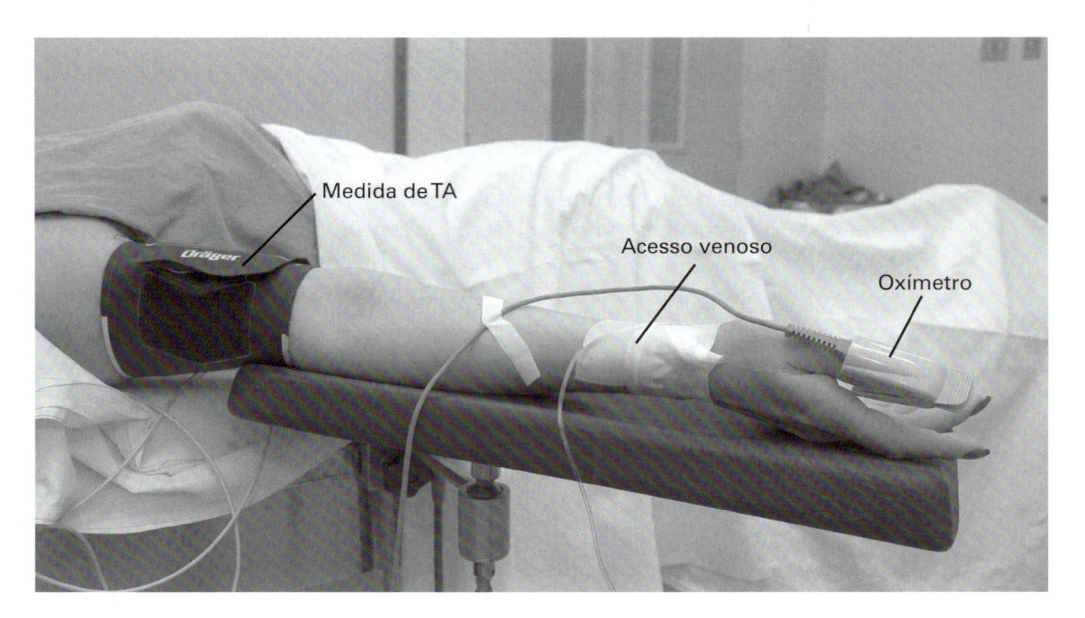

FIGURA 5.4 Para que o braço possa ter plena mobilidade durante a cirurgia e para preservá-lo de punções, todos os equipamentos devem ser colocados no mesmo lado.

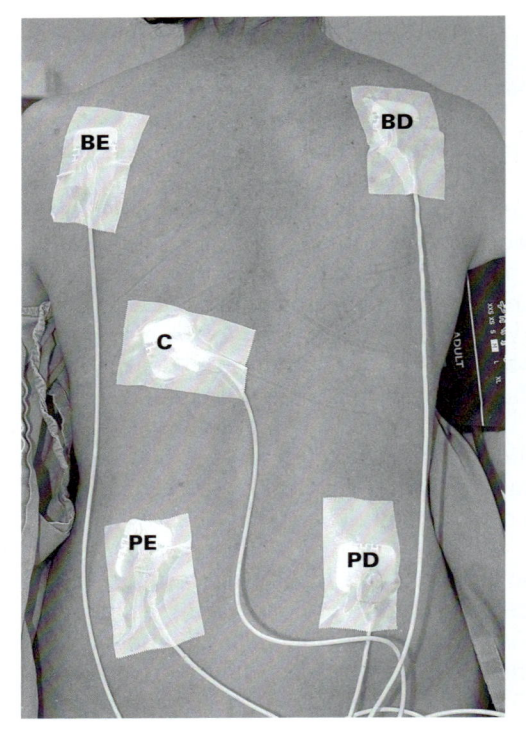

FIGURA 5.5 Colocação nas costas de cardioscópio com cinco eletrodos.

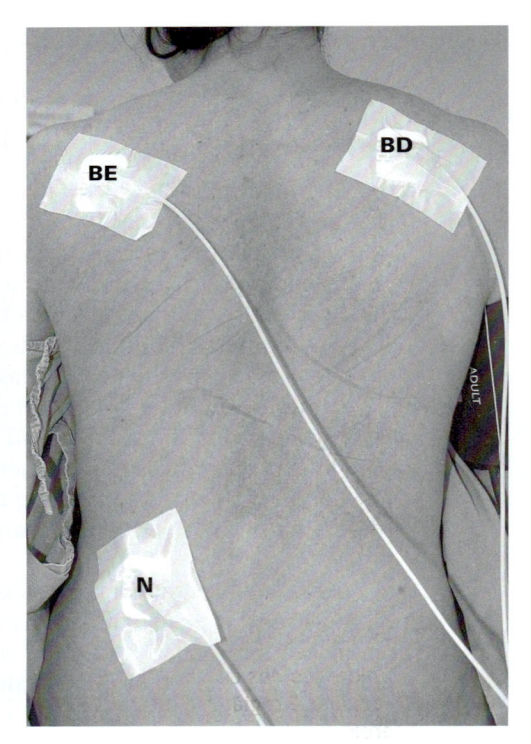

FIGURA 5.6 Colocação nas costas de cardioscópio com três eletrodos.

O posicionamento da paciente na mesa operatória deve ser rigorosamente observado, evitando-se traumas a tecidos moles, nervos periféricos, órgãos externos, além de excessiva extensão de músculos, articulações e plexos.

A colocação dos campos cirúrgicos deve ser feita de tal forma que possibilite o posicionamento de um ou dois auxiliares, em pontos supraclaviculares, em caso de cirurgias uni ou bilaterais, respectivamente (Figs. 5.7, 5.8 e 5.9).

A escolha da técnica anestésica e de agentes deve observar os seguintes fatores:

- Experiência e entrosamento da equipe cirúrgico-anestésica.
- Características da paciente.
- Tipo de cirurgia.

Embora recomendados por alguns autores, os bloqueios neuroaxiais não são utilizados rotineiramente tanto para anestesia quanto para analgesia pós-operatória, mesmo em procedimentos maiores, como reconstruções mamárias. Entende-se que a relação risco/benefício, com a introdução de uma segunda técnica (anestesia condutiva, com sua respectiva morbidade), estaria aumentada.

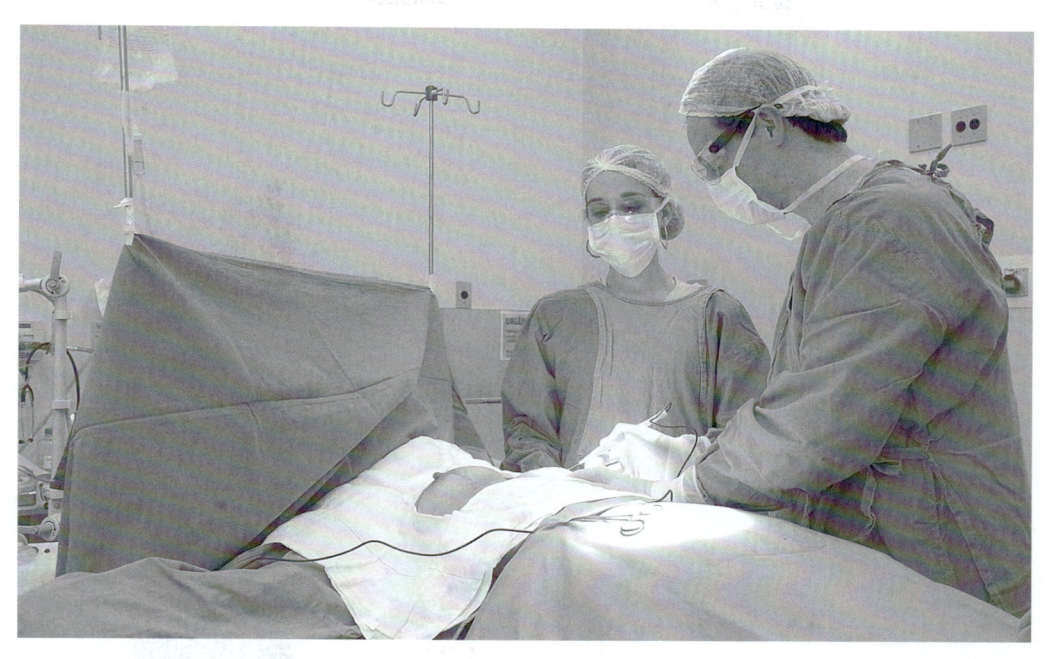

FIGURA 5.7 Colocação dos campos de forma oblíqua, em cirurgias unilaterais, permitindo o posicionamento do auxiliar à região supraclavicular da paciente e mantendo adequado acesso do anestesista à via aérea.

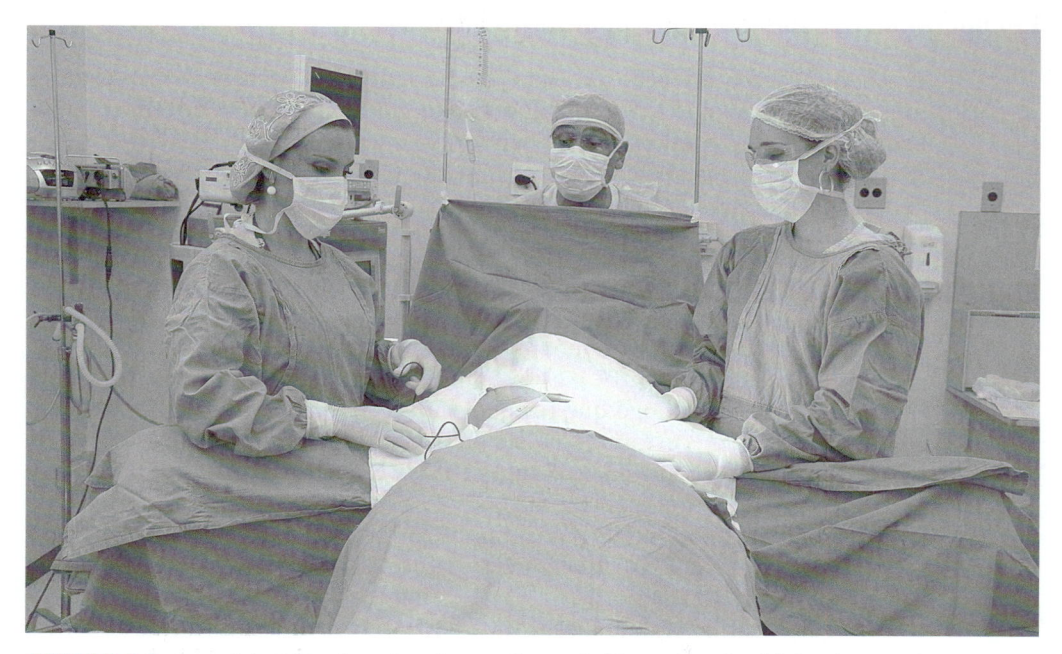

FIGURA 5.8 Campos de separação colocados em forma de **V**, em cirurgias bilaterais, permitem o posicionamento de auxilares em ambas as regiões supraclaviculares, simultaneamente, se necessário.

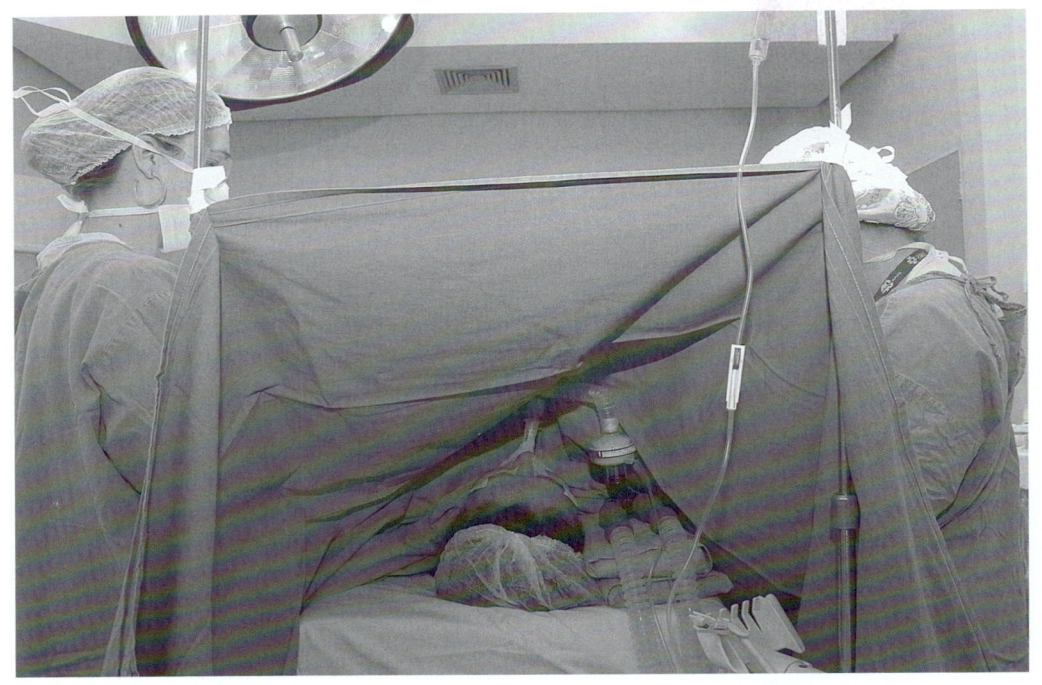

FIGURA 5.9 Campos em **V**, visão para o anestesista, com devido acesso à via aérea.

Recuperação anestésica e pós-operatório imediato

Procede-se descurarização de todas as pacientes que receberam relaxantes musculares adespolarizantes. As doses adequadas de atropina devem ser utilizadas para evitar vômitos no pós-operatório imediato.

A via oral é restabelecida precocemente (1 a 1 h e 30 min após o término da cirurgia), o que permite o uso de medicação por essa via.

ESQUEMAS DE ANALGESIA PÓS-OPERATÓRIA NAS PRIMEIRAS 24 HORAS

Cirurgias de pequeno e médio portes:
- Tenoxicam 40 mg IV, a cada 24 h, paracetamol 750 mg VO, fixo, de 6 em 6 h (início logo que restabelecida VO) e dipirona 750 mg de 6 em 6 h IV, se necessário. Não sendo satisfatória essa associação, pode-se acrescentar morfina 0,05 mg/kg IV de 3 em 3 h.

Cirurgias de grande porte:
- Tenoxicam 40 mg IV, paracetamol 750 mg VO, fixo, de 6 em 6 h, dipirona 1 a 2 g, fixo, de 6 em 6 h e morfina 0,06 mg/kg IV de 3 em 3 h, se necessário.
- Para profilaxia de náuseas e vômitos, recomenda-se manter ondansetron 4 mg IV, fixo, de 8 em 8 h, durante as primeiras 24 h. Se necessário, pode-se associar droperidol 0,8 a 1 mg, IV de 8 em 8 h.

6

Mama supranumerária

Embriologicamente, as mamas se desenvolvem sobre a linha láctea, que se estende da região axilar até a região inguinal (Fig. 6.1). Com o desenvolvimento, a linha láctea regride em quase toda a sua extensão, exceto na porção torácica. A falha nesse processo de regressão resulta em tecido mamário ectópico, que se apresenta em 2 a 6% das mulheres.

Geralmente, passam despercebidas até a primeira gestação, quando o intenso estímulo hormonal promove seu desenvolvimento, muitas vezes provocando considerável desconforto. Entretanto, não é incomum pacientes nulíparas com dor crônica, principalmente em região axilar (topografia mais comum de ocorrência de mama acessória), muitas vezes associada a aumento de volume axilar e pele redundante que demoram a ter seu diagnóstico firmado.

Clinicamente, pode se apresentar de forma completa (parênquima glandular, sistema ductal terminal, complexo areolomamilar) ou de forma incompleta, que é a mais frequente (somente parênquima glandular).

A mama supranumerária ou acessória tem duas indicações cirúrgicas bem definidas:

1. Desconforto periódico decorrente do aumento de volume e dor associados às flutuações hormonais do menacme, especialmente naquelas de localização axilar.
2. Alteração estética associada à sua presença quer seja axilar, submamária ou vulvar.

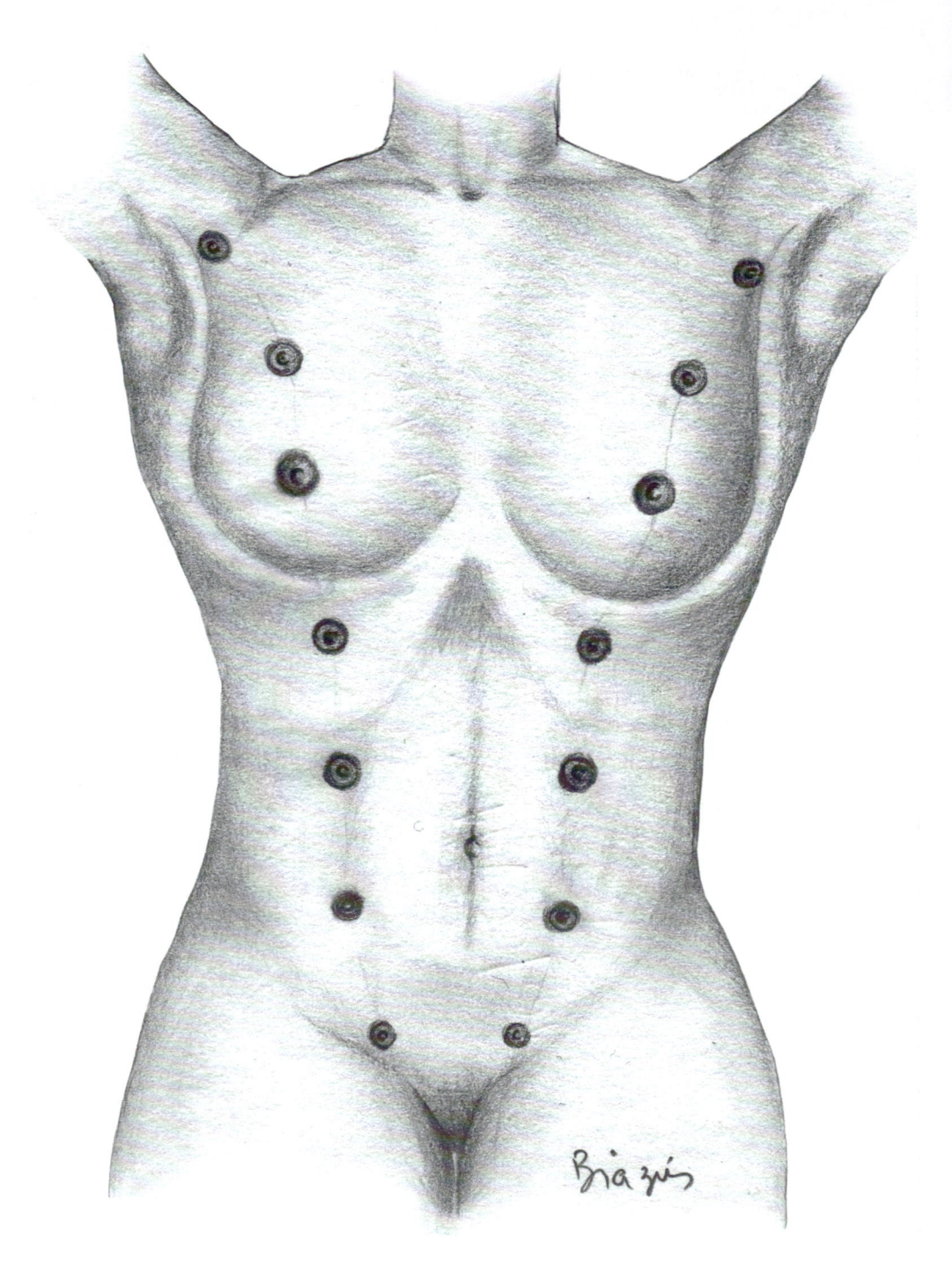

FIGURA 6.1 Linha láctea.

TRATAMENTO

Cirurgicamente, essa situação oferece algumas dificuldades na sua execução:

1. O posicionamento da linha de incisão.
2. A quantidade de pele a ser ressecada.
3. A extensão e profundidade da ressecção.
4. A drenagem e o fechamento.

Na mama de localização axilar, a projeção da cicatriz deverá estar situada entre a borda interna do peitoral maior e a borda interna do grande dorsal; excepcionalmente ultrapassando esses marcos quando o volume da glândula for muito grande (Fig. 6.2A e B).

A marcação é realizada por estimativa de ressecção de pele, por pinçamento digital, projetando uma área elíptica de pele que será ressecada junto com a glândula acessória (Fig. 6.3).

1. A paciente é colocada em decúbito dorsal com abertura de braços em 90°. Eventualmente, poderá ser útil a colocação de um pequeno coxim sob o ombro do lado a ser operado para facilitar o acesso ao campo operatório.
2. A incisão da pele é realizada com bisturi com lâmina 15, pois permite mais delicadeza e precisão. Inicia-se a ressecção glandular mantendo os retalhos na espessura adequada a cada caso; nessa fase, emprega-se o bisturi elétrico ajustado para corte e coagulação combinados (Fig. 6.4).
3. O progresso da ressecção é monitorado pela palpação transoperatória que vai orientando e definindo o plano a ser seguido; muita atenção e cautela devem ser empregadas nas mamas que se projetam profundamente no cavo axilar, pois pode-se inadvertidamente lesar estruturas vasculonervosas e cadeia linfática axilar, ocasionando alteração de sensibilidade locorregional e formação de linfocele no pós-operatório.
4. Após a ressecção da glândula acessória, realiza-se uma rigorosa revisão da hemostasia e, então, procede-se o fechamento em dois planos, empregando sutura monofilamentar absorvível (Figs. 6.6, 6.7, 6.8 e 6.9).
5. A drenagem de aspiração contínua com dreno tubular é empregada quando a loja resultante é ampla e, especialmente, nas ressecções que se aprofundaram no cavo axilar, com provável lesão do sistema linfático da axila.
6. O curativo na região axilar deve manter compressão para que as paredes da loja, criada pela ressecção, se mantenham ocluídas, permitindo o acolamento cicatricial (Figs. 6.10 e 6.11).

As mamas acessórias de localização submamária ou inframamária são ressecadas por meio de incisões no sulco inframamário.

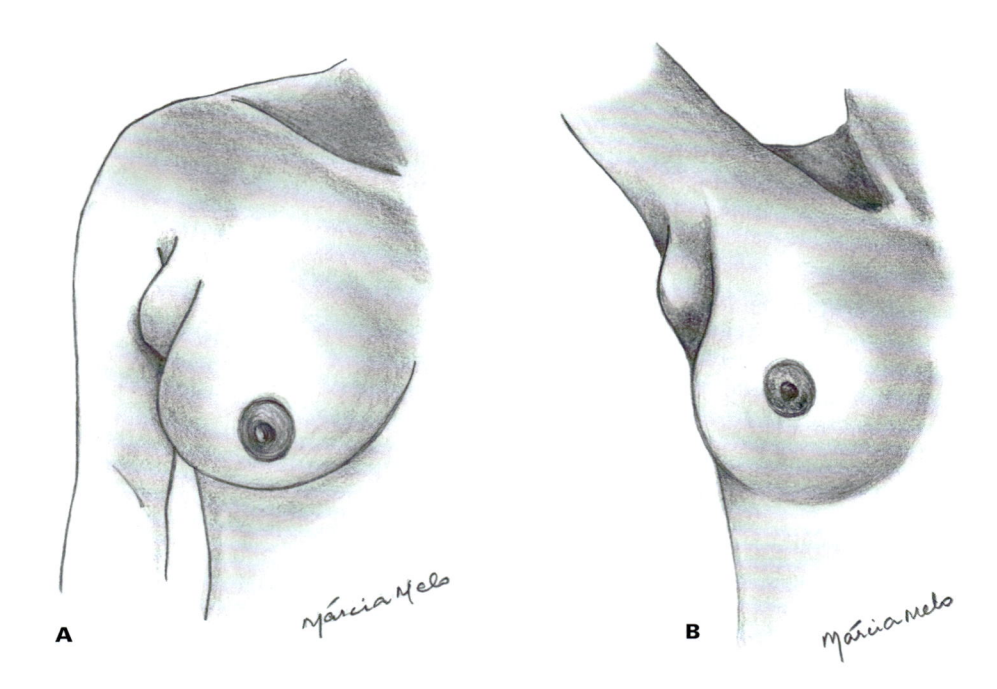

FIGURA 6.2 A e B **Mama acessória axilar.**

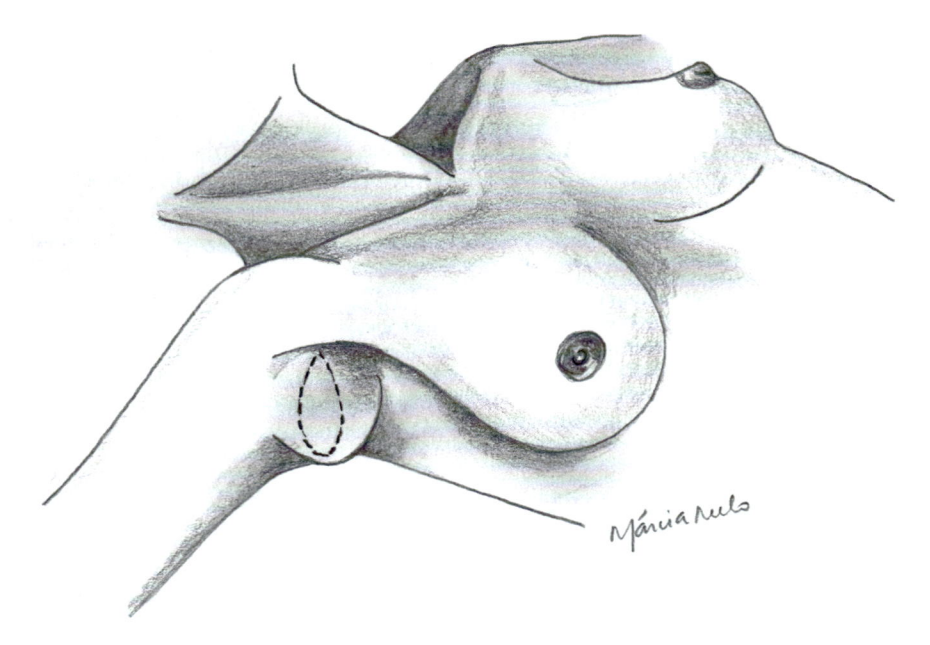

FIGURA 6.3 **Planejamento da elipse cutânea a ser ressecada. Marcação da pele com azul de metileno.**

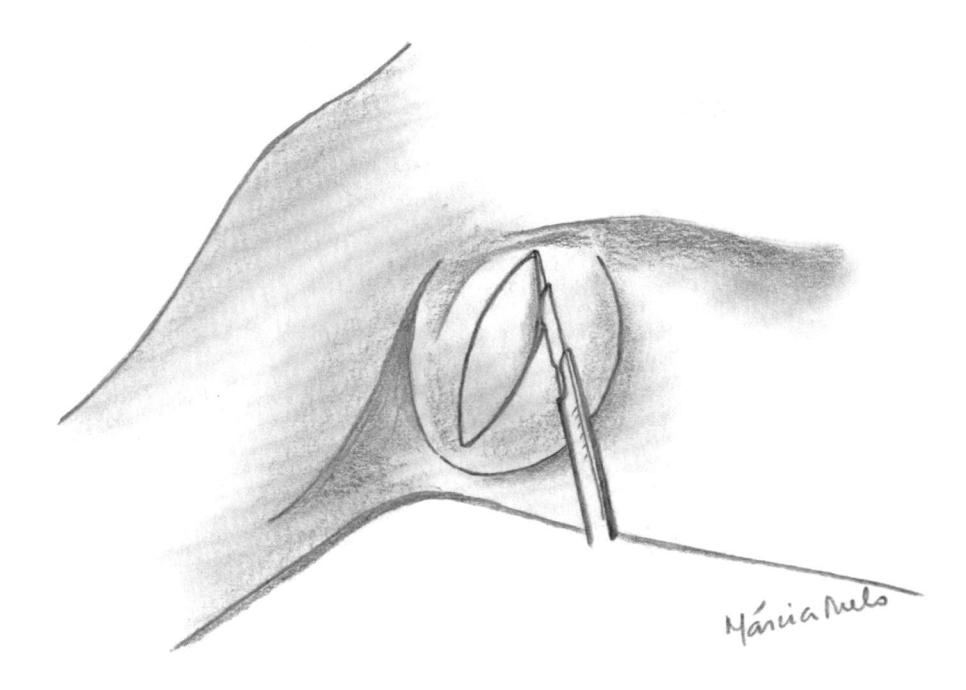

FIGURA 6.4 Incisão cutânea com bisturi lâmina 15 até a exposição do tecido celular subcutâneo.

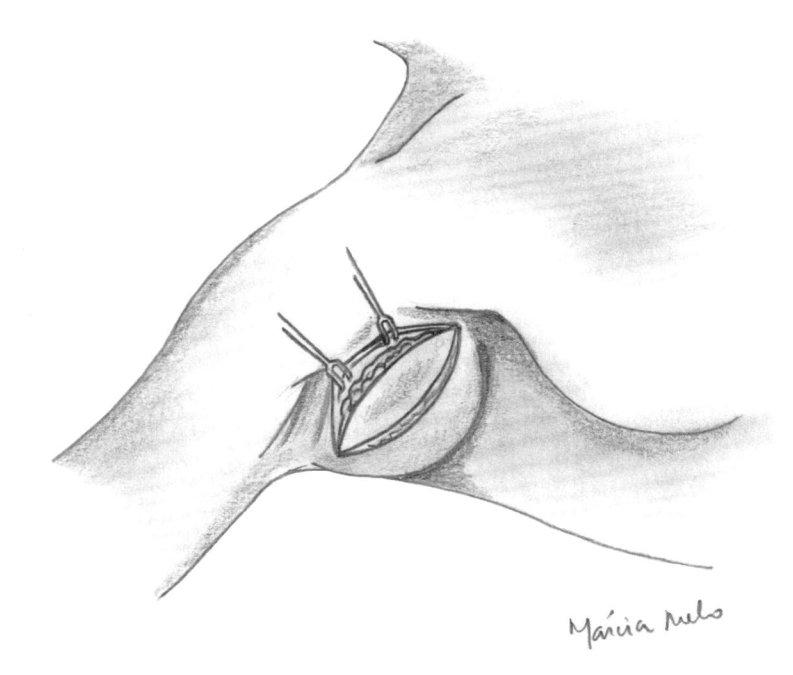

FIGURA 6.5 Preensão das bordas da incisão com Backaus (ou afastadores delicados como Senn-Miller, Gilles-Dingman) para dissecção dos retalhos cutâneos superiores e inferiores.

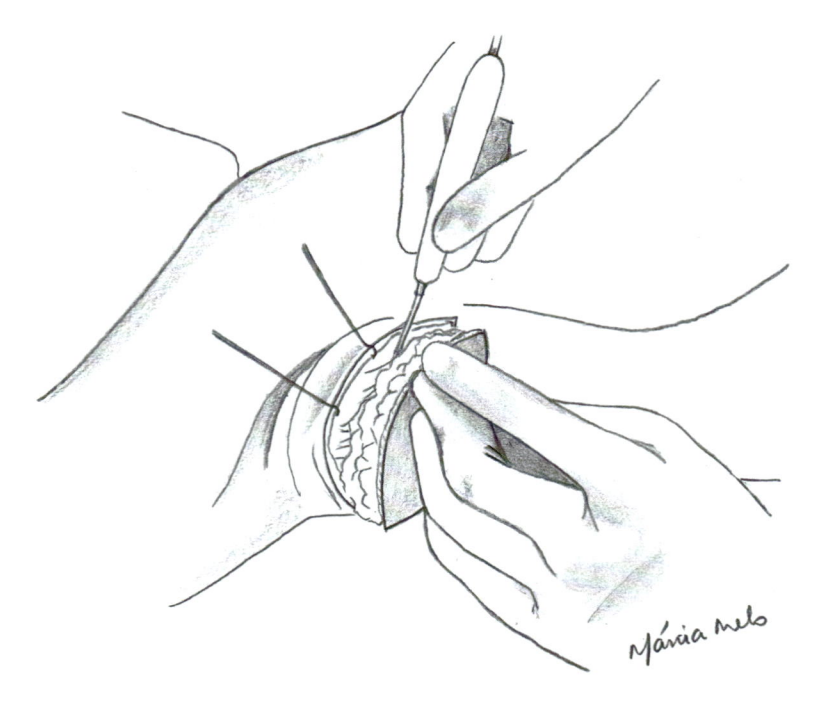

FIGURA 6.6 Dissecção com eletrocautério para ressecção da glândula mamária acessória, respeitando os limites desta com o tecido celular subcutâneo.

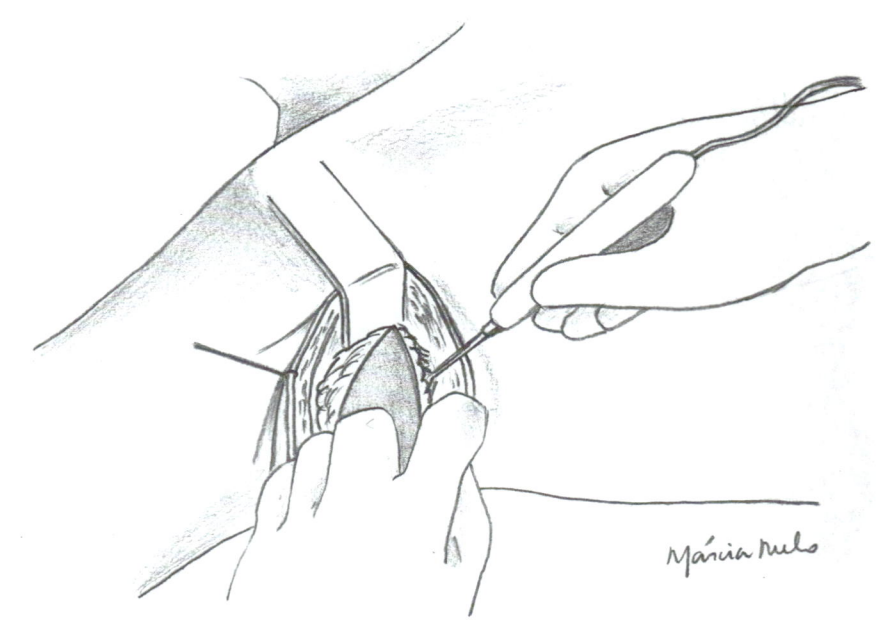

FIGURA 6.7 Dissecção com eletrocautério para ressecção da glândula mamária acessória, respeitando os limites desta com o tecido celular subcutâneo.

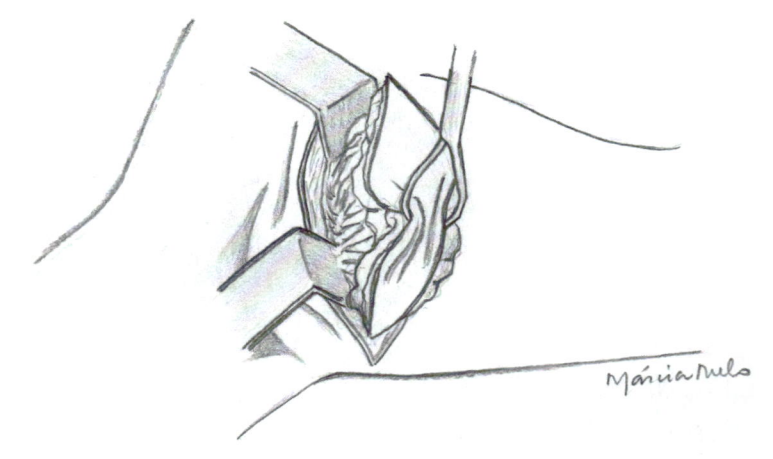

FIGURA 6.8 Dissecção com eletrocautério para ressecção da glândula mamária acessória, respeitando os limites desta com o tecido celular subcutâneo.

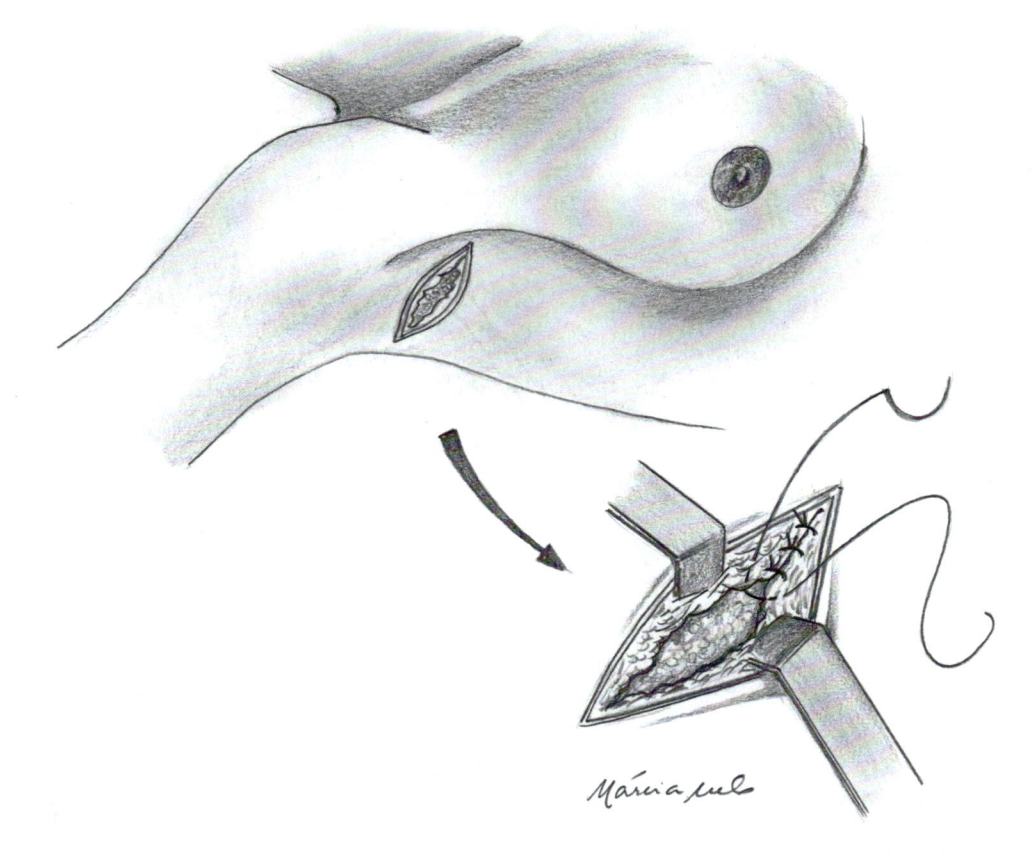

FIGURA 6.9 Após hemostasia rigorosa do leito cirúrgico, aproximação do tecido celular subcutâneo com monocryl 3.0.

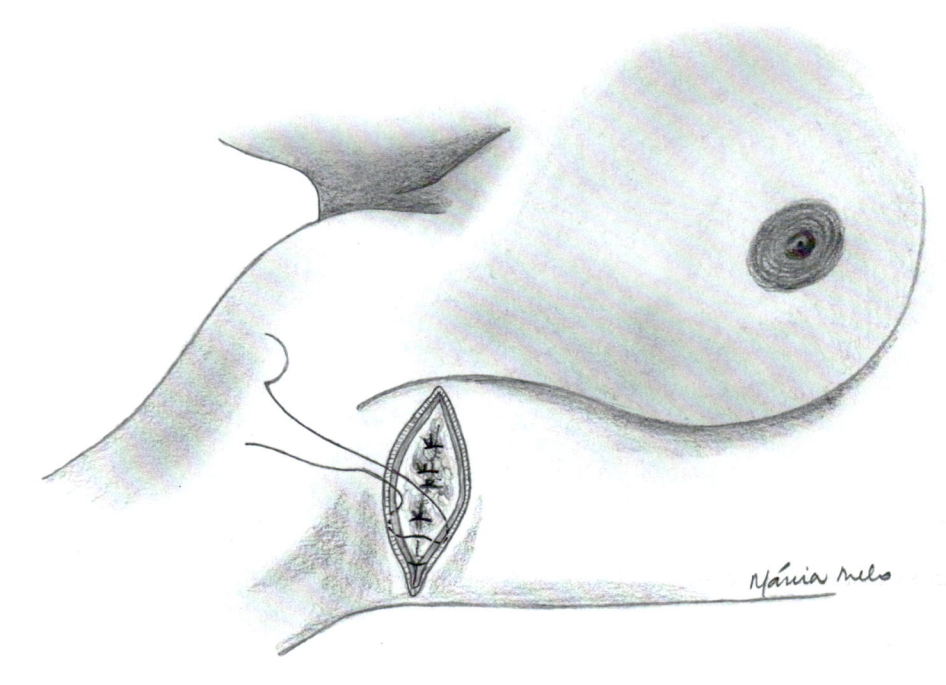

FIGURA 6.10 Pontos subdérmicos com monocryl 3.0.

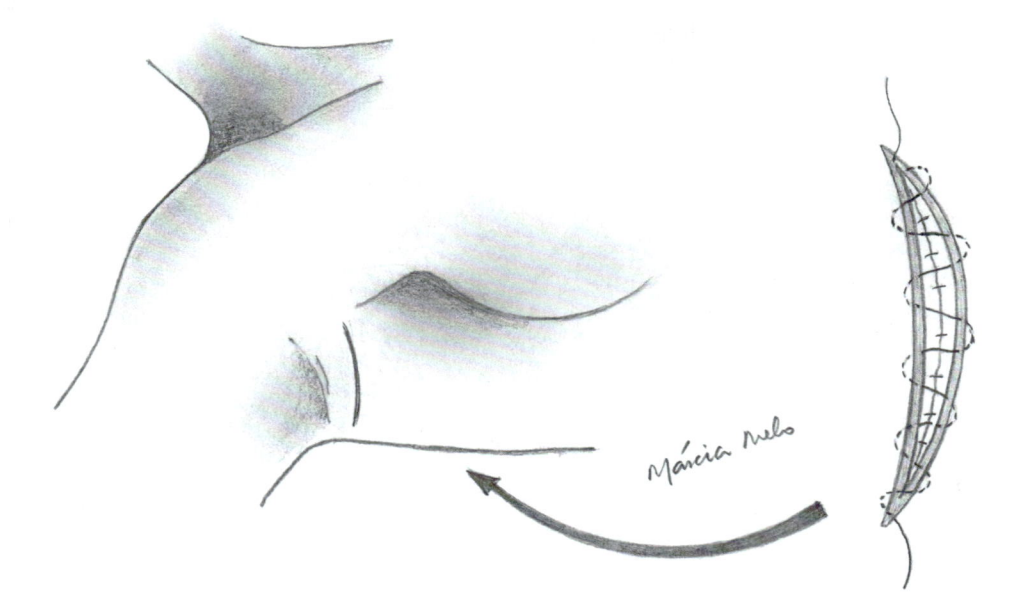

FIGURA 6.11 Pele com sutura intradérmica com monocryl incolor 4.0 (agulha utilizada em cirurgia plástica) ou mononylon 3.0 ou 4.0.

7

Abscessos

A mama pode ser sede de inúmeros processos infecciosos agudos ou crônicos, que podem, por sua vez, levar à formação de abscessos.

ABSCESSOS AGUDOS

Os abcessos agudos podem ser divididos em lactacionais e não lactacionais.

Lactacional

A contaminação costuma se dar por meio de fissuras mamárias, e o agente causador, geralmente, é o *Staphylococcus aureus*. Como o agente costuma se encontrar na cavidade bucal da lactante, a amamentação deve ser descontinuada na mama afetada.

Não lactacional

Incomuns, costumam afetar mulheres pré-menopáusicas e estar associados a patologias como diabetes melito e artrite reumatoide, à utilização de corticosteroides ou mesmo a algum trauma. Embora alguns abscessos contenham anaeróbios, o organismo responsável pela grande maioria é o *Staphylococcus aureus*.

A tuberculose mamária também pode sofrer contaminação por microrganismos piogênicos e manifestar-se clinicamente por abscesso mamário.

Diagnóstico clínico e laboratorial

- Tumoração.
- Calor.
- Rubor.

- Dor.
- Descamação da pele.
- Ponto de flutuação.
- Adenopatia axilar homolateral.
- Febre.
- Prostração.
- Hemograma alterado.
- Ultrassonografia mostrando coleção líquida espessa.

TRATAMENTO

Drenagem de abscesso

Quando superficiais, a pele se mostra hiperemiada, descamativa, brilhante e com ponto de flutuação. Nesses casos, a drenagem cirúrgica sob anestesia geral está sempre indicada.

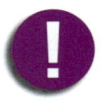

> **Importante**
> A incisão deve ser na área de maior flutuação do abscesso.

A incisão arciforme deve ser empregada com uma extensão que permita realizar uma exploração digital nas paredes e no leito do abscesso, procurando desfazer as áreas de aderência que dão origem a pequenas lojas com conteúdo purulento e que podem permanecer como fonte para novo abscesso (Figs. 7.1, 7.2 e 7.3). Quando possível, realiza-se uma abordagem periareolar.

> **Atenção**
> A exploração digital da cavidade do abscesso é fundamental para eficácia terapêutica da fase aguda e prevenção da recorrência.

Caso haja necrose da pele sobrejacente, esta deve ser ressecada. Costuma-se aproximar as bordas da incisão, deixando-a permeável à passagem de um dreno de Penrose, que costuma ser retirado em 48 horas (Figs. 7.4 e 7.5A e B).

Nos casos em que não há flutuação e a evidência da formação de abscesso é ecográfica, estão indicadas punções seriadas de 3 em 3 dias associadas à antibioticoterapia (cefalexina 500 mg VO, de 6 em 6 horas, até a resolução do quadro).

Alguns carcinomas inflamatórios são difíceis de diferenciar de abscesso mamário. Além disso, podemos nos deparar com carcinomas invasores abscedados. Por esse motivo, sempre que for drenado cirurgicamente um abscesso mamário não puerperal, de repetição e/ou com paredes espessas, deve-se biopsiar a cápsula deste e enviá-la para exame anatomopatológico, pesquisa de BAAR e culturais.

O dreno de Penrose deverá ser gradualmente tracionado nos próximos dias.

TÉCNICA CIRÚRGICA

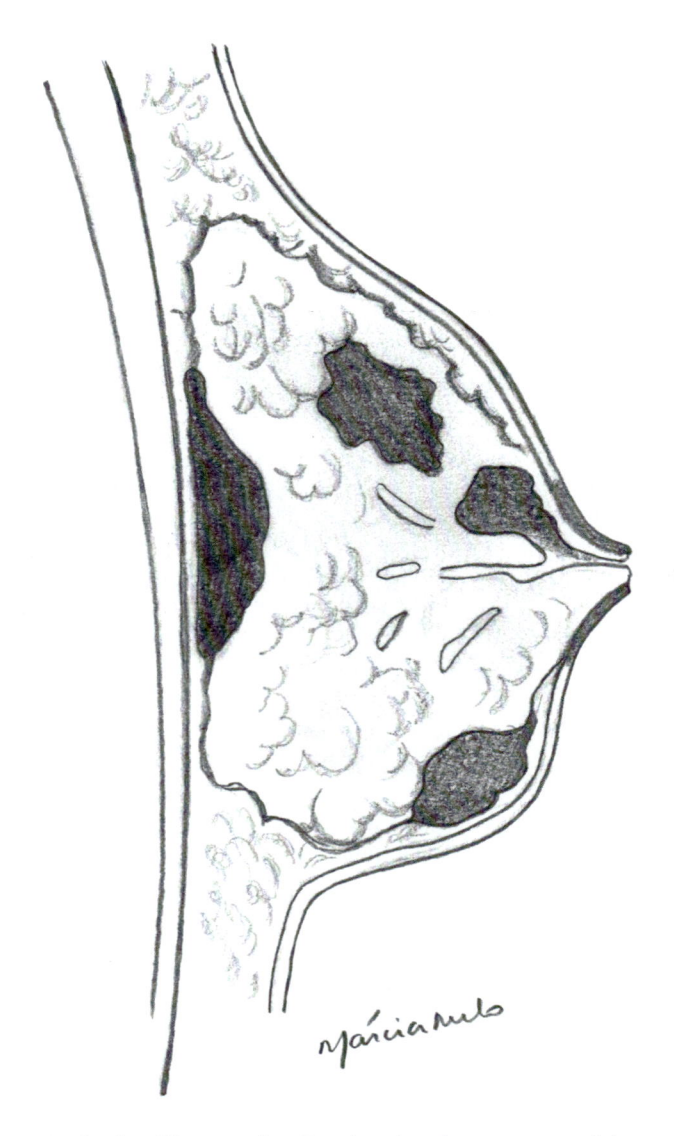

FIGURA 7.1 Representação das diferentes localizações dos abscessos mamários agudos.

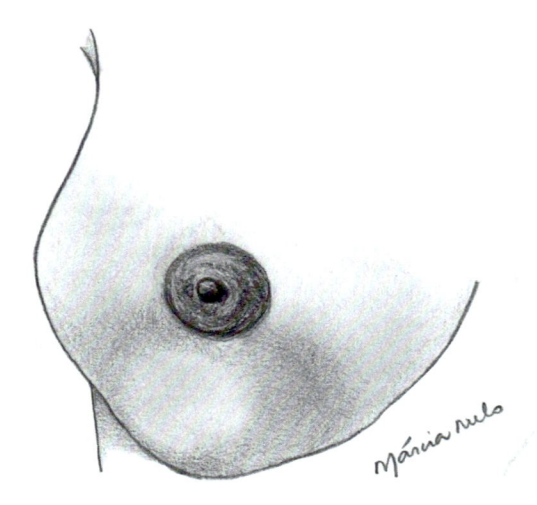

FIGURA 7.2 Mama com abscesso intraparenquimatoso superficial em quadrantes inferiores.

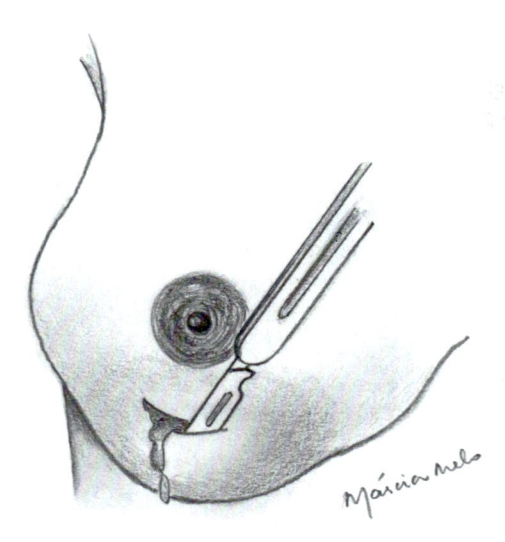

FIGURA 7.3 A paciente deve estar em decúbito dorsal com os braços abduzidos em 90°. Após preparo do campo cirúrgico, expondo a área de maior flutuação do abscesso a ser drenado, a incisão é feita sobre o ponto de maior flutuação até atingir a loja com a coleção purulenta. A incisão deve ser ampla o suficiente para permitir a subsequente exploração digital.

> **Importante**
>
> A drenagem de abscesso mamário agudo deve ser sempre realizada sob anestesia geral, pois o processo inflamatório local e a necessidade de manipulação do leito do abscesso e suas lojas é extremamente doloroso.

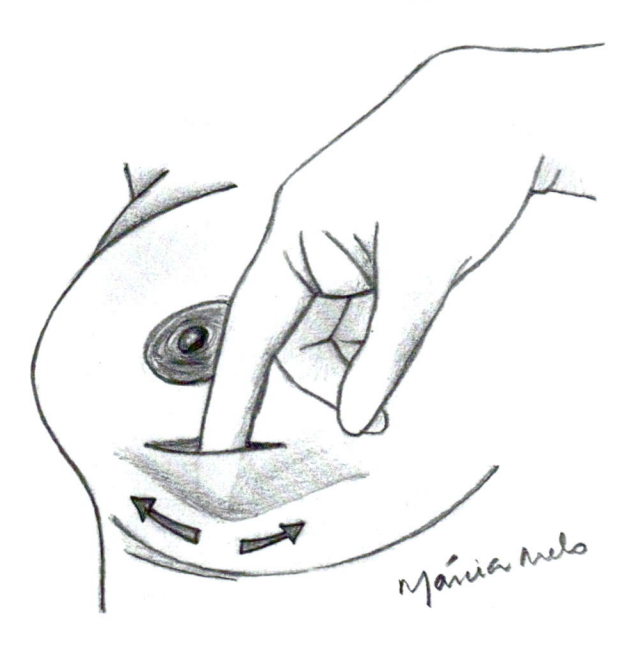

FIGURA 7.4 Exploração digital da loja drenada em todas as direções, desfazendo traves e outras possíveis lojas menores mais profundas ou periféricas.

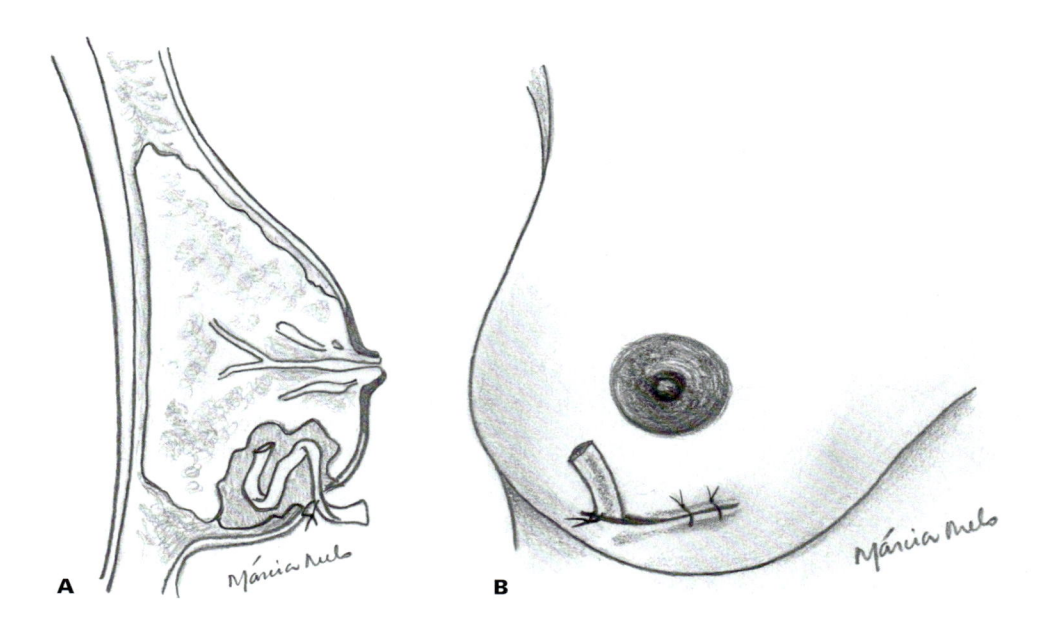

A

B

FIGURA 7.5 A e B Após lavagem da cavidade com solução fisiológica, coloca-se um dreno de Penrose no interior da loja com saída pela própria ferida operatória e fixado com seda 2.0. Procede-se, então, a sutura da pele com pontos simples, utilizando mononylon 4.0.

8
Abscesso subareolar crônico recidivante

Esse tipo de abscesso acomete mulheres jovens e, em sua grande maioria, fumantes. É uma infecção, recorrente e crônica, subareolar que, com frequência, evolui para a formação de fístula. O tabagismo é duas vezes mais comum nessas mulheres. Acredita-se que o fumo possa exercer efeito irritativo direto sobre o epitélio ductal, induzindo à metaplasia escamosa e à obstrução do ducto com subsequente reação inflamatória e contaminação bacteriana por anaeróbios e Gram-negativos.

O diagnóstico é sempre clínico. As pacientes com mais de 35 anos devem submeter-se a mamografia e a ultrassonografia mamária, pois, raramente, pode-se encontrar infecções associadas a áreas de comedonecrose de um carcinoma intraductal.

TRATAMENTO

- Na fase aguda, deve-se utilizar anti-inflamatórios e antibióticos (metronidazol 500 mg, de 12 em 12 horas + cefalexina 500 mg, de 6 em 6 horas; ambos via oral por 7 dias).
- Cerca de 50% dessas pacientes têm infecções recorrentes e o único tratamento efetivo a longo prazo é a exérese total dos ductos terminais. O trajeto fistuloso deve ser sempre incluído na ressecção.

Quando indicada a cirurgia, deve-se iniciar a administração de metronidazol, via oral, 7 dias antes do procedimento e manter até uma semana após. Além disso, deve-se estimular a paciente a abandonar o hábito de fumar.

Em pacientes jovens e que ainda desejam gestar, pode-se lançar mão da fistulectomia, que consiste na excisão da fístula e do ducto comprometido na totalidade, até a papila.

Tanto a *fistulectomia* quanto a *excisão total de ductos terminais* podem ser realizadas por meio de incisões periareolares, radiadas ou transareolomamilares.

As pacientes que já sofreram intervenção cirúrgica e que apresentam novamente secreção purulenta por papila ou trajeto fistuloso devem ser submetidas à *ressecção dos ductos terminais incluindo a papila com areoloplastia* (técnica de Golden modficada por Menke).

TÉCNICA CIRÚRGICA

Fistulectomias

Para a realização de uma fistulectomia, deve-se sempre cateterizar o ducto comprometido por meio do ponto de drenagem da fístula ou mesmo injetar azul de metileno por meio dele. A incisão pode ser elíptica, radiada ou transareolomamilar. O importante é nunca deixar de ressecar o ducto comprometido e seu trajeto fistuloso na sua totalidade, pois, assim, diminui-se consideravelmente a chance de recorrência. Como rotina, deixa-se um dreno de Penrose na própria ferida operatória que é aproximada com pontos simples de mononylon 4.0 (Figs. 8.1, 8.2, 8.3A e B, 8.4A, B, C e D).

Ressecção de ductos terminais

Na ressecção de ductos terminais para tratamento do abscesso subareolar crônico recidivante, pode-se lançar mão tanto de uma incisão transareolopapilar quanto de uma incisão elíptica periareolar, abrangendo o ponto de drenagem do trajeto fistuloso. Dessa forma, disseca-se o sistema ductal, expondo-o totalmente desde a base da papila. Então, resseca-se todo o conjunto de ductos terminais em bloco na forma de um diamante. A seguir, deve-se realizar um retalho dermogorduroso de 0,5 a 1 cm em 360°, a fim de possibilitar a reaproximação do tecido glandular mamário sem que haja retração cutânea. Por fim, aproxima-se o tecido glandular com sutura em bolsa utilizando monocryl 2.0, até obliterar o defeito central resultante da ressecção total do sistema ductal terminal. O subcutâneo aproxima-se com monocryl 3.0, realizando o fechamento da pele com sutura intradérmica com monocryl 4.0 ou mononylon 4.0 (Figs. 8.5, 8.6, 8.7 e 8.8).

Ressecção do sistema ductal terminal incluindo a papila e a realização de areoloplastia (técnica de Golden)

Nas situações em que se depara com uma papila já retraída em decorrência do processo inflamatório crônico e de tentativas de tratamento cirúrgico prévias, resta a ressecção do sistema ductal terminal, conforme a técnica descrita anteriormente, incluindo, entretanto, toda a papila. O fechamento é realizado rotando os retalhos concentricamente um ao redor do outro e suturando-os com monocryl 3.0. Na pele, utiliza-se pontos simples com mononylon 4.0. Ao final do procedimento, geralmente há uma sobra de pele que deve ser eliminada por meio de uma pequena extensão radiada da incisão em direção à união dos quadrantes inferiores, que é suturada com sutura intradérmica (Figs. 8.9 a 8.22).

ABSCESSO SUBAREOLAR CRÔNICO RECIDIVANTE

Fistulectomia com incisão radiada

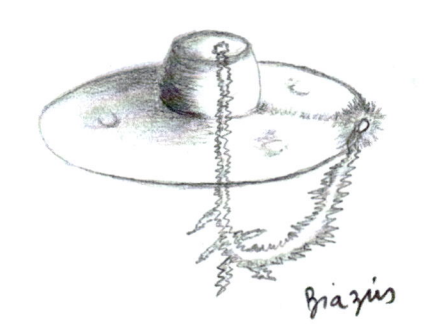

FIGURA 8.1 Representação do trajeto fistuloso que leva ao ducto comprometido.

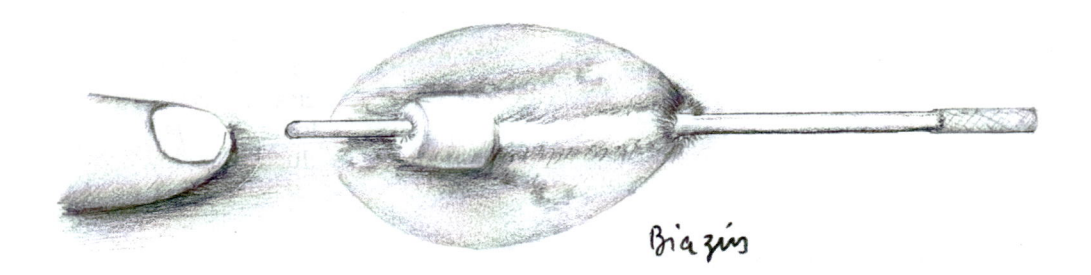

FIGURA 8.2 Cateterização do ducto comprometido por meio do ponto de drenagem da fístula.

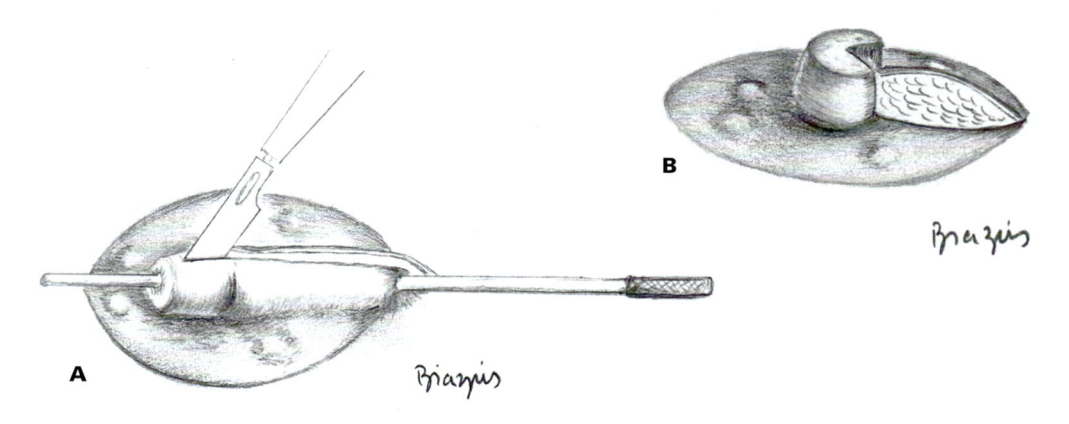

FIGURA 8.3 A e B Incisão elíptica radiada incluindo a desembocadura do ducto comprometido e o ponto de drenagem do trajeto fistuloso.

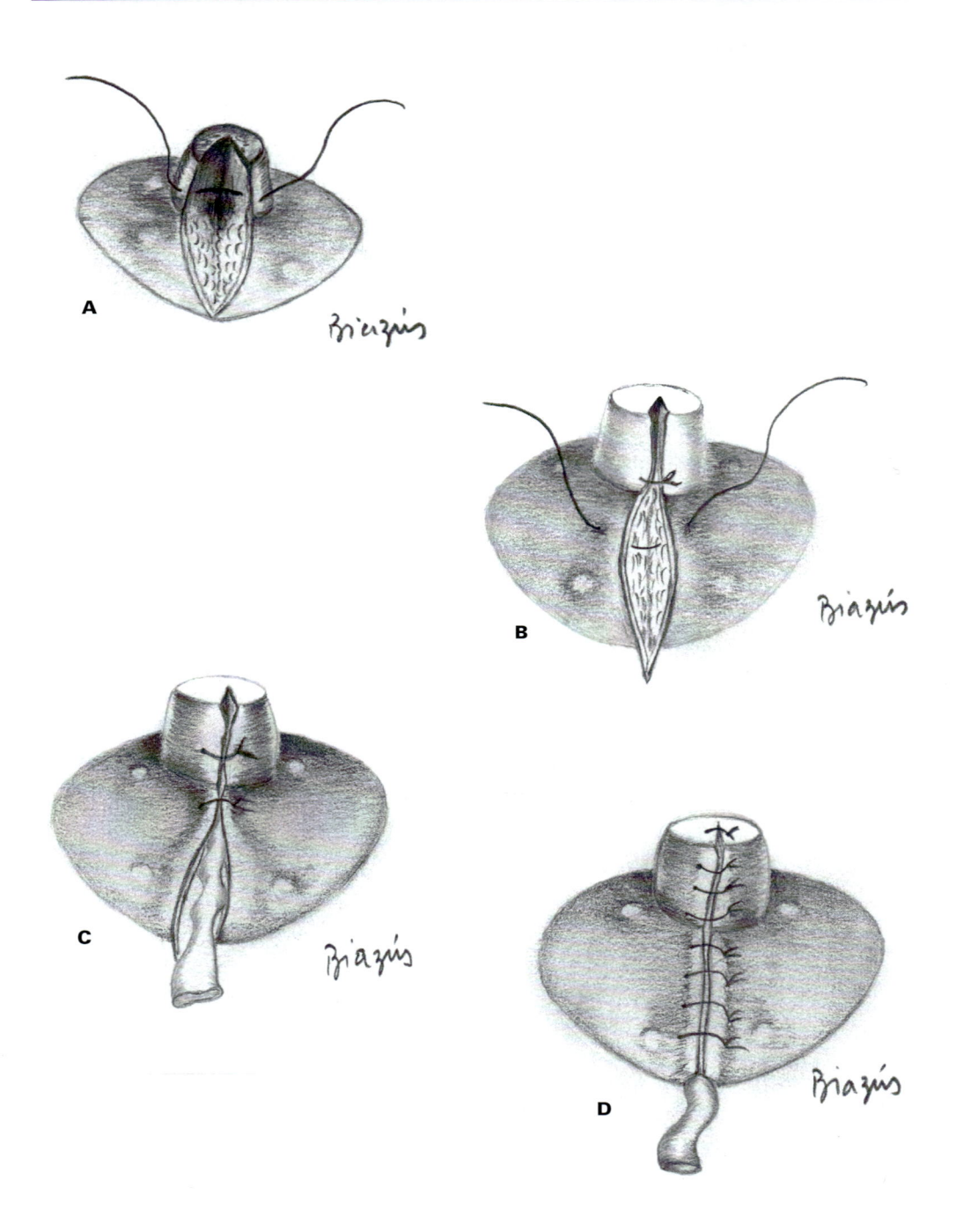

FIGURA 8.4 A, B, C e D Reaproximação da aréola e da papila com pontos simples, utilizando monylon 4.0. Costuma-se deixar um dreno de Penrose na própria ferida operatória, retirando-o em 48 horas.

Fistulectomia com incisão periareolar arciforme

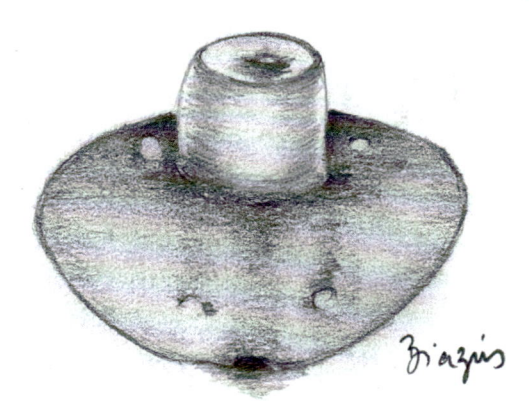

FIGURA 8.5 Representação do trajeto fistuloso que leva ao ducto comprometido.

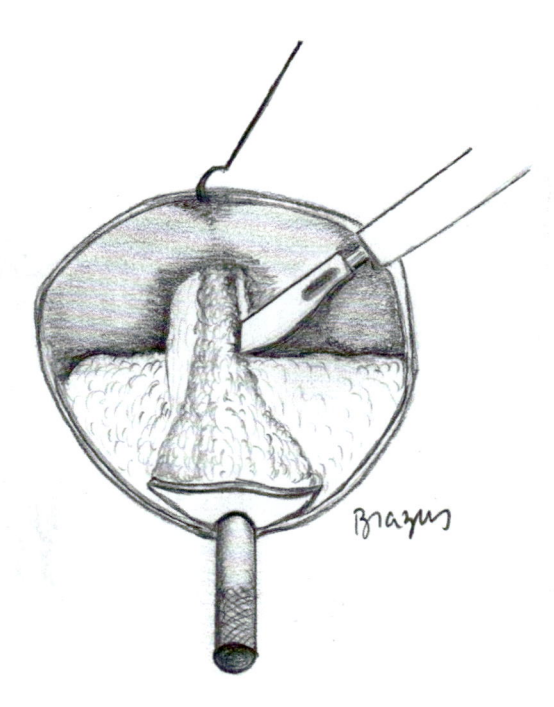

FIGURA 8.6 Cateterização do ducto comprometido por ponto de drenagem da fístula. Incisão periareolar arciforme incluindo o ponto de drenagem do trajeto fistuloso e dissecção subareolar até identificação e isolamento do ducto de interesse.

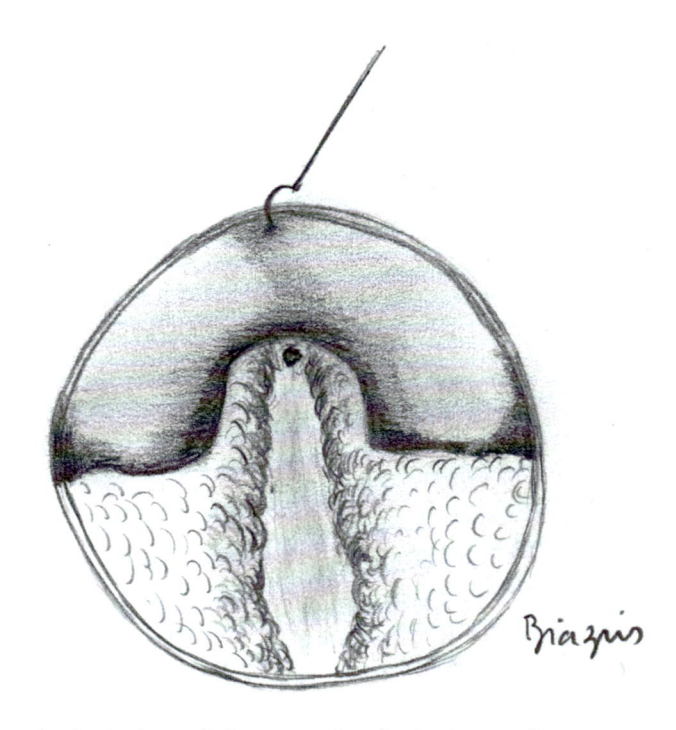

FIGURA 8.7 Ressecção do ducto em toda a sua extensão desde a papila.

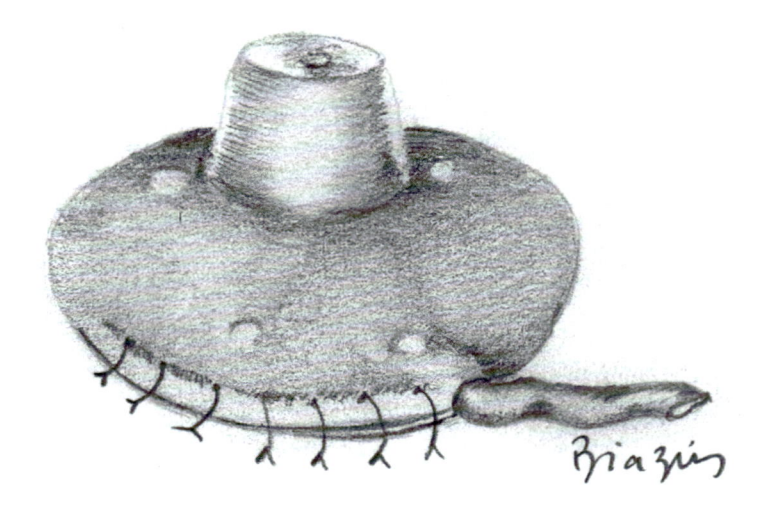

FIGURA 8.8 Aspecto final após reaproximação do tecido glandular e da aréola com pontos subdérmicos com monocryl 3.0. A pele é suturada com pontos simples, utilizando mononylon 4.0. Costuma-se deixar um dreno de Penrose na própria ferida operatória, que será retirado em 48 horas.

Ressecção do sistema ductal terminal

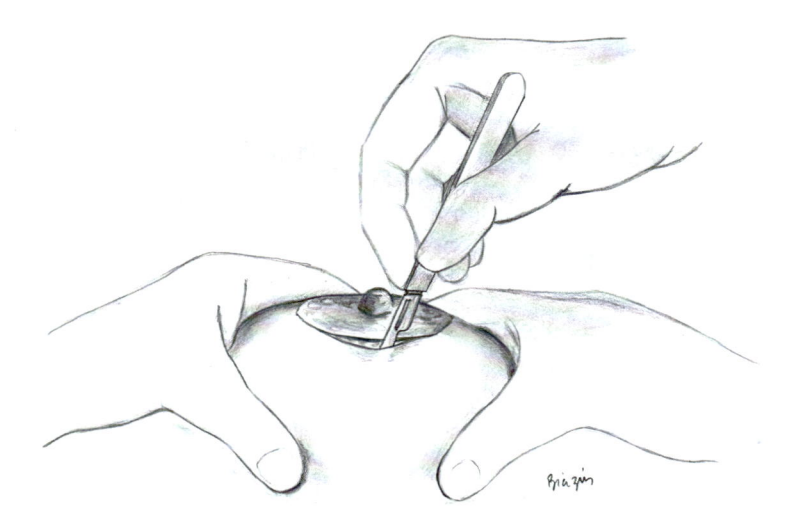

FIGURA 8.9 Incisão periareolar abrangendo até 50% da aréola. A incisão deve ser posicionada de acordo com o setor mamário que, à compressão, reproduz o derrame papilar.

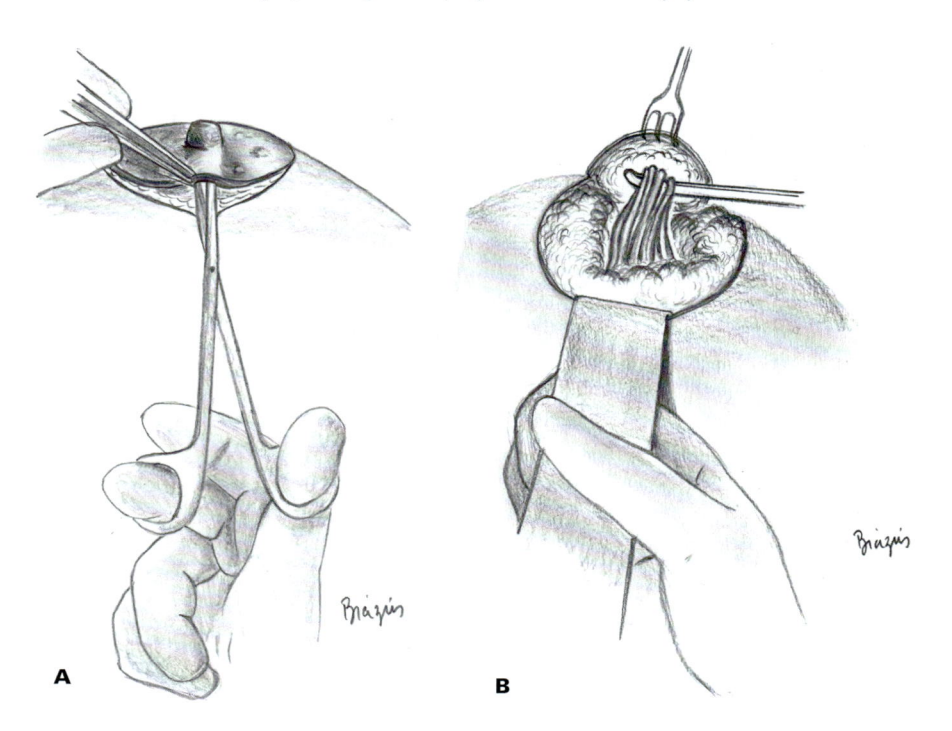

A

B

FIGURA 8.10 A e B Dissecção do sistema ductal, expondo desde a base da papila à profundidade de aproximadamente 4 cm ou mais, se necessário, para exposição dos ductos em toda a sua extensão.

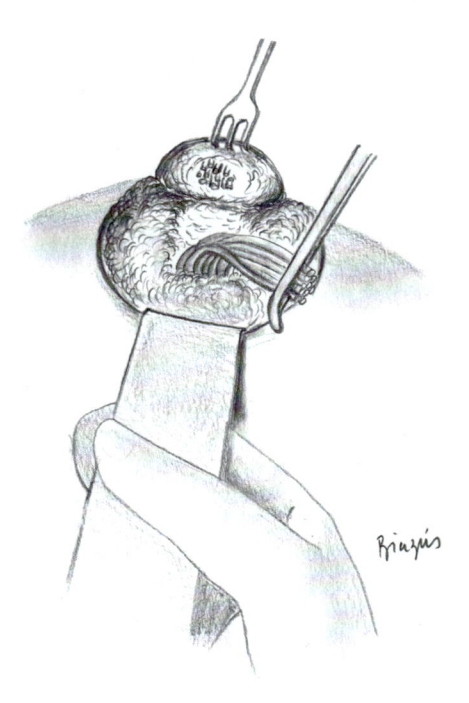

FIGURA 8.11 Isolar todo o conjunto com pinça e ressecar na base da papila.

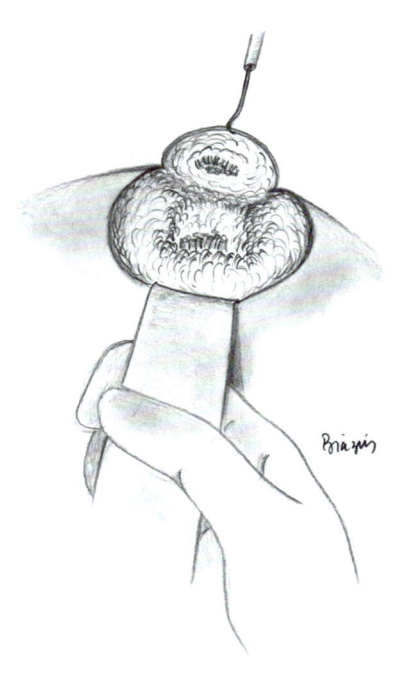

FIGURA 8.12 Tracionar todo o conjunto de ductos e definir a profundidade da ressecção que é realizada com tesoura, bisturi ou eletrocautério em forma de um cone invertido.

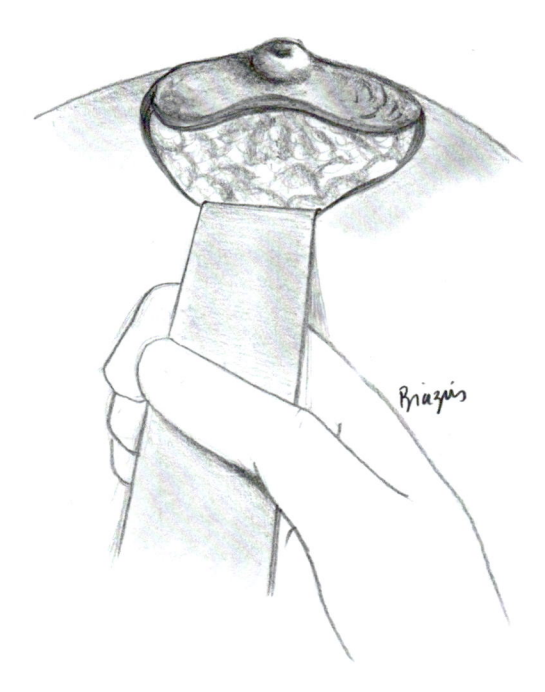

FIGURA 8.13 Revisão de patologia residual e hemostasia.

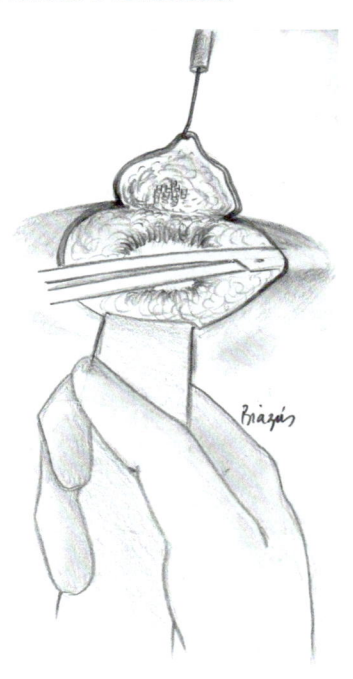

FIGURA 8.14 Descolamento dermoglandular de 0,5 a 1 cm para possibilitar reaproximação do tecido glandular mamário sem que haja retração cutânea.

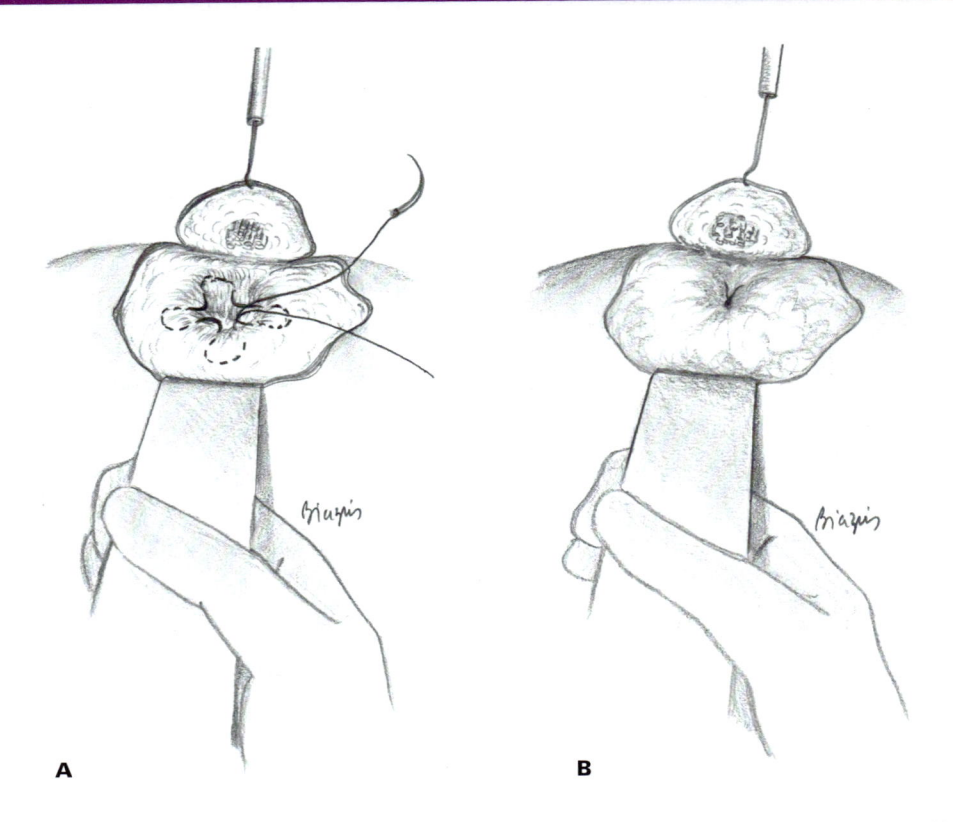

FIGURA 8.15 A e B Colocação de pontos com monocryl 2.0 em bolsa, uma ou duas camadas, obliterando o defeito resultante da ressecção total do sistema ductal terminal.

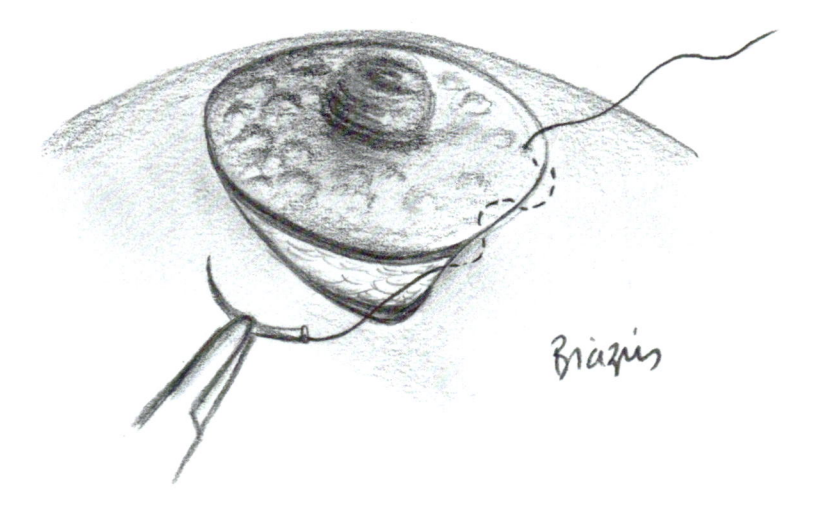

FIGURA 8.16 Pontos de aproximação do subcutâneo e pontos subdérmicos com monocryl 3.0, fechamento intradérmico com monocryl 4.0 ou mononylon 4.0.

Ressecção do sistema ductal terminal incluindo a papila e a realização de areoloplastia

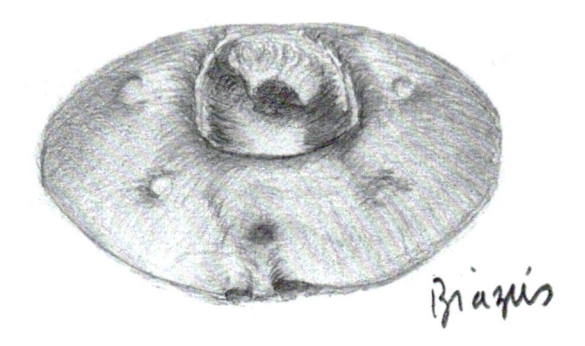

FIGURA 8.17 Representação do ponto de drenagem do trajeto fistuloso com papila já retraída em decorrência do processo inflamatório e de intervenções prévias.

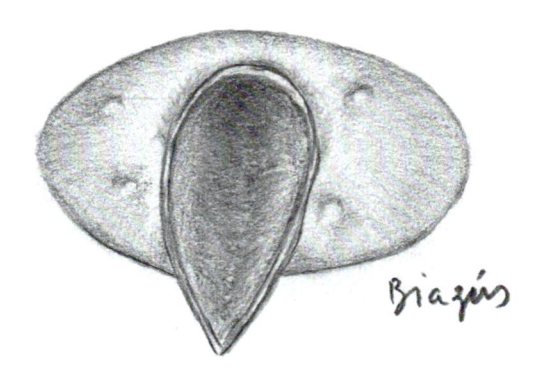

FIGURA 8.18 Ressecção da papila e trajeto fistuloso até o final do sistema ductal.

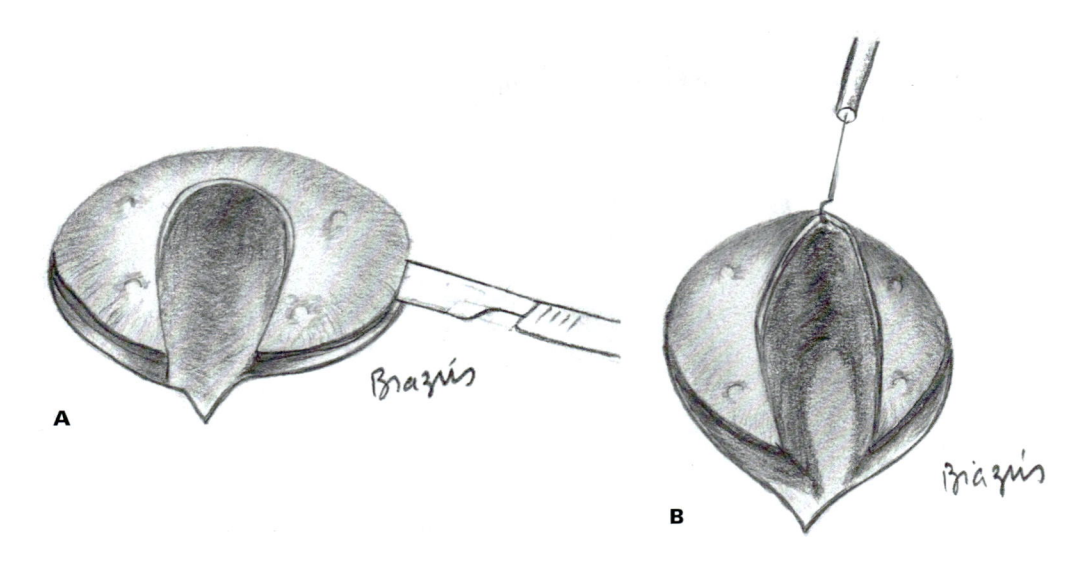

FIGURA 8.19 A e B Dissecção de retalho dermoglandular de cerca de 0,5 cm, compreendendo 50% da extensão total da aréola.

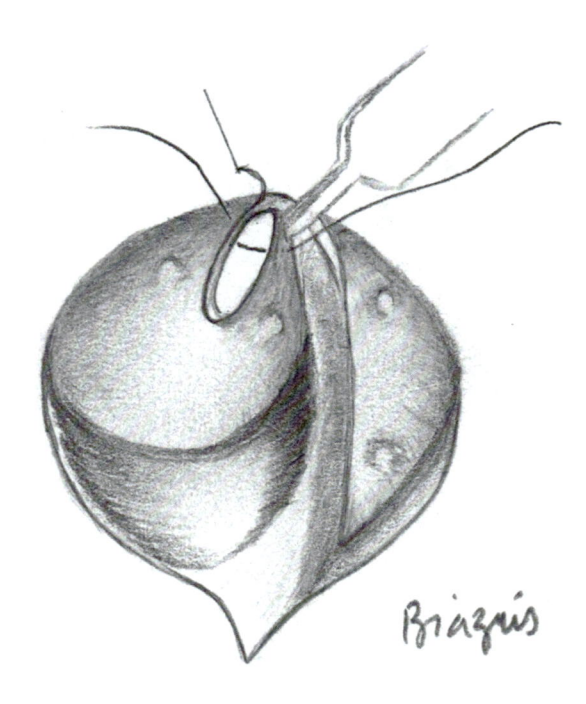

FIGURA 8.20 Rotação do limite periférico da borda medial da aréola para o antigo leito da papila, fixando com pontos subdérmicos com monocryl 3.0. Na pele, pontos simples com mononylon 4.0.

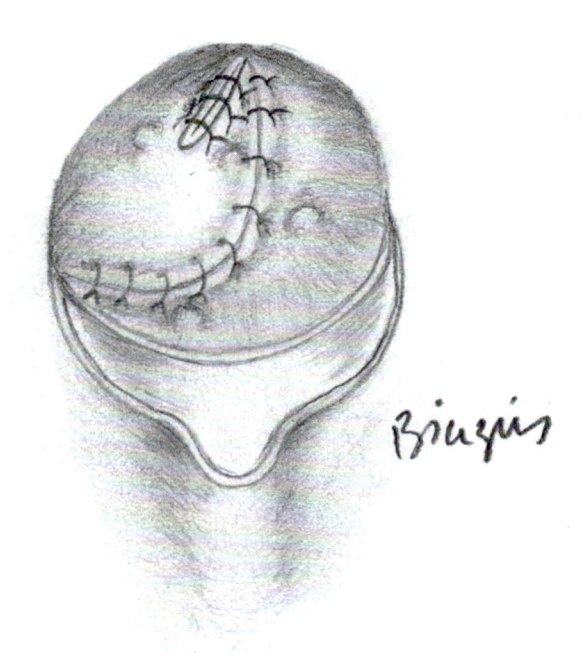

FIGURA 8.21 Rotação do retalho lateral, também fixado com pontos subdérmicos com monocryl 3.0 e pontos simples com mononylon 4.0 na pele.

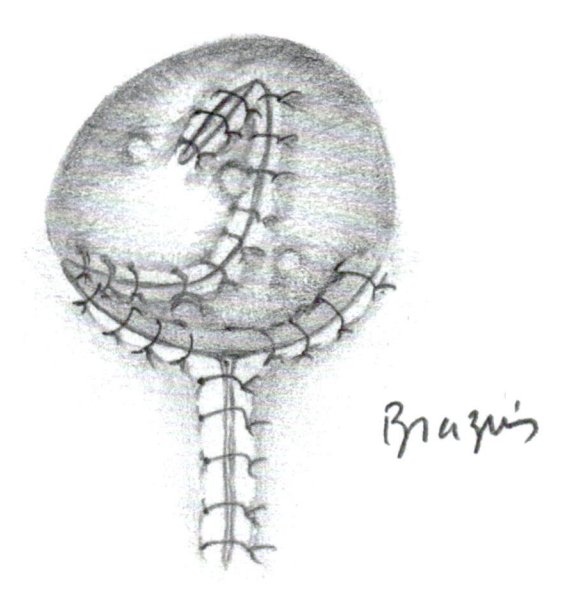

FIGURA 8.22 Para um bom resultado estético, procede-se a sutura da borda areolar, compensando a sobra de pele periareolar por meio de uma pequena extensão radiada em direção à união dos quadrantes inferiores.

9

Derrame papilar

Consiste na saída de secreção por meio da papila, fora do ciclo gravídico-puerperal, sendo a terceira queixa mais frequente em mastologia.

Várias condições podem se manifestar como derrame papilar, contudo, sua importância reside na possibilidade de decorrer de um carcinoma subjacente. Tem mais relevância o derrame papilar que ocorre espontaneamente.

A anamnese detalhada e o exame físico minucioso devem esclarecer as características físicas do derrame, orientando a investigação e a execução de exames subsidiários.

FISIOPATOLOGIA

A produção e o acúmulo de secreção dentro do lúmen do ducto podem estar relacionados a vários fatores, tais como hormonais, inflamatórios e proliferativos.

- Hormonais: sempre é importante excluirmos galactorreia. O exame direto da secreção ao microscópio mostra inúmeras gotículas de gordura. Nesses casos, é preciso identificar a causa subjacente. O uso de fármacos ou drogas, a manipulação sexual, a gestação e o adenoma de hipófise são os grandes responsáveis pelas causas identificáveis.
- Inflamatórios: a ectasia ductal pode ocasionar descarga papilar por múltiplos ductos.
- Proliferativos: o crescimento mamário puberal e a gestação/lactação podem ocasionar derrame papilar sanguinolento em decorrência de proliferação ductal acentuada. A hiperplasia epitelial, a papilomatose, o papiloma intraductal solitário ou múltiplo, o carcinoma intraductal, o carcinoma papilar e o carcinoma invasor constituem condições que também podem se apresentar como derrame papilar espontâneo.

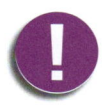

Importante

O derrame papilar confirma malignidade em cerca de 25% dos derrames sanguinolentos e em 45% dos aquosos.

> **Atenção**
>
> Embora ocorra raramente, o derrame papilar em homens, quando ocorre na idade adulta, está mais frequentemente associado à malignidade do que em mulheres; e a biópsia deve ser sempre realizada.

ANAMNESE E EXAME FÍSICO

É fundamental conhecer os aspectos hormonais, a idade, os antecedentes gineco-obstétricos e cirúrgicos, as patologias associadas, os medicamentos em uso, a utilização de drogas ou bebidas alcoólicas, assim como determinar se a descarga papilar ocorre espontaneamente ou não, se é uni ou bilateral e se é uni ou multiductal.

> **Atenção**
>
> Cerca de 70% dos derrames são de natureza funcional ou iatrogênica, só tendo valor semiológico a descarga papilar persistente e espontânea.

Ao exame físico, deve-se proceder à expressão do complexo areolomamilar nos quatro quadrantes na tentativa de reproduzir o derrame papilar, além, é claro, da rotineira inspeção estática e dinâmica e da palpação de ambas as mamas, assim como das regiões axilares e supraclaviculares bilateralmente.

Após essa avaliação, deve-se determinar:

- Se o derrame é uni ou bilateral.
- Se a secreção ocorre por um ou mais ductos.
- Se é seroso, aquoso, esverdeado, purulento ou sanguinolento.

> **Importante**
>
> Na presença de nódulo palpável, a conduta prosseguirá conforme a rotina de investigação do nódulo mamário.

> **Atenção**
>
> Mulher acima dos 60 anos, presença de derrame papilar espontâneo, uniductal e tipo aquoso ou hemático, representa situação de risco para malignidade.

EXAMES SUBSIDIÁRIOS

- Mamografia: deve ser sempre solicitada.
- Ultrassonografia mamária: solicitar em pacientes jovens ou em casos de mamas densas.
- Citologia: devem ser enviados para análise apenas os derrames papilares sanguinolentos ou aquosos. Sua sensibilidade para malignidade não ultrapassa 50%.
- Ductografia: pode auxiliar na identificação de lesões responsáveis pelo derrame papilar. Baixa especificidade. Em desuso na prática assistencial.
- Ductoscopia: permite acesso visual direto do sistema ductal mamário por meio da cateterização do orifício papilar. Possibilita citologia do lavado do ducto, podendo auxiliar no diagnóstico de malignidade pré-operatório. Esse método ainda não foi incorporado à prática clínica.

TRATAMENTO

A conduta dependerá da causa do derrame. O derrame papilar aquoso, espontâneo e unilateral é o de maior valor preditivo positivo para câncer de mama. Nesses casos, e nos de derrames sanguinolentos, é sempre importante prosseguir na investigação até a obtenção de um diagnóstico histológico.

O derrame espesso e esverdeado é compatível com ectasia ductal e não necessita investigação adicional. Muitos casos de ectasia ductal, entretanto, progridem com deformação e inversão da papila em decorrência do processo inflamatório crônico, levando a um considerável dano estético associado a derrame papilar persistente.

> **A Atenção**
> Nos casos de derrame papilar aquoso, sanguinolento ou serossanguinolento é imperativo um diagnóstico histológico.

Nos casos em que se identifica lesão mamária associada (nódulo palpável ou alteração mamográfica e/ou ultrassonográfica), é preciso prosseguir investigando a lesão associada. A natureza dessa lesão é que determinará o tratamento cirúrgico a ser realizado.

Em caso de derrame sem lesão mamária associada e uniductal, pode-se realizar a exérese do ducto acometido. Nas pacientes idosas, que não desejam mais gestar ou que apresentam derrame por mais de um ducto, pode-se proceder à exérese de todo o sistema ductal terminal rente à papila.

O procedimento cirúrgico é realizado em nível ambulatorial, com anestesia regional, geral ou local.

EXCISÃO DE UM ÚNICO DUCTO

Esse procedimento está frequentemente associado ao tratamento de papiloma intraductal (Figs. 9.1 a 9.7).

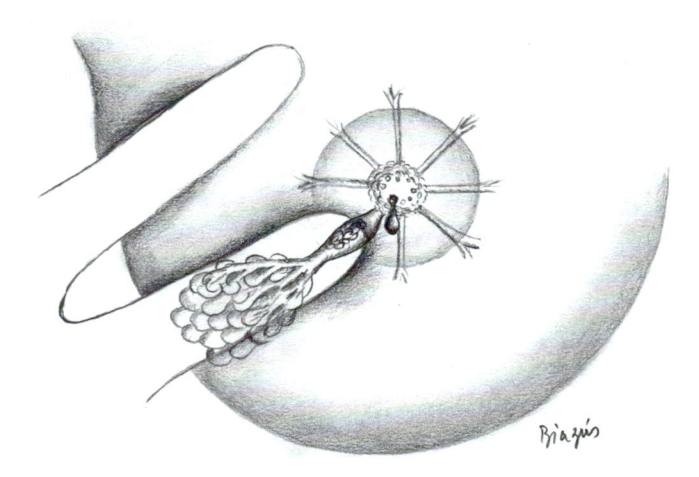

FIGURA 9.1 A abordagem cirúrgica e o posicionamento da incisão são orientados pela expressão radiada que, de forma simples e objetiva, auxilia na localização do setor correspondente à área de interesse.

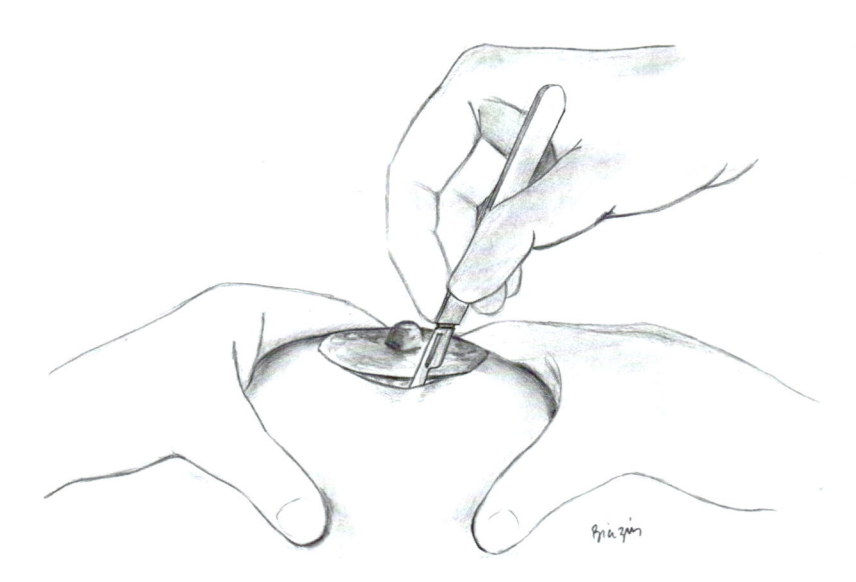

FIGURA 9.2 A incisão é periareolar, com o cuidado de não exceder a extensão de uma meia circunferência areolar, para minimizar a chance de alterações da sensibilidade da placa areolomamilar e também para não comprometer o aporte sanguíneo.

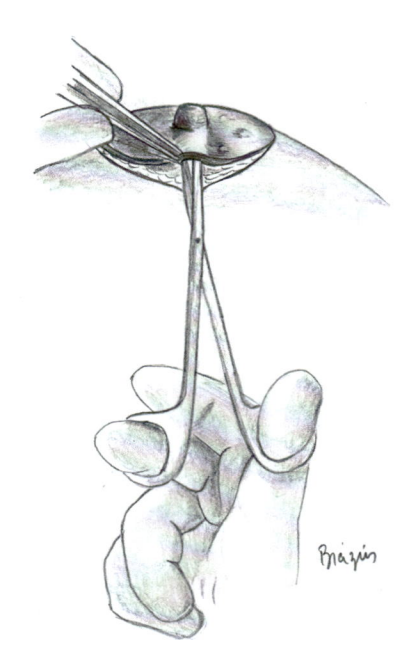

FIGURA 9.3 Dissecção do plano subareolar até alcançar a base da papila, identificando e expondo o sistema ductal.

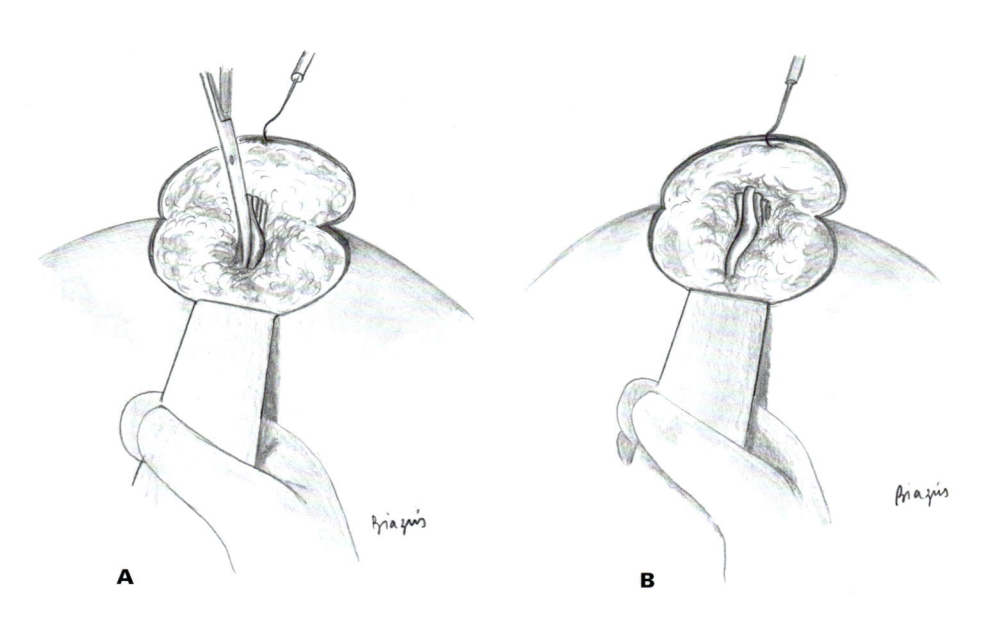

FIGURA 9.4 A E B Dissecar paralelamente ao plano dos ductos até identificar o ducto dilatado, que normalmente apresenta uma cor azulada. A dissecção deve ser delicada e cautelosa para evitar a ruptura do ducto comprometido, devendo estender-se além da área da dilatação.

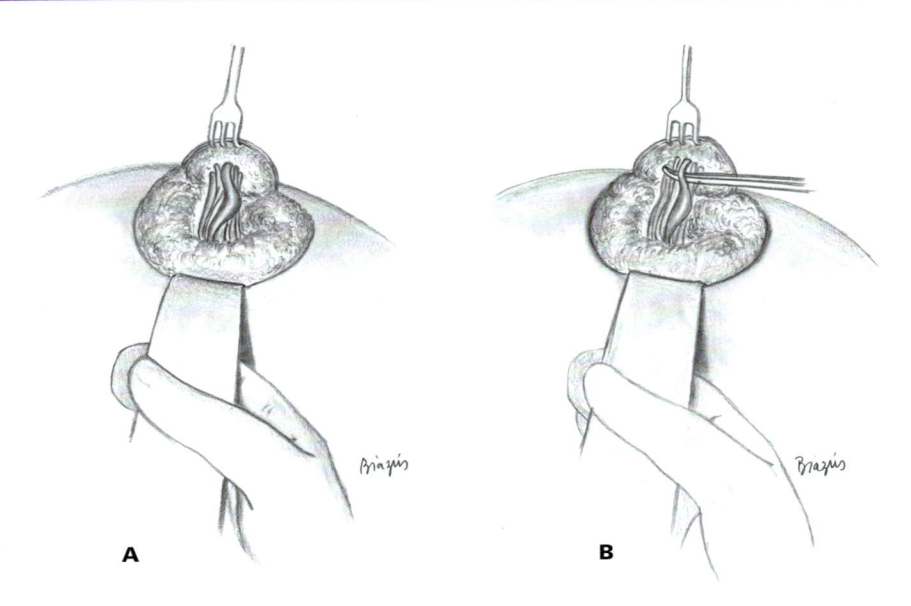

FIGURA 9.5 A e B O ducto dilatado é individualizado e isolado do sistema ductal em toda a sua extensão.

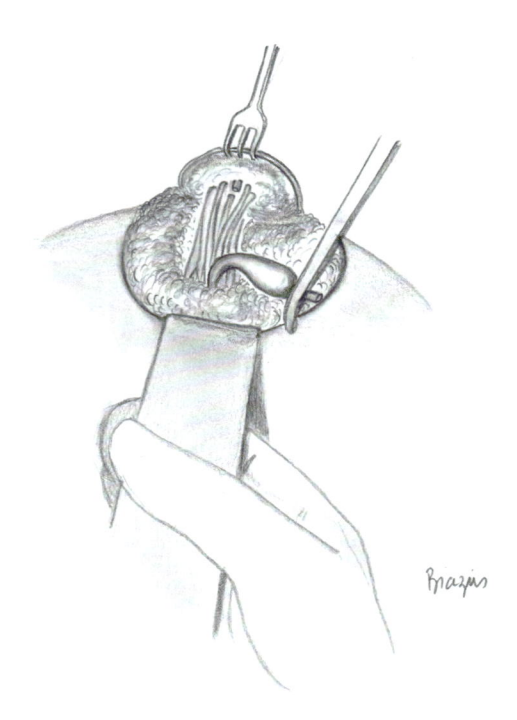

FIGURA 9.6 Pinçamento e ressecção do ducto comprometido, que é ligado nas duas extremidades.

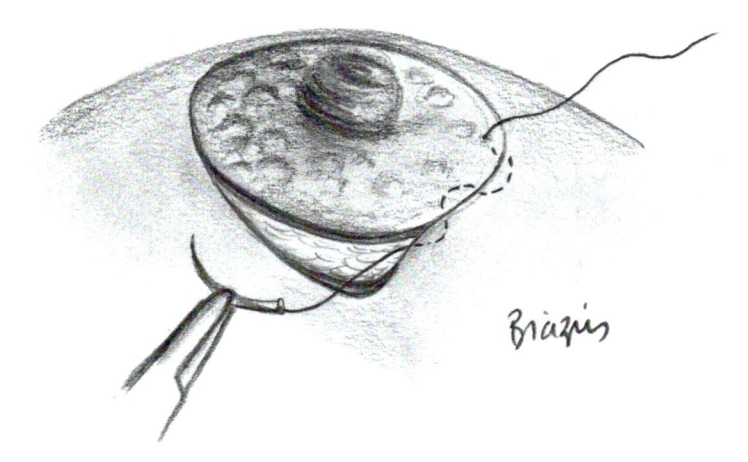

FIGURA 9.7 Após hemostasia empregando eletrocautério e pontos de aproximação no subcutâneo com monocryl 3.0, realiza-se sutura intradérmica com monocryl 4.0 ou mononylon 4.0. Curativo simples.

EXCISÃO DO SISTEMA DUCTAL TERMINAL

A excisão do sistema ductal terminal foi apresentada no Capítulo 8.

ECTASIA DUCTAL COM INVERSÃO DE PAPILA: TÉCNICA CIRÚRGICA

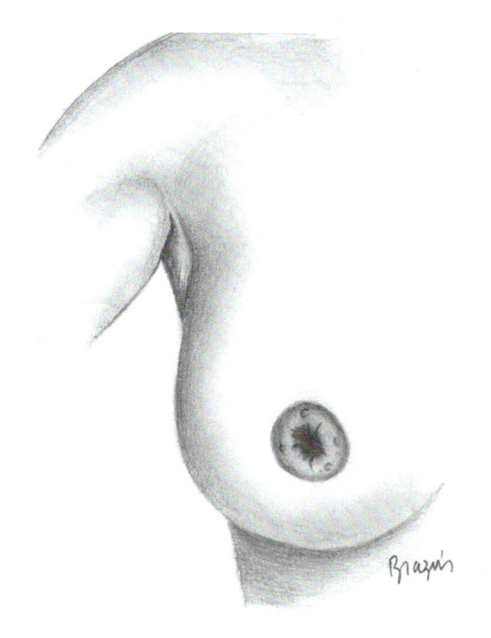

FIGURA 9.8 Mama com inversão de papila.

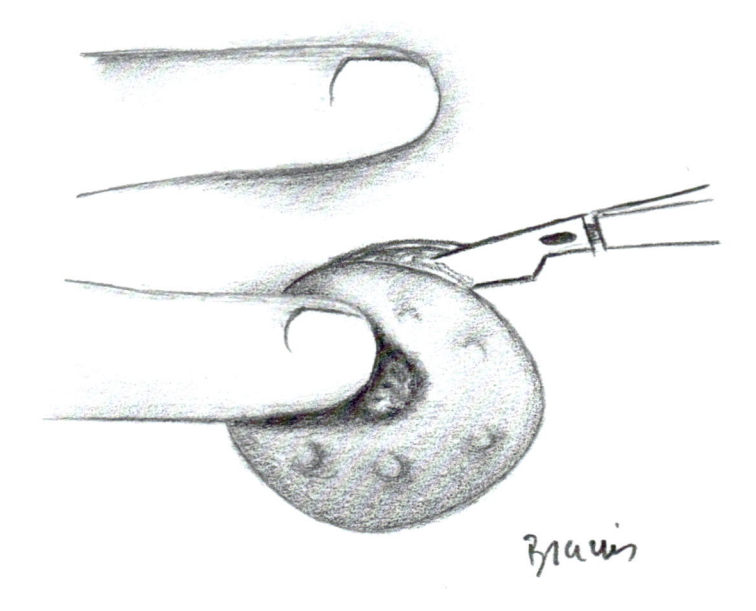

FIGURA 9.9 Incisão periareolar arciforme não ultrapassando metade da aréola. O retalho areolar deve ser fino para que possibilite a correção da inversão papilar. A compressão papilar unidigital pelo cirurgião auxilia na determinação da espessura do retalho.

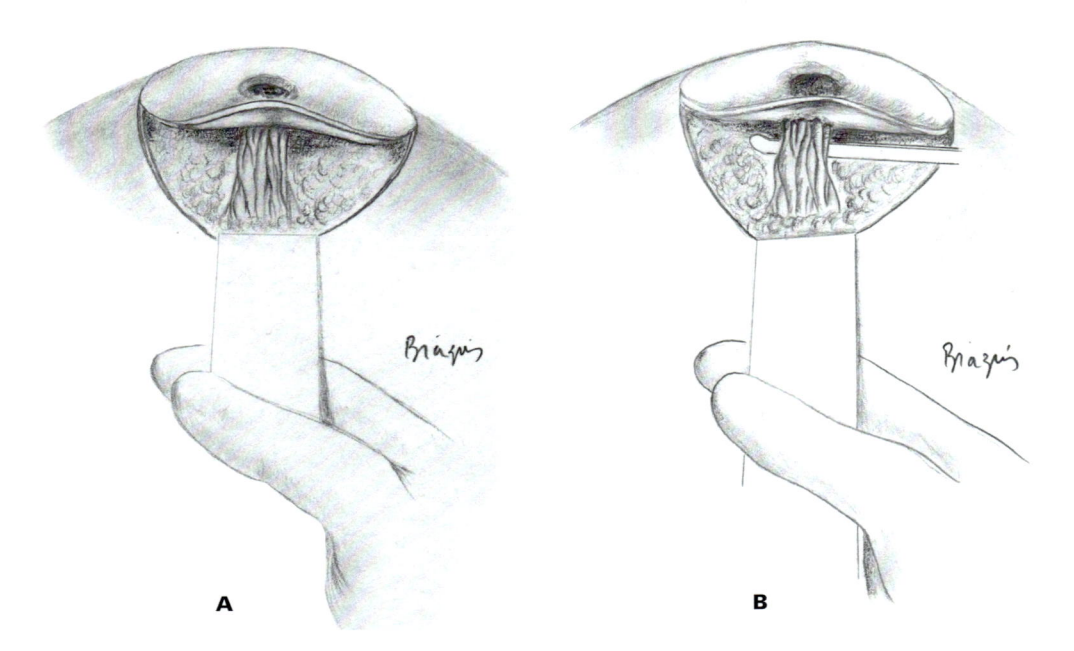

A

B

FIGURA 9.10 A e B Individualizar os ductos terminais até bem rente à papila.

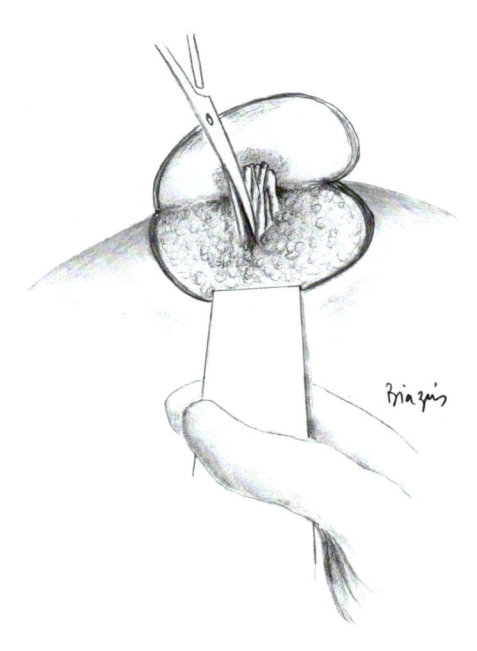

FIGURA 9.11 A dissecção prossegue profundamente para permitir a ressecção dos ductos na sua totalidade.

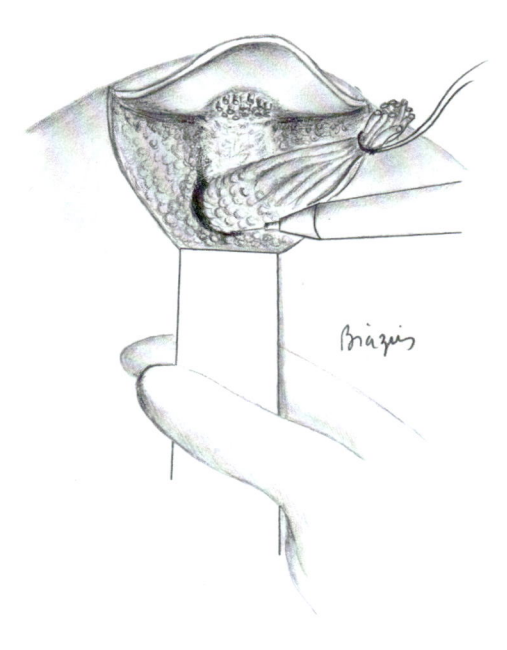

FIGURA 9.12 Após ligadura proximal dos ductos, traciona-se o complexo, procedendo sua ressecção com eletrocautério.

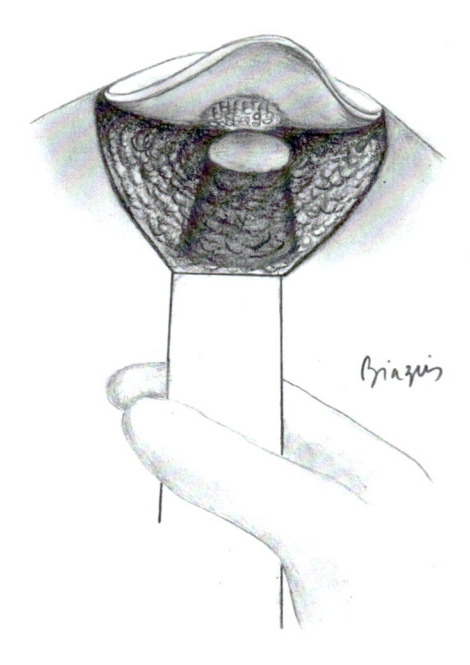

FIGURA 9.13 Esquema representando a forma cilíndrica de ressecção do sistema ductal terminal.

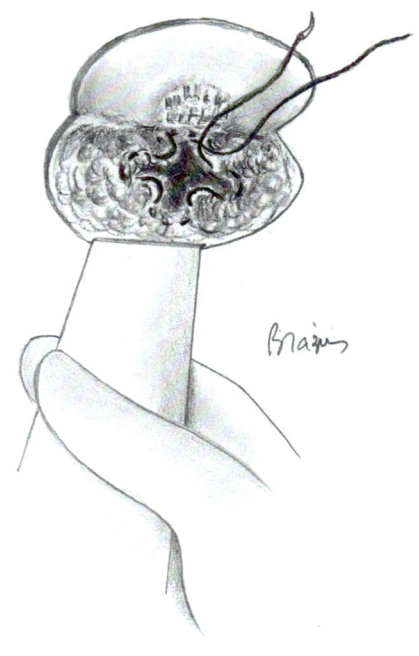

FIGURA 9.14 Sutura em bolsa com monocryl 2.0, uma ou duas camadas, para correção do defeito central.

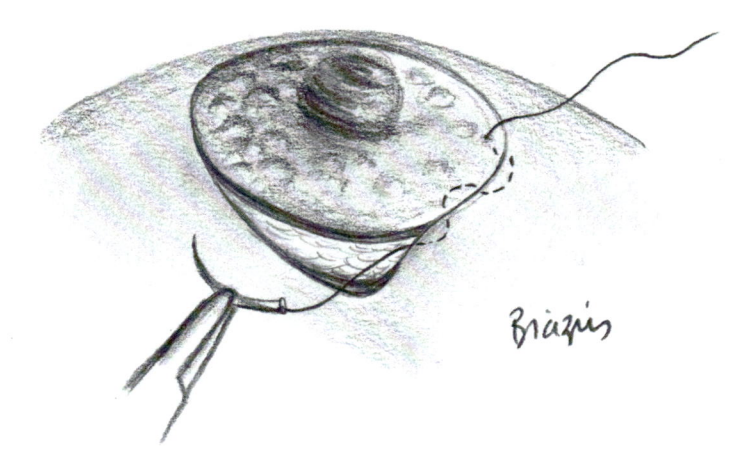

FIGURA 9.15 Após hemostasia empregando eletrocautério e pontos de aproximação no subcutâneo com monocryl 3.0, realiza-se sutura intradérmica com monocryl 4.0 ou mononylon 4.0.

10 Alterações areolares

O complexo areolomamilar (CAM) é uma modificação da pele normal, de origem ectodérmica, que ocupa o ápice do cone mamário. Na verdade, é a aréola que dá personalidade à mama, pois existem aréolas grandes, pequenas, claras, escuras e, em algumas mulheres, são áreas erógenas extremamente importantes. Eventualmente, podem ser sede de patologias que comprometem suas estruturas, especialmente as glândulas de Montgomery especializadas na lubrificação do CAM, principalmente no período de amamentação. Outra particularidade do CAM é a presença de uma trama de fibras musculares lisas compostas por fibras circulares (músculo de Sappey) e fibras radiadas (músculo de Meyerholz) que conferem ao mamilo uma capacidade erétil quando estimulado por variações da temperatura, pelo tato, pela excitação sexual, entre outros.

INVERSÃO PAPILAR

A inversão papilar é uma condição bastante comum, observada como evento espontâneo devido à falha de desenvolvimento do sistema ductal terminal que não acompanha o desenvolvimento do restante da mama ou as alterações das camadas musculares. Pode trazer transtornos no processo da amamentação e tornar a higienização da área difícil e, eventualmente, ocasionando maceração, irritação, prurido e odor desagradável.

A inversão mamilar também pode ocorrer de forma adquirida, na maioria das vezes acompanhando um processo inflamatório repetitivo dos ductos galactóforos terminais, que respondem com fibrose do estroma circunjacente e, consequentemente, retração do sistema ductal terminal, invertendo a papila. Nessa condição, as patologias comumente associadas são a ectasia ductal e o abscesso subareolar crônico recidivante.

A inversão da papila pode traduzir problemas de ordem funcional ou orgânica, muitas vezes com repercussão na esfera afetiva. O problema deve ser identificado precocemente e tratado de maneira adequada. Em pacientes nuligestas, que manifestam preocupação funcional e estética, pode ser realizado o tratamento cirúrgico, empregando a técnica simples proposta por Barsky ou a de Pitanguy, que, além de promover a restauração anatômica, promove a recuperação funcional. Quando o diagnóstico é realizado no pré-natal, deve-se instituir um programa de exercícios para ajudar a corrigir a alteração e permitir uma amamentação adequada quando possível.

Quando a inversão é adquirida e se acompanhada de outros sinais e sintomas sugestivos de outras patologias, estas devem ser corretamente investigadas e tratadas. Afastadas as causas patológicas, a resolução da disfunção estética é bastante simples conforme as técnicas descritas a seguir.

Técnica de Barsky

A técnica de Barsky é indicada para mamilos com discreta inversão (Figs. 10.1 a 10.4).

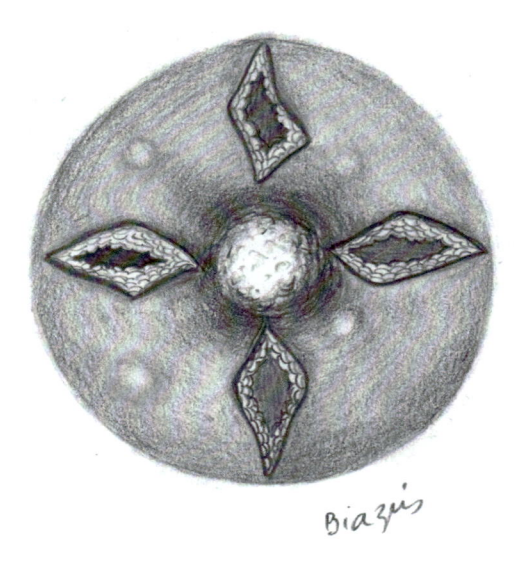

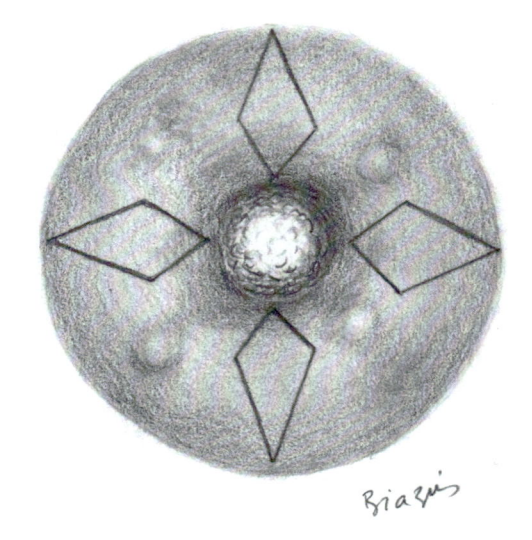

FIGURA 10.1 Demarcação de áreas de ressecção nos quatro quadrantes da placa areolar em forma de diamante ou losângulo.

FIGURA 10.2 Incisão e ressecção em cunha.

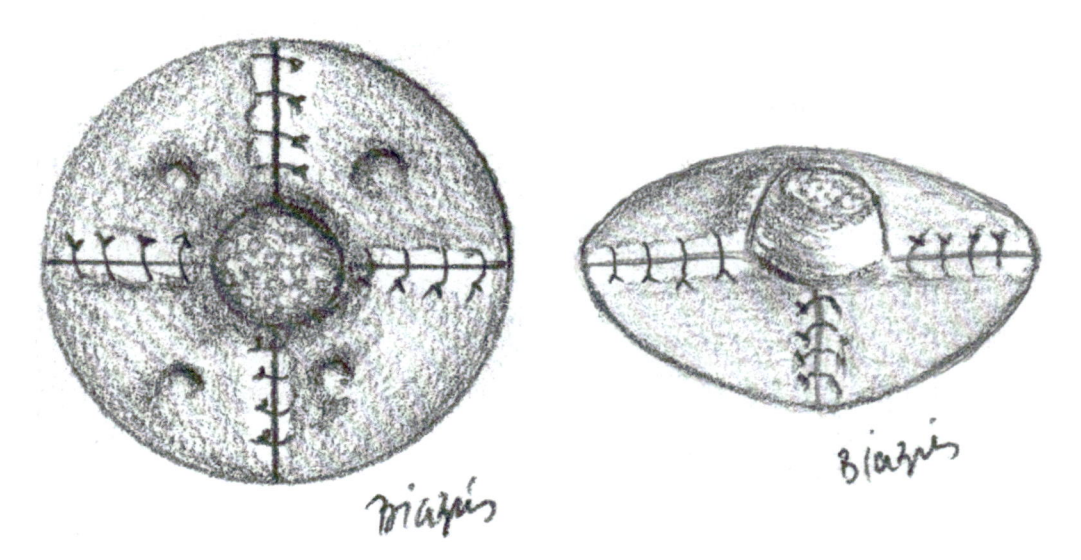

FIGURA 10.3 Fechamento em dois planos, empregando material absorvível delicado 3.0 ou 4.0 na profundidade e nylon monofilamentar 4.0 ou 5.0 na superfície.

FIGURA 10.4 Aspecto final, forçando a projeção da papila de forma permanente.

Técnica de Pitanguy

Essa técnica é indicada em casos de retração persistente após estimulação e manobras adequadas (Figs. 10.5 a 10.9).

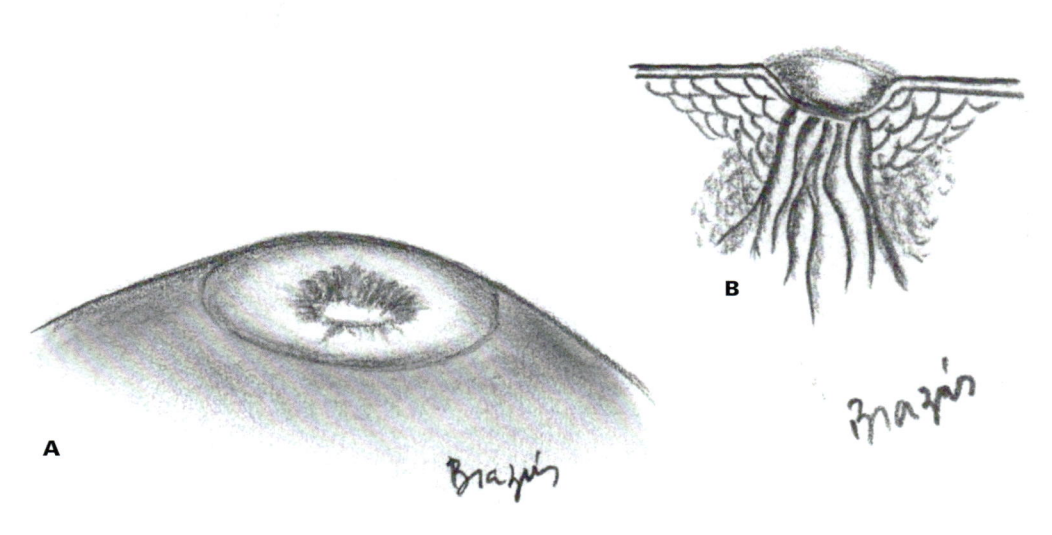

FIGURA 10.5 A e B Papila invertida.

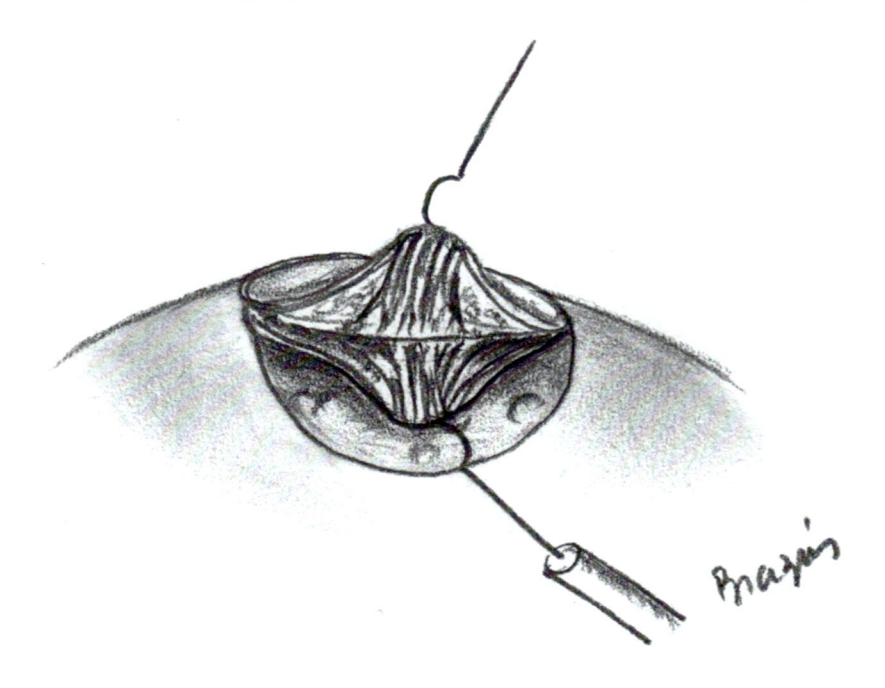

FIGURA 10.6 Incisão com hemissecção do CAM até alcançar a base da papila e tração com ganchos delicados.

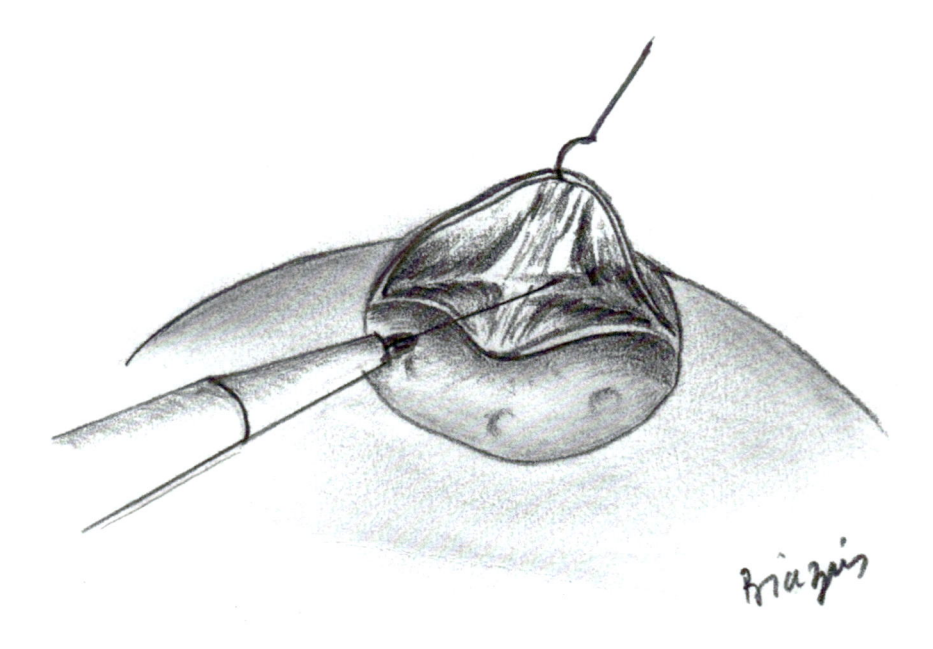

FIGURA 10.7 Secção de traves fibrosas procurando preservar os ductos terminais, evitando ao máximo a possibilidade de perda funcional.

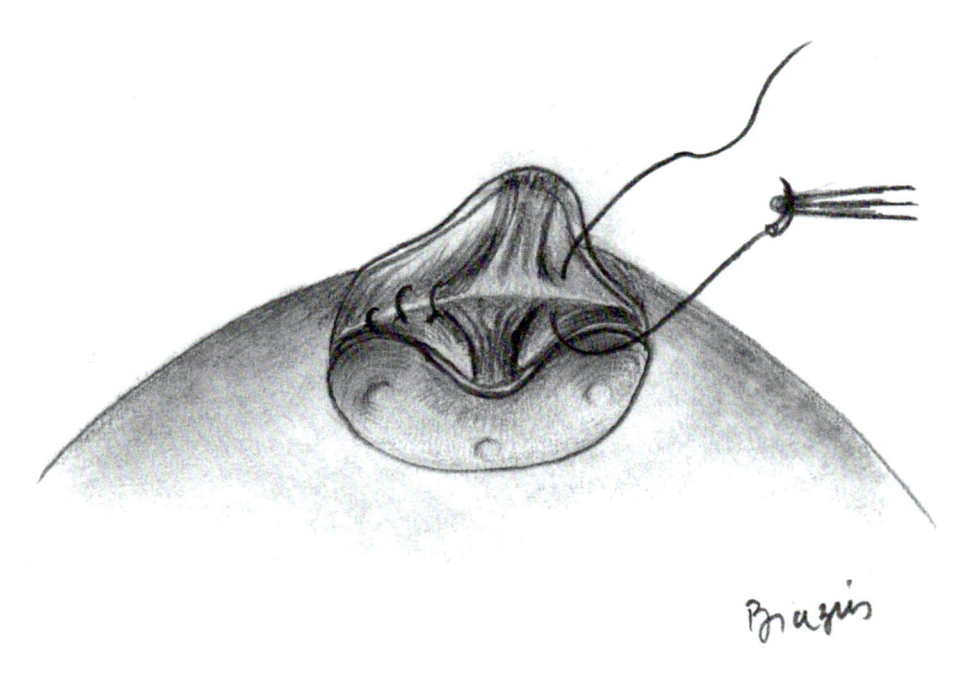

FIGURA 10.8 Mantendo a tração com os ganchos delicados, são colocadas camadas de pontos com material absorvível 3.0 ou 4.0 corrigindo a inversão.

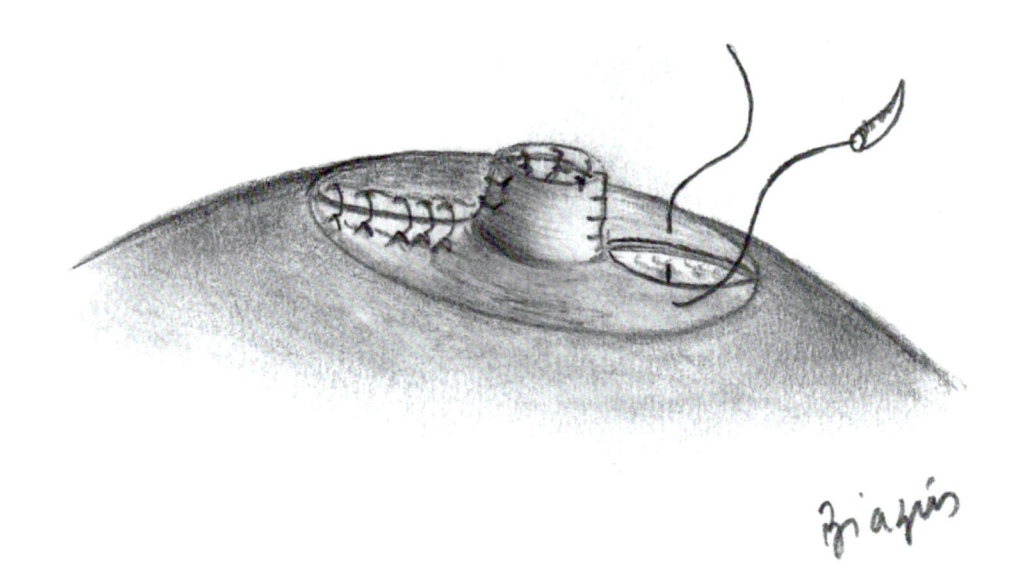

FIGURA 10.9 Aspecto final, com a projeção da papila recuperada.

Técnica periareolar

Essa técnica é indicada quando associada ao tratamento cirúrgico de outros processos tumorais ou inflamatórios retroareolares que provocam retração da papila (Figs. 10.10 a 10.14).

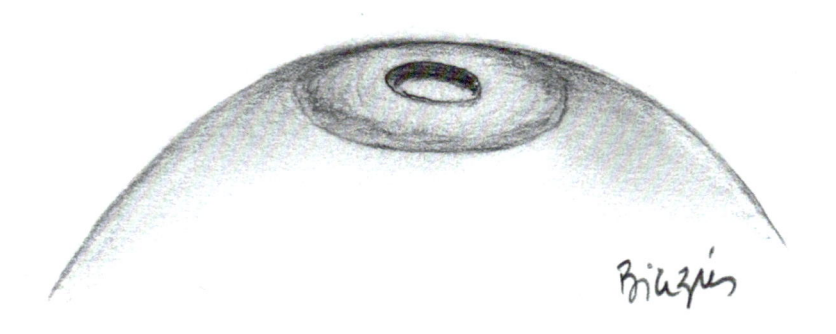

FIGURA 10.10 Papila invertida e retraída.

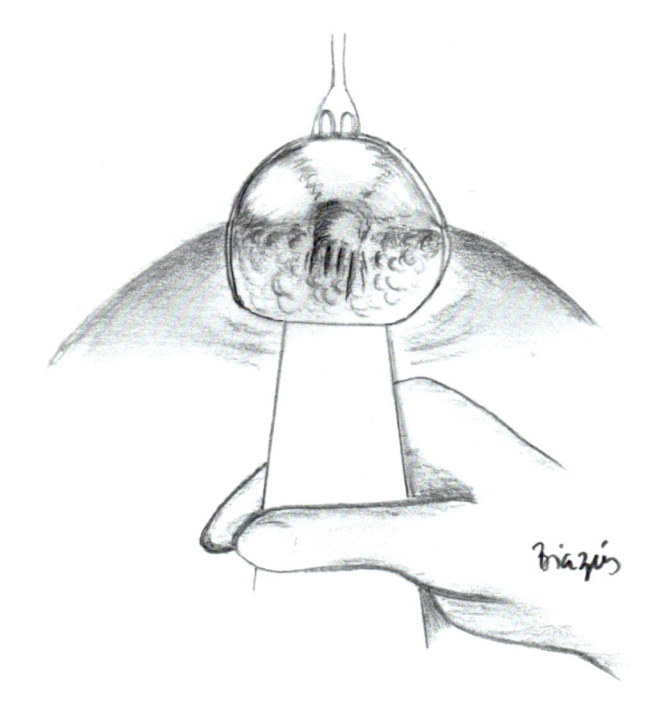

FIGURA10.11 Incisão periareolar na extensão de uma hemi-aréola e identificação dos ductos na base da papila.

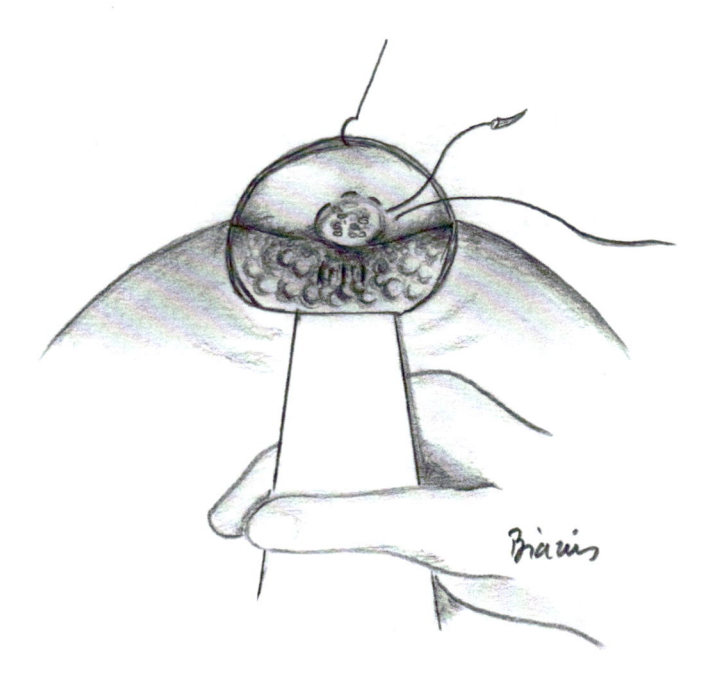

FIGURA 10.12 Liberação da base da papila, seccionando os ductos terminais e as áreas de fibrose. Hemostasia.

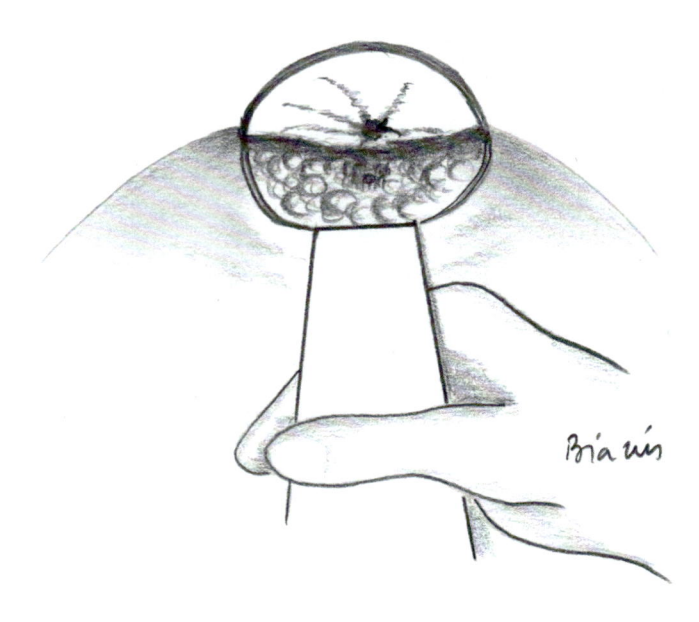

FIGURA 10.13 Colocação de ponto em bolsa de tabaco, empregando material não absorvível tipo nylon monofilamentar 3.0 ou 4.0 na base da papila, corrigindo a inversão.

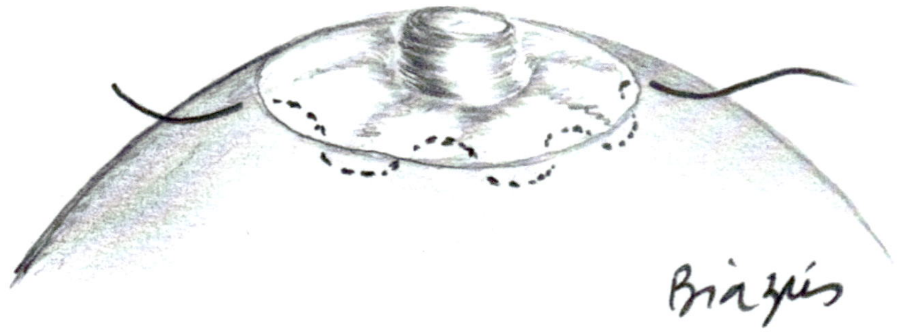

FIGURA 10.14 Aspecto final, após correção em bolsa de tabaco e sutura intradérmica com material delicado transparente.

PAPILA HIPERTRÓFICA

A papila hipertrófica pode ser motivo de desconforto, habitualmente relacionada a duas causas: a primeira, com forte conotação estética, devido à repercussão na projeção da imagem idealizada da mama; secundariamente, pelo desconforto causado pelo atrito com o vestuário, especialmente em mulheres que praticam atividades esportivas.

A correção cirúrgica é realizada por meio de técnica bastante simples, como as descritas a seguir (Figs. 10.15 a 10.20).

Técnica da ressecção em anel

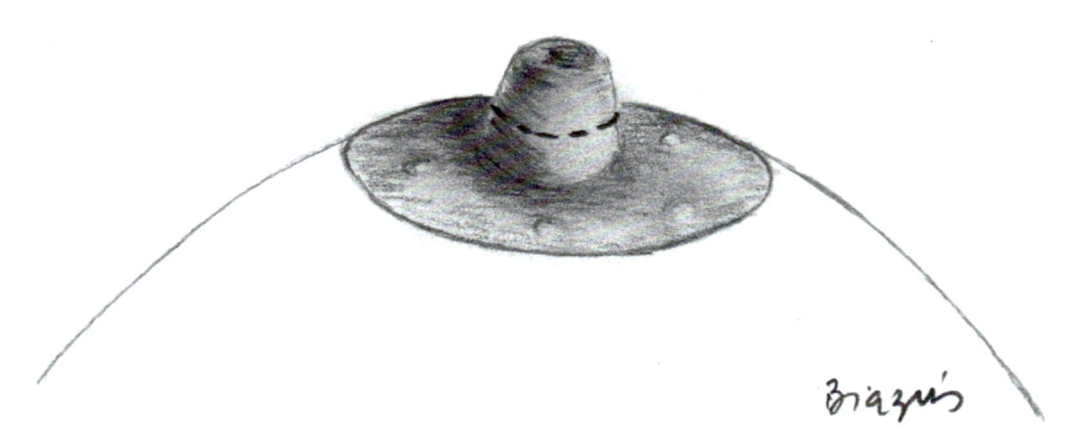

FIGURA 10.15 Demarcação do anel da ressecção; a altura da ressecção será determinada de acordo com cada caso de forma individualizada.

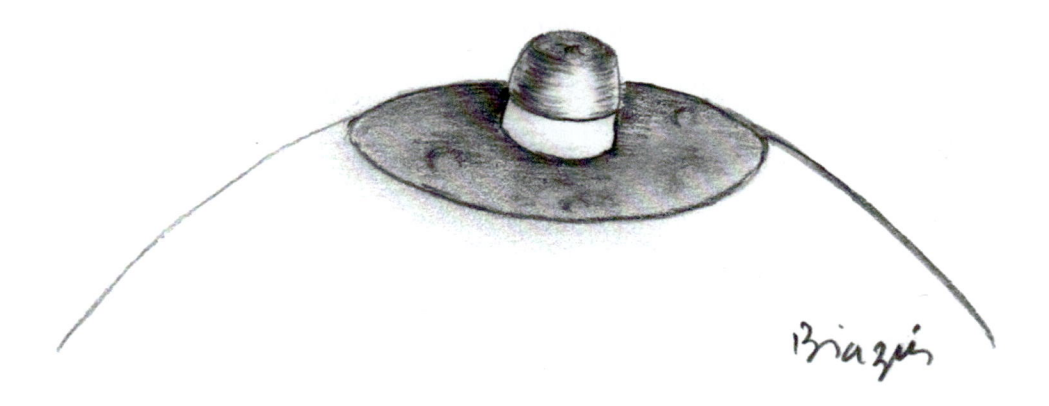

FIGURA 10.16 Ressecção de anel da base do mamilo até a altura predeterminada, mantendo a espessura ao nível da derme e preservando a circulação.

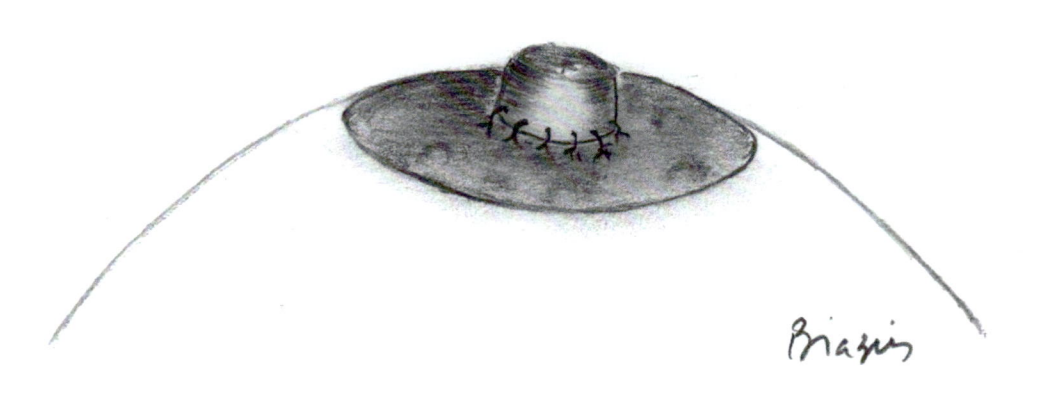

FIGURA 10.17 Sutura com pontos simples com nylon monofilamentar 4.0 na base da papila, reduzindo sua projeção.

Técnica da ressecção parcial da papila

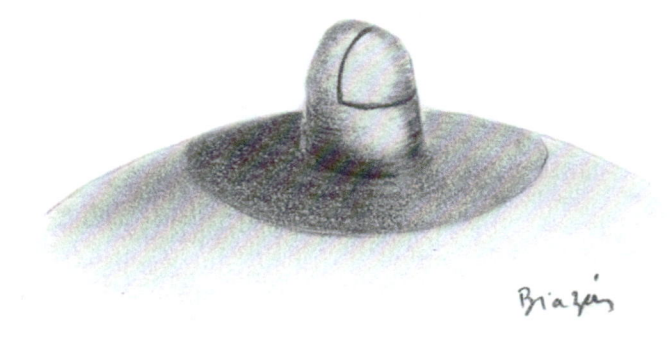

FIGURA 10.18 Determinação da área e do volume de ressecção.

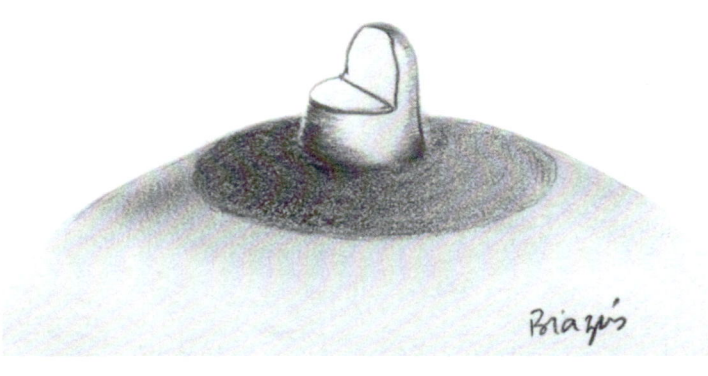

FIGURA 10.19 Incisão tipo hemissecção da papila até a marcação predeterminada.

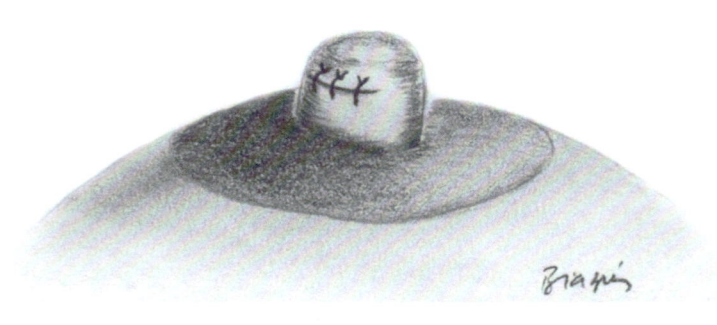

FIGURA 10.20 Sutura com pontos simples utilizando nylon monofilamentar na base previamente demarcada e reduzindo a projeção da papila.

11 Ginecomastia

A ginecomastia é definida como um crescimento benigno do tecido glandular mamário masculino decorrente da proliferação dos ductos e do estroma periductal (Fig. 11.1).

Clinicamente, pode apresentar-se como um pequeno botão mamário na região retroareolar ou apresentar dimensões semelhantes a uma mama feminina. A ginecomastia pode ser uni ou bilateral e, ocasionalmente, dolorosa. Ocorre principalmente na adolescência, em especial entre os 13 e 14 anos, e na senectude, correspondendo, geralmente, a processos transitórios.

O provável substrato etiológico é um desequilíbrio na relação entre andrógenos, que inibem o crescimento mamário, e estrógenos, que estimulam o desenvolvimento glandular. Esse desequilíbrio pode ser transitório ou permanente, fisiológico, patológico ou induzido por drogas.

> **A Atenção**
>
> Dos casos de ginecomastias, 25% são idiopáticos.

O carcinoma mamário e a pseudoginecomastia, ou lipomastia (pacientes obesos), devem sempre entrar no diagnóstico diferencial.

GINECOMASTIA FISIOLÓGICA

As formas fisiológicas de ginecomastia são a neonatal, a puberal e a senil.

> **A Atenção**
>
> Das ginecomastias puberais, 50% desaparecem dentro de um ano, 75% em até dois anos e, dentro de três anos, 90% dos pacientes apresentam remissão espontânea; portanto, as indicações cirúrgicas devem seguir critérios muito objetivos.

GINECOMASTIA INDUZIDA POR DROGAS

A ginecomastia induzida por drogas ocorre em 10 a 20% dos casos.

As drogas mais comumente associadas ao surgimento da ginecomastia são: hormônios, espironolactona, bloqueadores H2 (cimetidina e ranitidina), omeprazol, cetoconazol, metronidazol, nifedipina, digitálicos, ciproterona, fenotiazidas, metildopa, nifedipina, inibidores da ECA (captopril, enalapril), reserpina, nitratos, metoclopramida, antiretrovirais, teofilina, heparina, haloperidol, fenitoína, antidepressivos tricíclicos, diazepam, além do abuso de maconha, anfetaminas, heroína e álcool.

GINECOMASTIA PATOLÓGICA

Endocrinopatias: hipogonadismo primário (anormalidades cromossômicas como Klinefelter, anorquia, orquite viral e trauma), hipogonadismo secundário (hipopituitarismo) e distúrbios adrenais. O hipertireoidismo também pode com frequência levar à ginecomastia.

Tumores: neoplasias de hipófise, do córtex adrenal, de pulmão, hepáticas, gástricas, pancreáticas ou de testículos.

Doenças crônicas: hepatopatias, insuficiência renal, Aids, desnutrição, fibrose cística.

Avaliação

Anamnese e exame físico minuciosos permitirão a orientação do diagnóstico etiológico.

Dosagens séricas de estradiol, HCG, testosterona, pool de prolactina, LH e TSH também devem ser solicitadas.

O diagnóstico da ginecomastia deve, ainda, incluir avaliação mamográfica e ultrassonográfica.

Tratamento

Nas ginecomastias da adolescência ou da senectude, pode haver involução espontânea. Nos casos induzidos por drogas, desaparecem após suspensão do medicamento. As decorrentes de distúrbios hormonais primários ou secundários também regridirão após tratamento da causa base.

O tratamento clínico medicamentoso (tamoxifeno) poderá estar indicado apenas em casos de ginecomastias puberais que estejam ocasionando importante transtorno psicológico.

Nas mamas muito volumosas, em geral, o paciente refere prejuízo e constrangimento nas suas atividades diárias – principalmente na puberdade – estando indicado o tratamento cirúrgico (Fig. 11.2 a 11.14).

A *adenectomia* é o tratamento de escolha para a ginecomastia sempre que:

- decorrer de fatores genéticos ou neurológicos.
- for unilateral.
- for volumosa (macroginecomastias).
- estiver presente por mais de quatro anos.
- ocasionar prejuízos estéticos, psicológicos ou sociais.

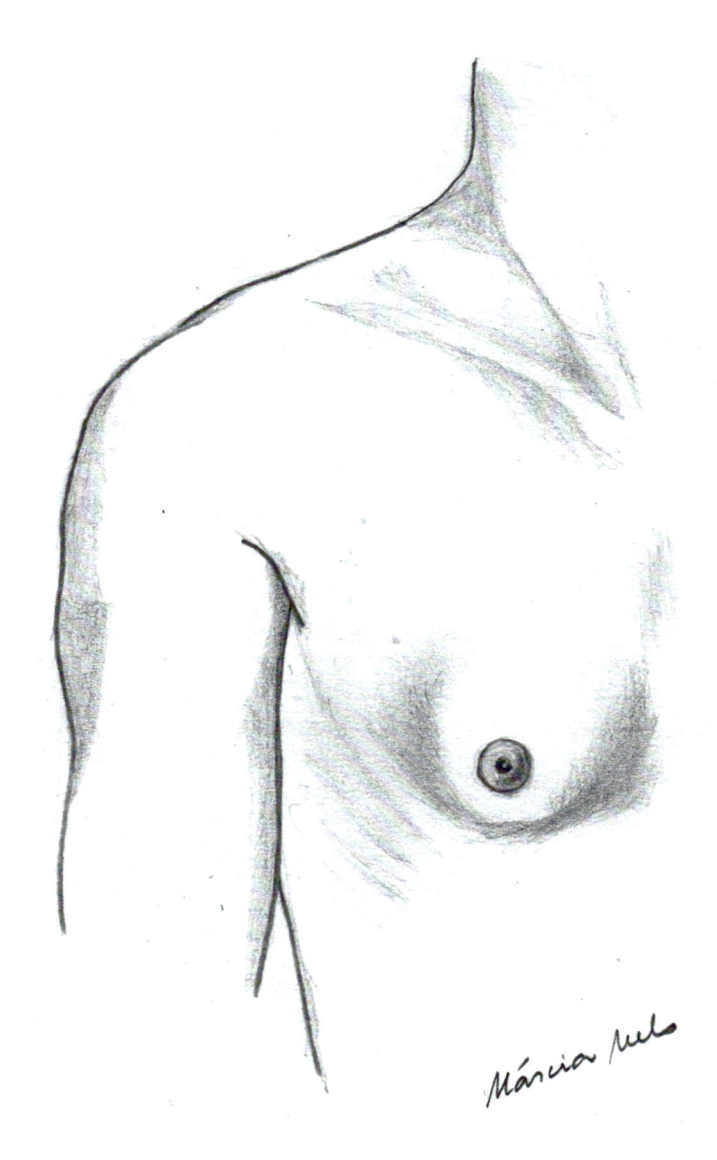

FIGURA 11.1 Ginecomastia.

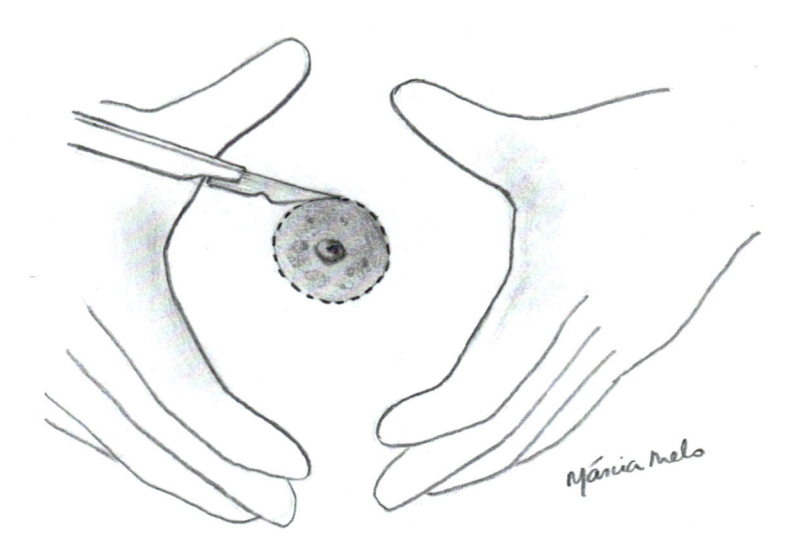

FIGURA 11.2 A incisão periareolar com bisturi lâmina 15 é ideal para os casos em que o volume da ginecomastia é pequeno, não havendo necessidade de ressecção de pele.

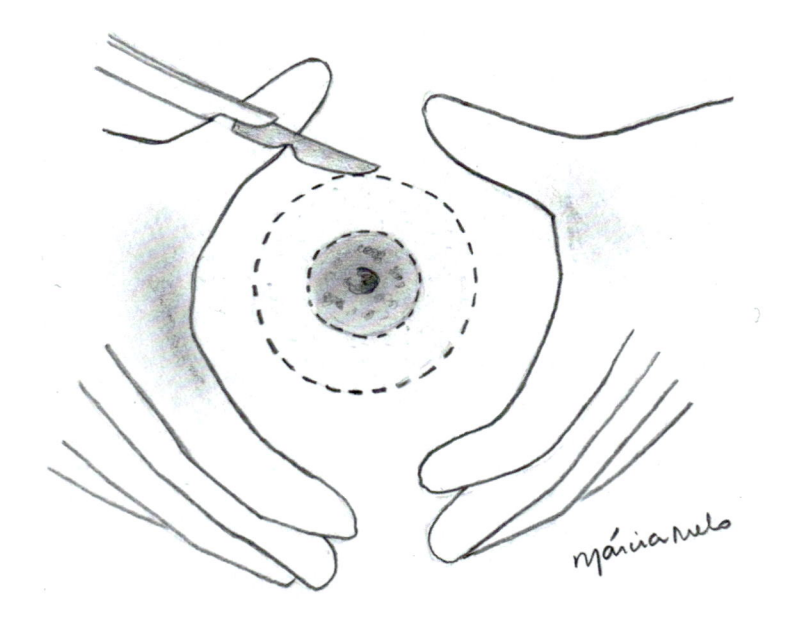

FIGURA 11.3 Incisão circular com diâmetro maior que o complexo areolomamilar, estando este em posição central. O objetivo é evitar a sobra de pele, nos casos de ginecomastia volumosa, além de possibilitar um melhor acesso a ressecção glandular. O diâmetro da incisão deverá estar de acordo com a quantidade de pele a ser ressecada.

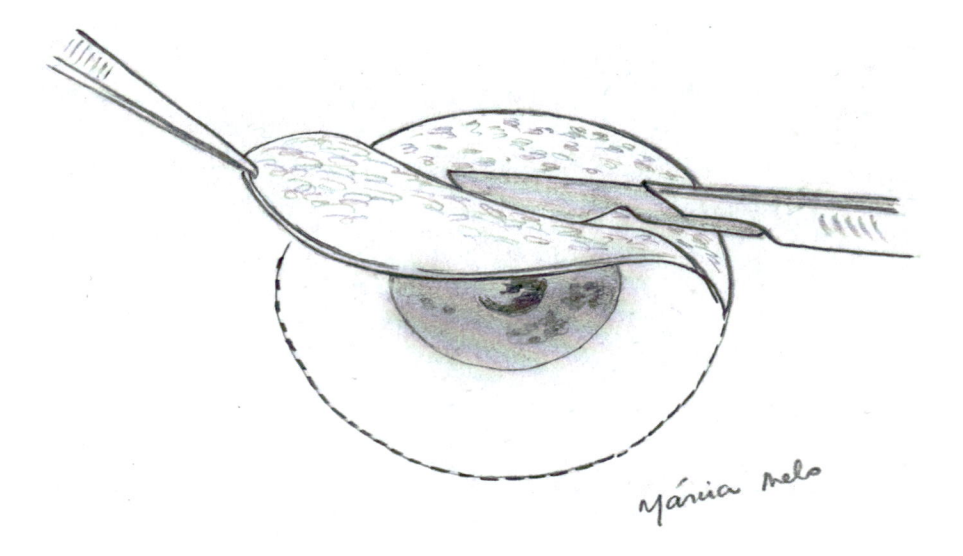

FIGURA 11.4 Decorticação da área demarcada ao redor da aréola com tesoura ou bisturi, preservando a integridade da derme.

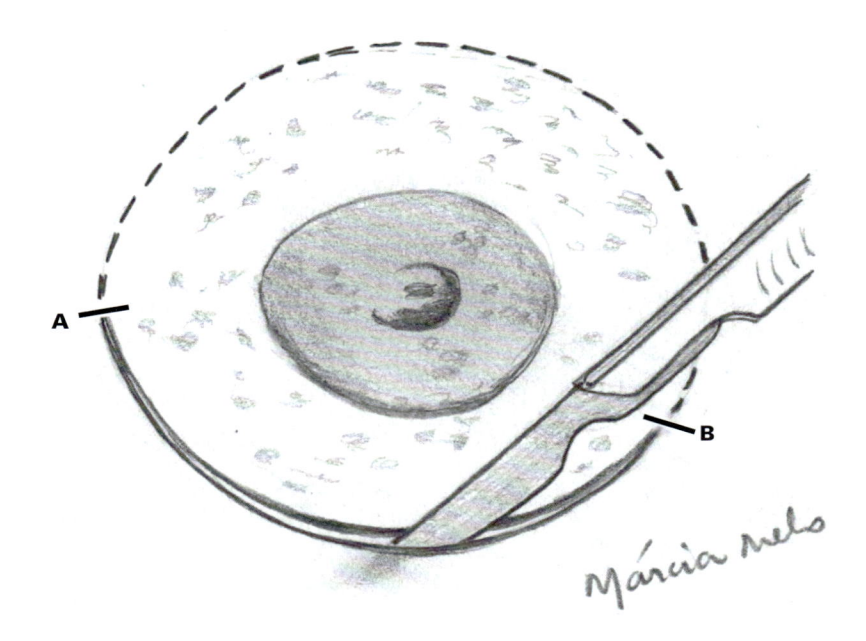

FIGURA 11.5 Incisão da derme no círculo externo até atingir a gordura subcutânea e identificar o parênquima mamário, não excedendo um hemicírculo, como o demonstrado pelos pontos **A** e **B**, para preservar a integridade circulatória do retalho areolar.

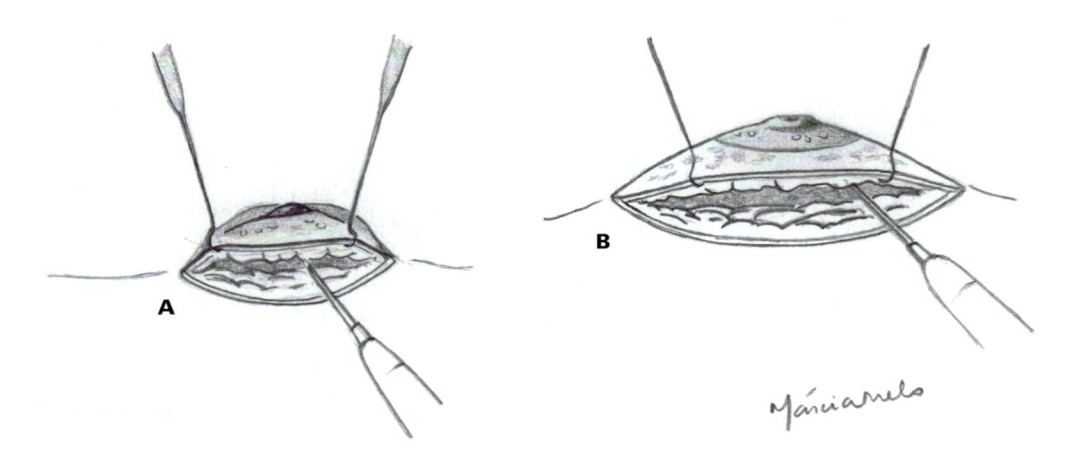

FIGURA 11.6 A (incisão periareolar) e B (incisão para-areolar). Disseca-se um retalho dermogorduroso que variará sua espessura conforme a espessura do tecido subcutâneo de cada paciente. É importante respeitar o limite do subcutâneo com a glândula mamária para evitar depressões no tórax, especialmente na região retroareolar. Além disso, deve-se ter cuidado para não deixar esse retalho muito fino, prevenindo a isquemia tecidual e a consequente possibilidade de áreas de necrose. A escolha do instrumento de dissecção (eletrocautério, tesoura, bisturi) deve respeitar as preferências pessoais de cada cirurgião.

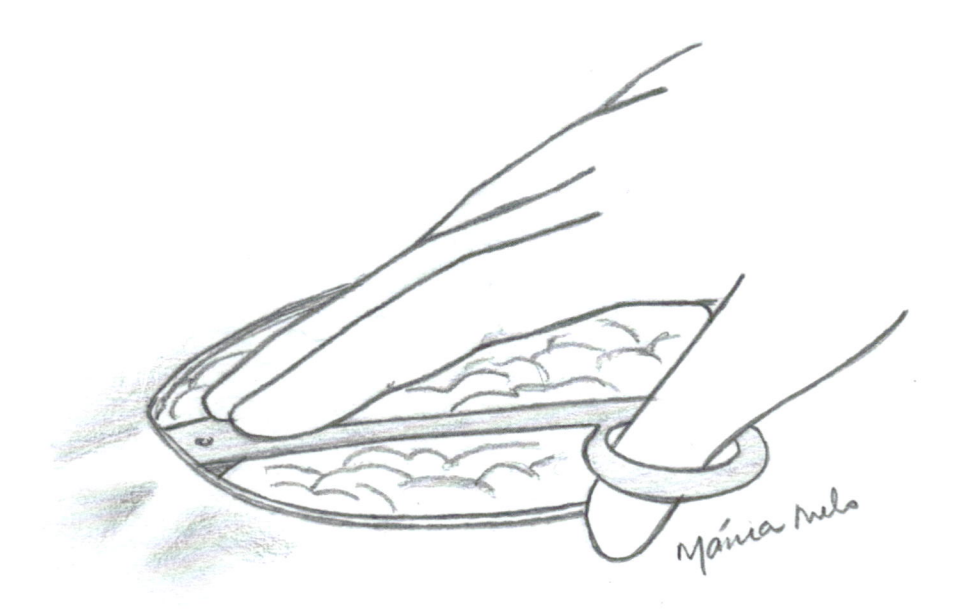

FIGURA 11.7 Pode-se fazer a divulsão do tecido gorduroso subcutâneo do parênquima mamário (criando-se um retalho dermogorduroso) em toda a extensão ao redor da aréola com o auxílio da tesoura de Matzembaum.

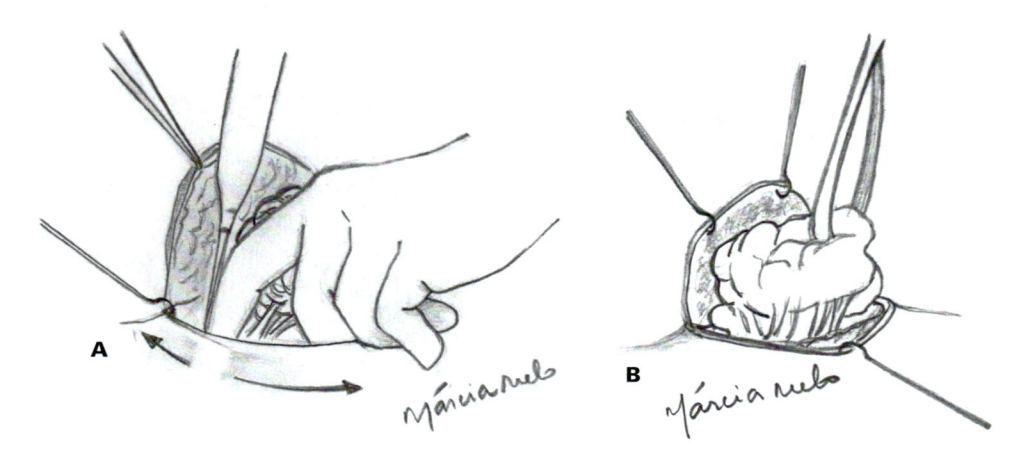

FIGURA 11.8 A e B Dissecção do tecido glandular mamário em toda a sua extensão, até atingir a fáscia do *peitoral maior*. A tração da glândula mamária pelo cirurgião ajuda a definir o plano de dissecção em nível da fáscia *superficial*. Eventualmente, afastadores do tipo Doyen, com fonte de luz, facilitam a dissecção e a hemostasia.

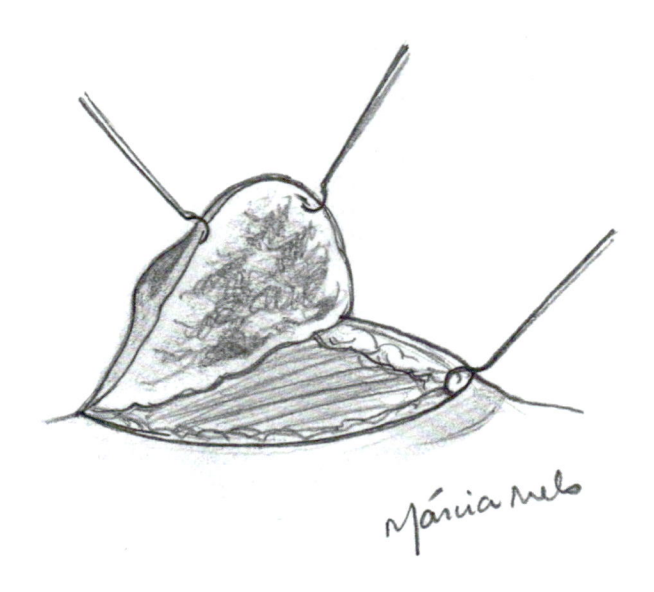

FIGURA 11.9 Representação da espessura do retalho após a ressecção glandular. Revisão da presença de tecido mamário residual, eliminando elevações ou irregularidades sob a pele. Revisão rigorosa da hemostasia.

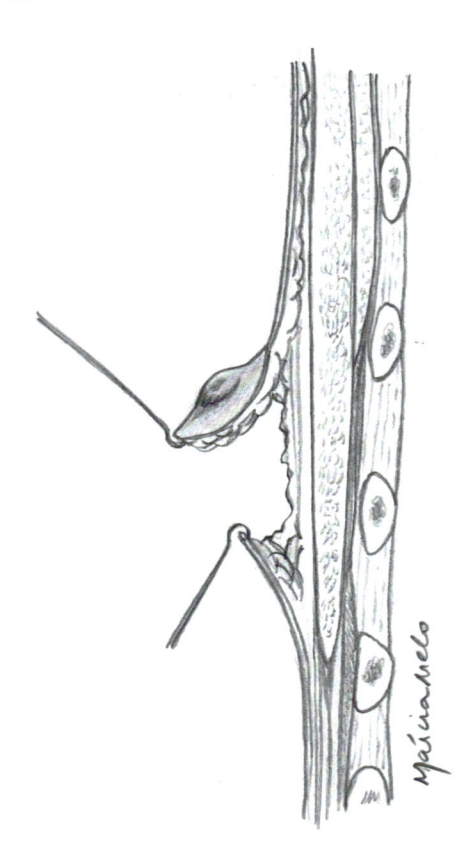

FIGURA 11.10 Representação, em corte sagital, da área de ressecção e espessura do retalho.

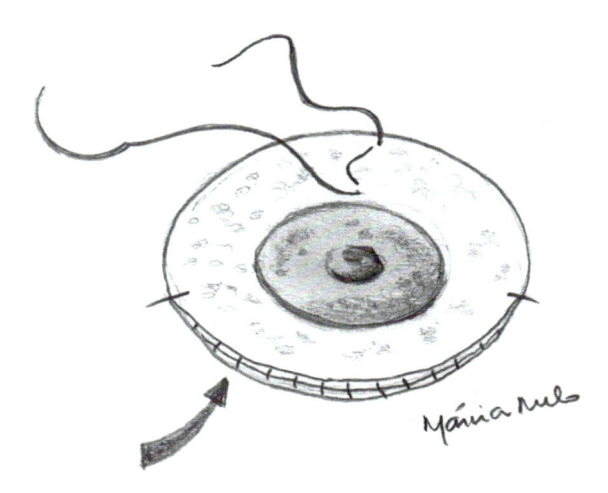

FIGURA 11.11 Fechamento da incisão com sutura subdérmica contínua com fio monocryl 3.0 (seta).

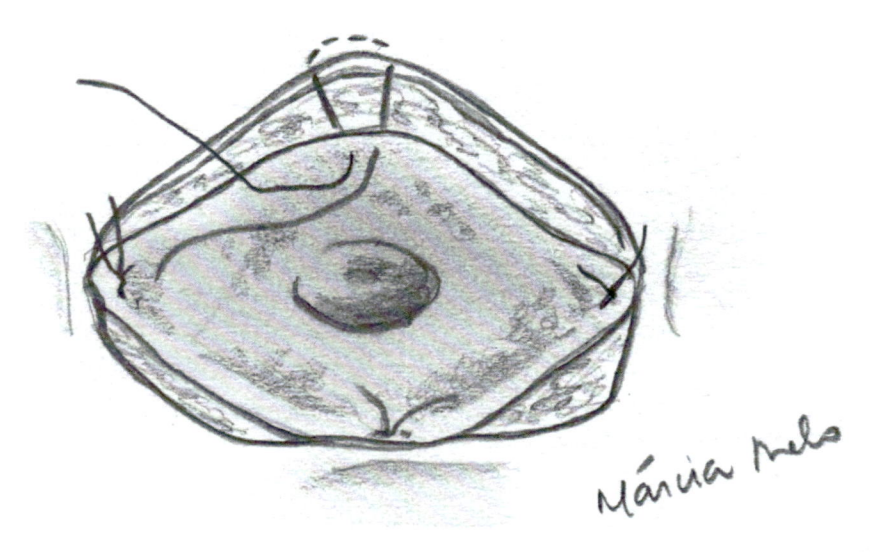

FIGURA 11.12 Pontos subdérmicos com fio monocryl 3.0 nos quatro quadrantes, visando distribuir a tensão e acomodar a aréola a uma nova realidade anatômica.

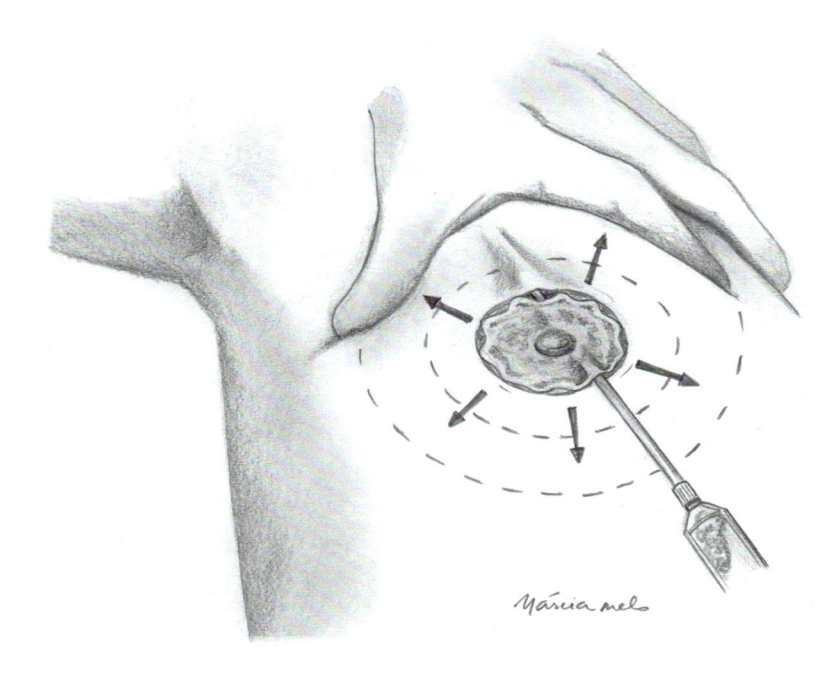

FIGURA 11.13 Em alguns casos, após exérese do tecido glandular mamário e fechamento parcial com pontos subdérmicos, pode-se lipar o tecido adiposo excedente com a utilização de uma microcânula de aspiração, acoplada à seringa de 20 mL, para melhor resultado estético.

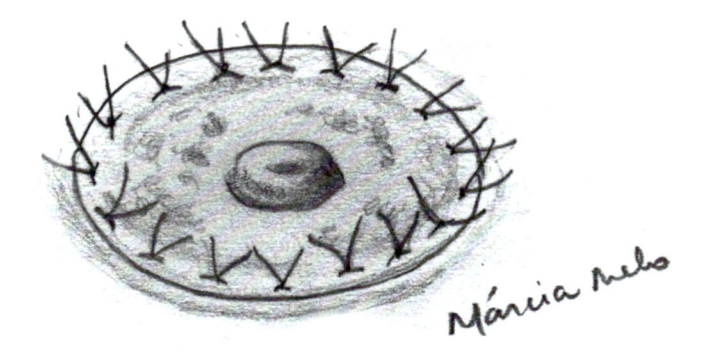

FIGURA 11.14 Aproximação da borda da incisão circular externa à aréola, utilizando sutura com pontos capitonados em toda a extensão da aréola com fio mononylon 4.0.

A Atenção

Quando a ginecomastia é volumosa e a área de ressecção é ampla, costuma-se deixar um dreno tubular 1/8 de aspiração contínua bilateralmente com saída na linha axilar anterior abaixo do limite da ressecção, pois a formação de seroma é bastante comum. O dreno costuma permanecer de 4 a 7 dias.

Tumor provavelmente benigno

O tumor mamário provavelmente benigno apresenta uma ou mais das características descritas a seguir:

CARACTERÍSTICAS CLÍNICAS

- Tumores bem delimitados.
- Crescimento lento.
- Móveis.
- Consistência fibroelástica.
- Não costumam ultrapassar 3 ou 4 cm de diâmetro.
- Ocorrem em pacientes com idade média entre 20 e 30 anos.
- Frequentemente múltiplos e/ou bilaterais.

CARACTERÍSTICAS IMAGENOLÓGICAS

- Ultrassonográficas: costumam apresentar um diâmetro transverso maior do que o ântero-posterior, além de não apresentarem sombra acústica significativa. A borda é bem definida, regular, e o nódulo pode ser bocelado ou não.
- Mamográficas: costumam ser descritos como tumores com borda definida, regular e bocelada.

Frente a um tumor de mama sólido em paciente acima de 25 anos, devemos realizar punção aspirativa com agulha fina (PAAF) e/ou biópsia percutânea (*core biopsy*) para que se possa planejar com segurança o tratamento cirúrgico definitivo. Deve-se chegar à cirurgia com um mínimo de possibilidade de surpresa diagnóstica.

> **A Atenção**
>
> Em pacientes acima de 25 anos, a impressão clínica de benignidade não justifica submetê-las a um procedimento cirúrgico sem antes ter diagnóstico citopatológico e/ou histopatológico.

O tumor sólido benigno de mama mais comum é o *fibroadenoma*, que apresenta as seguintes características:

- Tumor bem delimitado, arredondado, bocelado ou não.
- Consistência firme e elástica.
- Não aderido a planos superficiais ou profundos.
- Média de idade da paciente de 25 a 30 anos.
- Crescimento lento.
- Não costuma ultrapassar 4 cm.
- Múltiplo em 20% das vezes.
- Bilateral em 60% dos casos.
- Proliferação do estroma e do epitélio ducto-lobular.

A indicação da exérese pode ser adiada se a paciente tiver menos de 25 anos, se a lesão for clínica e imagenologicamente compatível com fibroadenoma, se não houver surgimento ou crescimento recentes, se os tumores forem múltiplos ou bilaterais, e se ela aceitar conviver com o nódulo.

> **! Importante**
>
> Nos fibroadenomas complexos, a exérese está *sempre* indicada. Eles apresentam cistos maiores que 3 mm, adenose esclerosante, calcificações epiteliais e alterações papilares apócrinas em seu interior, e parecem estar associados a um maior risco subsequente de carcinoma mamário.

Frente a tumores mais volumosos ou de crescimento rápido, deve-se descartar tumor filodes. Os tumores filodes, mesmo quando benignos, devem ser retirados com margem de segurança para prevenir a recorrência, que é frequente quando as margens são negligenciadas.

Outras duas alterações benignas que costumam se manifestar como nódulos mamários são os *lipomas* e os *hamartomas* (Tab. 12.1).

TRATAMENTO

A extirpação de um tumor mamário benigno pode ser realizada ambulatorialmente, sob anestesia local. Em pacientes muito ansiosas, com mamas grandes, tumores profundos e/ou múltiplos, costuma-se empregar anestesia geral.

Tabela 12.1	Características dos lipomas e hamartomas
Lipomas	**Hamartomas**
Consistência amolecida	Consistência variável geralmente elástica
Extremamente móveis	Móveis
Encapsulados	Bem definidos ao exame físico e à mamografia
Constituídos de tecido adiposo maduro	Constituído de ductos, lóbulos, estroma fibroso e tecido adiposo em proporções variadas
Facilmente enucleados durante a cirurgia	Plano cirúrgico não tão facilmente identificável durante a ressecção
Podem ocorrer em outros locais do corpo	

> **Importante**
>
> A escolha da técnica anestésica depende das condições próprias de cada paciente, desde perfil emocional, tamanho, número e localização do tumor, assim como da preferência da paciente.

A anestesia local com lidocaína a 1 ou 2% é prática e adequada para a maioria dos casos de localização centro-medial, lesão única, bem definida e acessada por incisão periareolar. Dificuldades poderão surgir na tentativa de abordar lesões periféricas por via periareolar, devido à extensão da dissecção e à manipulação excessiva dos tecidos.

A localização da incisão e o tipo de abordagem não devem ser modificados em função da técnica anestésica. A menos que a paciente apresente comorbidades e contraindicação para anestesia geral, sempre que a anestesia geral nos permitir uma abordagem mais ampla e uma incisão esteticamente favorável ela deverá ser empregada.

Preparo da paciente

1. Anestesia conforme opção prévia. (local, regional ou geral).
2. A paciente é posicionada em decúbito dorsal, com os braços abertos em ângulo de 90° ou com o braço elevado e a mão sob a cabeça.
3. Degermação com iodopovidine ou similar de toda a mama até metade da mama contralateral.
4. Colocação de campos esterilizados deixando a mama exposta.

Posicionamento da incisão

O posicionamento da incisão deve levar em consideração a localização e o tamanho do tumor, sua mobilidade, o volume da mama, o tamanho da aréola e a habilidade técnica do cirurgião.

A incisão periareolar é indicada para acessar a maioria das lesões situadas na porção central da mama, desde que o tamanho da lesão abordada seja compatível com a amplitude de campo oferecida pela via periareolar. As incisões para-areolares devem ser arciformes, preferencialmente, ao longo das linhas de Langer, concentricamente, ao redor do mamilo e se possível restritas à área coberta pelo sutiã (Figs. 12.1 a 12.4).

> **! Importante**
>
> Embora não exista uma regra fixa, a abordagem de lesões situadas além de 5 cm da margem areolar são melhor acessadas deslocando a incisão no eixo radial da lesão.

As lesões localizadas nas porções mais periféricas da mama têm abordagem diferenciada: quando nos quadrantes inferiores, podem ser acessadas por incisão no sulco inframamário, especialmente quando se trata de lesões volumosas ou múltiplas; quando nos quadrantes superiores, projeta-se uma incisão arciforme, mantendo os limites dentro da área oculta pelo vestuário casual.

> **A Atenção**
>
> Em tumores profundos, múltiplos ou volumosos, a abordagem deve ser feita por meio de incisão no sulco inframamário, com descolamento retroglandular e enucleação dos tumores por trás da glândula. Essa incisão nos proporciona um excelente campo operatório com acesso a todos os quadrantes, permitindo a ressecção de grandes massas ou de múltiplos nódulos, com mínimo dano estético.

> **! Importante**
>
> A escolha do local e da extensão da incisão deve ser sempre extremamente criteriosa. Nem sempre a incisão mínima é a que permite um melhor resultado estético, pois a manipulação excessiva das bordas da incisão e a tunelização do tecido glandular muitas vezes leva a resultados finais inestéticos.

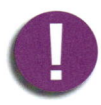

Emprega-se a colocação imediata e manutenção por 48 horas de sutiã bem ajustado. Na vigência de uma hemostasia difícil e persistência de pontos sangrantes, emprega-se o enfaixamento com atadura de crepe de 15 ou 20 cm de largura, enquanto permanecer na sala de recuperação ou por três horas em pacientes liberadas imediatamente após o procedimento.

Recomenda-se aplicação de bolsa de gelo 3 a 4 vezes nas primeiras 24 horas, com intuito de diminuir a resposta inflamatória (dor e edema), assim como o sangramento no leito cirúrgico.

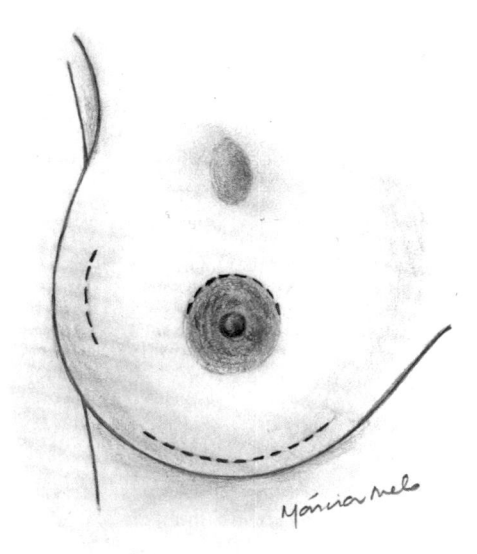

FIGURA 12.1 Diferentes possibilidades de incisão respeitando as linhas de Langer.

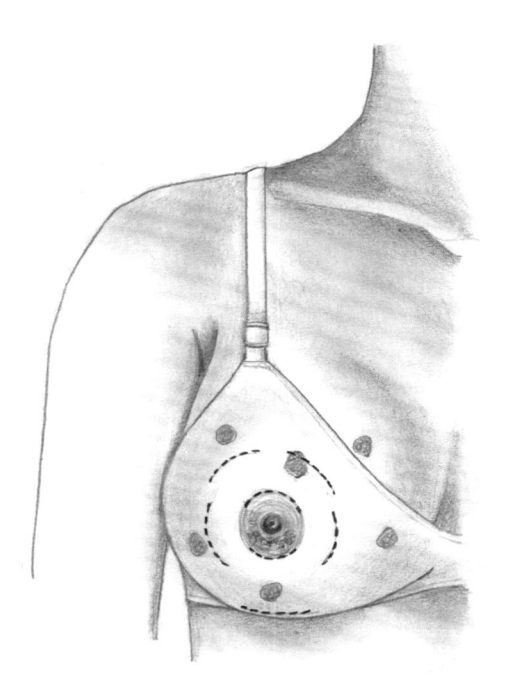

FIGURA 12.2 Diferentes incisões restritas à área coberta pelo sutiã.

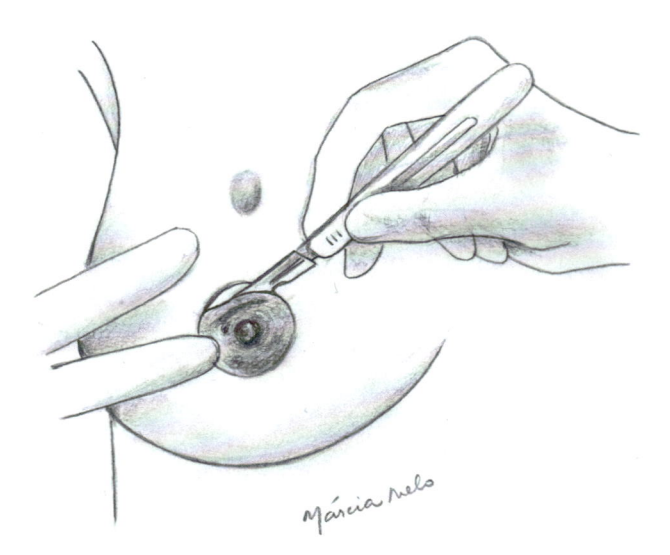

FIGURA 12.3 Incisão periareolar com bisturi lâmina 15, pois esta é mais delicada e permite maior precisão em incisões curvilíneas, não ultrapassando uma "meia aréola". Pode-se delinear o limite da aréola com azul de metileno para facilitar a linha de incisão cutânea. Para permitir maior precisão, costuma-se fixar com os dedos indicador e médio a área a ser incisada.

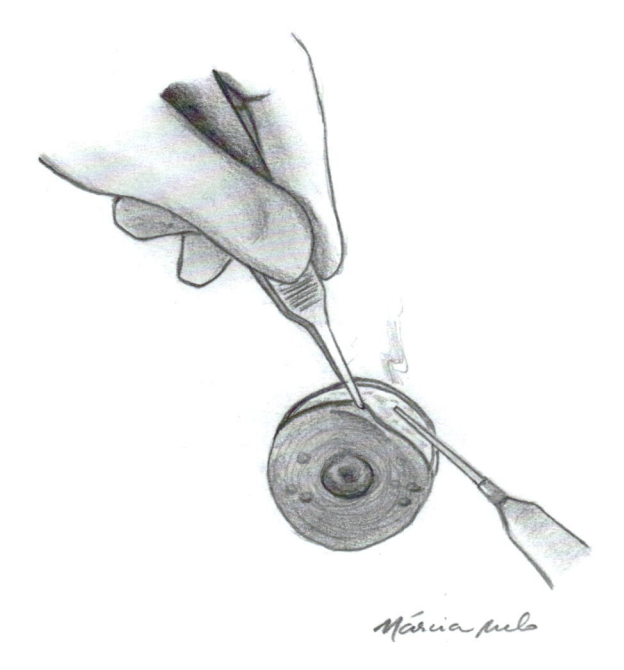

FIGURA 12.4 Cauterização dos vasos subdérmicos e exposição do subcutâneo com o eletrocautério. É preciso ter cautela para não cauterizar as bordas da incisão. Aconselha-se o emprego rotineiro do cautério bipolar para fins de controle do sangramento.

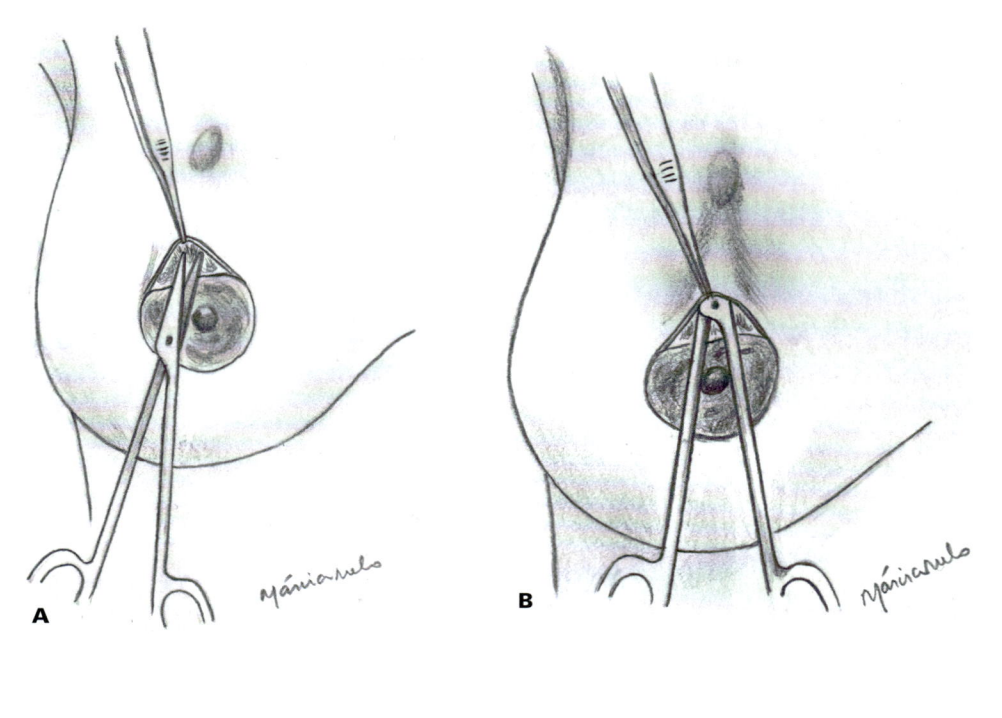

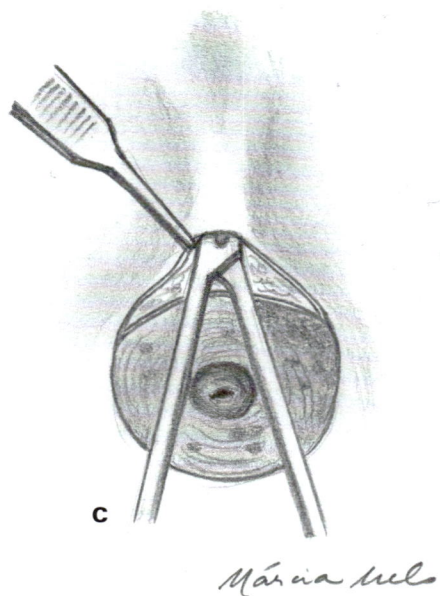

FIGURA 12.5 A, B e C Dissecção romba do tecido glandular mamário com tesoura Metzenbaum delicada até encontrar o plano correspondente à localização do nódulo a ser ressecado. Com o auxílio da pinça de Addison com dente, o cirurgião expõe a área de interesse, exercendo tração com delicadeza, evitando traumatizar as bordas da incisão.

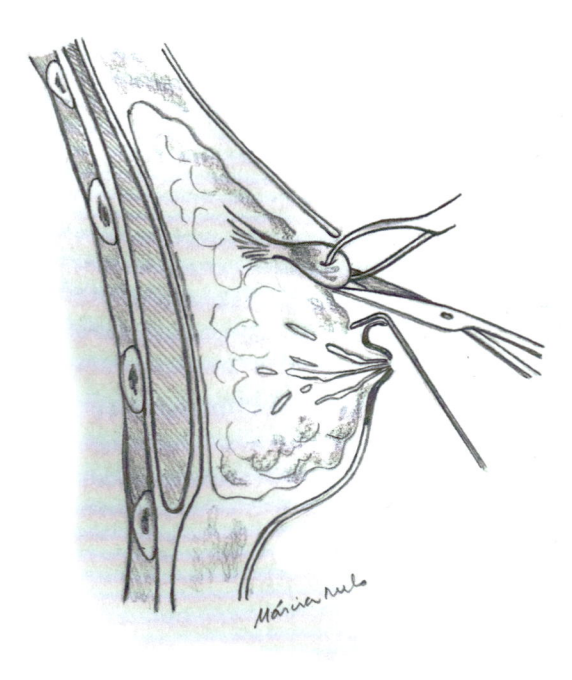

FIGURA 12.6 Preensão do nódulo com pinça de Backaus e tração do mesmo em direção à incisão. Quando o campo for limitado, é possível dar um ponto de tração no nódulo com um fio resistente como seda 0 ou similar.

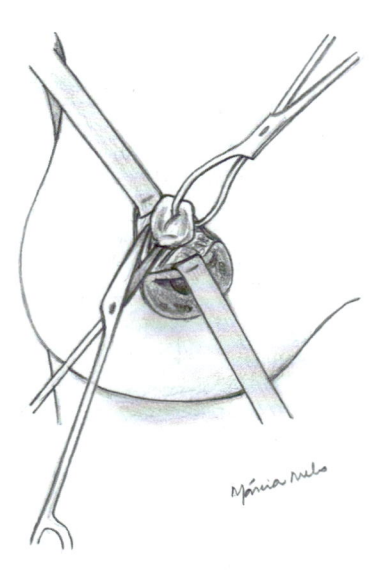

FIGURA 12.7 Incisão do pedículo com tesoura ou eletrocautério. Alguns tumores apresentam uma pseudocápsula que, quando alcançada, permite sua enucleação digital quase exangue.

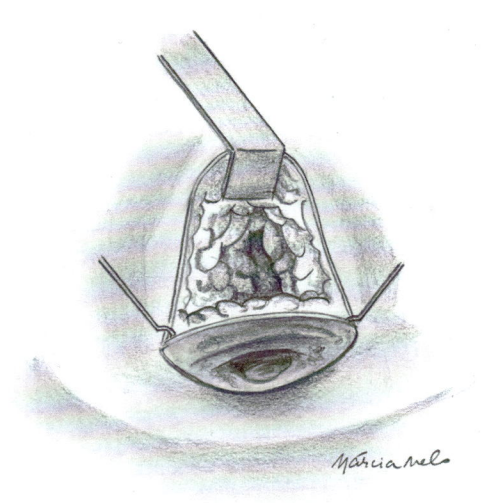

FIGURA 12.8 Hemostasia e revisão do leito tumoral. É importante realizar uma exploração digital dos tecidos adjacentes ao leito do tumor para excluir a presença de outras alterações. A hemostasia em mamas densas e com muita fibrose pode ser difícil. Os vasos se retraem no tecido fibroglandular, dificultando sua localização precisa e provocando o uso excessivo do eletrocautério. O emprego de cautério bipolar minimiza o dano eletrotérmico aos tecidos, sendo aconselhável sua utilização rotineira para a hemostasia.

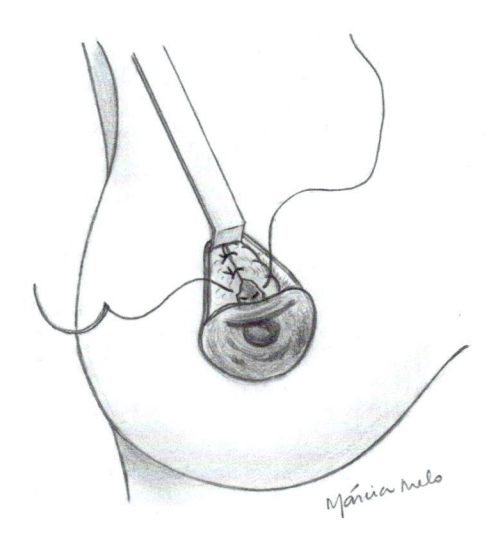

FIGURA 12.9 Aproximação dos tecidos com fio monocryl 2.0 e 3.0. Por vezes, é desnecessário pontos na glândula mamária, pois o defeito costuma ser mínimo e a própria glândula se reacomoda, não deixando abaulamentos ou retrações.
É muito importante observar, após cada ponto de aproximação, se não ocorreu retração cutânea ou distorção na forma da mama. Em algumas mamas com predomínio de tecido adiposo, não são empregados pontos de aproximação, pois a acomodação dos tecidos oblitera a loja provocada pela ressecção.

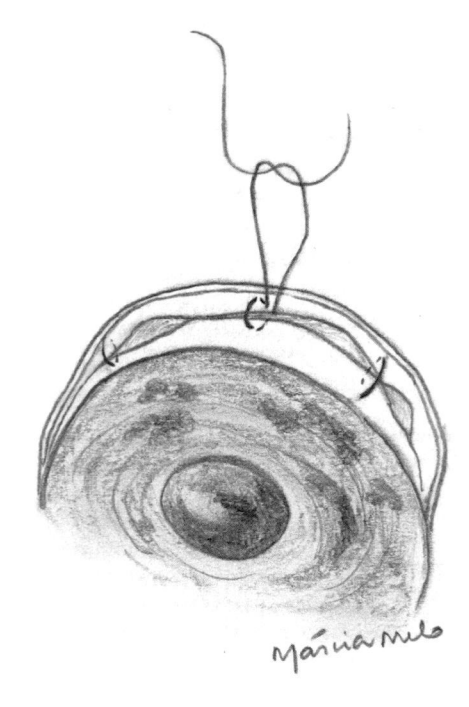

FIGURA 12.10 Pontos subdérmicos com monocryl 3.0 para aproximação das bordas, permitindo melhor resultado estético final.

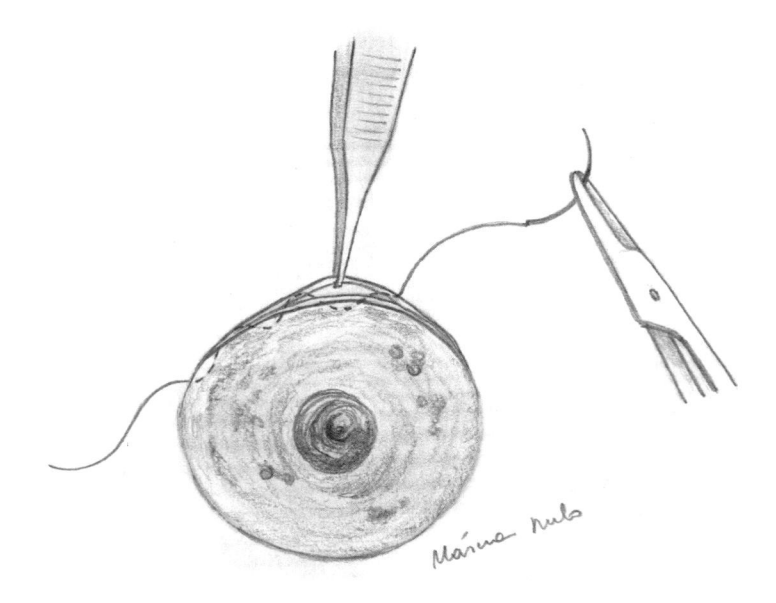

FIGURA 12.11 Pontos intradérmicos com monocryl 4.0 ou mononylon 4.0. Prefere-se o monocryl por poupar a paciente do incômodo da retirada dos pontos.

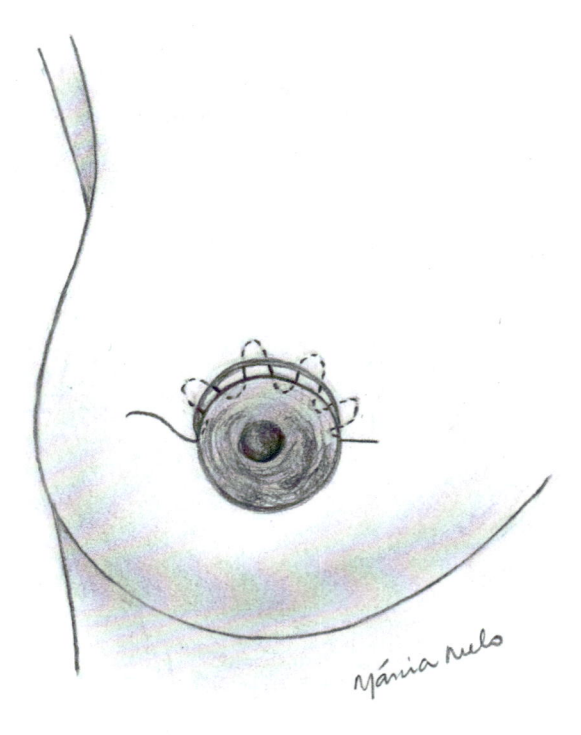

FIGURA 12.12 Aspecto final, com sutura intradérmica.

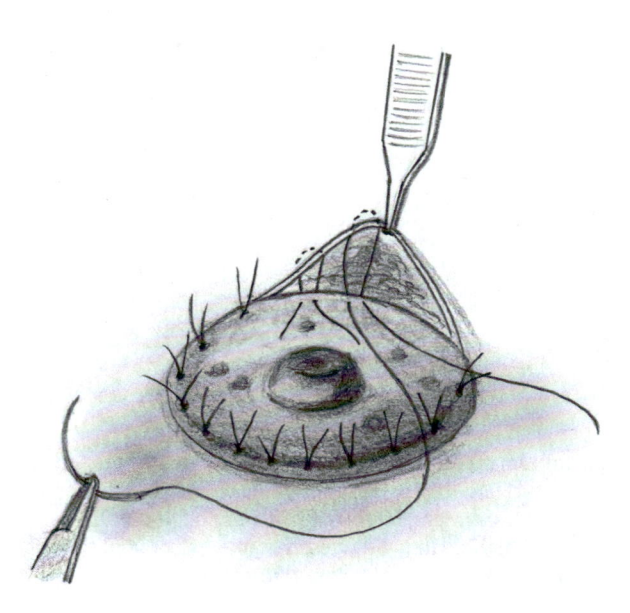

FIGURA 12.13 Pontos capitonados em aréola com mononylon 4.0. Essa é uma opção à sutura intradérmica, ideal quando se necessita alguma compensação por sobra de pele periareolar.

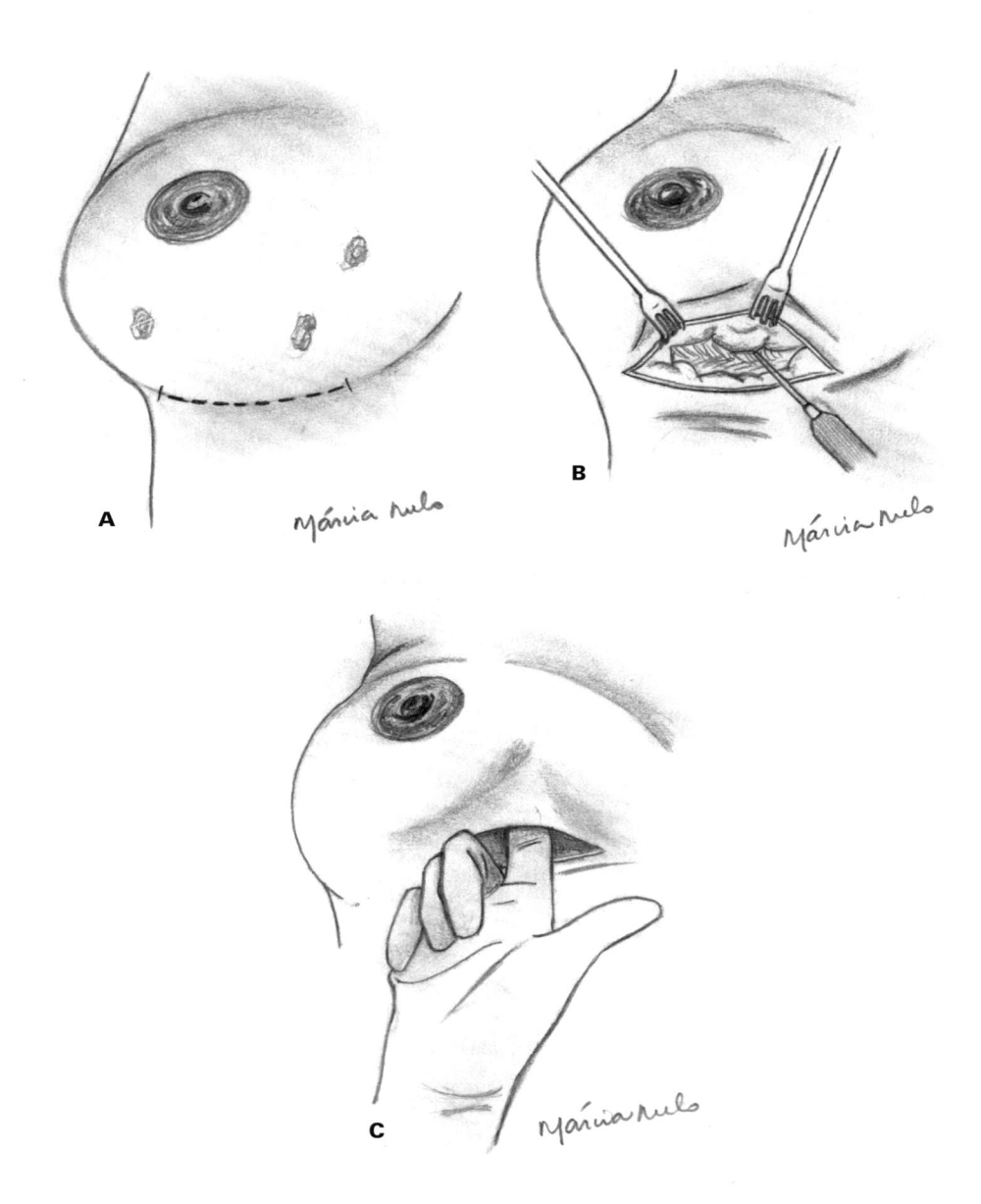

FIGURAS 12.14 A, B e C Em tumores profundos, múltiplos ou volumosos, pode-se realizar incisão no sulco inframamário com bisturi lâmina 15. Dissecção com tesoura Metzenbaum ou eletrocautério até exposição da gordura mamária retroglandular (entre a glândula e o músculo grande peitoral). Após, com eletrocautério e auxílio digital, tem-se acesso à loja retromamária. Incisa-se, então, a face posterior da glândula e se exterioriza os nódulos. Não costuma ser necessária sutura. Hemostasia cuidadosa é importante. Sutura-se com monocryl 3.0 o subcutâneo e aproxima-se a derme com pontos intradérmicos com monocryl 3.0, 4.0 ou mononylon 4.0.

13
Manejo das lesões mamárias não palpáveis

Uma nova queixa tem se tornado muito comum nos ambulatórios de mastologia – o achado mamográfico ou ultrassonográfico anormal: lesão não palpável ao exame clínico minucioso, identificada por mamografia ou ultrassonografia. Com o rastreio mamográfico de rotina, a mamografia anormal tem correspondido à terceira causa de consulta, em frequência, nas clínicas de mastologia.

São quatro os tipo de lesões não palpáveis que merecem destaque:

1. Nódulo
2. Microcalcificações
3. Distorção da arquitetura do parênquima mamário
4. Densidades assimétricas

Para que possa ser caracterizada como lesão ao estudo mamográfico, a alteração deve estar presente nas duas incidências mamográficas (médio-oblíqua-lateral de 45° e crânio-caudal), o que permite a sua delimitação tridimensional. Na ultrassonografia, nos deparamos com lesões císticas (complexas ou não) ou sólidas de características variadas, muitas vezes identificadas quando ainda com 3 ou 4 mm.

O Colégio Brasileiro de Radiologia (CBR), juntamente com a Sociedade Brasileira de Mastologia (SBM) e a Federação Brasileira das Sociedades de Ginecologia e Obstetrícia (Febrasgo), realizou em 1998 a I Reunião de Consenso sobre a Padronização dos Laudos Mamográficos,[4] com o objetivo de uniformizar sua terminologia e estruturação. Dentre as recomendações formuladas, destaca-se que, após a descrição do achado anormal, este deve ser enquadrado dentre as categorias de BIRADS (Breast Imaging Reporting and Data System) criadas pelo Colégio Americano de Radiologia.[5] As categorias da classificação de BIRADS (Tabs. 13.1 e 13.2) correspondem às relacionadas a seguir:[5]

Categoria 1: mamografia normal.
Categoria 2: achados mamográficos benignos.

Categoria 3: achados mamográficos provavelmente benignos.
Categoria 4: achados mamográficos suspeitos.
Categoria 5: achados mamográficos altamente suspeitos para malignidade.

O objetivo dessa classificação de BIRADS é associar os achados mamográficos anormais com a probabilidade de malignidade e, assim, direcionar a conduta a ser tomada. A classificação de BIRADS, também vem sendo utilizada em ultrassonografias e ressonância magnética mamárias.

Tabela 13.1 — Características dos nódulos mamários no estudo mamográfico e correlação com a classificação de BIRADS

BIRADS	Característica do nódulo
1. Mamografia normal	■ Nenhum nódulo é identificado.
2. Achados benignos	■ Nódulos contendo gordura: linfonodo intramamário, hamartoma, cisto oleoso, galactocele. ■ Fibroadenoma calcificado. ■ Cistos simples (únicos ou múltiplos, após confirmação ecográfica).
3. Achados provavelmente benignos	■ Nódulo sólido, circunscrito, não calcificado, com forma redonda, oval ou macrolobulada.
4. Achado suspeito para malignidade	■ Nódulo sólido, redondo, oval ou macrolobulado com calcificações associadas, algumas irregularidades das margens, microlobulação e/ou mais de 25% das margens obscurecidas. ■ Nódulos intracísticos ou cistos com septações espessas.
5. Achado altamente suspeito para malignidade	■ Nódulos irregulares, com espiculações, com ou sem calcificações.

Fonte: Bauab.[6]

As categorias 1 e 2 incluem a mamografia sem alterações e os achados mamográficos benignos (linfonodos intramamários ou axilares, calcificações grosseiras de esteatonecrose, calcificações arteriais, fibroadenomas calcificados, cistos oleosos, lipomas, galactoceles e hamartomas) e o seguimento recomendado para esses casos é o habitual: anual ou bianual, conforme a faixa etária e a avaliação do risco para câncer de mama. Em relação ao risco para câncer de mama, as categorias 1 e 2 são iguais. A categoria 3, que corresponde aos achados provavelmente benignos, é associada a um risco de malignidade de até 2%. O acompanhamento mamográfico em menor espaço de tempo (6 meses) ou a avaliação cito-histológica por estereotaxia ou ecografia podem ser opções para esses casos. As lesões que são incluídas nessa categoria correspondem, na sua maioria, a nódulos com bordas bem delimitadas (Tab. 13.1).

Nessa categoria, estão muitas das lesões encontradas em primeiras mamografias ou em mamografias sem exame prévio para comparação. Quando uma lesão da categoria 3 permanece estável após 24 meses, pode-se classificá-la, então, como BIRADS 2.

Lesões ultrassonográficas classificadas como BIRADS 3 incluem cistos não palpáveis complicados ou massas ovaladas sólidas hipoecoicas e circunscritas

Tabela 13.2	Características das microcalcificações mamárias no estudo mamográfico e correlação com a classificação de BIRADS
BIRADS	**Característica das microcalcificações**
1. Mamografia normal	■ Nenhuma calcificação identificável.
2. Achados benignos	■ Calcificações anelares e arteriais; ■ Calcificações "em pipoca"; ■ Calcificações em "leite de cálcio" em microcistos; ■ Calcificações cutâneas; ■ Calcificações em fios de sutura.
3. Achados provavelmente benignos:	■ Microcalcificações redondas ou ovais, do mesmo tamanho, difusamente distribuídas; ■ Microcalcificações agrupadas, em um ou mais focos, redondas ou ovais, todas com a mesma morfologia, assim definidas após cuidadosa análise (Fig. 13.1).
4. Achado suspeito para malignidade:	■ Microcalcificações, mesmo com morfologia uniforme, com distribuição regional, segmentar, linear ou focal; ■ Microcalcificações agrupadas, onde alguma(s) apresenta(m) morfologia diferente das demais; ■ Microcalcificações puntiformes, de tamanhos variados, agrupadas; ■ Microcalcificações agrupadas, ausentes em exame prévio, sem características tipicamente benignas.
5 Achado altamente suspeito para malignidade:	■ Microcalcificações lineares e vermiformes desenhando trajeto de ductos; ■ Microcalcificações pleomórficas ou heterogêneas.

Fonte: Bauab.[6]
Calcificações (diâmetro maior que 0,5 mm); Microcalcificações (diâmetro menor que 0,5 mm); Agrupadas (múltiplas microcalcificações, ocupando uma área menor que 2 cm^3).

que não são facilmente distinguíveis de cistos complicados. A incidência de neoplasia maligna nessas lesões é menor do que 2%. Microcistos agrupados sem um componente sólido também podem ser classificados como BIRADS 3.

As categorias 4 e 5, por sua vez, possuem taxas de probabilidade de malignidade de 30 a 40% e de mais de 80%, respectivamente. Nesses casos, a investigação histológica é essencial, sendo que a biópsia excisional, guiada por fio metálico, também chamada biópsia por agulhamento, é considerada técnica padrão na sua elucidação diagnóstica. A categoria 4, por compreender um grande número de lesões, é subdividida em A, B e C, conforme o grau de suspeita para malignidade (baixa, média e alta). Massas espiculadas, irregulares, de alta densidade, ou massas espiculadas de alta densidade associadas a microcalcificações pleomórficas, ou calcificações lineares finas dispostas em um segmento ou linearmente estão incluídas na categoria BIRADS 5.

Atenção

As lesões com maior risco para carcinoma são as com margens espiculadas e formato irregular, associadas a microcalcificações pleomórficas, irregulares e com padrão de distribuição ductal ou segmentar.

Antes da indicação de cirurgia para a lesão não palpável, é necessário esgotar a propedêutica disponível, para que se obtenha uma correta avaliação da lesão. Mamografias com compressões seletivas, projeções especiais ou magnificações e ultrassonografia devem ser requisitadas quando necessário.

Os exames classificados como categoria 0 denotam a necessidade de utilizar outros métodos diagnósticos ou incidências complementares para classificação da lesão. Utiliza-se categoria 6 para os casos em que já há diagnóstico firmado de malignidade.

A ressonância magnética mamária é um dos métodos que contribui, cada vez mais, na caracterização e na classificação de risco para malignidade das lesões identificadas na mamografia ou na ultrassonografia.

DESCRIÇÃO DAS TÉCNICAS DE BIÓPSIA DE LESÕES NÃO PALPÁVEIS

Há várias técnicas de abordagem de lesões não palpáveis. Algumas menos invasivas, como punções citológicas com agulha fina, orientadas por estereotaxia (mamografia) ou ecografia, e punções biópsias (*core-biopsy*), também orientadas por estereotaxia ou ecografia. A vantagem, nesses casos, reside no fato de evitar uma biópsia cirúrgica, em ambiente hospitalar, reduzindo os custos e a complexidade do tratamento. Outro procedimento, também classificado como minimamente invasivo, é a mamotomia, que corresponde a um aperfeiçoamento da *core-biopsy* permitindo, quando acoplado a uma mesa de estereotaxia ou ultrassonografia, a retirada de uma maior quantidade de tecido ou até mesmo de toda a lesão, com uma única introdução da sonda de biópsia a vácuo. É possível a identificação do leito tumoral, quando toda lesão é removida, deixando clipes metálicos no leito da biópsia. Outra forma de detecção do leito de ressecção pós-mamotomia é por ecografia que, após o diagnóstico anatomopatológico, pode detectar alterações no parênquima, secundárias ao procedimento e, assim, guiar a marcação com fio metálico da área previamente biopsiada.

Alguns autores defendem a aplicação da *core-biopsy* e da mamotomia, tanto por estereotaxia quanto por ecografia, em todos os casos em que se deseja esclarecer a natureza de uma lesão, mesmo nos casos com alta suspeita de malignidade (BIRADS 4 e 5). Justifica-se que, além de confirmar malignidade, podem revelar se a lesão é invasiva, facilitando o planejamento e a escolha do tratamento cirúrgico em nível ambulatorial, não dependendo de exame histopatológico de congelação (possível nos casos de lesão nodular). Salienta-se que, embora correspondam à ótima alternativa de manejo das lesões não palpáveis da mama, estão disponíveis em poucos centros de tratamento e com custo elevado. Nos casos em que os métodos menos invasivos não podem ser utilizados como primeira abordagem ou que não elucidaram a natureza da lesão, indica-se a biópsia cirúrgica após demarcação metálica (agulhamento). Quando há uma equipe bem treinada e habituada a manejar lesões mamárias não palpáveis, a biópsia excisional, guiada por fio metálico, possibilita a exérese completa da lesão, já com margem de segurança. Quando do diagnóstico de neoplasia mamária invasora, nova cirurgia será necessária para abordagem dos linfonodos axilares. Nos casos de carcinoma ductal *in situ* ressecado e com margens adequadas ou de patologia benigna, não há necessidade de complementação cirúrgica.

TÉCNICA DE BIÓPSIA CIRÚRGICA POR AGULHAMENTO OU ORIENTADA POR FIO METÁLICO

A marcação da lesão com guia metálica por estereotaxia ou ultrassonografia corresponde ao método mais empregado na avaliação das lesões mamárias não palpáveis. Outras técnicas de marcação incluem a utilização de corantes como azul vital, partículas de carvão estéril, ou mesmo de uma associação de água com contraste radiográfico e azul vital (*patent blue dye*). Nos centros que dispõem da tecnologia necessária para a realização da identificação do linfonodo sentinela, ou seja, linfocintilografia e "gama probe", uma alternativa à utilização dos fios metálicos é a técnica do ROLL (*radioguided occult lesion localization*). Corresponde à marcação da lesão não palpável com coloide radioativo e utilização do "gama probe" no transoperatório para localização e exérese da área demarcada. Outro tipo de marcação, somente útil nas lesões muito superficiais, corresponde à utilização de reparo metálico radiopaco na pele, colocado na topografia da lesão. O importante, independentemente da técnica utilizada para marcação da lesão, é que o cirurgião esteja habituado com a metodologia empregada, proporcionando a correta identificação da lesão com a menor retirada possível de tecido mamário normal, favorecendo, assim, um melhor resultado estético.

Há vários tipos de fios metálicos disponíveis para marcação, a maioria com ganchos na sua extremidade. Alguns podem ser graduados ou com o segmento médio mais espesso que as extremidades, o que facilita, além da localização radiológica, a exérese cirúrgica. As agulhas rígidas colocadas por meio da região periareolar também podem ser uma alternativa aos fios metálicos na forma de gancho.

As biópsias por agulhamento são procedimentos de grande complexidade em função das variáveis envolvidas na sua realização. A distância do reparo metálico em relação à lesão é um dos fatores fundamentais, sendo considerado como ideal quando o fio metálico transfixa a área desejada e/ou não a ultrapassa em mais de 5 mm. Há correlação entre a proximidade do fio metálico com a lesão e o sucesso terapêutico alcançado pelo procedimento. A avaliação tridimensional da lesão, em função de sua posição nos quadrantes mamários, e o conhecimento de que, em posição supina, na mesa cirúrgica, pode ocorrer modificação substancial de sua localização em relação às imagens obtidas na marcação, geralmente realizada por estereotaxia (mamografia) com a paciente sentada, são outras variáveis relevantes no planejamento cirúrgico. Após a marcação da lesão, seja por estereotaxia ou por ultrassonografia, deve ser encaminhado ao cirurgião os clichês mamográficos e/ou ultrassonográficos para evidenciar o correto posicionamento do fio guia. Um laudo do radiologista estimando a distância, em centímetros, da entrada do fio na pele até a lesão, além de um diagrama com a sua relação com o mamilo, também muito contribuem na abordagem cirúrgica. Quando a demarcação metálica é realizada orientada por ultrassonografia, pode-se solicitar ao radiologista que risque na pele da paciente o trajeto do fio guia e a localização do tumor, procedimento simples que em muito contribui no plano cirúrgico de ressecção.

Recomenda-se sempre a biópsia excisional com pelo menos 1 cm de margem de segurança, em função do potencial de malignidade da lesão. As ressecções fusiformes são recomendadas, sempre destacando que as margens devem ser identificadas. As incisões preferidas são as arciformes, paralelas à borda da aréola, seguindo as linhas de Langer da mama. Deve-se posicionar a incisão de maneira que, se for necessário uma mastectomia ou setorectomia complementar, ela possa ser incluída e ressecada (Fig. 13.2). As incisões periareolares somente devem ser utilizadas quando a lesão está junto ou próxima da borda areolar e/ou quando o tamanho da aréola nos permite realizar a ressecção da área demarcada com segurança. Após incisão da pele com bisturi lâmina 15 e dissecção do tecido subcutâneo, deve-se proceder a dissecção em direção ao fio guia, a fim de incluir sua extremidade distal dentro do campo operatório e melhor identificar o seu trajeto. Realiza-se principalmente movimentos de dissecção, evitando-se a secção do parênquima sem a correta noção do trajeto do fio guia, a fim de evitar cortá-lo inadvertidamente (Fig. 13.3). O ideal é que o fio metálico percorra a menor distância possível dentro do parênquima mamário, independentemente do quadrante de localização da lesão. Alguns profissionais, rotineiramente, inserem o fio-guia na pele a partir dos quadrantes superiores, em um sentido paralelo ao tórax; assim, nos casos de lesões nos quadrantes inferiores, o fio guia percorrerá um longo trajeto na mama até a lesão, dificultando a abordagem cirúrgica.

Quando se planeja o posicionamento da incisão, ao se receber um caso agulhado dessa maneira, deve-se abordar o quadrante correspondente à lesão, realizando a dissecção até se identificar o trajeto do fio. Não se justifica a colocação da incisão próxima da entrada do fio na mama, em função da grande distância até a lesão, o que dificultará a identificação correta da área a ser ressecada, além de proporcionar maior trauma (tunelização) e, com grande frequência, estar associada a ressecções com um volume de parênquima mamário excessivo.

O estudo anatomopatológico de congelação só é justificado nas lesões nodulares de dimensões maiores que 5 mm, não sendo útil nas cirurgias indicadas por microcalcificações. Para estas, o que é essencial, após sua exérese e marcação das margens, é a realização de radiografia com compressão para confirmar a presença das microcalcificações na peça e observar sua relação com as margens. No caso de estar muito próxima de uma das margens, pode-se, no mesmo tempo cirúrgico, realizar a ampliação da margem previamente identificada. Outra possibilidade, para melhor orientação, além da marcação das margens (uma boa opção é marcar com fio cirúrgico: curto-borda cranial, médio-borda medial e longo-borda lateral [Fig. 13.4 a 13.8]), em especial quando se trata de microcalcificações, é a utilização de grades alfanuméricas para fazer a radiografia da peça cirúrgica e, assim, delimitar, por meio do cruzamento das coordenadas, a área que deve ser estudada pelo patologista, bem como a distância da lesão em relação às margens. O clichê radiológico da peça cirúrgica com microcalcificações deve sempre ser enviado ao laboratório de patologia para facilitar sua avaliação.

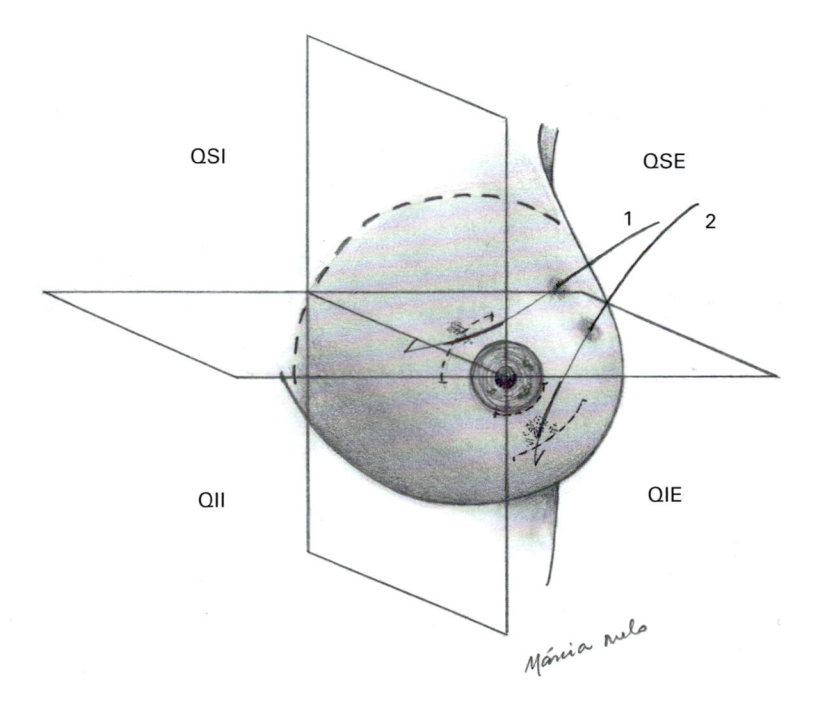

FIGURA 13.1 Mama com dois focos de microcalcificações demarcadas por fio metálico no quadrante superior interno (1) e inferior externo (2).

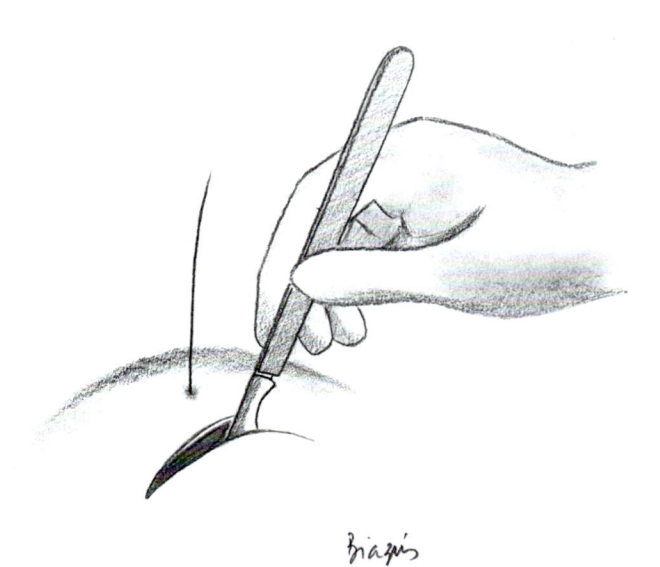

FIGURA 13.2 Incisão arciforme com bisturi lâmina 15 até exposição do subcutâneo. Nesse caso, a incisão está próxima à entrada do fio guia, pois este foi inserido no sentido crânio-caudal no quadrante correspondente à presença das microcalcificações.

> **Importante**
>
> A posição da incisão é determinada pela localização da lesão a ser ressecada e não pelo local de entrada do fio metálico.

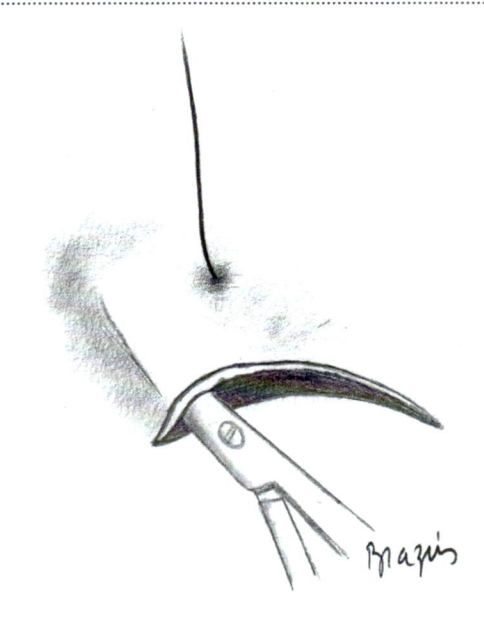

FIGURA 13.3 Dissecção de retalho dermogorduroso superior e inferior para adequado campo cirúrgico. A dissecção deve ser extremamente delicada para que possibilite encontrar o fio metálico sem cortá-lo inadvertidamente.

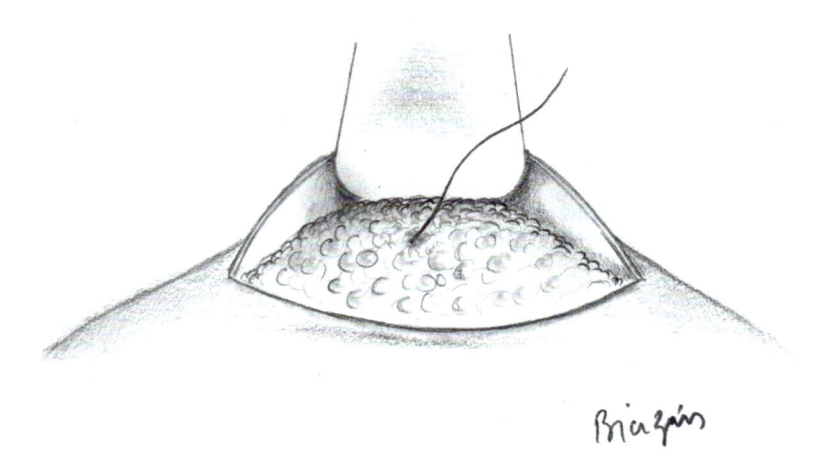

FIGURA 13.4 Com auxílio de afastadores e com cuidado para não deslocar o fio de sua posição intraparenquimatosa, traciona-se o fio guia, por sua entrada na pele, para dentro dos limites do campo cirúrgico.

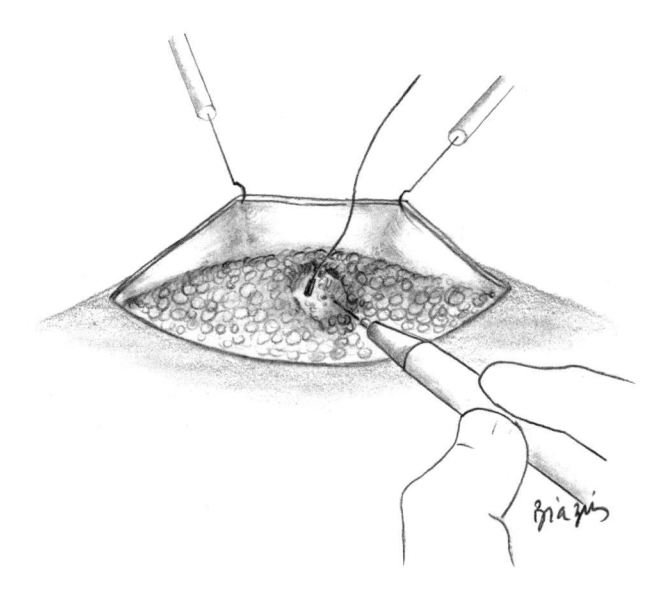

FIGURA 13.5 Segue-se o trajeto do fio metálico no parênquima mamário com auxílio do eletrocautério ou com tesoura de Matzenbaum em movimentos extremamente delicados. Os fios que apresentam uma parte mais espessa nos auxiliam a identificar a área de interesse. Nos demais, a distância que o fio percorre de sua entrada na pele até a lesão e a correlação desta com a extremidade do fio metálico é que servem de reparo para uma ressecção adequada.

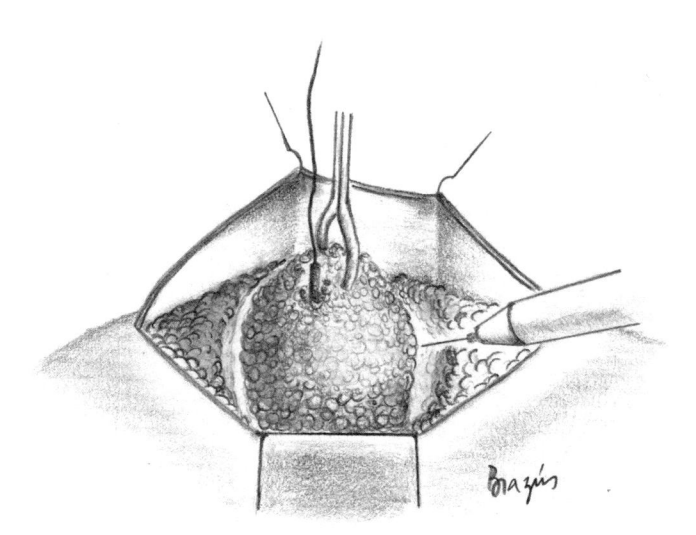

FIGURA 13.6 Preensão da área demarcada pelo fio guia com pinça Allis ou Backaus. Ressecção da área de interesse com eletrocautério ou com bisturi. A ressecção do parênquima costuma ser radiada e fusiforme, seguindo a disposição anatômica do lobos mamários. Nas mamas lipossubstituídas, a ressecção pode ser em forma cilíndrica, circundando o fio guia.

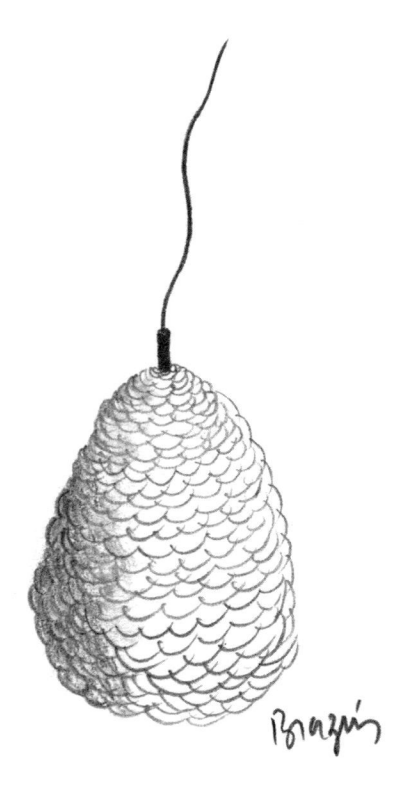

FIGURA 13.7 Peça cirúrgica demarcada pelo fio metálico.

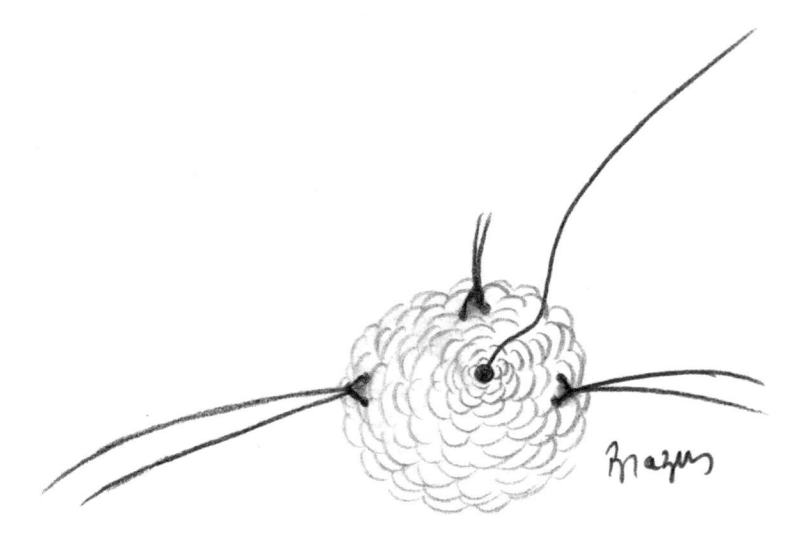

FIGURA 13.8 A peça deve ser reparada conforme rotina. Costuma-se utilizar um fio seda agulhado e a seguinte convenção: fio curto: cranial, fio médio: medial, fio longo: lateral.

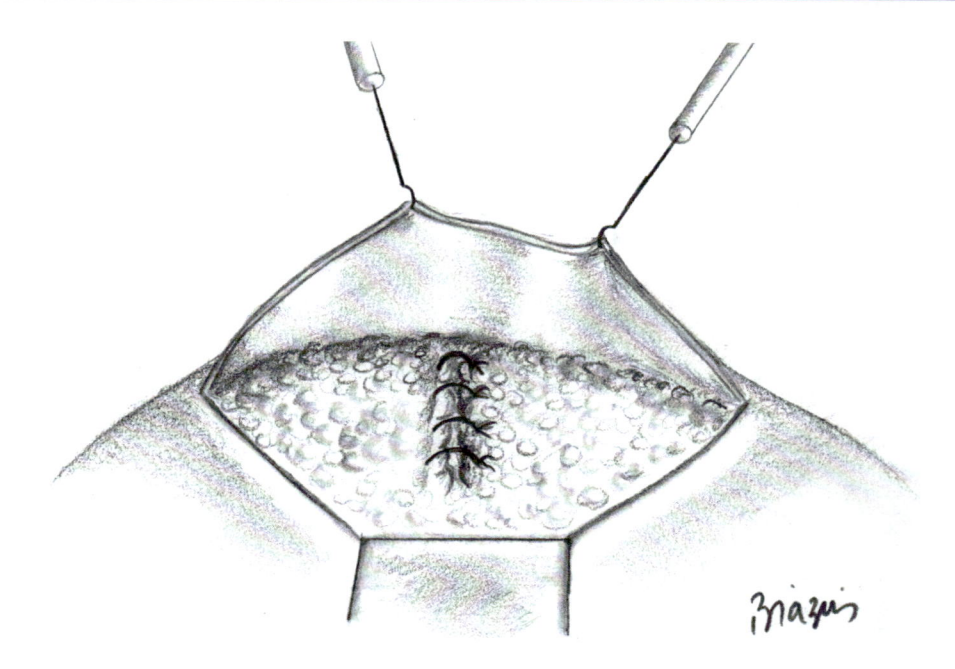

FIGURA 13.9 Após hemostasia rigorosa, aproxima-se o tecido glandular com monocryl 2.0 ou 3.0. Eventualmente, ressecções em mamas lipossubstituídas não necessitam de pontos de aproximação, pois os tecidos se acomodam naturalmente, obliterando o leito da ressecção sem deixar distorções.

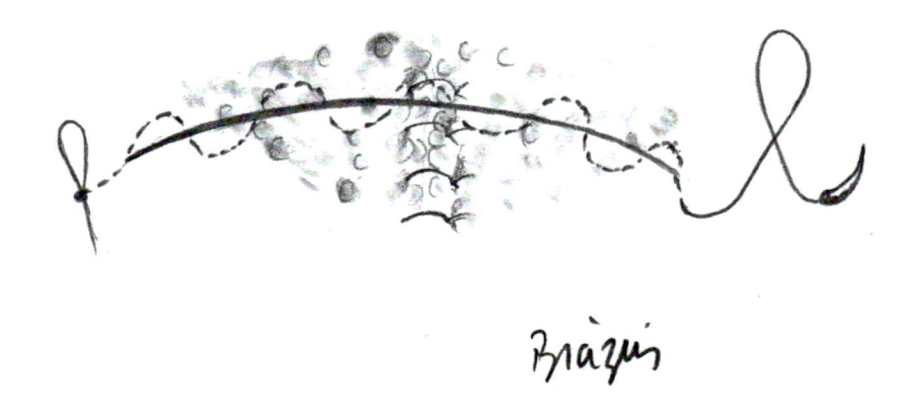

FIGURA 13.10 Aspecto final após sutura intradérmica da pele com monocryl 3.0 ou 4.0 ou mononylon 4.0.

14

Cirurgia conservadora: setorectomia

Vários são os fatores que influenciam a escolha de uma determinada forma de tratamento e da técnica cirúrgica a ser indicada para cada paciente com câncer de mama. Deve-se considerar aspectos emocionais, profissionais, familiares e facilidade ou não de acesso aos meios necessários para completar o tratamento. As crenças pessoais e a valorização do conceito íntimo de imagem corporal podem determinar a opção de cirurgia conservadora sobre a mastectomia, desde que, é claro, não haja comprometimento da segurança do tratamento oncológico.

A cirurgia conservadora consolidou seu espaço nas últimas décadas ao demonstrar que, quando respeitados os critérios oncológicos para o tratamento conservador, se obtém uma sobrevida livre de doença e uma sobrevida total equivalente à de tratamentos cirúrgicos radicais.

Sempre que possível, deve-se buscar definição da técnica cirúrgica no pré-operatório. Casos que provavelmente serão indicados à cirurgia conservadora, dependendo do exame de congelação, devem ser submetidos a estudo de simulação prévia de acordo com as possibilidades diagnósticas e terapêuticas que serão discutidas amplamente com a paciente no pré-operatório.

A técnica ideal de cirurgia conservadora é aquela que tem alta probabilidade de controle local da doença com sobrevida global equivalente ao obtido com a mastectomia, além de manter a funcionalidade e a estética da mama. Atualmente, compreende-se que os resultados estéticos são influenciados por extensão da área de ressecção, qualidade da radioterapia, tratamento adjuvante, volume e qualidade do tecido mamário remanescente e reconfiguração cirúrgica apropriada da mama.

É fundamental respeitar as indicações e contraindicações da cirurgia conservadora.

INDICAÇÕES

- Relação volume do tumor/volume da mama ≤ 1/5.
- Acesso à radioterapia complementar.
- Desejo da paciente.

CONTRAINDICAÇÕES À ABORDAGEM CIRÚRGICA CONSERVADORA

- Absolutas:
    - Carcinoma multicêntrico.
    - Carcinoma invasor ou *insitu* associado a microcalcificações mamárias difusas suspeitas.
    - Margens comprometidas após tentativa de ampliação.
    - Radioterapia prévia da região.
    - Gestação de 1º e 2º trimestres (por ser contraindicação à radioterapia).
    - Doença do tecido conjuntivo com envolvimento vascular (p. ex., esclerose sistêmica progressiva, lúpus eritematoso sistêmico, entre outras).
    - Recusa da paciente em se submeter à radioterapia adjuvante.
    - Relação tumor/mama que não permite resultado estético aceitável.
- Relativas:
    - Mamas extremamente volumosas e pendulares por não possibilitarem que o parênquima mamário seja irradiado de forma homogênea.
    - Localização central do tumor.
    - Componente intraductal extenso peritumoral.
    - Tumores com invasão linfática ou vascular extensa.

PRINCÍPIOS DA TÉCNICA CIRÚRGICA: ABORDAGEM DIDÁTICA

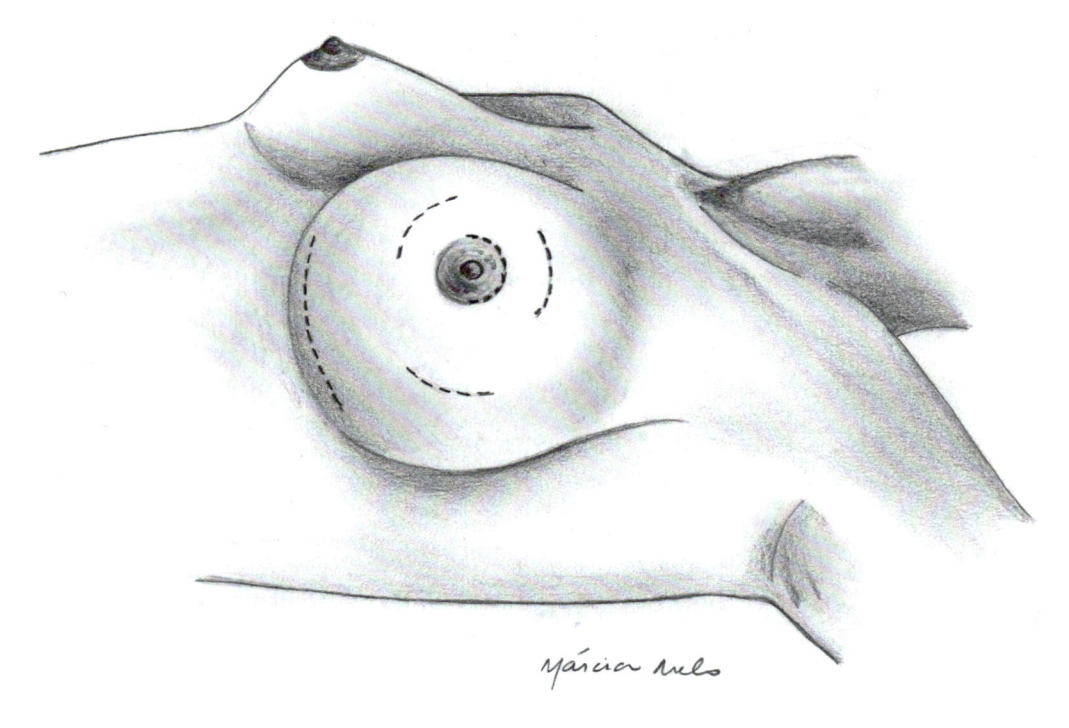

FIGURA 14.1 Possibilidade de diferentes incisões para realização de ressecção de setor mamário. Levar em consideração a localização e o tamanho do tumor, além da proposta de ressecção oncológica (margem livre ≥ 1 cm). Também considerar a possibilidade de posicionar a incisão em área que possa ser coberta pelo vestuário, seguindo as linhas de Langer.

> **!** **Importante**
> Sempre é possível compatibilizar uma ressecção oncológica com princípio estético-
> -terapêutico, preservando a imagem e o simbolismo da mama.

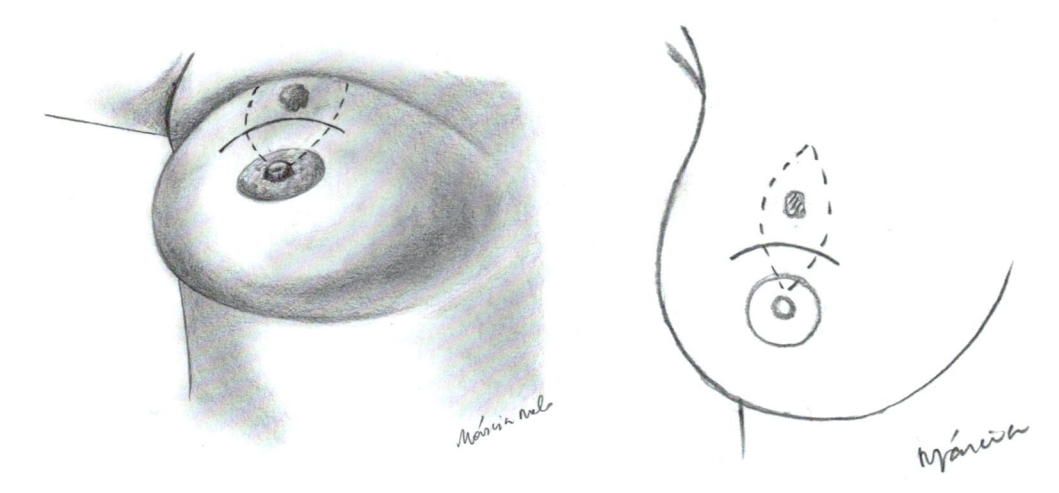

FIGURA 14.2 Tumor em união de quadrantes superiores. Planejamento da incisão com azul de metileno para-areolar arciforme em quadrantes superiores (sempre central em relação ao tumor).

> **Importante**
>
> Em caso de tumores superficiais com comprometimento cutâneo, a pele acima do tumor deve ser ressecada.

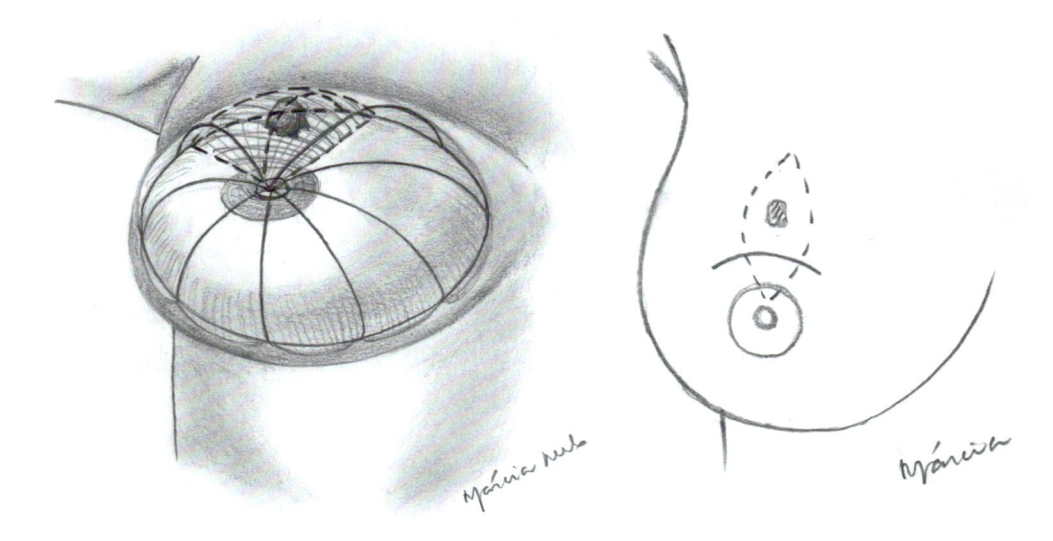

FIGURA 14.3 Embora a incisão seja para-areolar arciforme, o plano de ressecção da glândula mamária deve respeitar a estrutura do parênquima. A ressecção deve ter sentido radial e ser fusiforme, conforme representado na figura, ressecando-se o setor que aloja a lesão.

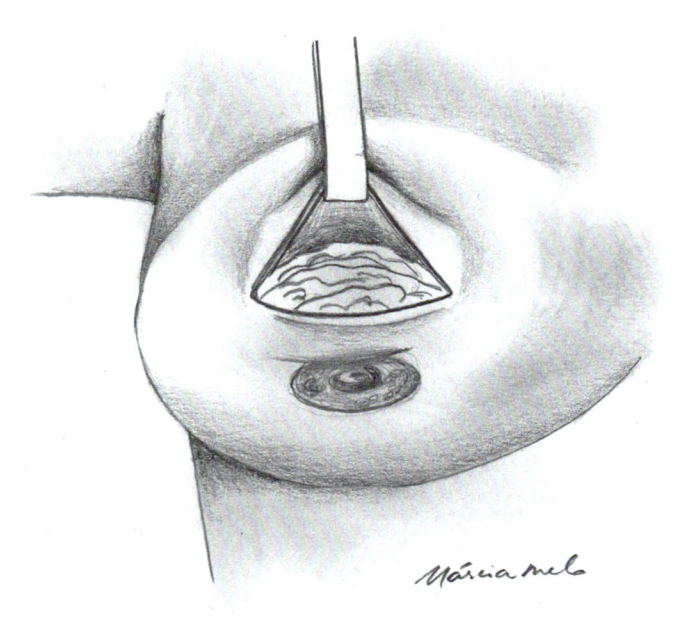

FIGURA 14.4 Dissecção dos retalhos dermogordurosos superiores e inferiores para possibilitar amplo campo cirúrgico.

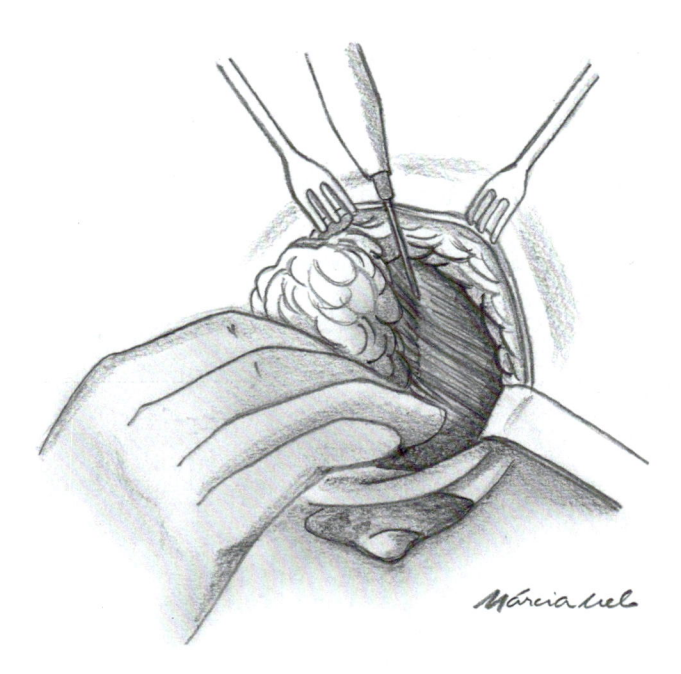

FIGURA 14.5 Ressecção do setor mamário com eletrocautério ou lâmina fria, incluindo a fáscia do músculo grande peitoral (limite profundo das ressecções segmentares).

> **! Importante**
> O tumor deve ser excisado com margem ≥ 1 cm.

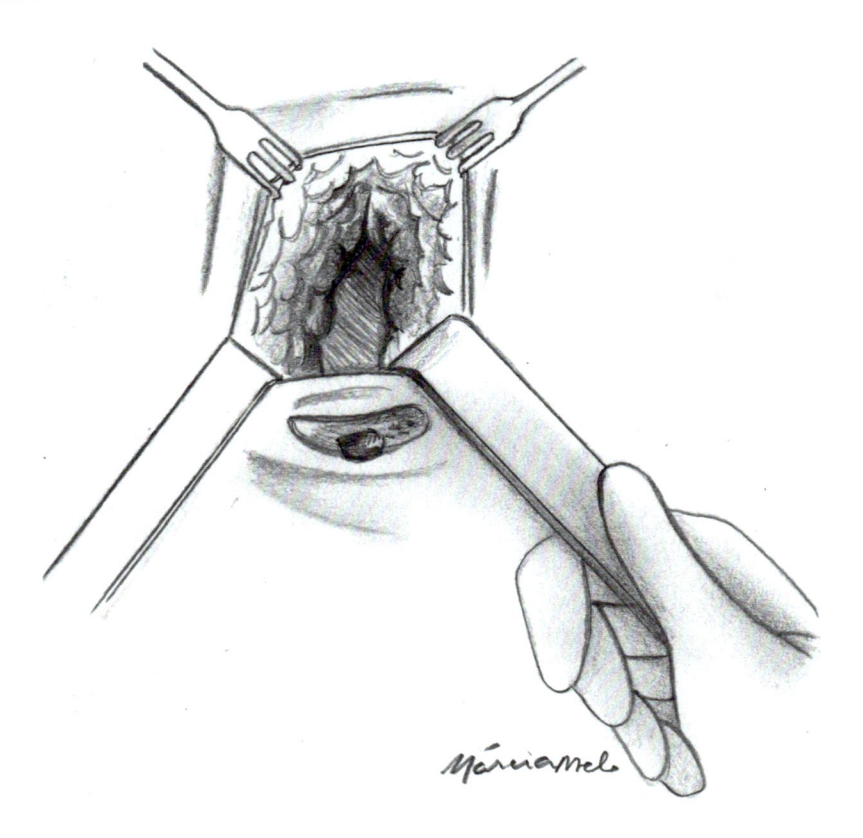

FIGURA 14.6 Visualização do leito cirúrgico demonstrando a ressecção fusiforme.

> **A Atenção**
> Este é o momento ideal para ampliação de margens cirúrgicas, caso haja qualquer dúvida quanto a margens livres adequadas ou não.

O patologista pode ser de grande auxílio no transoperatório, orientando o cirurgião sobre qual margem deverá ser ampliada.

Costuma-se pintar com azul de metileno a face correspondente à que estava em contato com o setor previamente ressecado (face tumoral) para que o patologista consiga avaliar com exatidão a nova margem. Outra possibilidade é reparar com fio cirúrgico a nova margem.

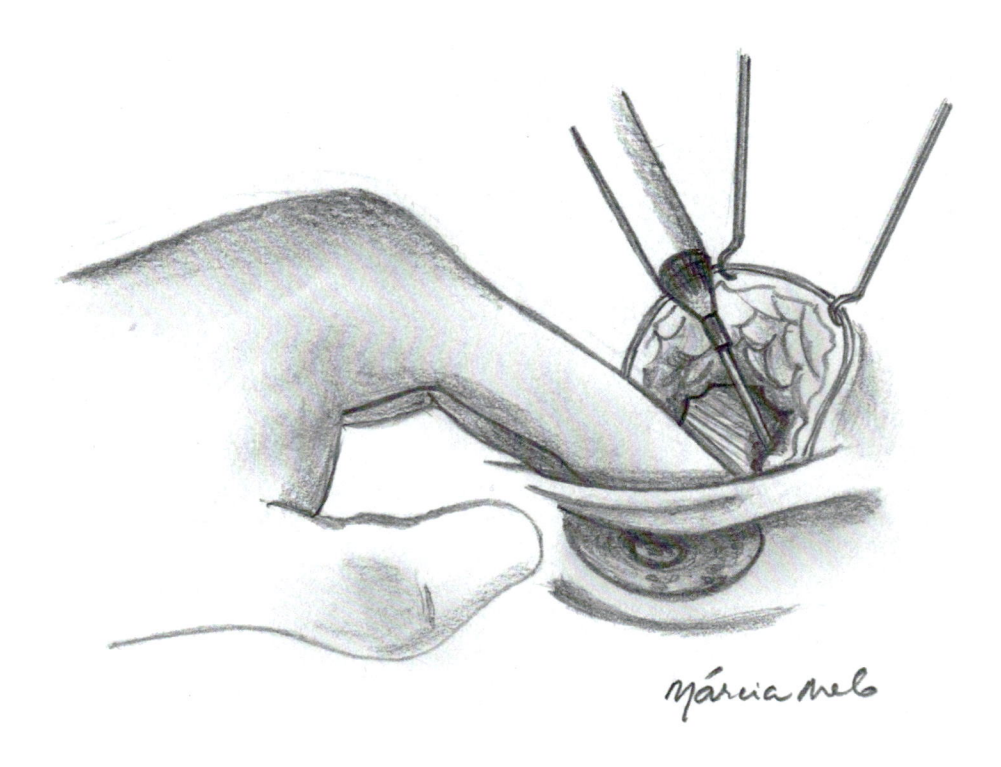

FIGURA 14.7 Hemostasia rigorosa.

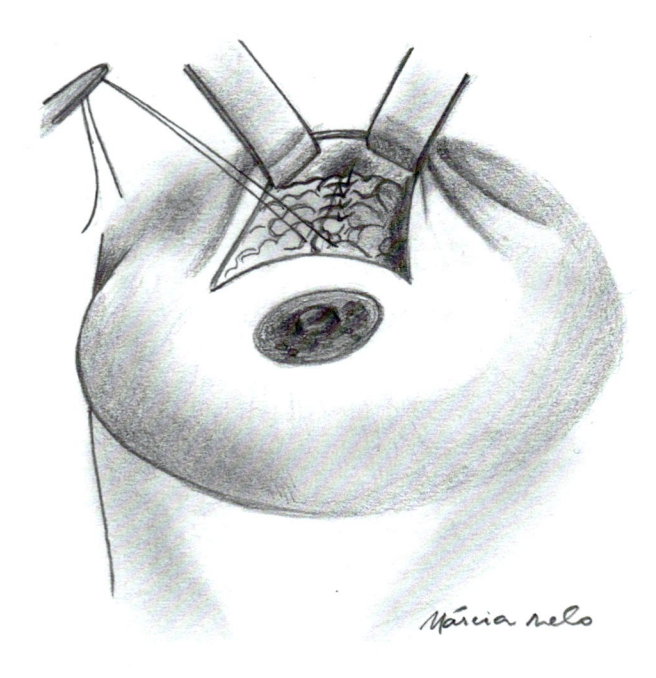

FIGURA 14.8 Após descolamento glandular retromamário e confecção de retalhos dermogordurosos de forma superficial, para que não haja deformidades e retrações cutâneas, realiza-se a moldagem da glândula mamária com monocryl 2.0.

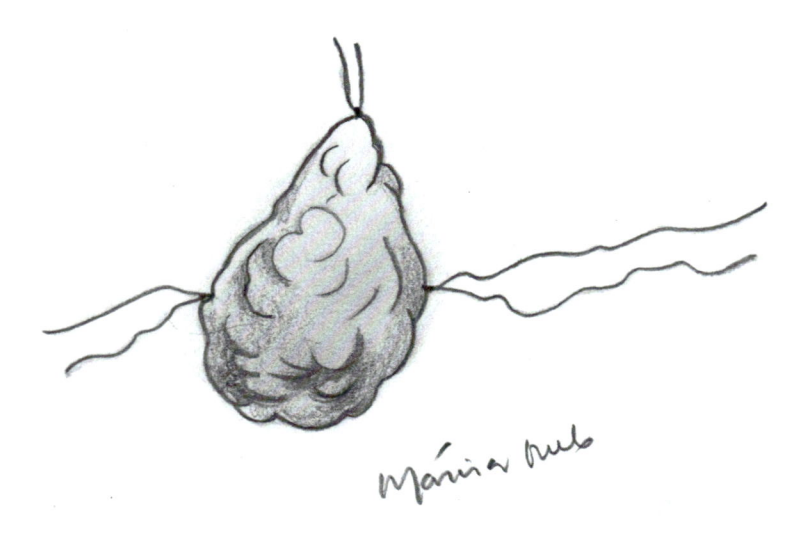

FIGURA 14.9 A peça deve ser reparada conforme rotina. Costuma-se utilizar um fio seda agulhado e o seguinte esquema: fio curto: cranial; fio médio: medial; fio longo: lateral.

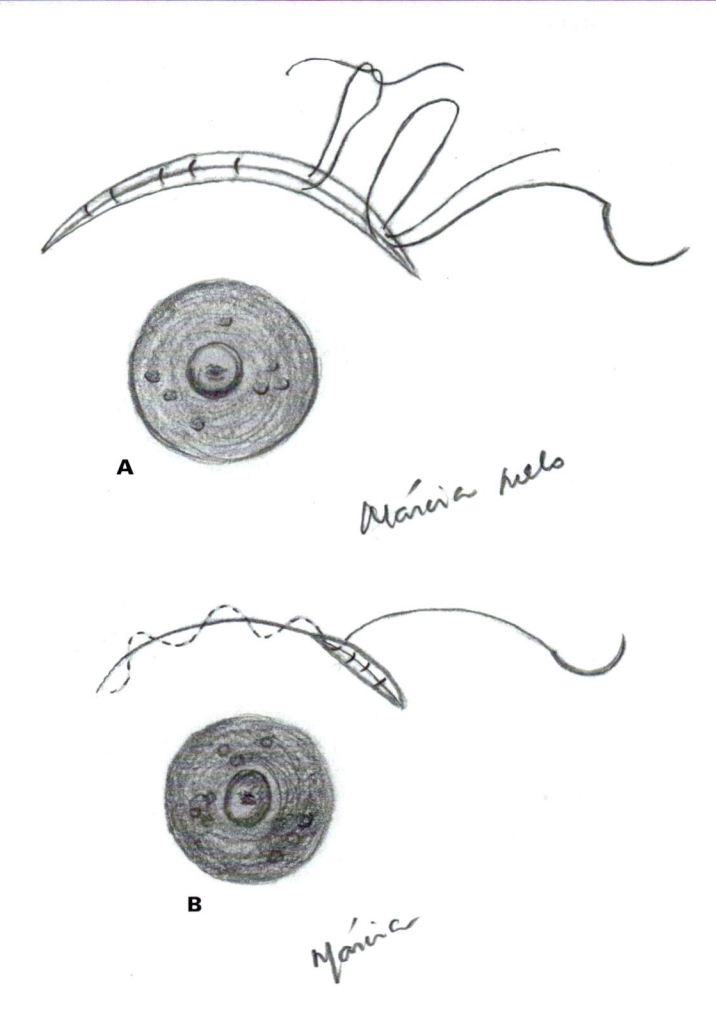

FIGURA 14.10 A e B Após pontos subdérmicos (podem ser isolados ou uma sutura subdérmica contínua) com monocryl 3.0, procede-se a sutura intradérmica da pele com monocryl 4.0 ou mononylon 4.0.

Imobiliza-se a mama com fita cirúrgica porosa e orienta-se o uso contínuo de sutiã modelador até a revisão em sete dias.

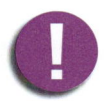

Importante
O uso de drenos não costuma ser necessário.

15

Mamoplastia oncológica

É fundamental que o mastologista domine as diferentes técnicas que possibilitam as mais variadas ressecções de neoplasias mamárias com excelente resultado estético. A compreensão conceitual de que o produto final deve sempre buscar a simetria é que vai orientar a escolha da técnica utilizada. A ressecção superior a 20% do volume total da mama determina assimetria em relação à mama oposta; dessa forma, deve-se considerar, nesses casos, a simetrização da mama contralateral empregando esta em um procedimento denominado mamoplastia oncológica.

A mamoplastia oncológica procura integrar conceitos clássicos das cirurgias estéticas ao tratamento oncológico; assim, de forma individualizada, cada caso tem um delineamento único.

É importante entender que, dentro do conceito terapêutico-estético, busca-se, em um primeiro momento, restaurar equilíbrio e simetria em mamas portadoras de uma neoplasia maligna, procurando encontrar uma nova realidade estética para cada paciente.

TUMORES DE QUADRANTES SUPERIORES

Os tumores dos quadrantes superiores podem ser abordados de diferentes formas. Os tumores situados na junção dos quadrantes superiores podem ser acessados por via periareolar ou pela técnica de pedículo inferior ou lateral.

O planejamento deve considerar as variações de volume, o grau de ptose e a relação volume da mama (VM) x volume total de ressecção (VTR = volume do tumor + margem neutra).

Abordagem periareolar

Essa técnica é uma adaptação das cirurgias periareolares estéticas. Inicialmente, é demarcada a área de ressecção de pele. A placa areolar é demarcada com mamilótomo até o diâmetro máximo de 5 cm. A área de ressecção de pele é determinada pela prega cutânea, que indica o excesso de pele; a demarcação do polo superior da aréola (PSA) deve situar-se entre 17 e 20 cm da clavícula, seguindo a linha hemiclavicular. O polo inferior da aréola (PIA) deve situar-se entre 4 e 6 cm do sulco inframamário; e a borda medial da aréola (BMA) deve situar-se a 8 cm da linha média. Dessa forma, são estabelecidos limites que assegurarão parâmetros de normalidade anatômica para a remodelagem da mama (Fig. 15.1).

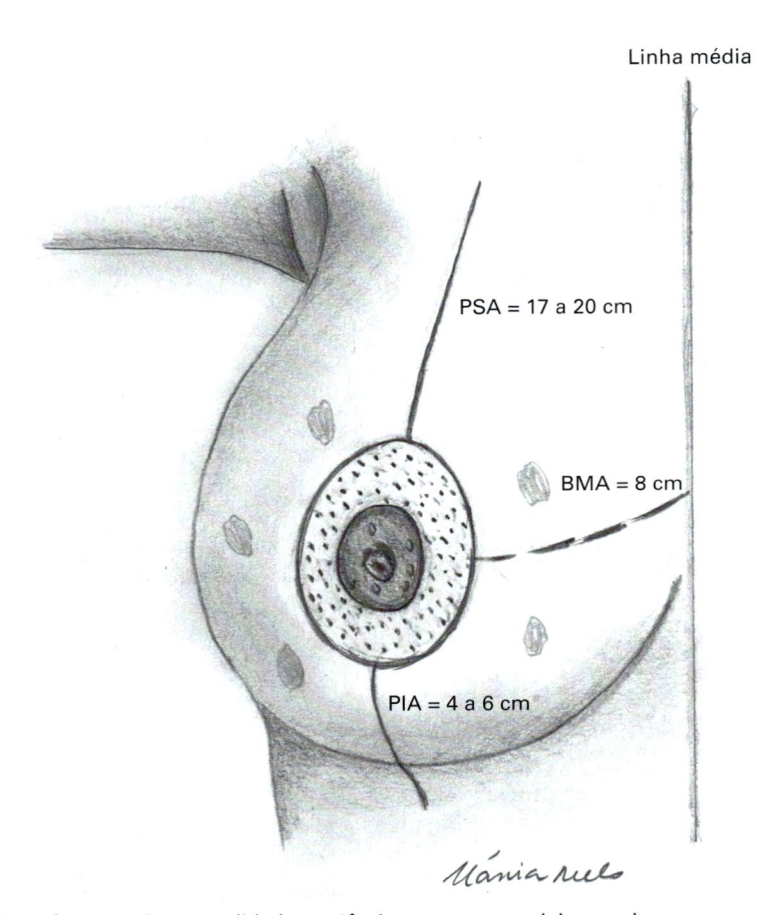

FIGURA 15.1 Parâmetros de normalidade anatômica para a remodelagem da mama.

Uma vez feita a decorticação da pele demarcada (Fig. 15.2), é realizada a incisão da derme, que pode ser completa ou parcial (Fig. 15.3), e, após, procede-se ao descolamento dermoglandular amplo, confeccionando retalhos dermorgordurosos até atingir os limites periféricos da glândula. A hemostasia é revisada e a localização precisa do tumor é identificada. Então, delimita-se a área de ressecção respeitando a margem oncológica de 1 cm. (Fig. 15.4).

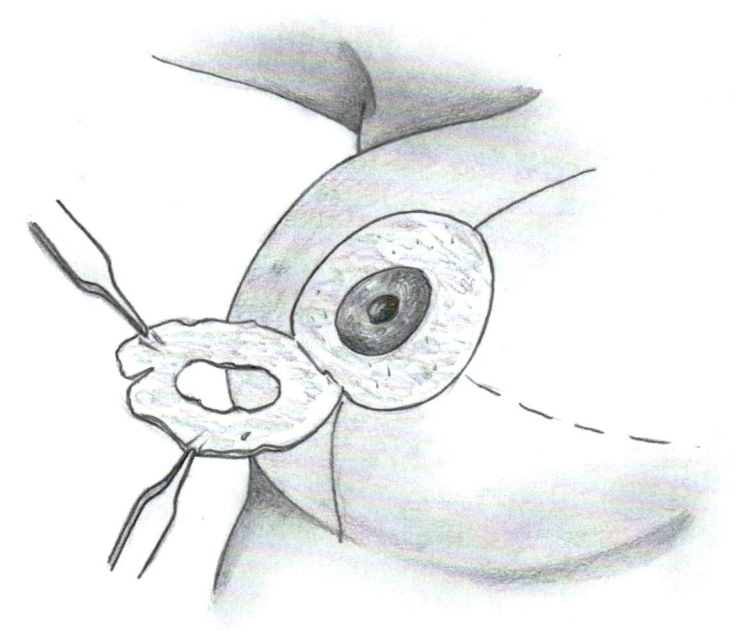

FIGURA 15.2 Decorticação da pele demarcada.

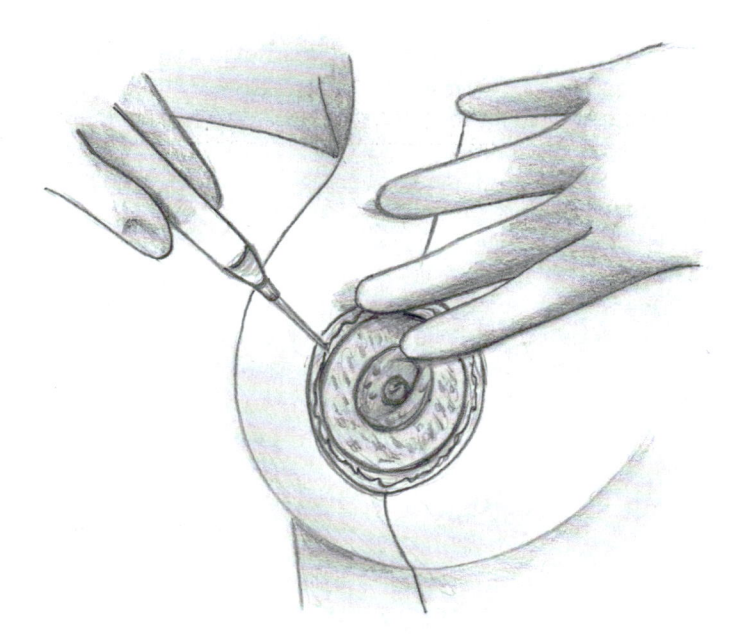

FIGURA 15.3 Incisão da derme.

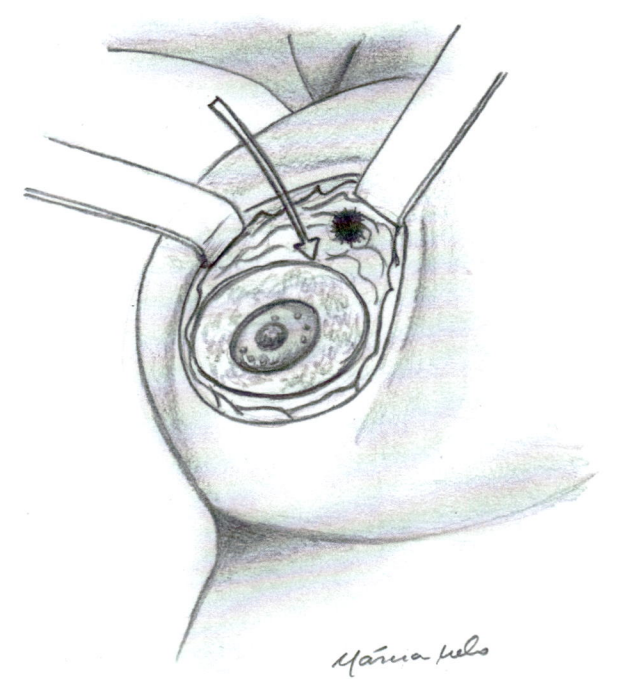

FIGURA 15.4 Delimitação da área de ressecção.

O ângulo da ressecção acompanha o raio de localização do tumor. Assim, realiza-se a incisão de uma das bordas do setor até atingir a fáscia retromamária, quando descola-se a face posterior, e procede-se ao pinçamento digital do tumor para avaliação clínica da adequação das margens de ressecção; então, segue-se com a excisão do setor mamário incluindo o tumor, que é enviado para avaliação das margens (Fig. 15.5).

A peça cirúrgica deve ter suas faces identificadas para orientar as ampliações que possam ser necessárias. A montagem da mama necessita que a aproximação dos tecidos ocorra sem provocar distorções no cone mamário. Para tanto, é necessário promover um descolamento amplo da glândula do espaço retromamário, permitindo a rotação e a aproximação dos tecidos, restabelecendo, assim, o cone mamário (Fig. 15.6).

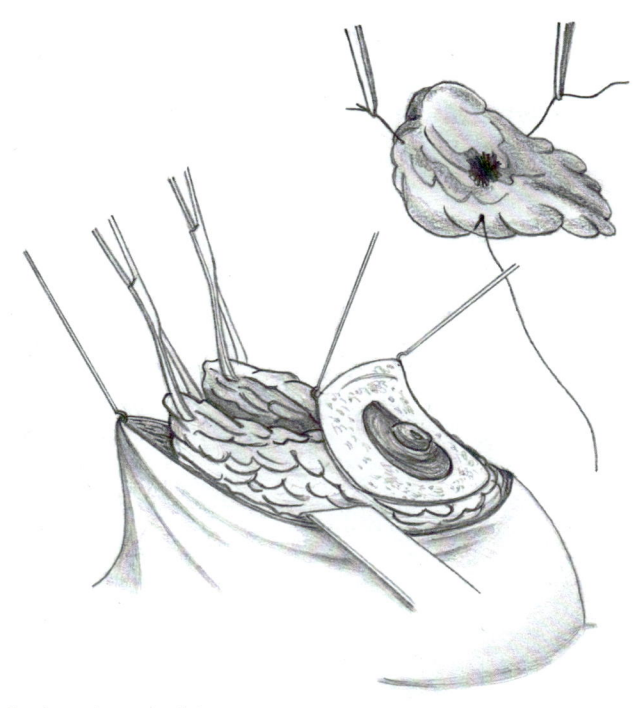

FIGURA 15.5 Excisão do setor mamário.

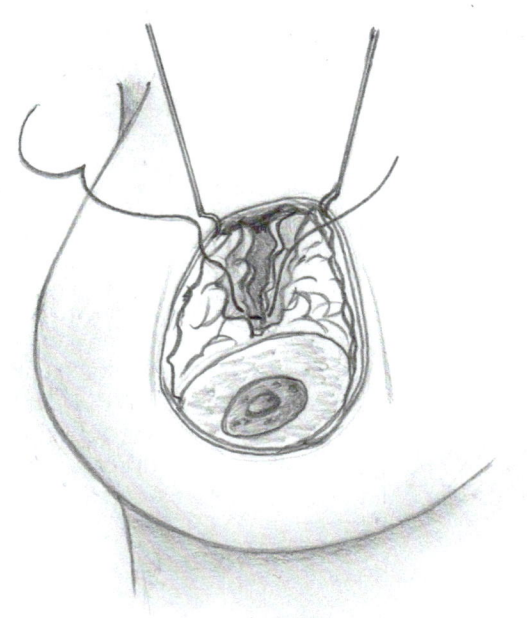

FIGURA 15.6 Descolamento da glândula do espaço retromamário e aproximação dos tecidos.

Após a montagem da mama, ocorre um rebaixamento do colo mamário, provocando o esvaziamento do polo superior. Então, procede-se a fixação do polo superior da mama à fáscia do grande peitoral; dessa forma, é restaurado o volume do colo mamário (Figs. 15.6 e 15.7).

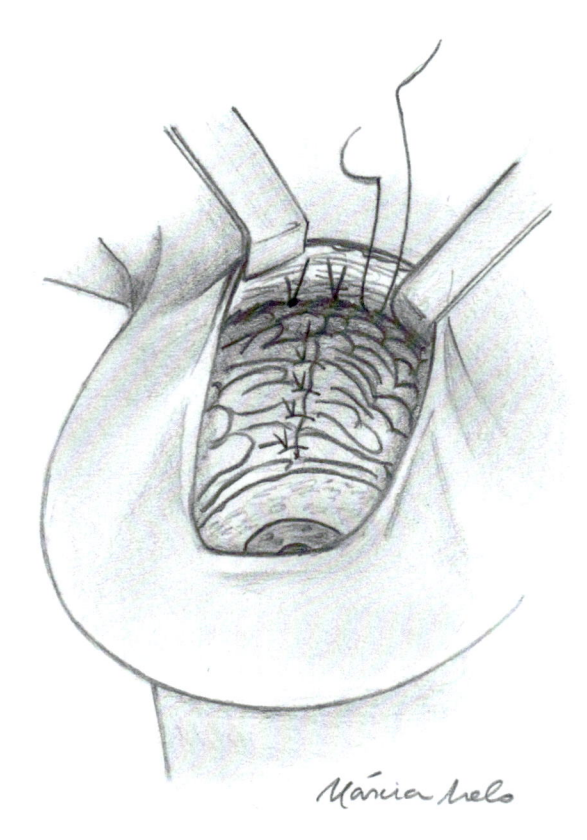

FIGURA 15.7 Fixação do polo superior da mama à fascia do grande peitoral.

O fechamento da abordagem periareolar envolve dois tempos.

A colocação de uma sutura em bolsa de tabaco, empregando uma agulha reta e longa com um fio de absorção lenta 2.0/3.0 ou mesmo um fio não absorvível profundamente na derme, em cerca de 5 mm da borda cutânea; a seguir, colocam-se pontos subdérmicos de aproximação ajustando as bordas. O pregueamento na linha de sutura desaparecerá em 3 a 6 meses (Fig. 15.8A, B e C).

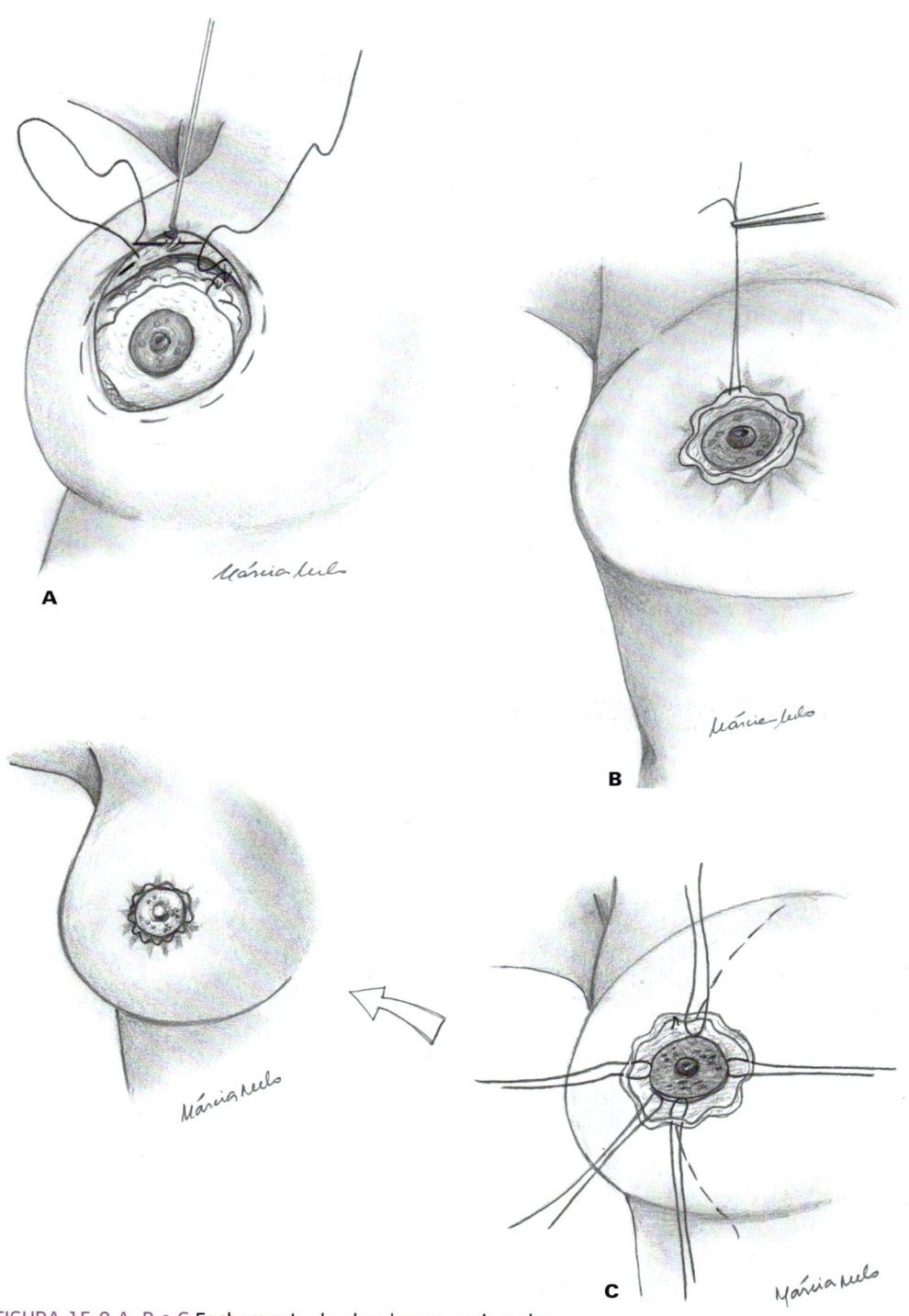

FIGURA 15.8 A, B e C Fechamento da abordagem periareolar.

A sutura da pele intradérmica com fio monofilamentar de absorção lenta 3.0 ou com pontos capitonados como mononylon 4.0 compensa o pregueamento provocado pela sutura circular colocada na derme (Fig. 15.9A e B).

A mama é imobilizada com curativo de contensão com fita cirúrgica e sustentada por um sutiã cirúrgico bem ajustado. Raramente, quando necessário, deixa-se dreno 1/8 fechado, de aspiração contínua, exteriorizado pela linha axilar anterior ao nível do sulco inframamário e fixado com seda 2.0 por uma semana.

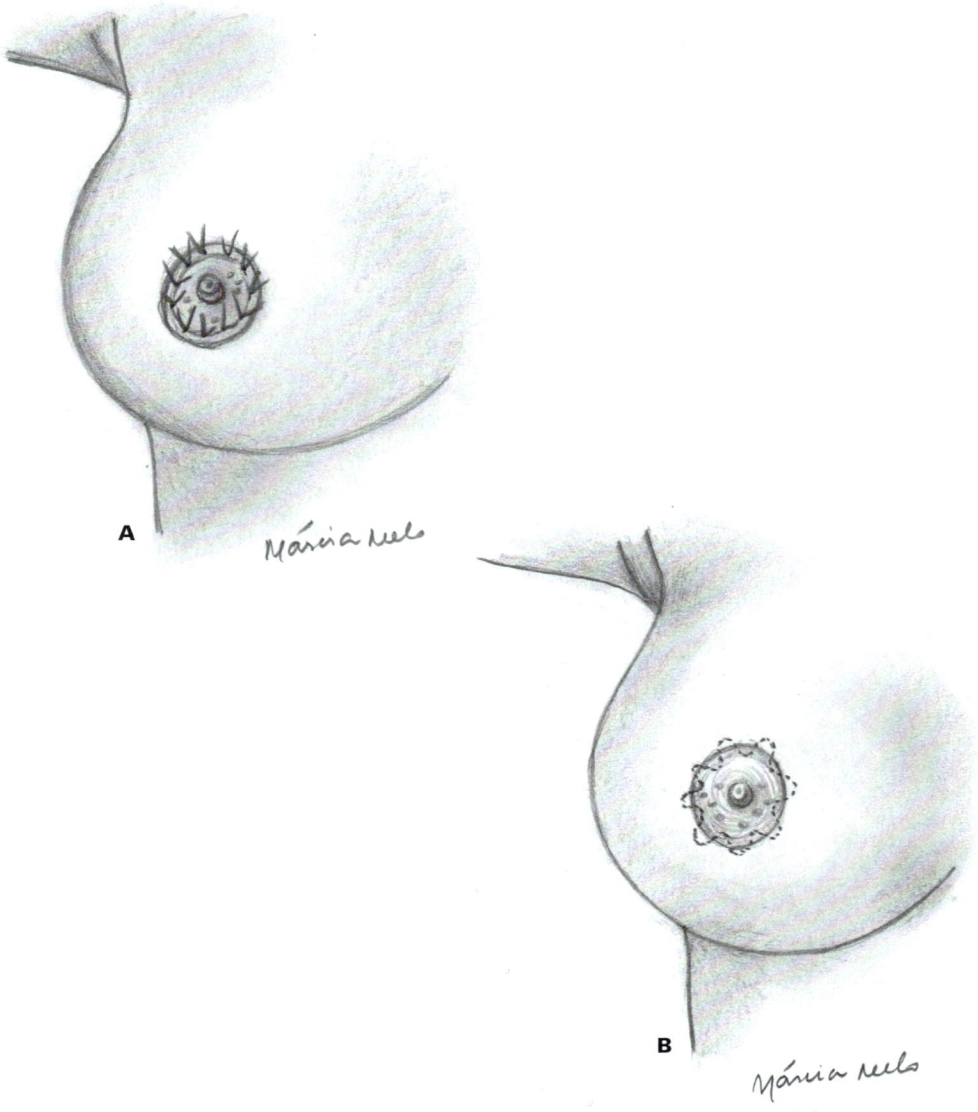

FIGURA 15.9 A e B Sutura da pele com pontos capitonados (A) ou intradérmicos (B).

Abordagem por pedículo areolado inferior

Os tumores de quadrantes superiores em mamas volumosas ou com ptose acentuada têm nessa abordagem sua grande indicação.

A marcação inicial é realizada com a paciente sentada. É desenhada uma linha que se estende da linha hemiclavicular, passando pelo mamilo até ultrapassar o sulco inframamário. Tal cruzamento deve situar-se a 10 cm da linha média. A nova posição do mamilo será ao longo dessa linha que divide a mama, ligeiramente acima da projeção digital do sulco inframamário, habitualmente a uma distância de 20 a 21 cm da fúrcula esternal onde será marcado o ponto A. A posição proposta para o novo mamilo deve situar-se 1 a 2 cm acima da projeção do sulco inframamário (Fig. 15.10).

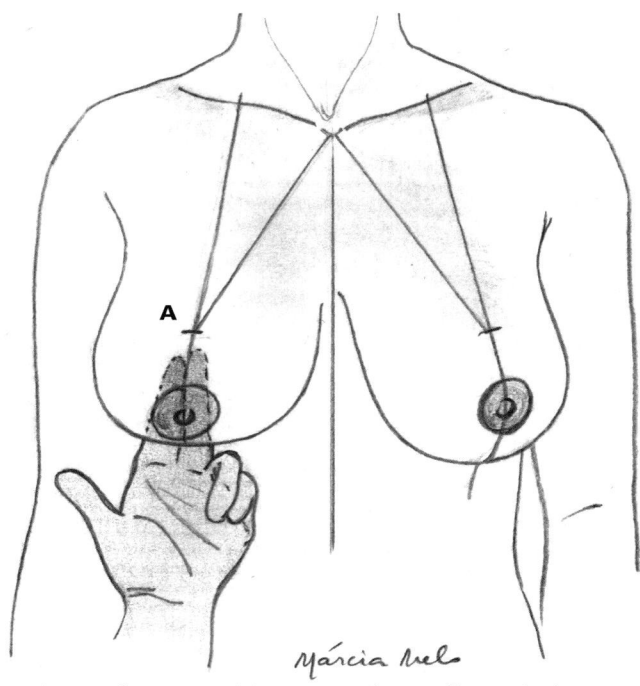

FIGURA 15.10 Determinação do novo posicionamento do mamilo, ponto A.

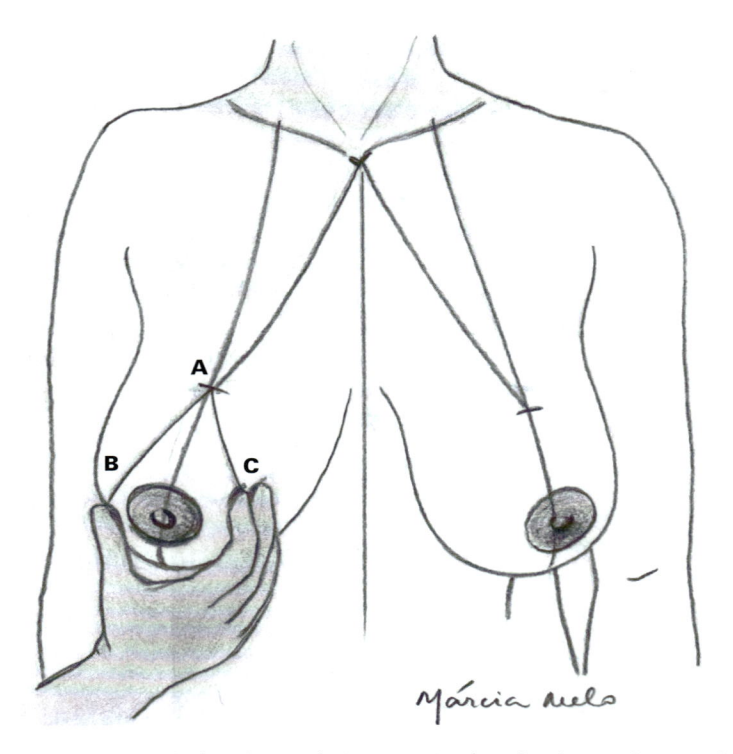

FIGURA 15.11 A determinação do ângulo do vértice superior é realizada por pinçamento digital, lateral e medial à linha média da mama, onde são determinados os pontos **B** e **C**. O grau de abertura do ângulo superior determina a área e o volume de ressecção, adaptando a cada situação apresentada.

A distância do ponto A aos pontos B e C deve ser por volta de 7 a 8 cm. Esses 7 a 8 cm marcam a futura distância entre o centro do CAM com o novo sulco inframamário, centrado no ponto D, determinado pela intersecção da linha média da mama com o sulco inframamário (Fig. 15.12A e B).

Para a demarcação do pedículo inferior, é necessário traçar linhas paralelas de 3 a 4 cm, lateral e medial à linha central da mama, determinando um pedículo de 6 a 8 cm de largura que circunda a aréola com uma margem de 1 a 2 cm; assim, determina-se um pedículo com volume central, sobre o qual se acomodarão os retalhos superiores (Fig. 15.13). A largura é particularmente a base do pedículo, incluindo as perfurantes do quarto e quintos espaços intercostais, e deve ser respeitada para garantir a viabilidade do retalho e do CAM (Fig. 15.14A, B e C).

Cirurgia da Mama

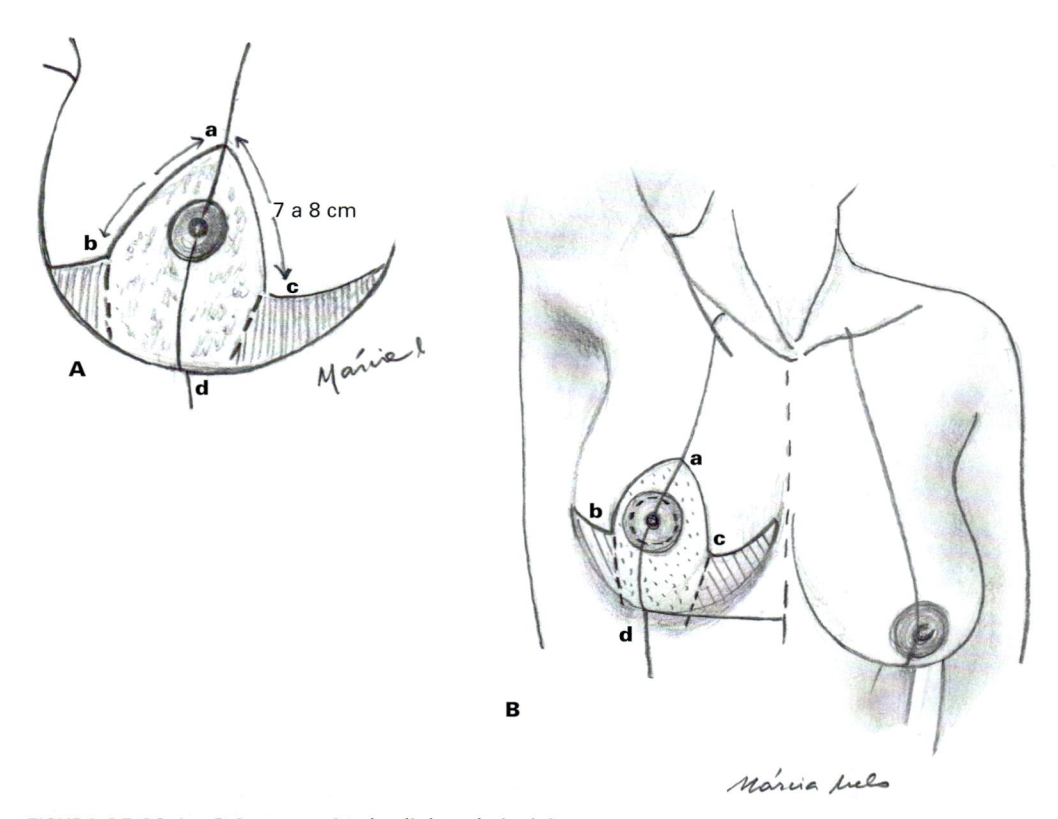

FIGURA 15.12 A e B Demarcação das linhas de incisão.

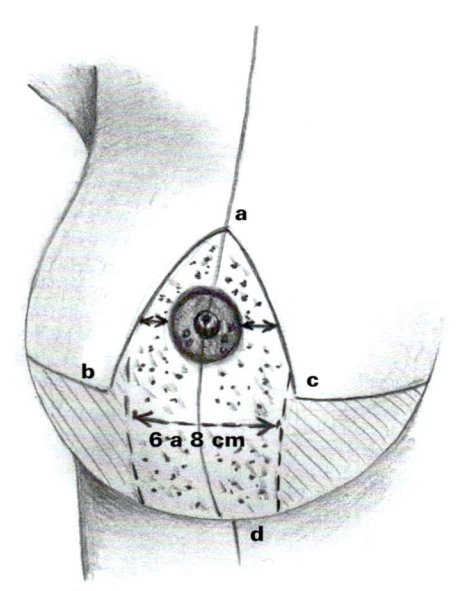

FIGURA 15.13 Demarcação do pedículo.

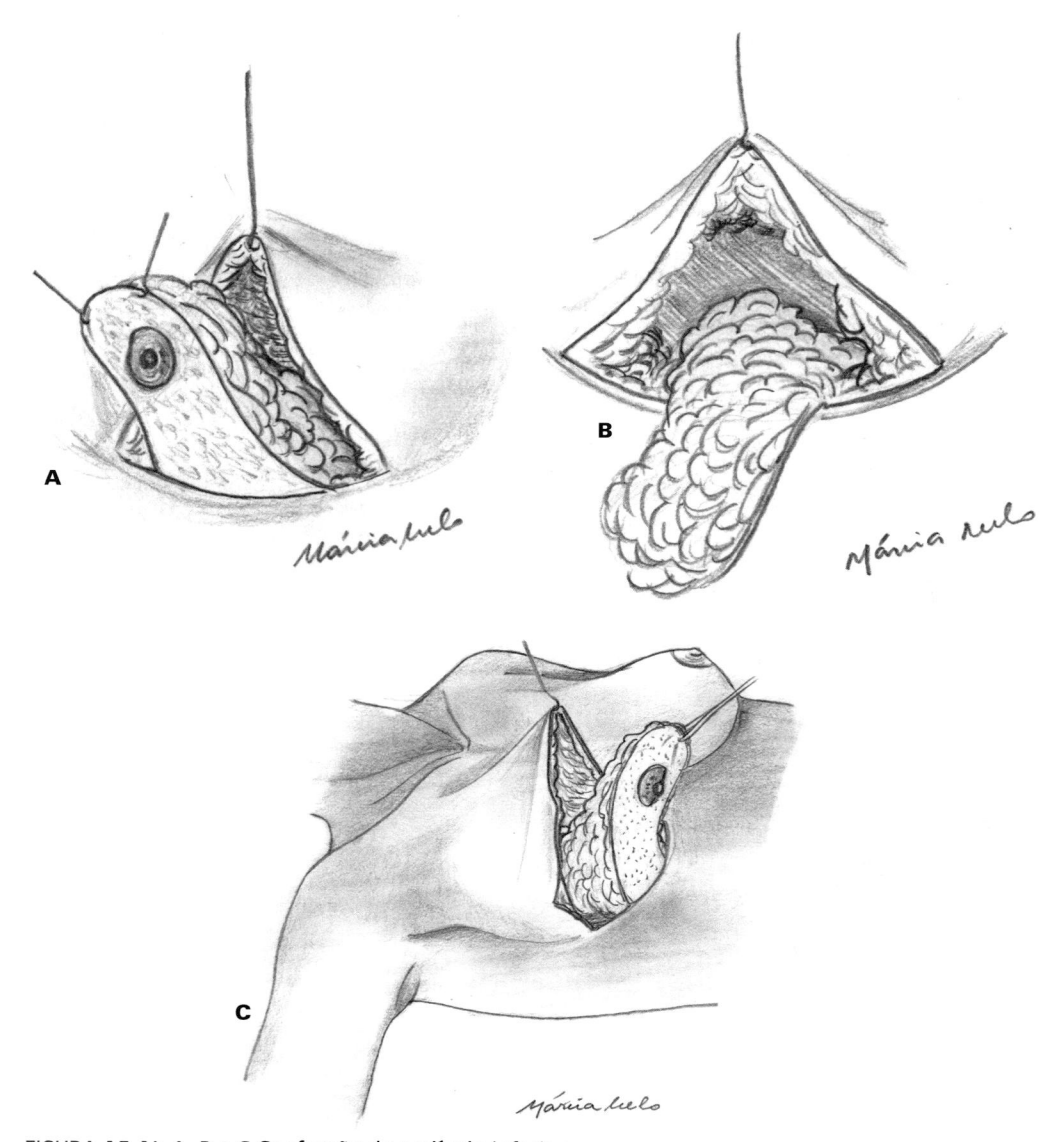

FIGURA 15.14 A, B e C **Confecção do pedículo inferior.**

O procedimento cirúrgico é realizado com a paciente em decúbito dorsal, com os braços abertos, de forma simétrica, e com o braço do lado a realizar o esvaziamento axilar preparado para a mobilização no transoperatório, caso necessário. Inicia-se a cirurgia incisando a aréola previamente demarcada com o mamilótomo, geralmente com um diâmetro de 4 a 5 cm. A seguir, é realizada a incisão da linha delimitando o pedículo, que é desepitelizado com bisturi ou tesoura, preservando a derme como demonstrado na área pontilhada da Figura 15.13.

Então, resseca-se as áreas laterais ao pedículo, deixando-o livre; dessa forma, pode-se realizar a ressecção de tumores localizados em qualquer área do polo superior da mama. A espessura dos retalhos superiores depende do volume total de ressecção com segurança oncológica (Fig. 15.15).

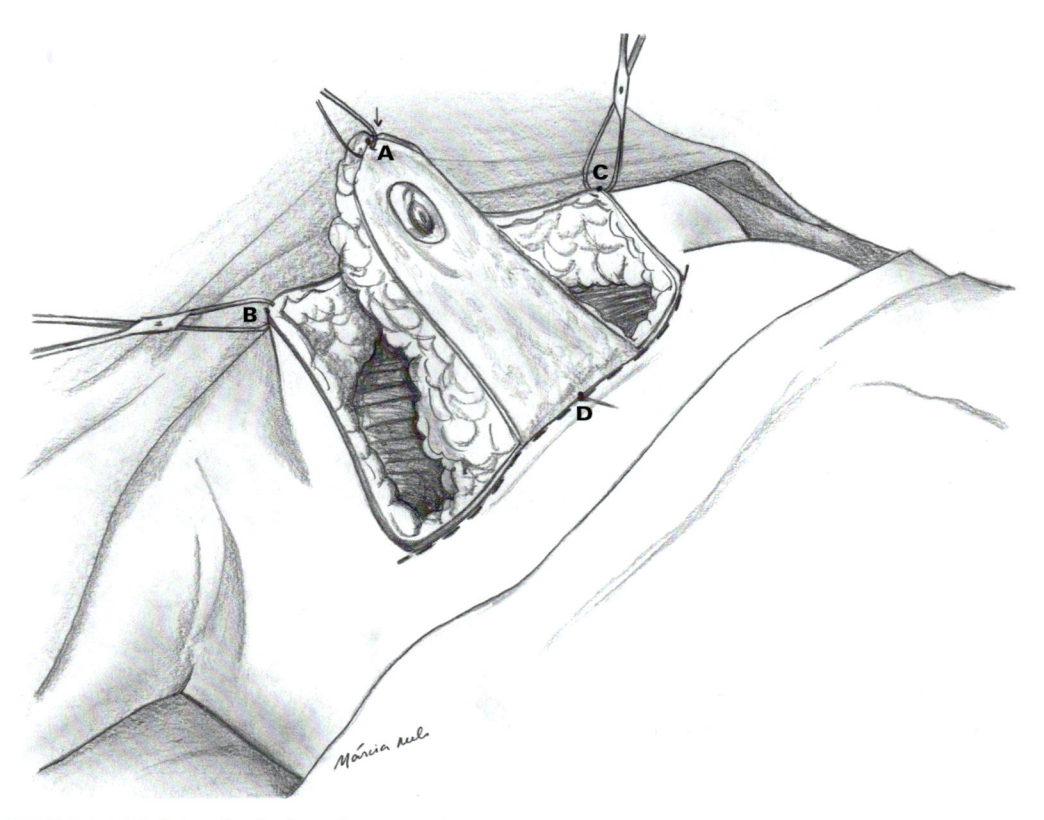

FIGURA 15.15 Extensão da área de ressecção.

Nos casos em que há indicação de linfadenectomia, a abordagem da axila pela mesma incisão pode ser efetuada pela borda do peitoral maior, para facilitar o acesso. A mobilização do braço flexionado sobre a fronte – "posição de vergonha" – permite o relaxamento da musculatura e uma melhor exposição do conteúdo axilar.

Revisada a hemostasia, inicia-se a montagem da mama, fixando a porção inferior do pedículo à fáscia do peitoral maior com pontos laterais para evitar a ocorrência de pseudoptose no futuro (Fig. 15.16A e B). A seguir, a borda superior da aréola é fixada ao ponto A com fio monofilamentar de absorção lenta 2.0. Unem-se os pontos B, C e D com sutura temporária para avaliar se há necessidade de ressecção adicional de algum excesso de pele. Quando isso ocorre, costuma-se ressecar a pele centralmente, ao longo da linha AD (Fig. 15.17).

FIGURA 15.16 A e B Fixação do pedículo à parede.

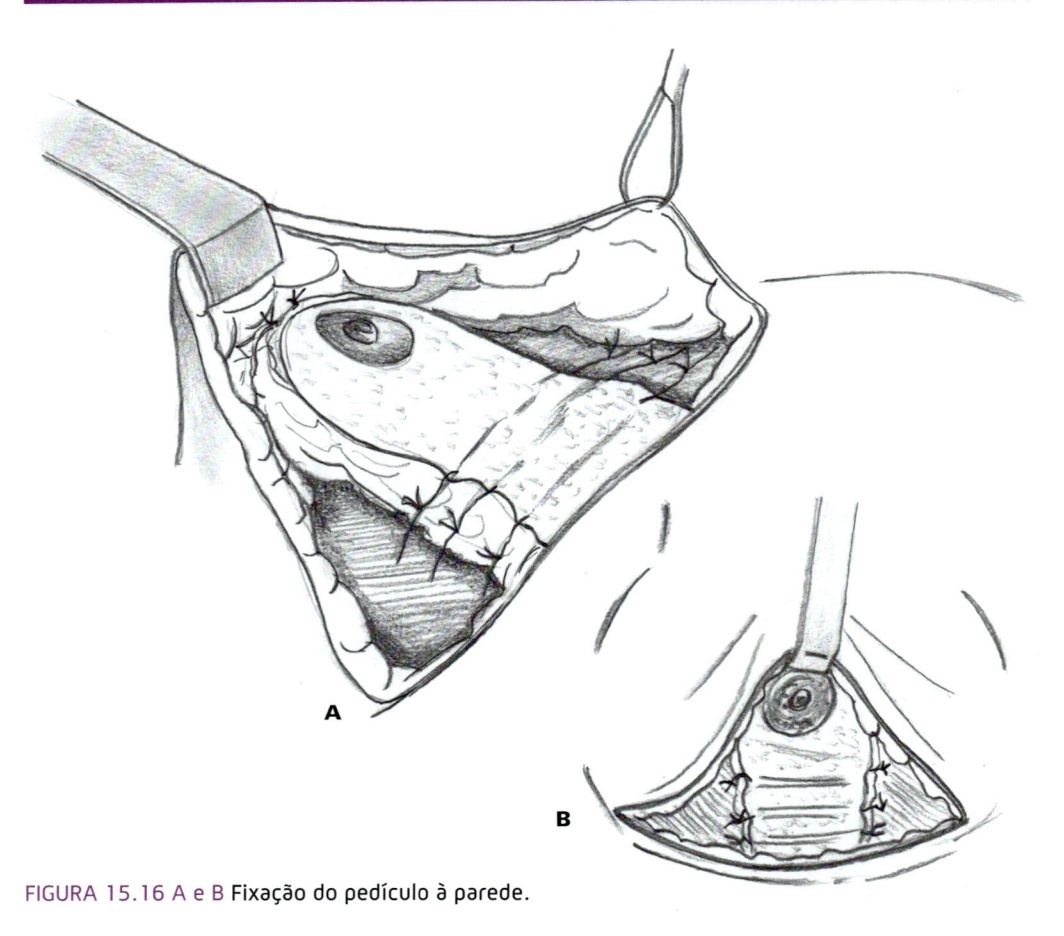

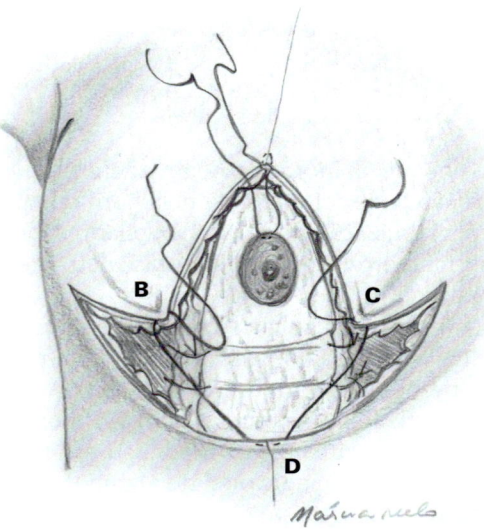

FIGURA 15.17 Montagem da mama.

As mamas são checadas para avaliar a simetria, os excessos são corrigidos quando necessário e, finalmente, a posição do complexo areolomamilar é demarcada com o mamilótomo. Idealmente, o CAM deve ocupar o centro da mama e apontar ligeiramente para baixo e para fora. A borda inferior da aréola deve estar 4,5 a 5,5 cm da linha de sutura inframamária (Fig. 15.18).

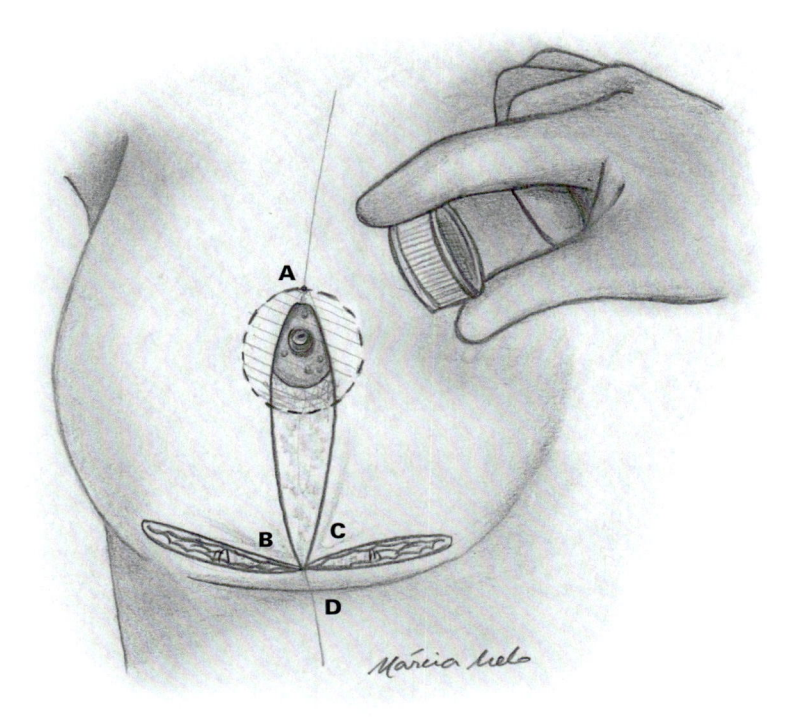

FIGURA 15.18 Determinação da nova posição do CAM.

A área de pele demarcada com o mamilótomo é ressecada, criando a abertura para exteriorizar o CAM, que será suturado nos quatro quadrantes com sutura subdérmica com fio monofilamentar de absorção lenta 2.0 (Fig. 15.19A, B e C).

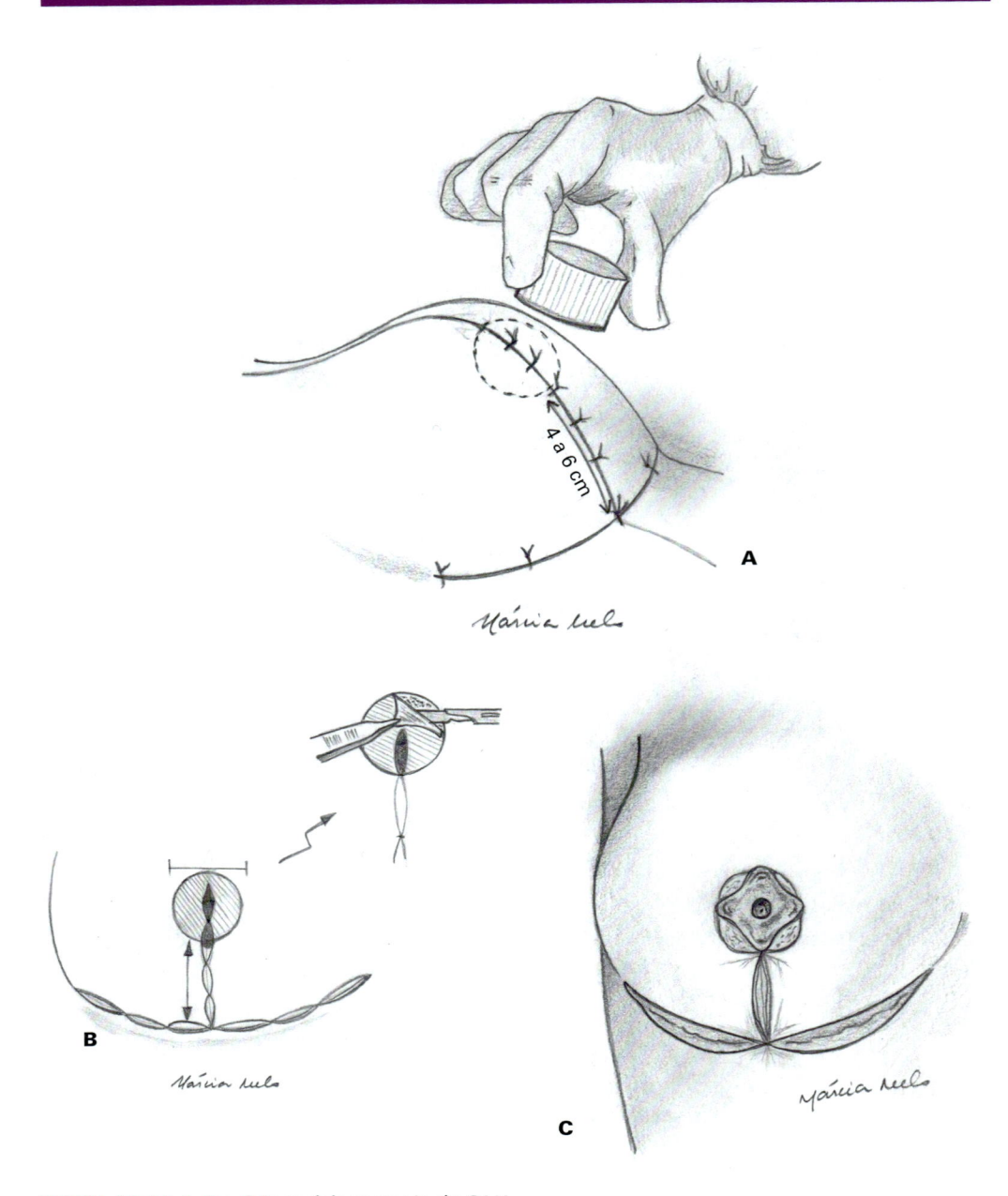

FIGURA 15.19 A, B e C **Reposicionamento do CAM.**

As suturas temporárias são substituídas, os pontos de aproximação da derme são feitos com fio monofilamentar de absorção lenta 3.0, e a sutura da pele intradérmica, com fio monofilamentar 4.0, absorvível ou não (Fig. 15.20).

As incisões são cobertas com curativo modelador de sustentação com fita cirúrgica, complementado pelo sutiã modelador. Quando necessário, deixa-se o dreno 1/8 fechado, de aspiração contínua, exteriorizado pela linha axilar anterior ao nível do sulco inframamário, fixado com seda 2.0, por uma semana.

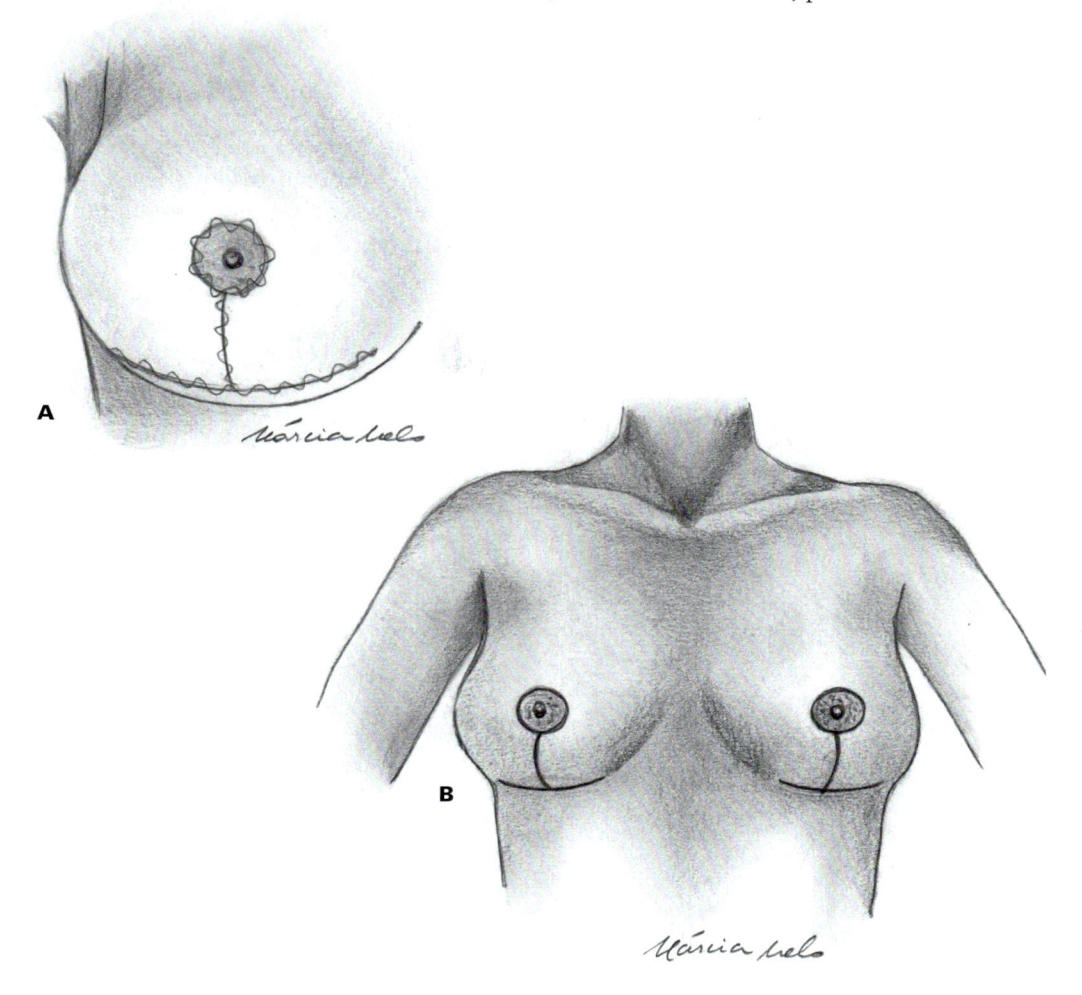

FIGURA 15.20 A e B Aspecto final.

Outra possibilidade de marcação é delimitar o posicionamento do CAM já na marcação inicial.

A paciente deve estar em pé ou sentada antes da indução anestésica. Deve ser traçada uma linha com início na metade da clavícula dividindo a mama ao meio e seguindo até o abdome superior. A distância dessa linha em relação à linha média é de aproximadamente 10 cm no segmento abdominal.

ABORDAGEM COM PEDÍCULO INFERIOR COM PARÂMETROS PREDETERMINADOS

Marca-se o ponto A na projeção digital do sulco inframamário, o limite superior 2 cm acima desse ponto e o limite inferior 3 cm abaixo. Horizontalmente, marca-se 4 cm para cada lado, criando os pontos de referência para desenhar a linha de incisão em forma de domo. O sulco inframamário é demarcado em toda a sua extensão (Fig. 15.21).

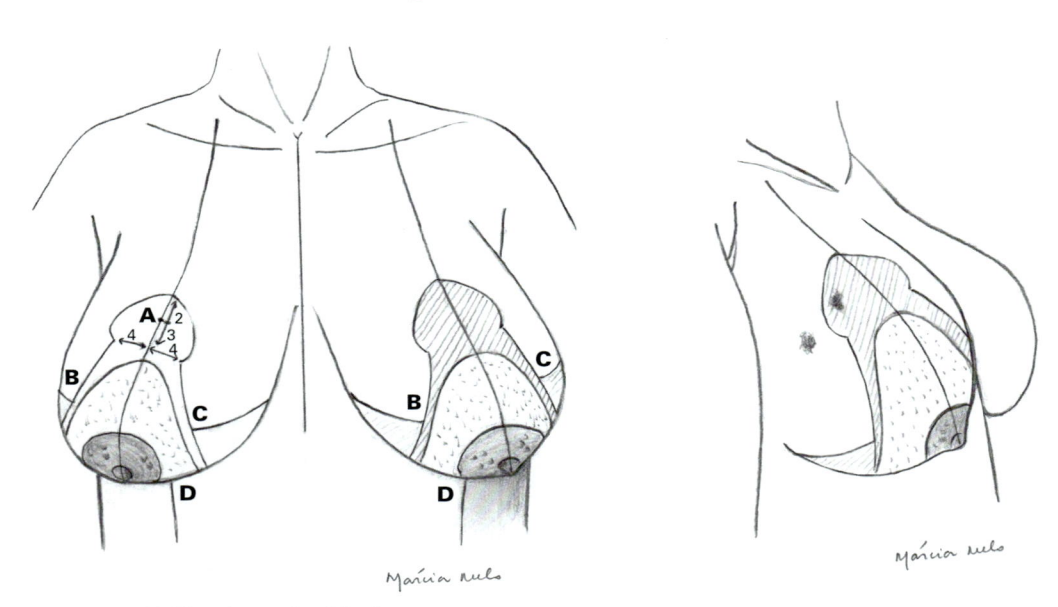

FIGURA 15.21 Planejamento cirúrgico.

As incisões verticais são projetadas tracionando delicadamente a mama para o centro e para a lateral, alinhando o eixo da mama com o eixo abdominal. Essa linha tem a extensão de 5 cm normalmente, podendo variar conforme necessidades específicas de cada caso. Essa manobra permite uma marcação que, ao final, não causa tensão excessiva na montagem da mama. Então, desenha-se uma linha que vai desde a marca dos 5 cm até a linha do sulco inframamário. O mesmo procedimento é realizado na mama contralateral, e, neste momento, deve-se observar a simetria da marcação, pois é fundamental para um bom resultado final (Fig. 15.22).

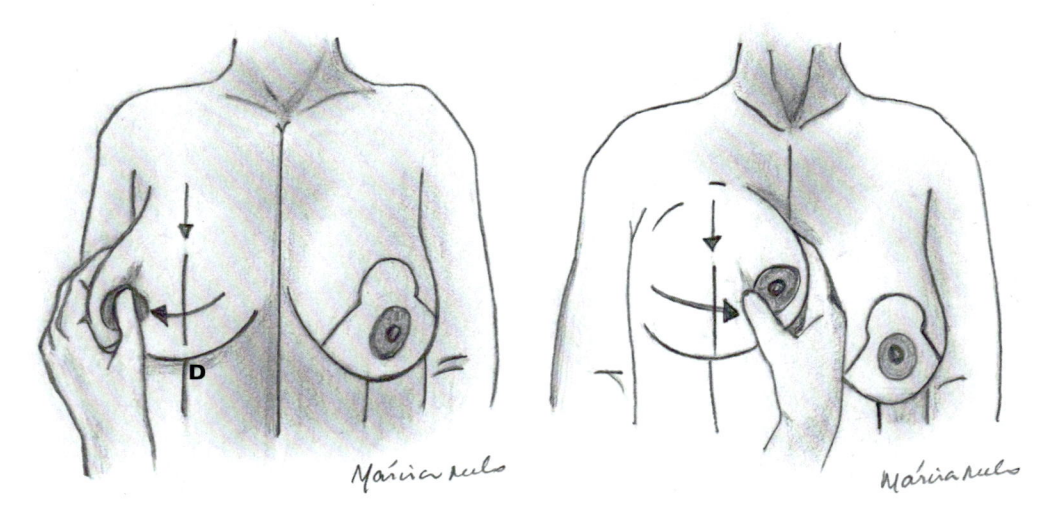

FIGURA 15.22 Projeção da marcação e incisão verticais.

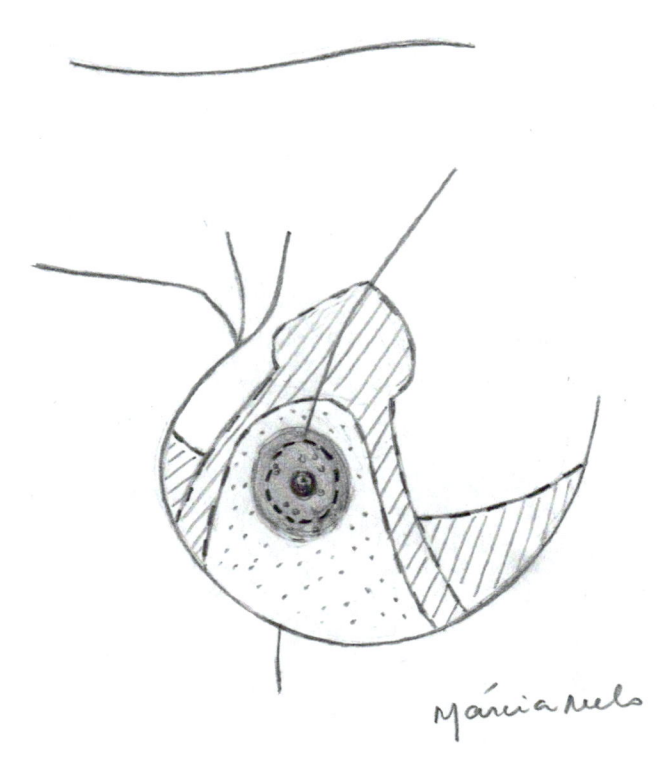

FIGURA 15.23 Projeção do pedículo de base inferior com uma largura de 6 a 8 cm, estendendo-se aproximadamente 1 cm acima da aréola.

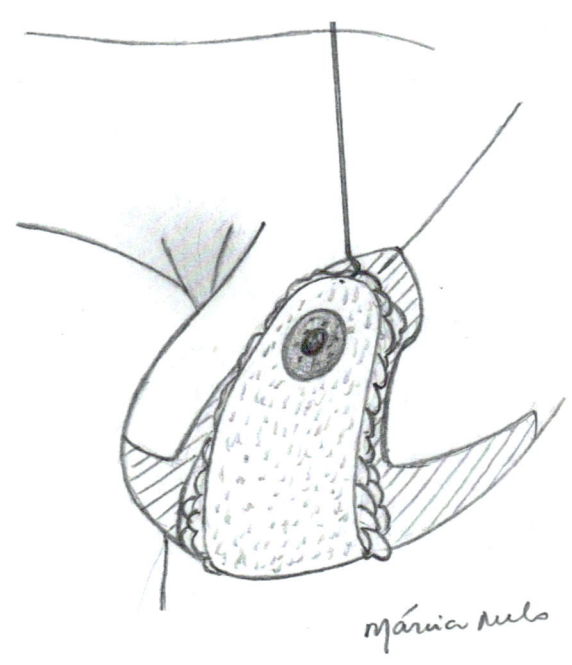

FIGURA 15.24 Inicia-se a confecção do pedículo desepitelizando a área demarcada e determinando o tamanho do complexo areolomamilar. A seguir, incisa-se a glândula com ligeira inclinação lateral.

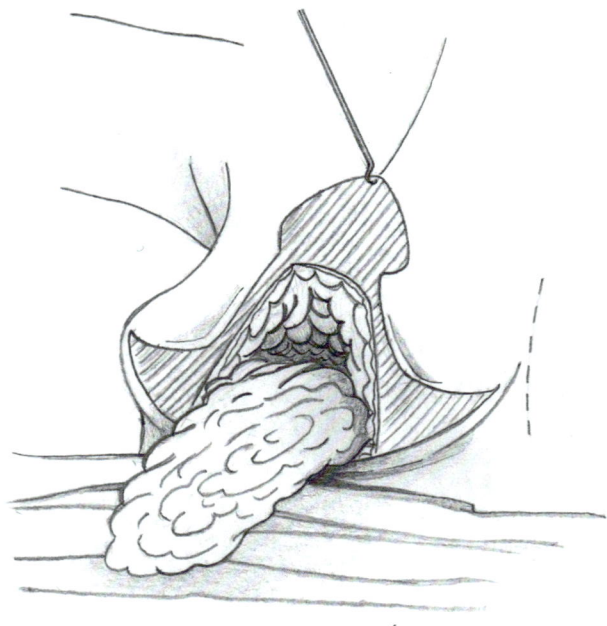

FIGURA 15.25 O pedículo deve incluir em sua base os vasos perfurantes do quarto e quinto espaços intercostais, fundamentais para uma bom aporte sanguíneo deste.

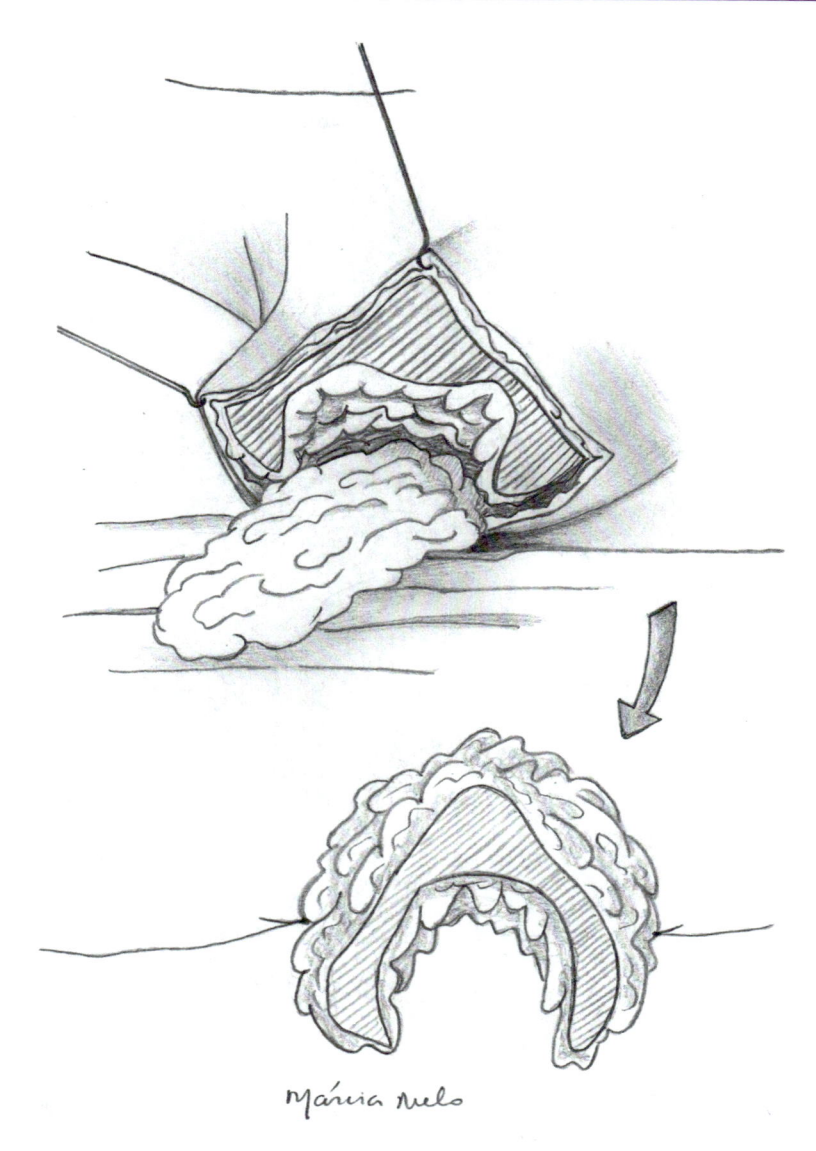

FIGURA 15.26 Realização da ressecção ampla de tecido mamário dos quadrantes superiores e laterais, incluindo o tumor com ampla margem.

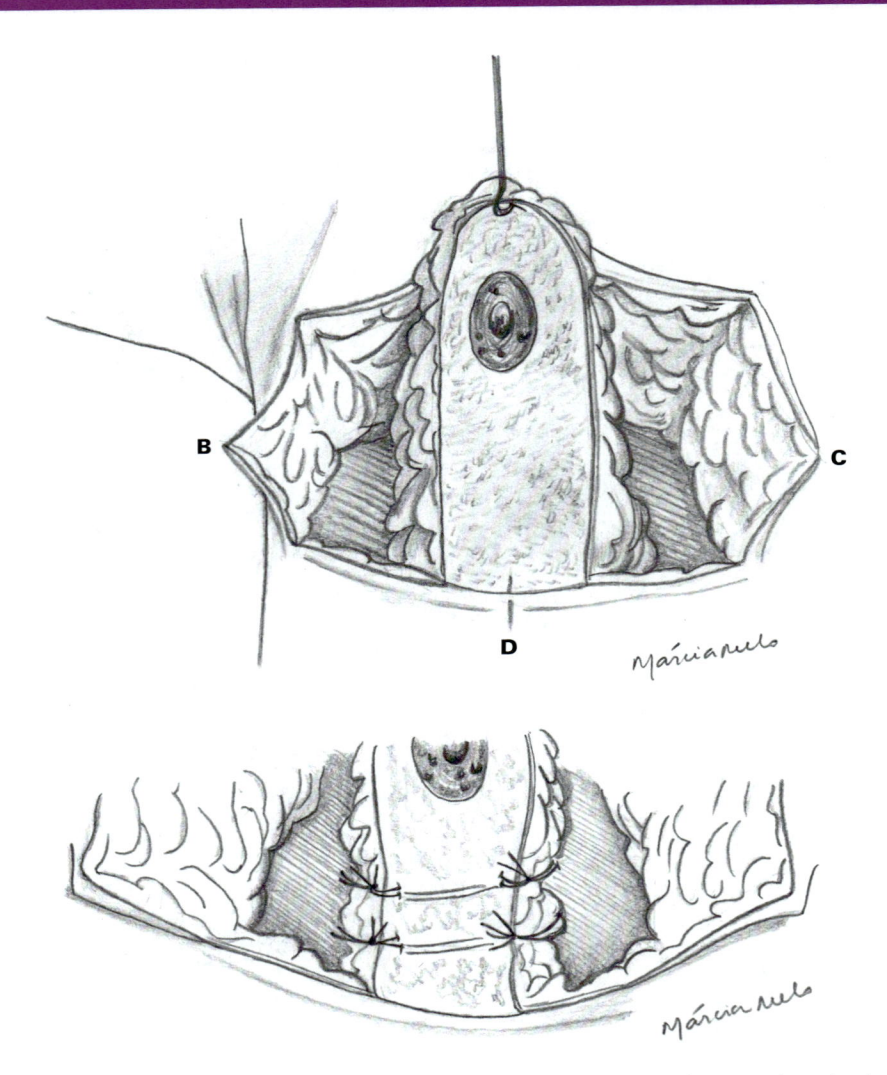

FIGURA 15.27 Fixação do pedículo com pontos laterais em sua base tentando prevenir o abaulamento do polo inferior, às vezes associado a essa técnica. Não se costuma fixar a porção superior, deixando-a livre para acomodar-se.

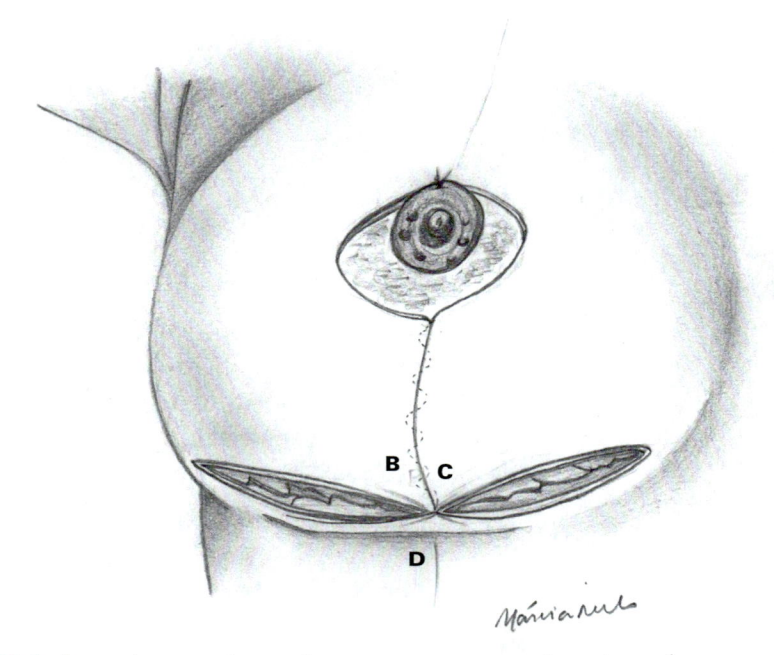

FIGURA 15.28 Fechamento e montagem da mama com suturas absorvíveis. É nesse momento que se deve checar a simetria com a mama oposta e realizar os ajustes necessários para obter a melhor simetria e equilíbrio.

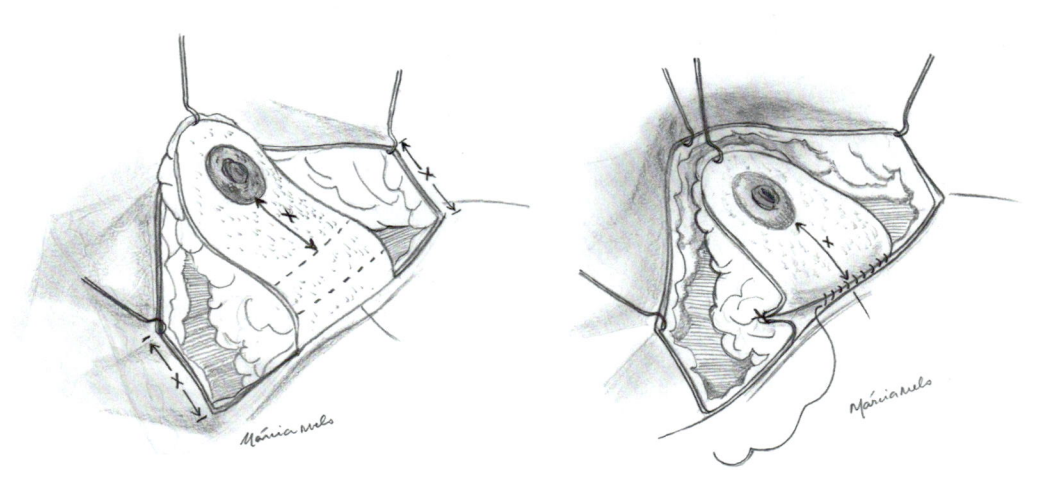

FIGURA 15.29 Quando o pedículo for muito longo, é possível reduzir sua altura realizando uma plicatura em sua base, ajustada às necessidades de cada caso.

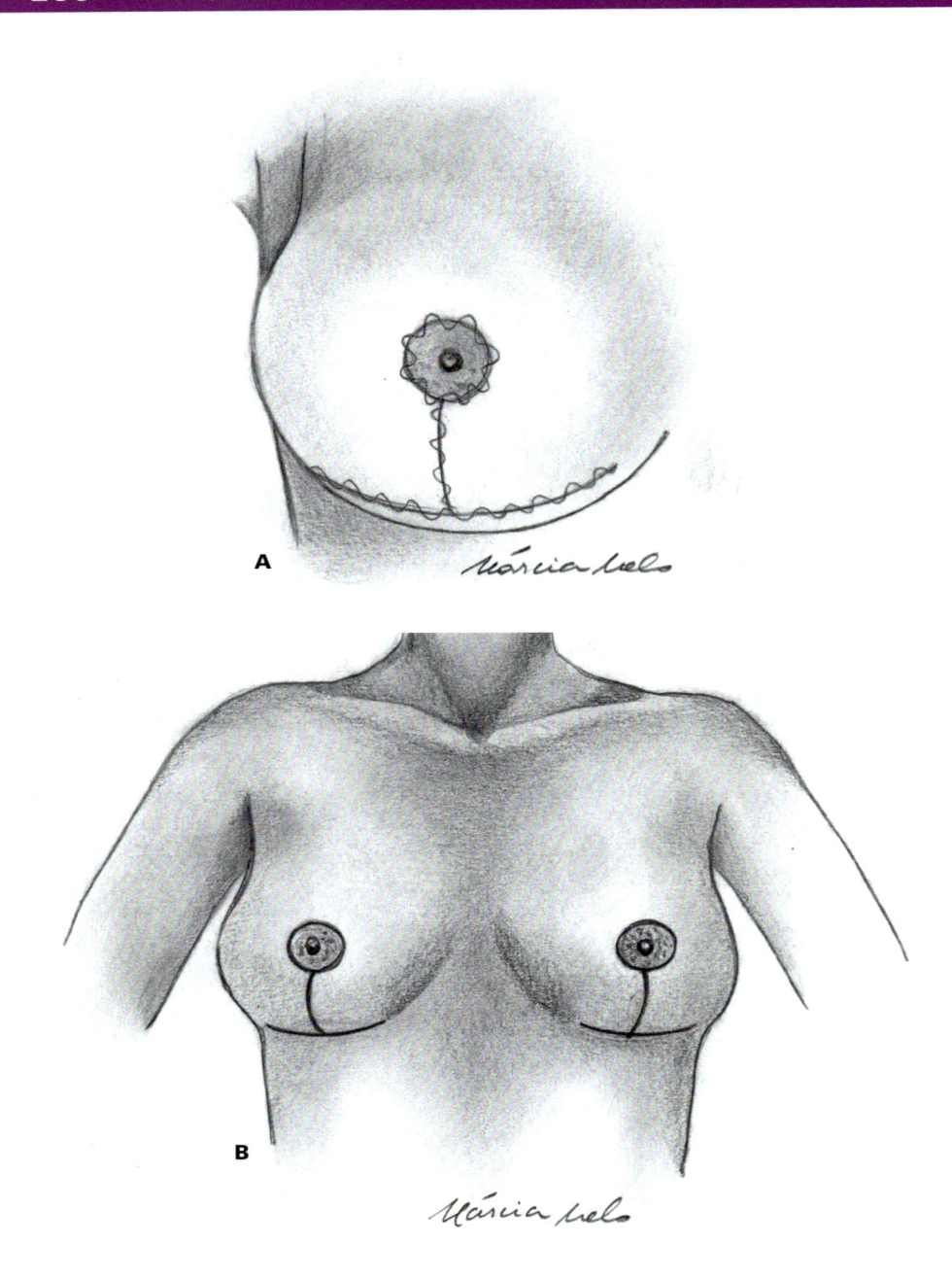

FIGURA 15.30 A e B **Aspecto final da cirurgia.**

TUMORES DE QUADRANTES INFERIORES

Os tumores alojados nos quadrantes inferiores podem ter múltiplas abordagens com excelente resultado estético. O volume da mama, o grau de ptose, a localização do tumor e a relação VTR/VM é que, combinados, fornecem elementos para traçar o plano cirúrgico.

Mamas volumosas e ptóticas devem ser abordadas com uma ressecção do polo inferior que, habitualmente, resulta na remoção do tumor com ampla margem de segurança.

Mamas médias e com ptose discreta podem ser programadas para ressecção central do polo inferior, com incisão em gota.

Mamas com ptose discreta e tumor situado no quadrante inferior externo podem ser abordadas com ressecções laterais que resultarão em uma cicatriz de mamoplastia em "L".

Abordagem com pedículo superior

Os pontos de referência são marcados com a paciente sentada e com os braços ao longo do corpo. Inicialmente, é traçada uma linha que se estende da linha hemiclavicular, passando pelo mamilo, até ultrapassar o sulco inframamário. Esse cruzamento deve situar-se a 10 cm da linha média. A nova posição do mamilo será ao longo dessa linha que divide a mama a uma distância aproximada de 20 cm da fúrcula esternal, onde será marcado o ponto A que, habitualmente, corresponde à projeção digital do sulco inframamário (Fig. 15.31). Os pontos B e C são marcados a cerca de 7 a 8 cm do ponto A, após pinçamento digital ao longo da linha que divide a mama, estimando o VTR que determina o ângulo do vértice superior. Estes 7 a 8 cm marcam a futura distância entre o centro do CAM com o novo sulco inframamário, centrado no ponto D, determinado pela intersecção da linha média da mama com o sulco inframamário (Figs. 15.32, 15.33 e 15.34).

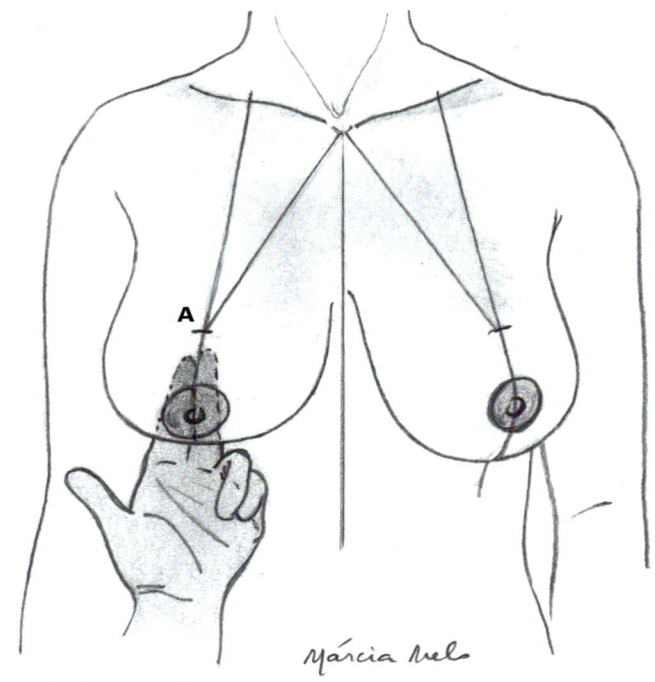

FIGURA 15.31 Marcação do ponto A.

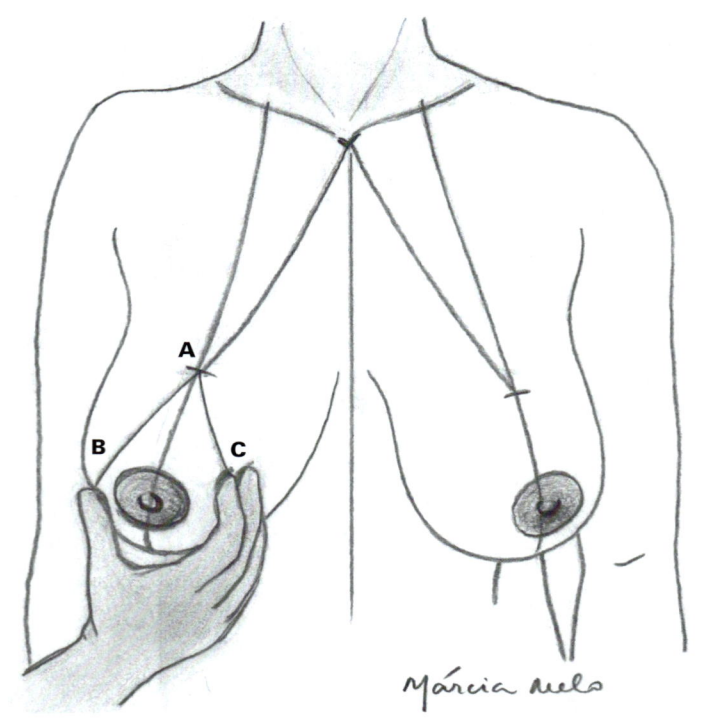

FIGURA 15.32 Marcação dos pontos de referência.

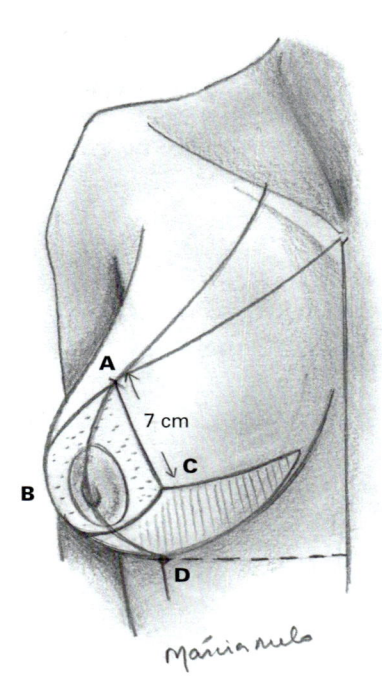

FIGURA 15.33 Demarcação das áreas de decorticação e ressecção.

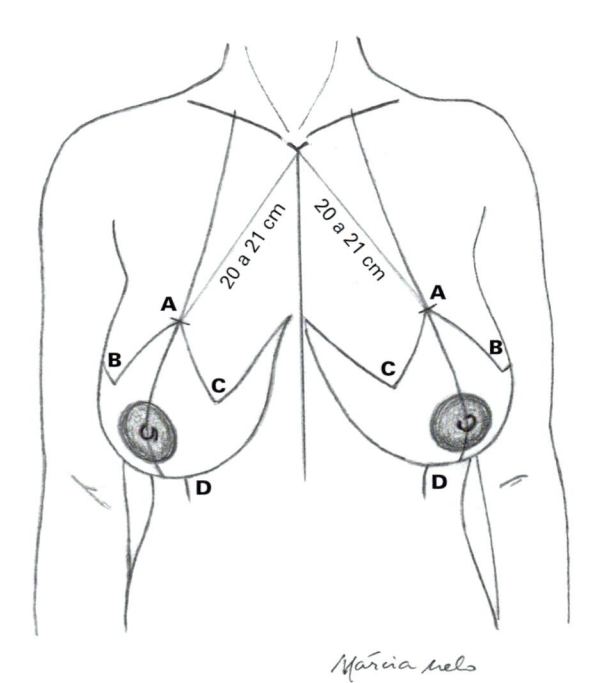

FIGURA 15.34 Marcação simétrica na mama contralateral.

O procedimento cirúrgico é realizado com a paciente em decúbito dorsal, com os braços abertos de forma simétrica e com o braço do lado a realizar o possível esvaziamento axilar preparado para a mobilização no transoperatório. Inicia-se a cirurgia incisando a aréola previamente demarcada com mamilótomo, geralmente com um diâmetro de 4 a 5 cm (Figs. 15.35 e 15.36).

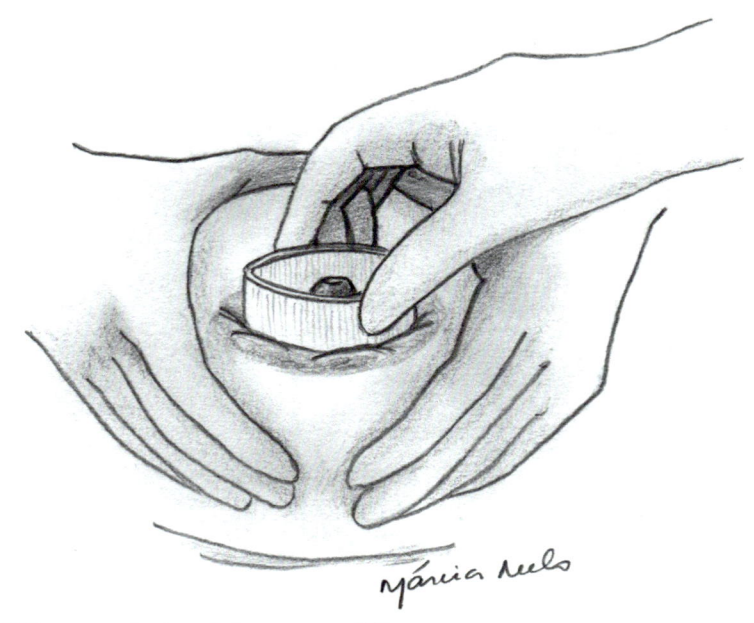

FIGURA 15.35 Demarcação da aréola com mamilótomo.

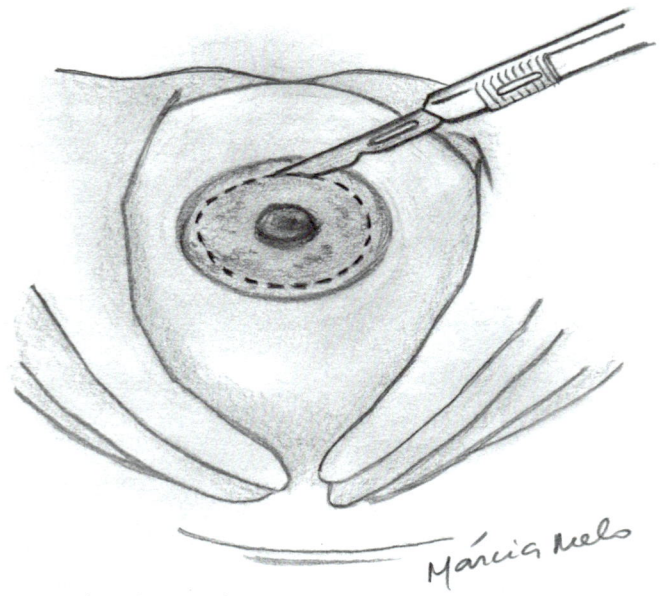

FIGURA 15.36 Incisão da área demarcada.

A seguir, é realizada a incisão da linha delimitando o pedículo superior, que é desepitelizado com bisturi ou tesoura, preservando a derme (Figs. 15.37 e 15.38).

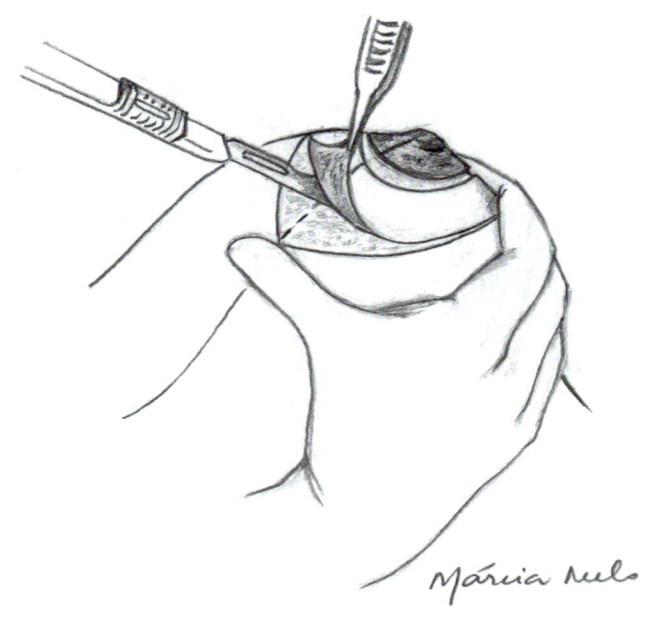

FIGURA 15.37 Incisão da linha para delimitação do pedículo superior.

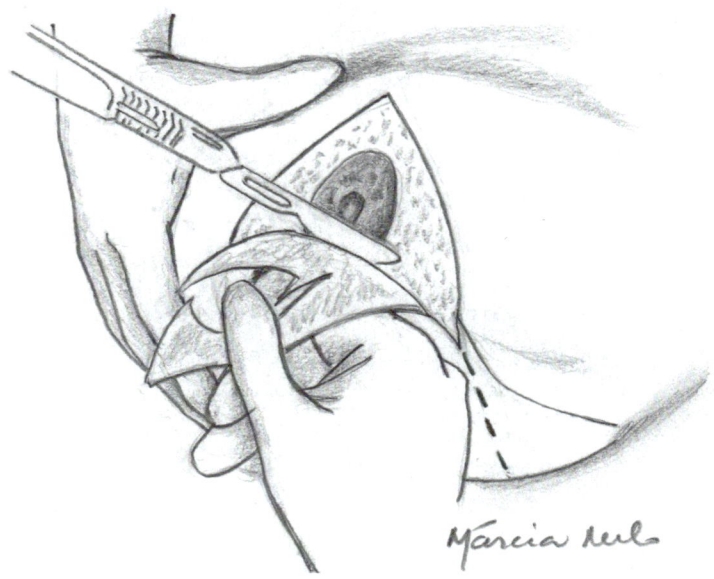

FIGURA 15.38 Desepitelização do pedículo superior.

O passo seguinte é realizar a ressecção do polo inferior. Essa abordagem permite amplas ressecções em qualquer área dos quadrantes inferiores da mama (Figs. 15.39 e 15.40). A ressecção do polo inferior da mama com projeção em cunha na porção central, além de determinar posteriormente uma configuração mais anatômica à mama, permite a ressecção de tumores centrais situados profundamente (Fig. 15.41A e B).

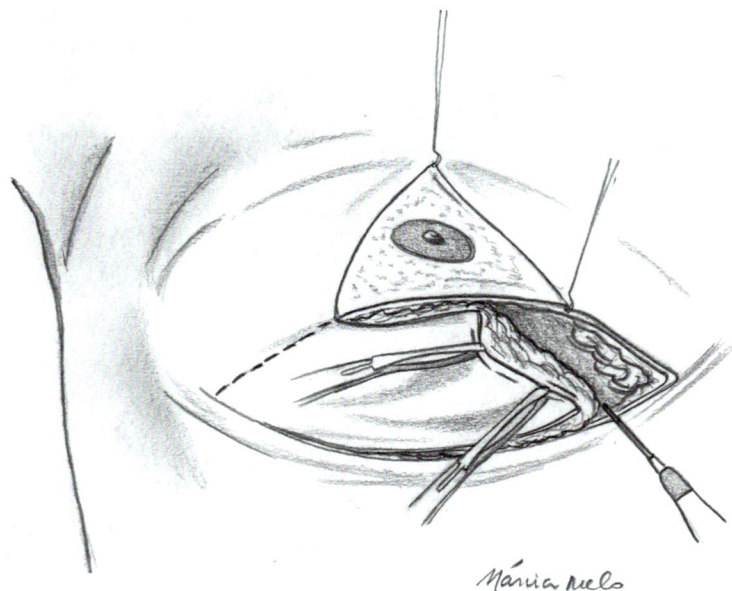

FIGURA 15.39 Ressecção do polo inferior.

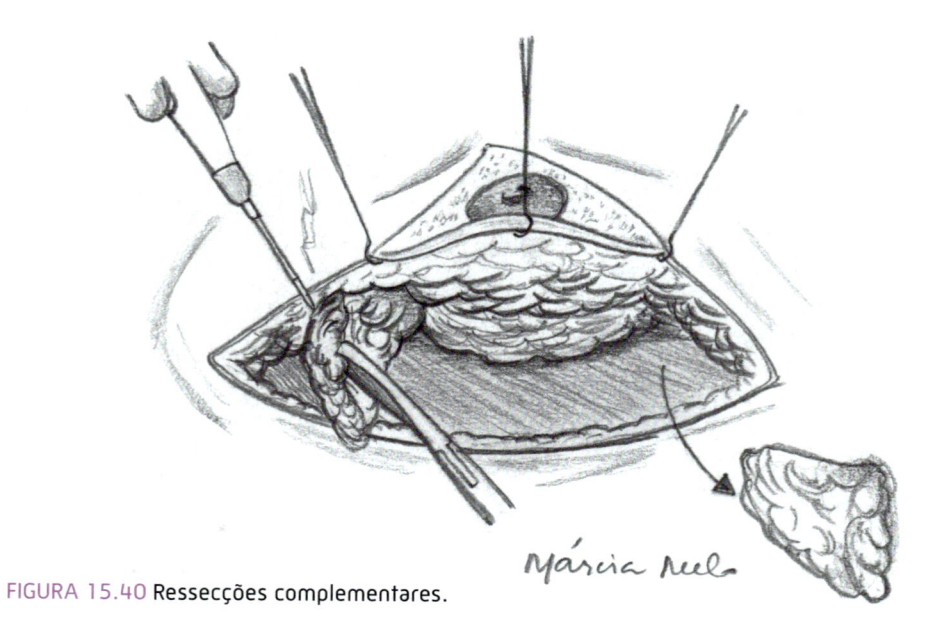

FIGURA 15.40 Ressecções complementares.

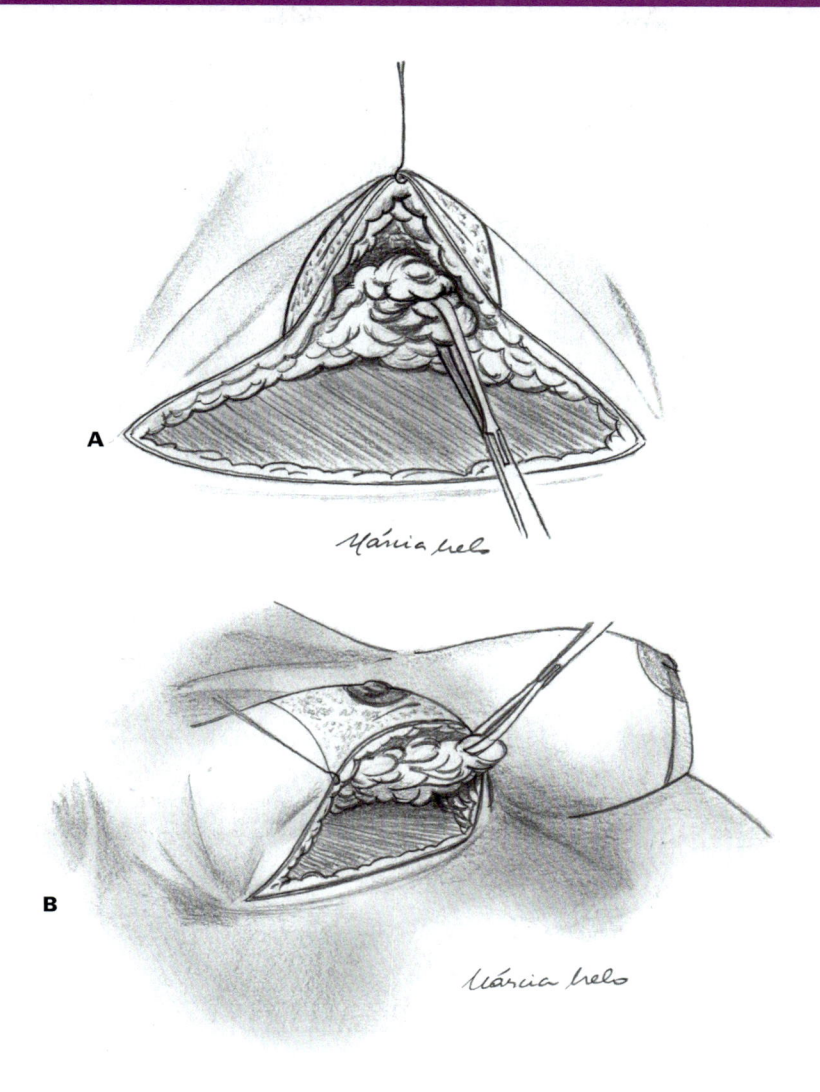

FIGURA 15.41A E B Ressecção do polo inferior com projeção em cunha na posição central.

A possibilidade de ressecções de tumores localizados em qualquer região inferior da mama é ilustrada na Figura 15.42.

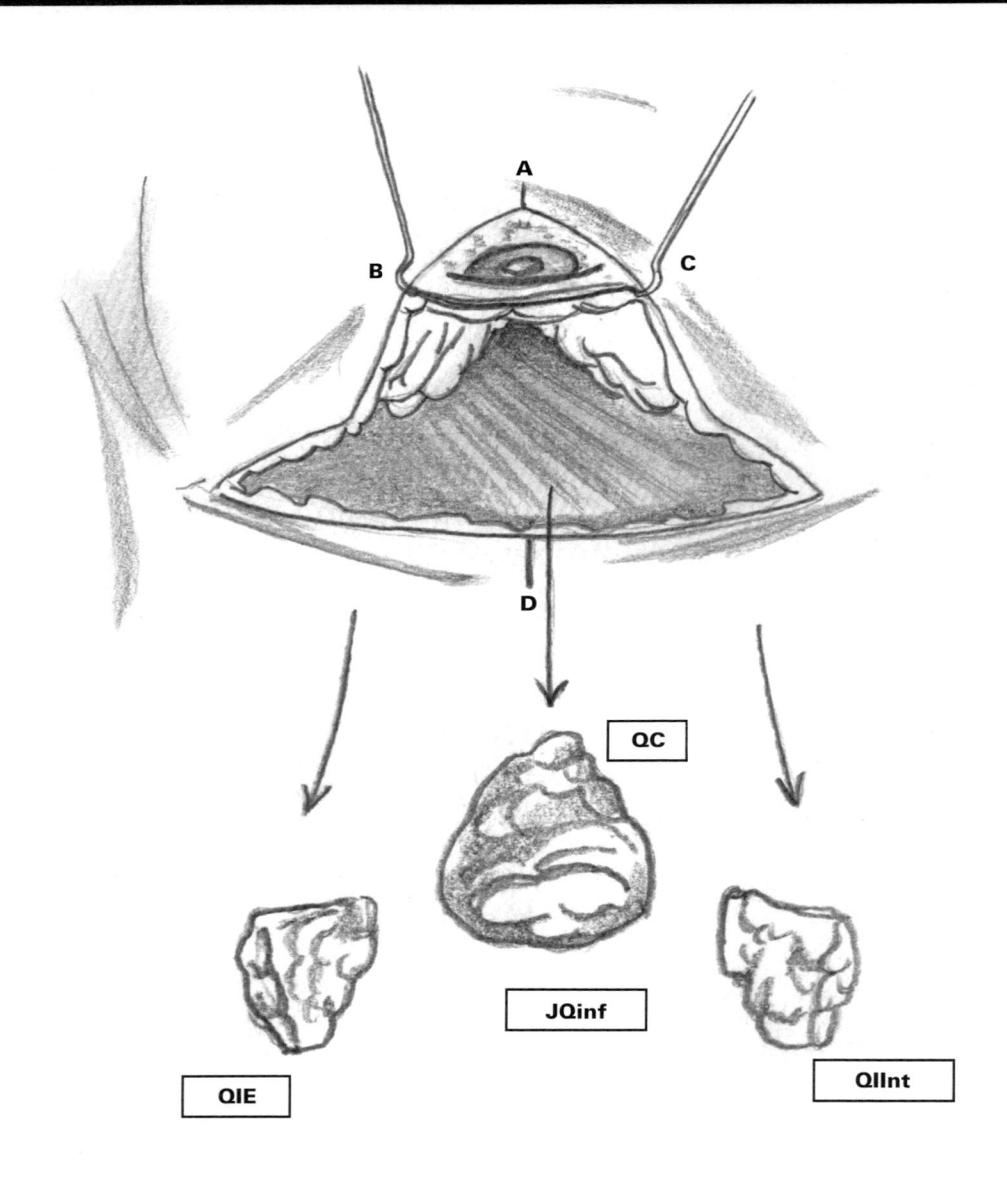

FIGURA 15.42 Ilustração de possíveis áreas de ressecção mamária.

Revisada a hemostasia, inicia-se a montagem da mama aproximando as porções laterais e mediais do parênquima com fio monofilamentar absorvível 2.0 (Fig. 15.43A, B e C).

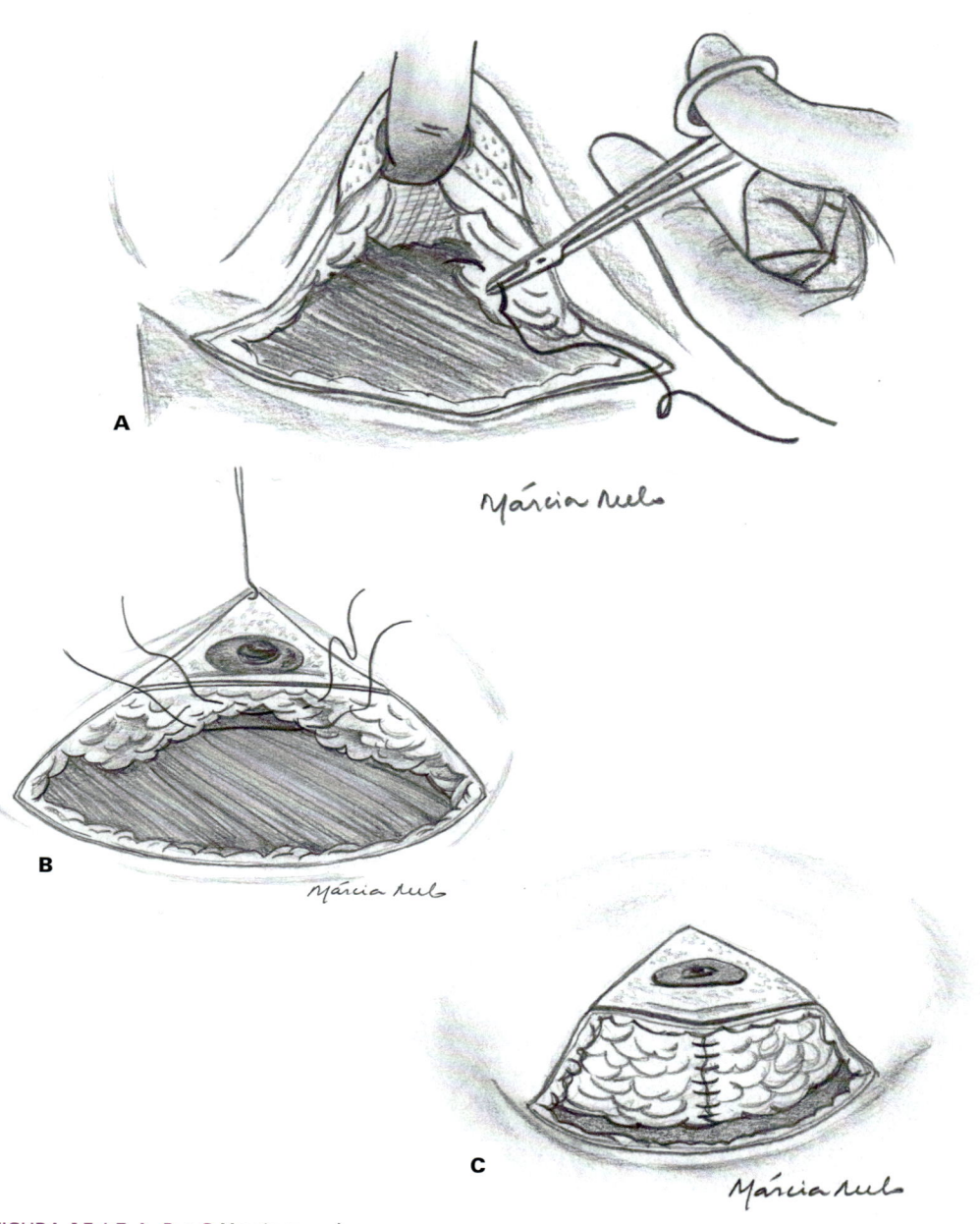

FIGURA 15.43 A, B e C **Montagem da mama.**

Os pontos B, C e D são unidos provisoriamente para visualizar a forma adquirida pela mama e avaliar a necessidade de ressecções adicionais do parênquima ou da pele (Fig. 15.44).

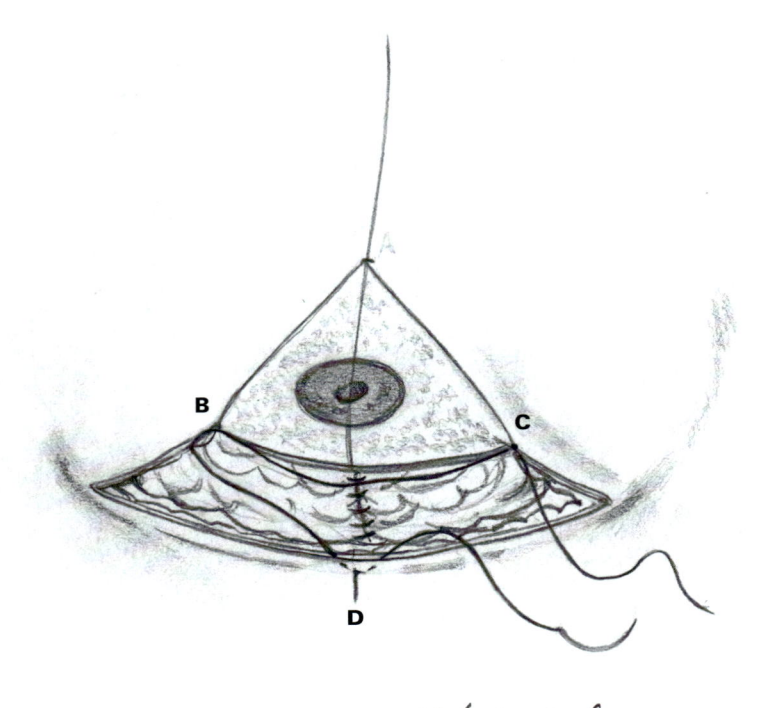

FIGURA 15.44 União dos pontos **B**, **C** e **D** para visualização da forma da mama.

A seguir, a posição do CAM é determinada. O ideal é que ele ocupe o centro da mama e aponte ligeiramente para baixo e para fora. A borda inferior da aréola deve distar de 4 a 6 cm da linha de sutura inframamária. Então, novamente com o mamilótomo, demarca-se a área de pele a ser desepitelizada, criando uma janela para extruir o CAM, que será suturado à pele nos quatro quadrantes (Fig. 15.45A, B e C).

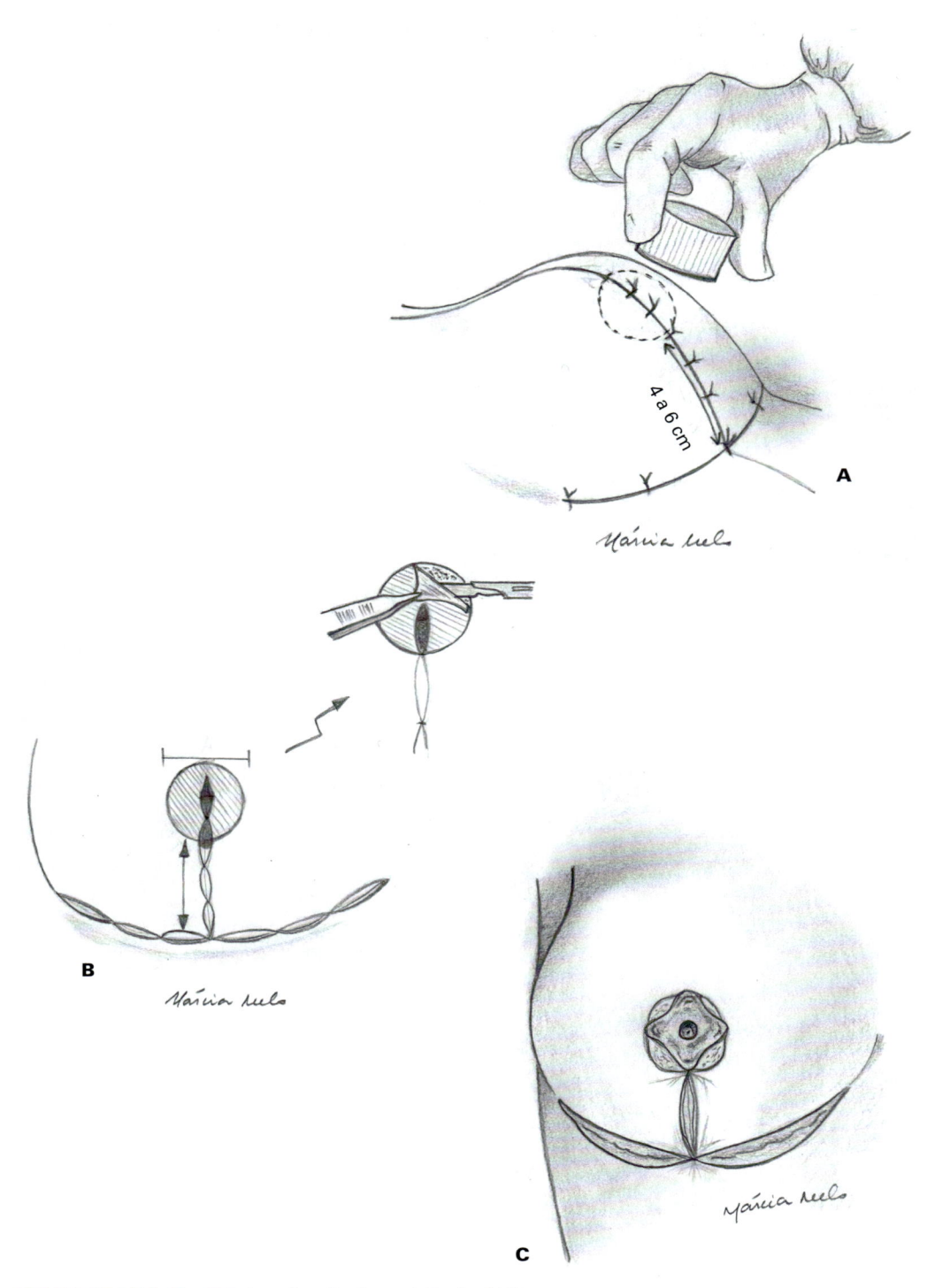

FIGURA 15.45 A, B e C Determinação da posição do CAM.

As suturas temporárias são substituídas e a derme é aproximada com fio monofilamentar de absorção lenta 3.0. Após, realiza-se sutura intradérmica com fio absorvível 3.0 ou 4.0 ou, ainda, com pontos capitonados com mononylon 4.0 (Fig. 15.46A e B).

As incisões são cobertas com curativo modelador de sustentação e com fita cirúrgica, complementado pelo sutiã cirúrgico.

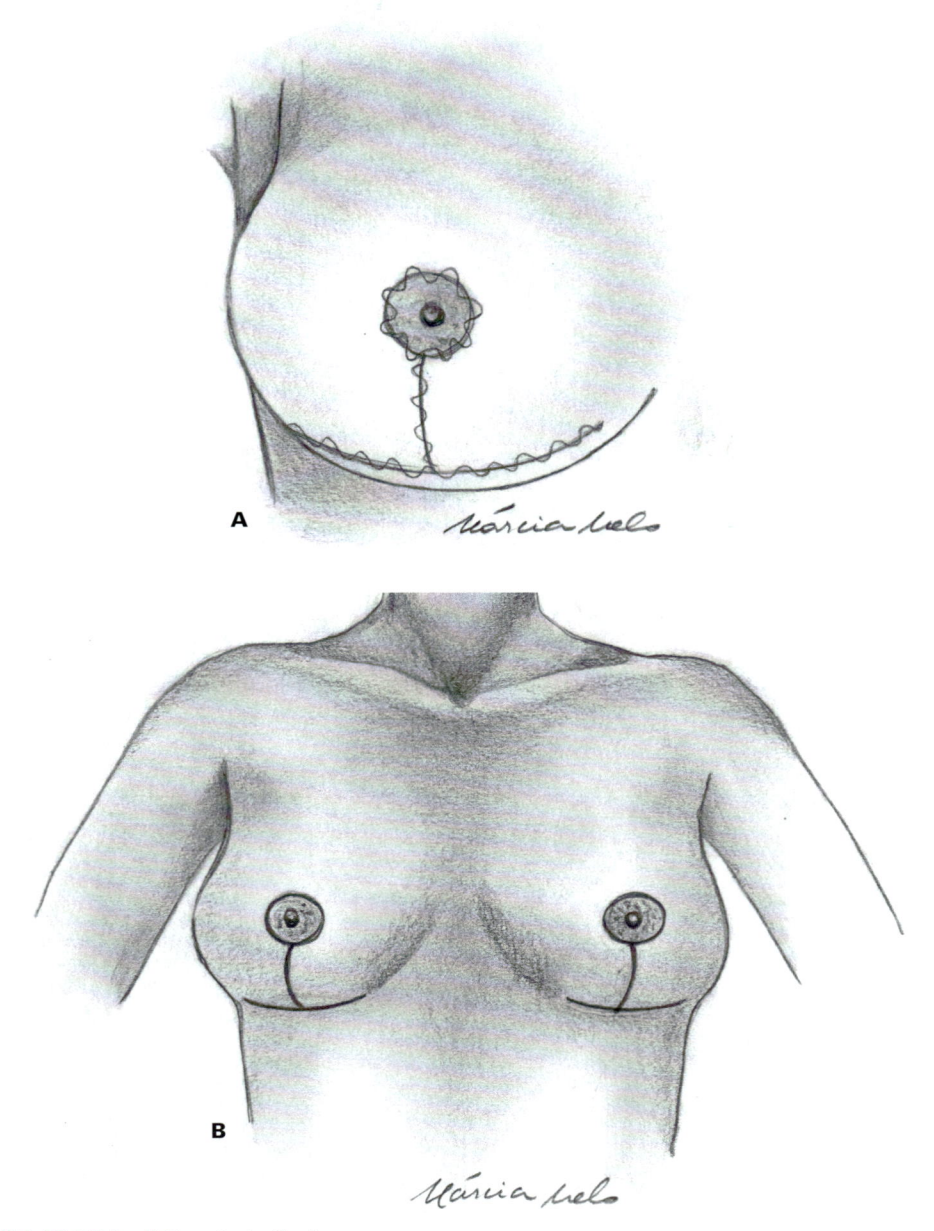

FIGURA 15.46 A e B Resultado final.

Abordagem com ressecção em gota

Os tumores situados na junção dos quadrantes inferiores, em mamas com ptose leve a moderada, são ideais para essa abordagem (Fig. 15.47).

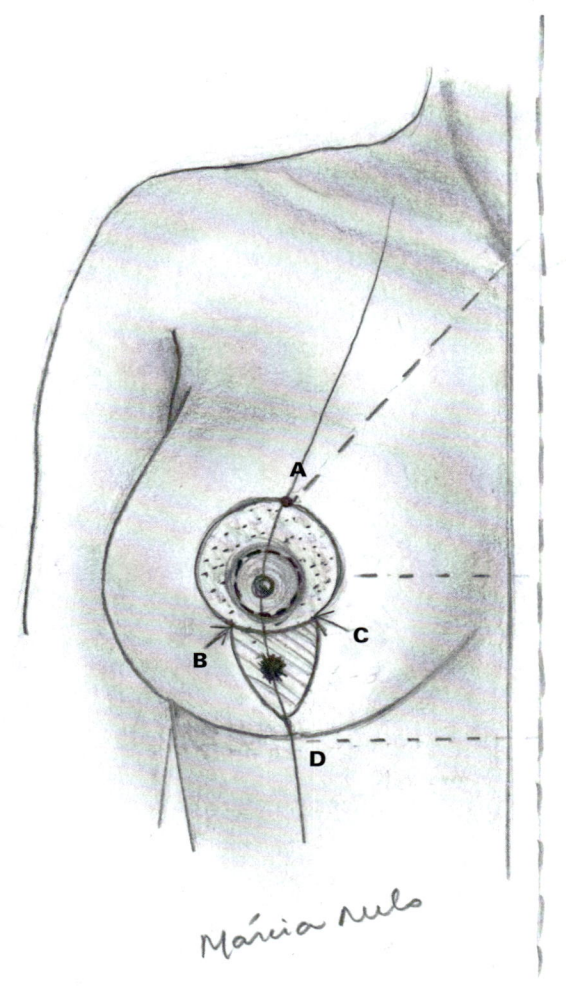

FIGURA 15.47 Ilustração de tumor situado na junção dos quadrantes inferiores, e determinação dos pontos.

Uma linha longitudinal dividindo a mama é traçada. Essa linha inicia na região hemiclavicular e passa pelo mamilo até ultrapassar o sulco inframamário. Esse cruzamento deve situar-se a 10 cm da linha média. Por meio da projeção digital, determina-se o ponto A, conforme já descrito. Os pontos B e C são estimados pela prega digital e variam de acordo com a área a ser ressecada. O ponto D, é marcado na intersecção da linha que divide a mama, aproximadamente 1 cm acima do sulco inframamário. A aréola é demarcada com mamilótomo de 4 a 5 cm. A união dos pontos de referência delimita a área ABC, que será desepitelizada (Fig. 15.48).

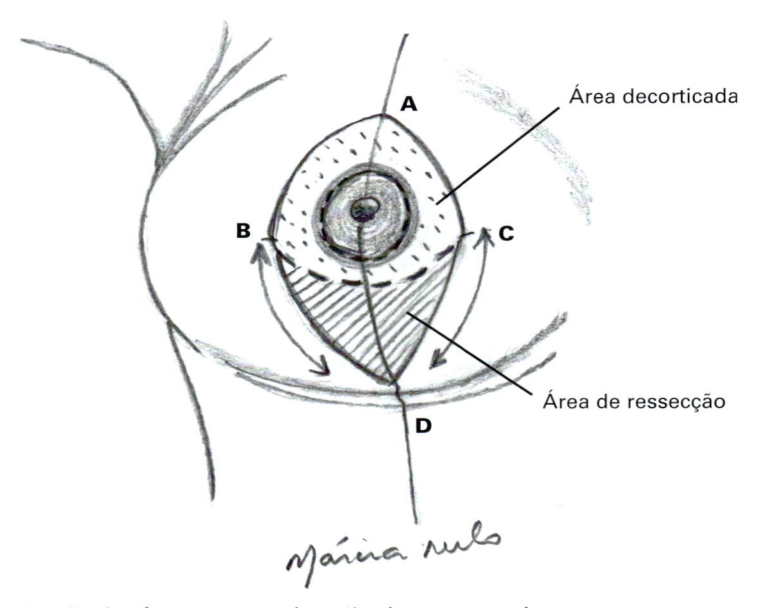

FIGURA 15.48 Determinação das áreas a serem decorticadas e ressecadas.

A área BCD delimita um fuso que será ressecado, incluindo o tumor com margem de segurança. A ressecção inicia aprofundando a incisão até o plano retromamário quando, então, se mantém o tumor pinçado manualmente, monitorando a extensão das margens. Após, a ressecção deve ser mantida em forma de cunha na região retroareolar para modelagem da mama e para facilitar a ascensão do complexo areolomamilar (Fig. 15.49).

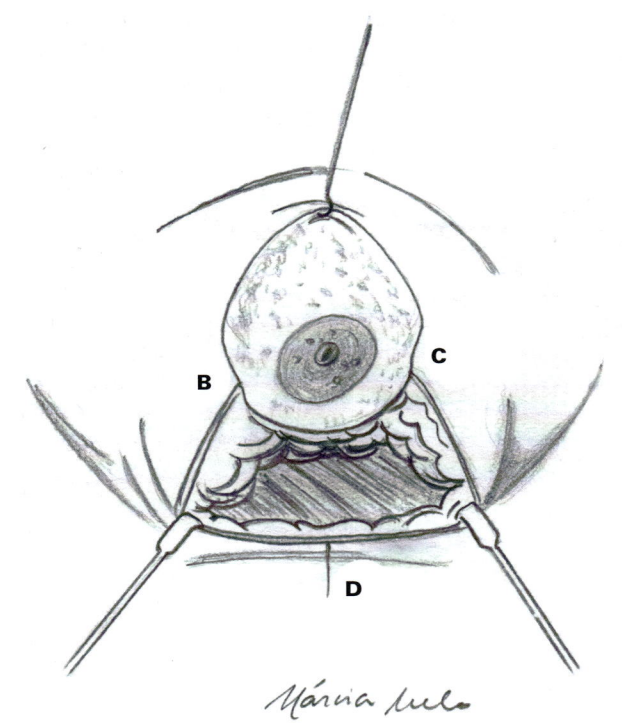

FIGURA 15.49 Ressecção central inferior.

Um amplo descolamento posterior é realizado para possibilitar a moldagem da mama sem retrações ou deformidades. Os retalhos glandulares são aproximados com suturas absorvíveis tipo monocryl 2.0 (Fig. 15.50A e B).

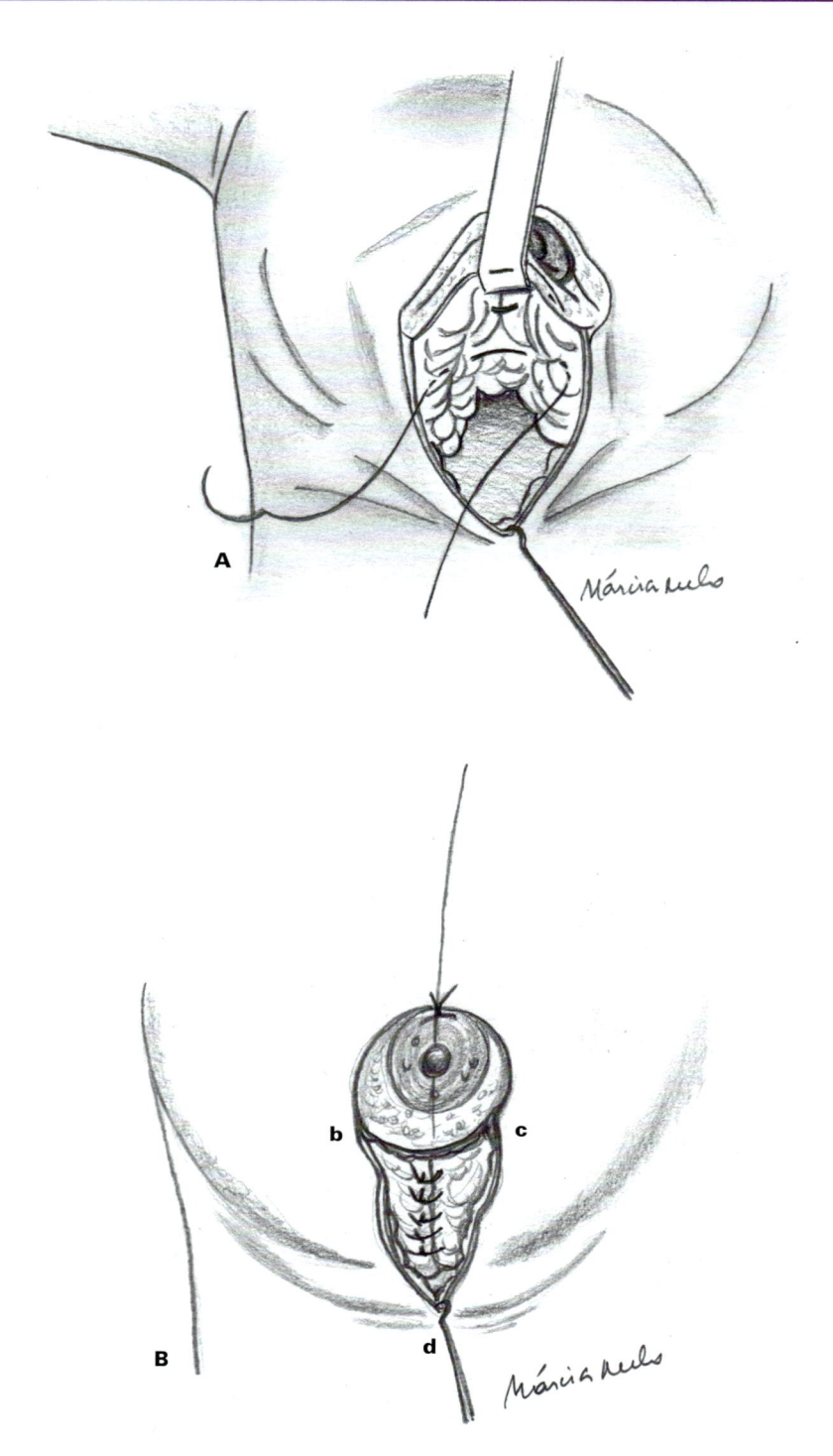

FIGURA 15.50 A e B Moldagem da mama e aproximação dos retalhos glandulares.

Deve-se, então, colocar suturas provisórias unindo os pontos B e C para avaliação de simetria e correções de excesso de pele, se necessário. A seguir, o CAM é fixado em seu novo leito com pontos subdérmicos e fio absorvível monofilamentar 2.0 nos quatro quadrantes (Fig. 15.51A e B). A correção poderá ser realizada prolongando ligeiramente a incisão vertical, resultando num polo inferior achatado que, após alguns meses, recupera sua forma e volume (Fig. 15.51C e D).

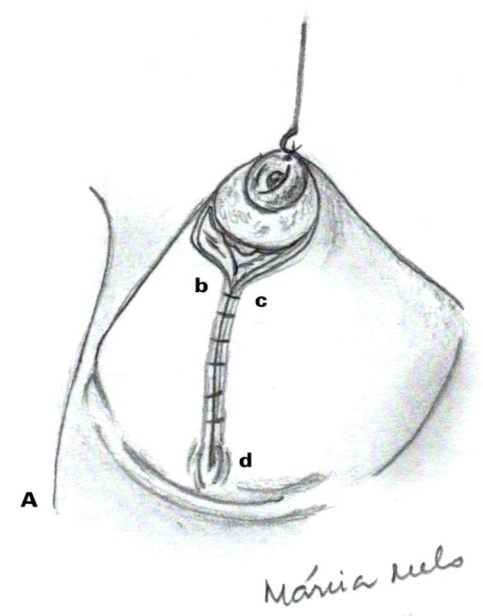

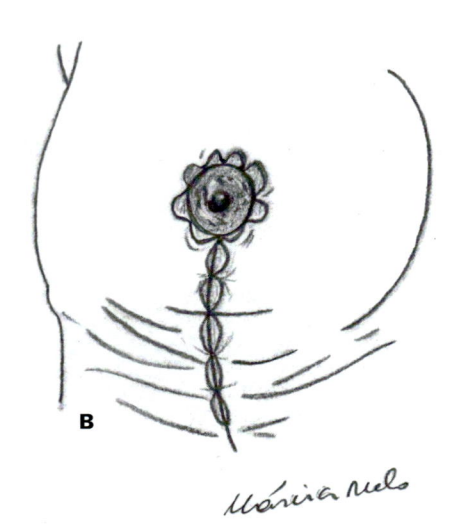

(Continua)

FIGURA 15.51 A e B Aspecto final após avaliação da simetria da mama e fixação do CAM.

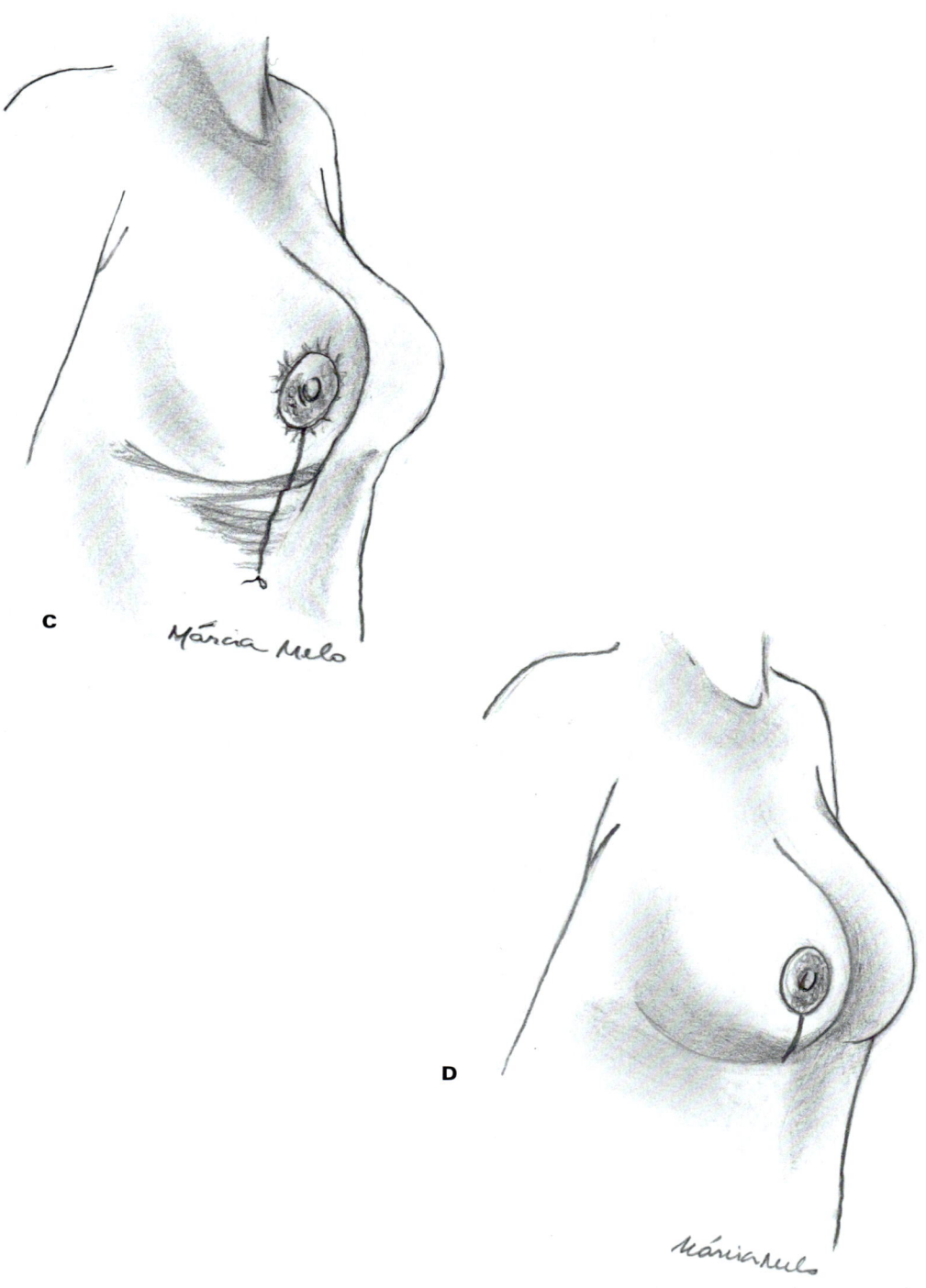

FIGURA 15.51 C e D Aspecto final após avaliação da simetria da mama e fixação do CAM (*continuação*).

Outra possibilidade é a ressecção transversa de pele resultando numa cicatriz em "T" invertido (Fig. 15.52A, B, C e D).

O fechamento da pele é realizado com sutura intradérmica, utilizando fio 4.0.

A mama é imobilizada com camadas de fita cirúrgica e com o uso de sutiã modelador no pós-operatório. Não é comum utilizar drenos nesse tipo de abordagem.

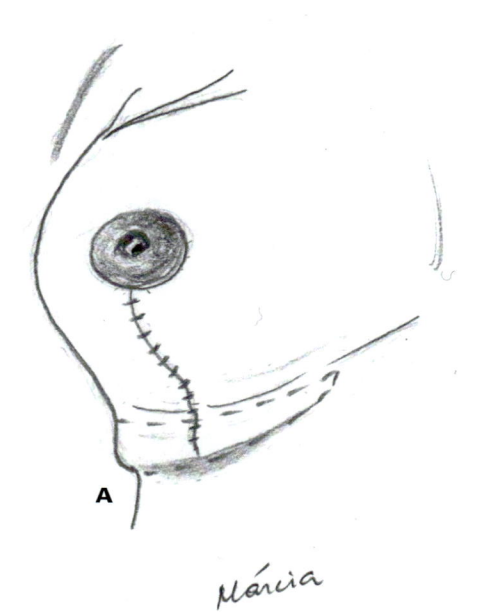

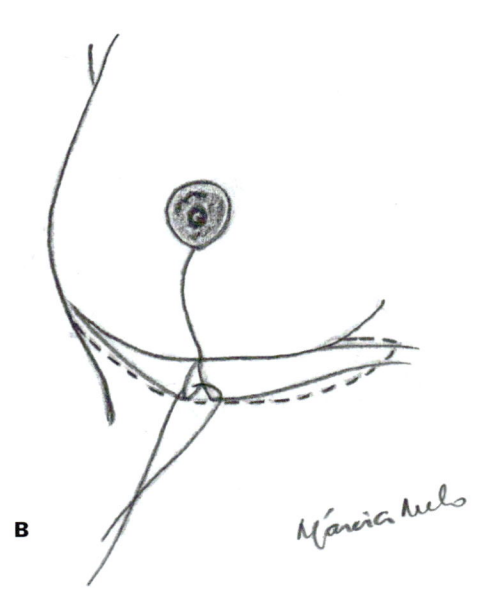

(Continua)

FIGURA 15.52 A e B **Ressecção transversa de pele.**

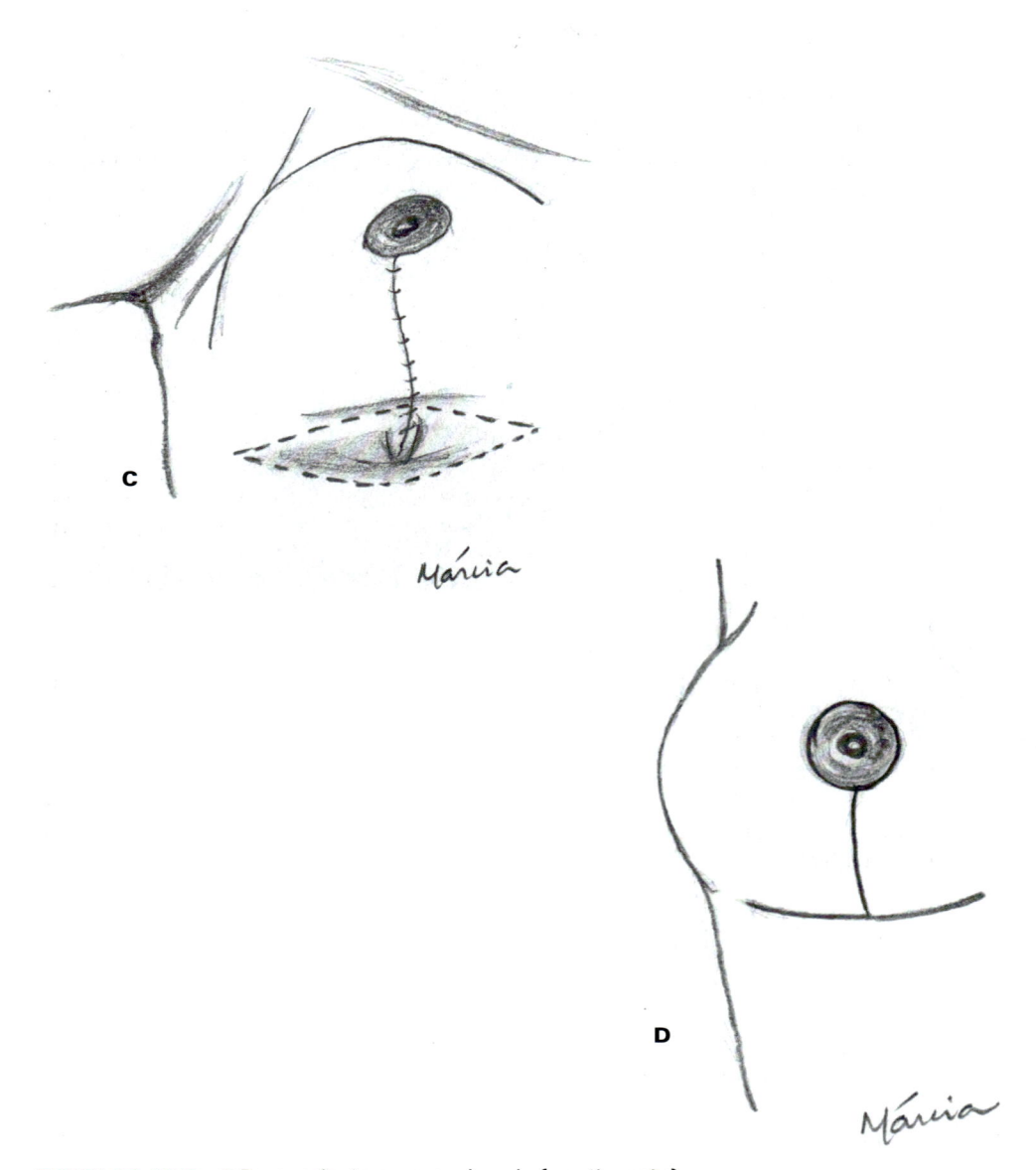

FIGURA 15.52 C e D Ressecção transversa de pele (*continuação*).

Abordagem com ressecção lateral

Essa técnica é adequada para tumores localizados em quadrante inferior externo, em mamas com hipertrofia moderada.

A demarcação dos pontos de referência espacial é iniciada com a paciente sentada. Uma linha mediana é traçada no tórax, iniciando na fúrcula esternal e estendendo-se ao processo xifoide. A mama é dividida com uma linha longitudinal, começando na clavícula, passando pelo centro do mamilo e estendendo-se além do sulco inframamário. Com um mamilótomo, é delineada a aréola com 4 a 5 cm de diâmetro. Após, marca-se em 18 a 19 cm da clavícula o ponto superior da aréola (PSA), e realiza-se a marcação do sulco inframamário, na intersecção da linha média da mama com o sulco anatômico, a 10 cm da linha média do tórax, no qual coloca-se o ponto inferior da aréola (PIA) de 4 a 6 cm, acima do sulco. A borda medial da aréola (BMA) é colocada a 8 cm da linha média, a meio caminho entre os pontos superior e inferior da aréola. Esses pontos são ligados com linha arqueada, e delimita-se a área de ressecção de pele necessária para centralizar a aréola após a ressecção do quadrante inferior externo. O eixo da ressecção pode variar conforme o raio da localização do tumor. O ponto A é colocado no limite externo do contorno da mama, alinhado com o centro do tumor e com o CAM. A seguir, por meio de pregueamento digital, estima-se o VTR e determina-se a abertura do ângulo de ressecção. Após, os pontos B e C são marcados sobre o anel externo periareolar (Fig. 15.53).

Após a marcação, são realizadas a decorticação do anel periareolar e a ressecção do quadrante inferior contendo o tumor, incluindo o retalho de pele. A ressecção glandular inclui, posteriormente, a fáscia do músculo grande peitoral e se estende em cunha subareolar para facilitar a remodelagem da mama (Fig. 15.54).

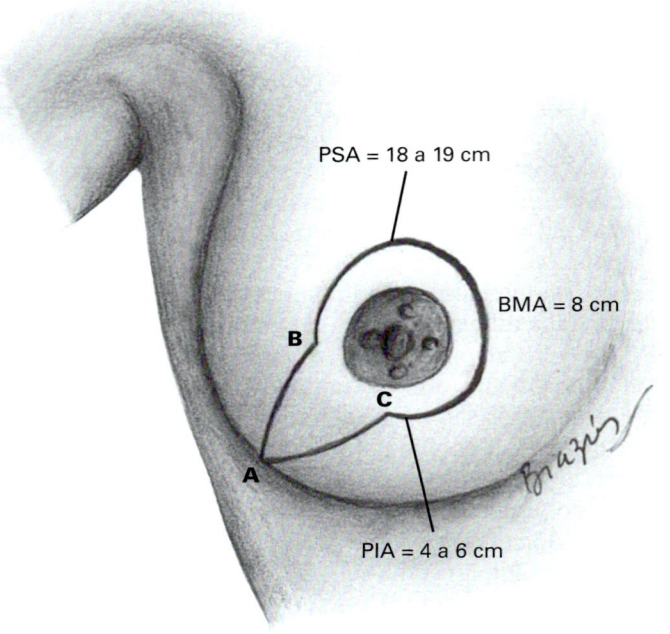

FIGURA 15.53 Planejamento cirúrgico.

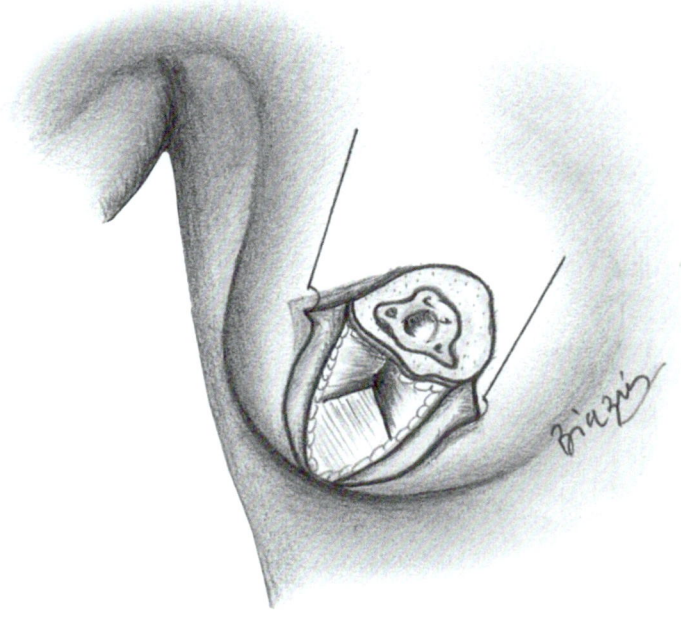

FIGURA 15.54 Ressecção de quadrante inferolateral.

Para a montagem da mama é necessário promover um descolamento retromamário amplo e remodelar o cone mamário com suturas absorvíveis tipo 2.0 na profundidade; eventualmente, serão necessárias ressecções complementares na base da mama para melhorar a sua forma e a sua projeção (Fig. 15.55).

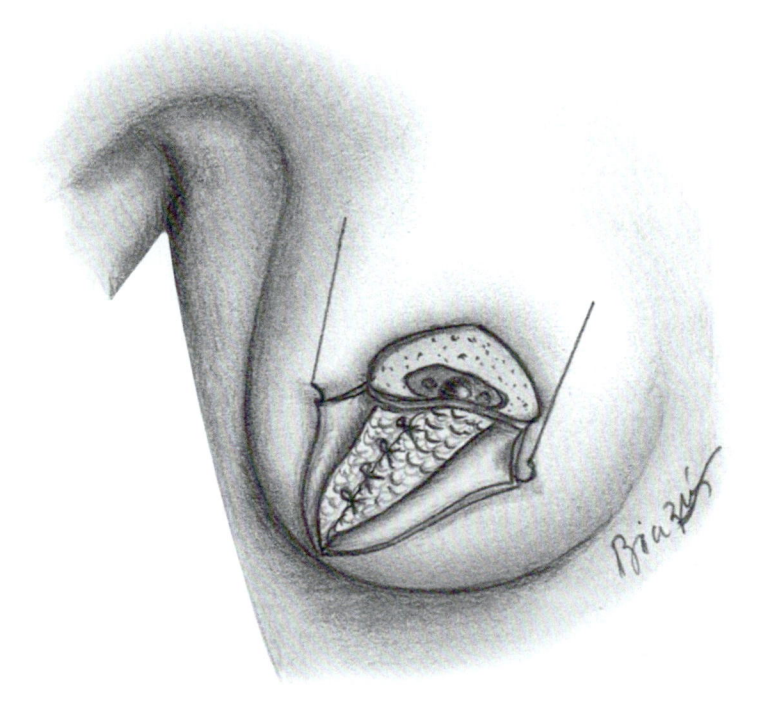

FIGURA 15.55 **Montagem da mama.**

O reposicionamento provisório do CAM é iniciado com suturas nos quatro quadrantes. Quando necessário, ressecções complementares de pele podem ser realizadas nesse momento. Terminados os ajustes, segue-se o fechamento da pele (Fig. 15.56).

As suturas na pele são intradérmicas com fio absorvível 4.0 ou mononylon 4.0. Quando a área de decorticação periareolar for ampla, se dá preferência a pontos capitonados na aréola com mononylon 4.0 (Fig. 15.57).

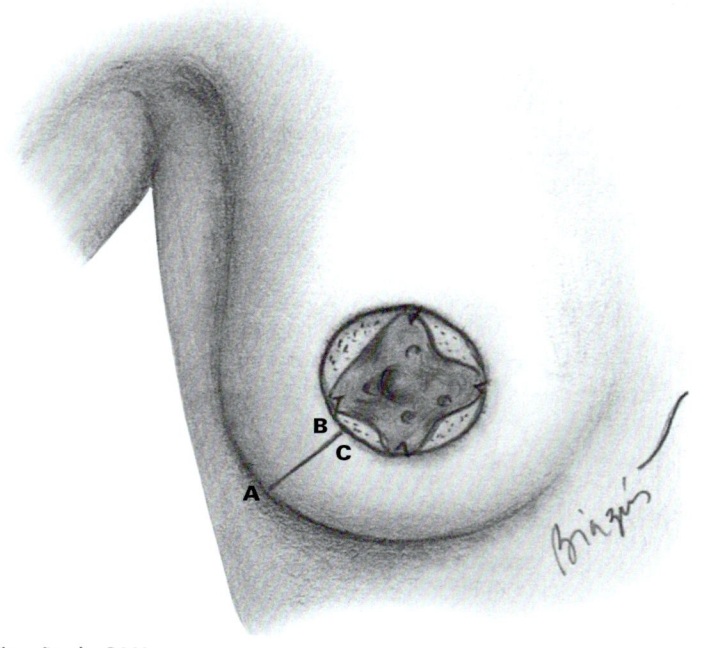

FIGURA 15.56 Fixação do CAM.

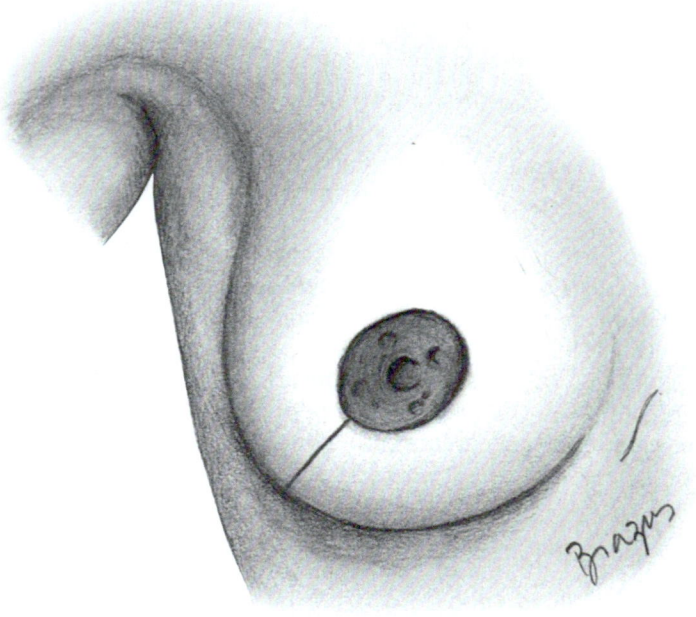

FIGURA 15.57 Aspecto final.

O curativo é de contenção simples com fita cirúrgica modeladora, complementado pela sustentação de um sutiã cirúrgico. Não é comum utilizar drenos.

Abordagem com ressecção lateral em "L"

Essa abordagem é indicada para mamas com pouca ptose.

Em tumores de quadrante inferior externo, próximo à junção dos quadrantes inferiores, pode-se realizar a ressecção do quadrante e montar a mama em "J" "ou em "L", mantendo as cicatrizes dentro dos limites da mama (Fig. 15.58).

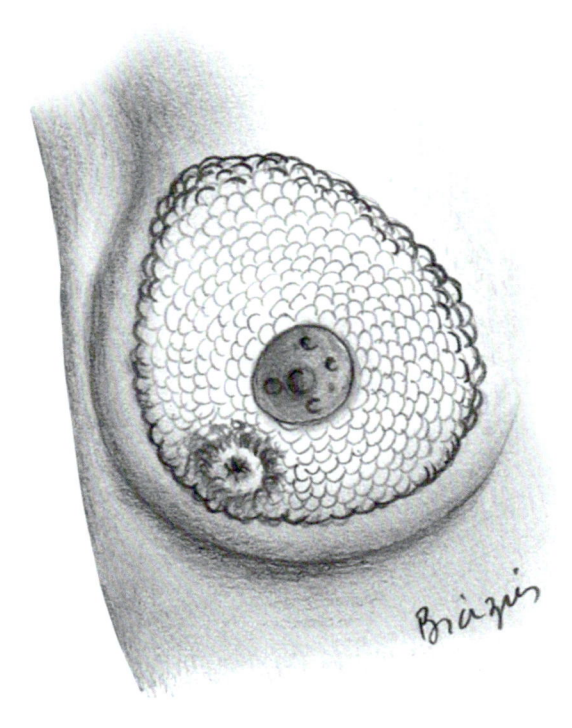

FIGURA 15.58 Tumor de localização inferolateral.

Inicia-se dividindo a mama ao meio, por meio de uma linha, desde a clavícula, passando pelo centro do mamilo e ultrapassando o sulco inframamário. Ao longo dessa linha, marcamos o ponto A, distando cerca de 20 cm da clavícula. A aréola é delineada com um diâmetro de 4 a 5 cm; determina-se por estimativa e pregueamento digital os limites medial, lateral e inferior da aréola. A seguir, da mesma forma, determina-se o VTR e, então, demarca-se um fuso semilunar com concavidade súpero-lateral, que inclui o tumor com margem de segurança (Fig. 15.59).

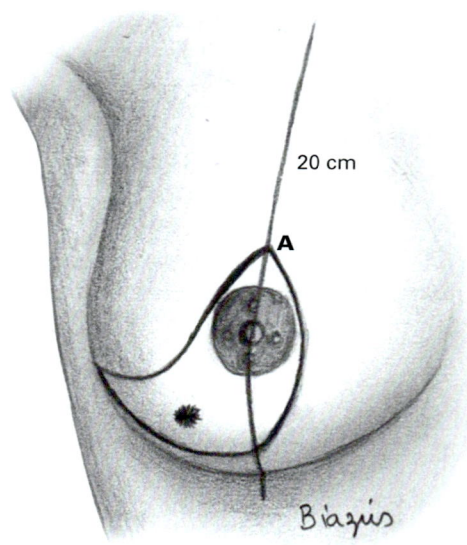

FIGURA 15.59 **Planejamento cirúrgico.**

A cirurgia começa com a decorticação periareolar da área demarcada (Fig. 15.60). A seguir, é realizada incisão do tecido mamário verticalmente, em toda a profundidade, até atingir a fáscia do grande peitoral. A ressecção do setor contendo o tumor é permanentemente monitorada pela palpação para avaliar as margens de segurança (Fig. 15.61).

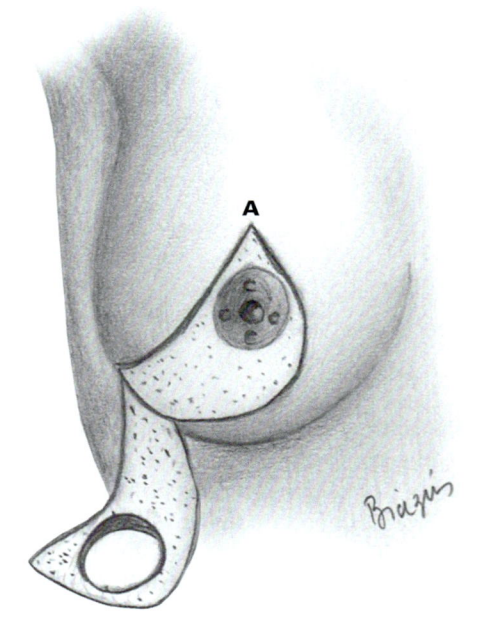

FIGURA 15.60 **Decorticação.**

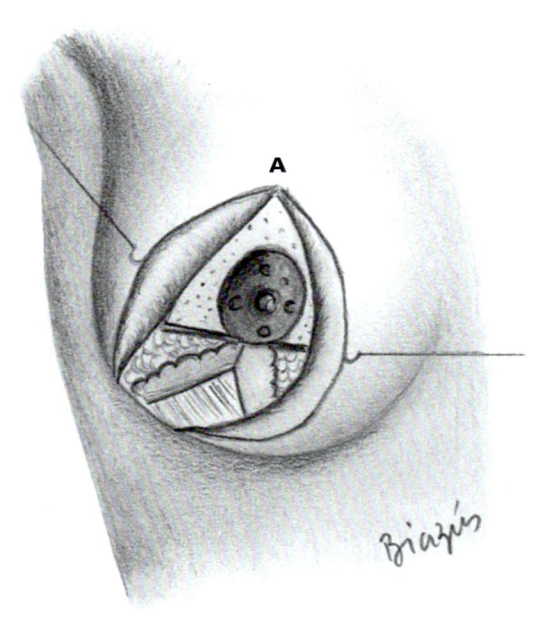

FIGURA 15.61 Área de ressecção.

A montagem da mama é feita com fio absorvível monofilamentar 2.0, após descolamento retroglandular amplo, para facilitar a acomodação e a aproximação dos tecidos (Fig. 15.62).

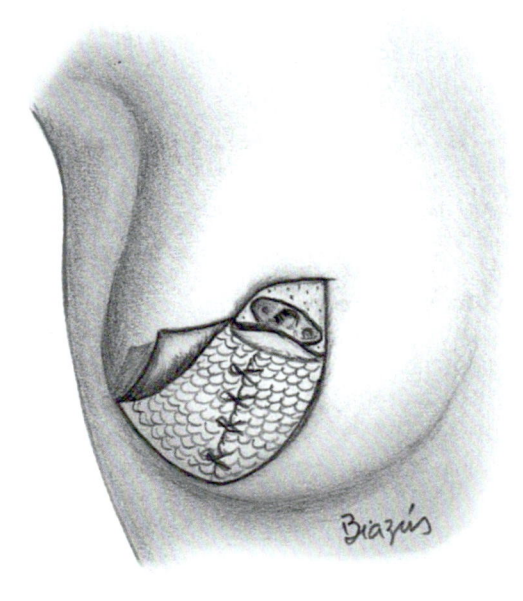

FIGURA 15.62 Montagem da mama.

As suturas absorvíveis 2.0 são empregadas na profundidade e as suturas 3.0 na aproximação da derme. Após a montagem provisória da mama, determina-se a exteriorização do CAM e avalia-se a simetria com a mama oposta. Os ajustes são realizados nesse momento. Com o mamilótomo, a nova posição do CAM é demarcada, ressecando a pele por onde ele será exteriorizado (Fig. 15.63).

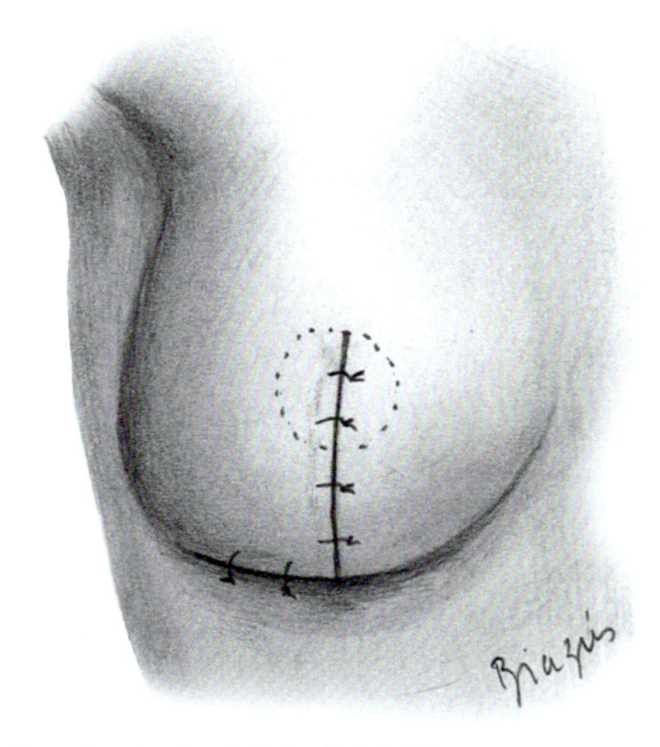

FIGURA 15.63 Fechamento antes de exteriorização do CAM.

A Figura 15.64 mostra o aspecto final com cicatriz em "L". Os fios 4.0 são empregados na sutura intradérmica final. Deve ser feito curativo de contensão com fita cirúrgica e, para complementar, deve ser usado sutiã modelador. Não costuma ser necessária drenagem.

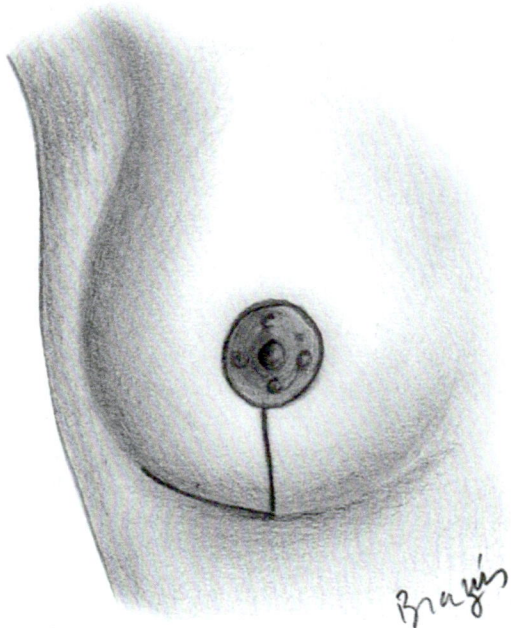

FIGURA 15.64 Aspecto final.

CASOS ESPECIAIS

Embora não sejam aconselhadas para emprego rotineiro, as ressecções empregando incisão radiada, nos quadrantes superiores, eventualmente são utilizadas para viabilizar a cirurgia conservadora, pois, embora produzam cicatrizes aparentes e pouco estéticas, permitem manter boa forma, projeção e silhueta da mama.

Algumas situações são particularmente comuns, como os tumores situados nos quadrantes superiores, submetidos à biópsia prévia com incisão radiada ou que necessitem ressecção de pele por fixação ou proximidade.

As situações especiais que necessitam abordagem e planejamento individualizados são relacionadas a seguir.

Mamas de volume médio e pouca ptose

Os tumores dos quadrantes superiores poderão exigir ressecção de pele. É muito difícil esconder as incisões radiais acima da aréola, porém, a reparação da mama, mantendo a forma e a silhueta, pode necessitar desse recurso. O raio e o volume total da ressecção (VTR) são projetados com a paciente sentada e com os braços em repouso ao longo do corpo (Figs. 15.65 e 15.66).

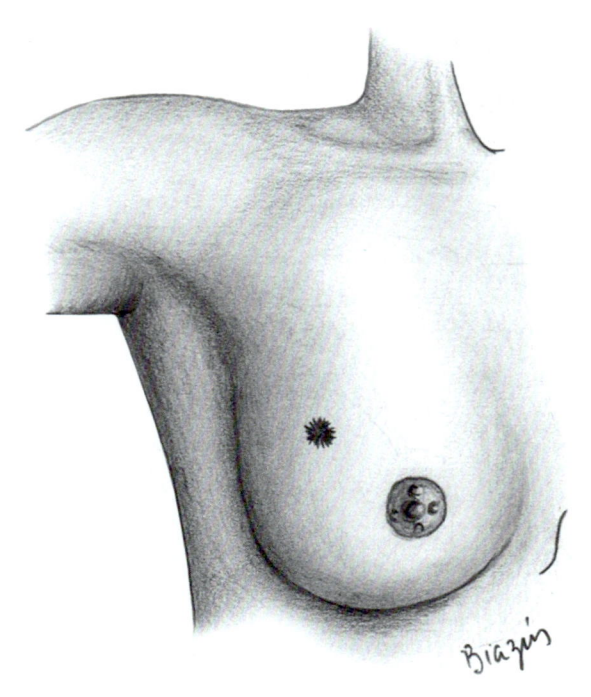

FIGURA 15.65 Tumor de quadrante superior.

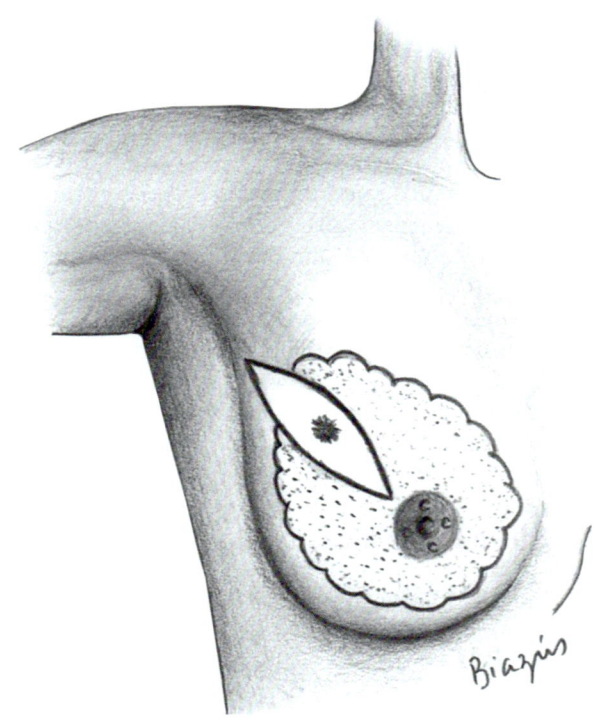

FIGURA 15.66 Área de ressecção.

Após ressecção do quadrante superior externo, a borda do grande peitoral é exposta, dando acesso à axila que será dissecada pela mesma incisão. A flexão do braço sobre a fronte – "posição de vergonha" – facilita a linfadenectomia por proporcionar relaxamento da musculatura peitoral (Figs. 15.67 e 15.68).

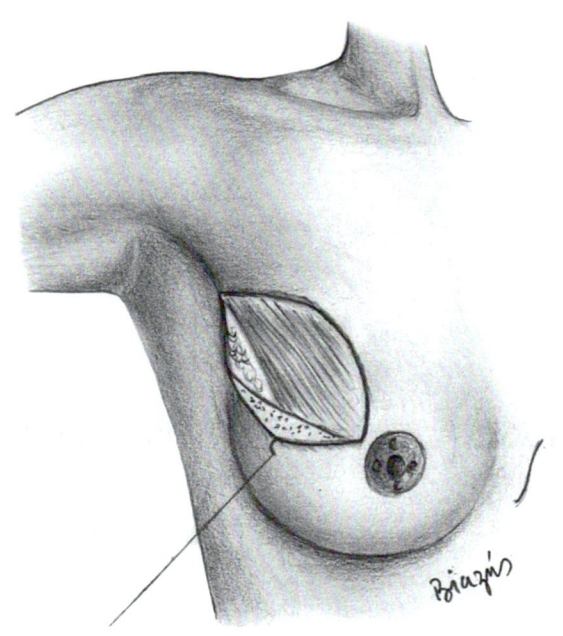

FIGURA 15.67 Leito da área ressecada.

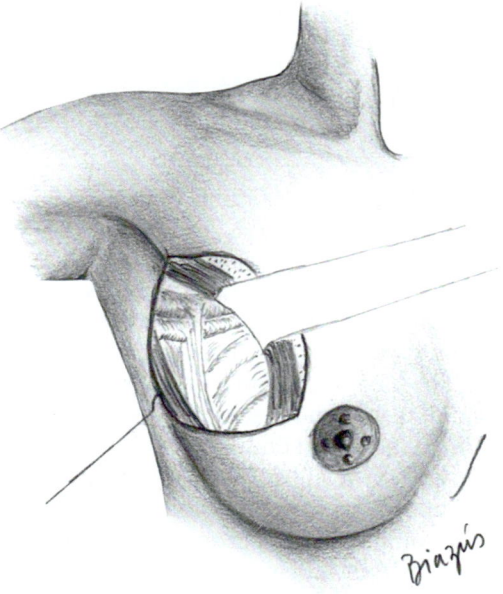

FIGURA 15.68 Possibilidade de abordagem pela axila.

A incisão não deve ultrapassar o limite externo da mama nem cruzar a borda do peitoral em direção à axila, pois a cicatriz resultante tem tendência a ser inestética. O reposicionamento da aréola é projetado a partir da aproximação dos retalhos glandulares com fio monofilamentar absorvível 2.0 e das suturas provisórias na pele (Fig. 15.69).

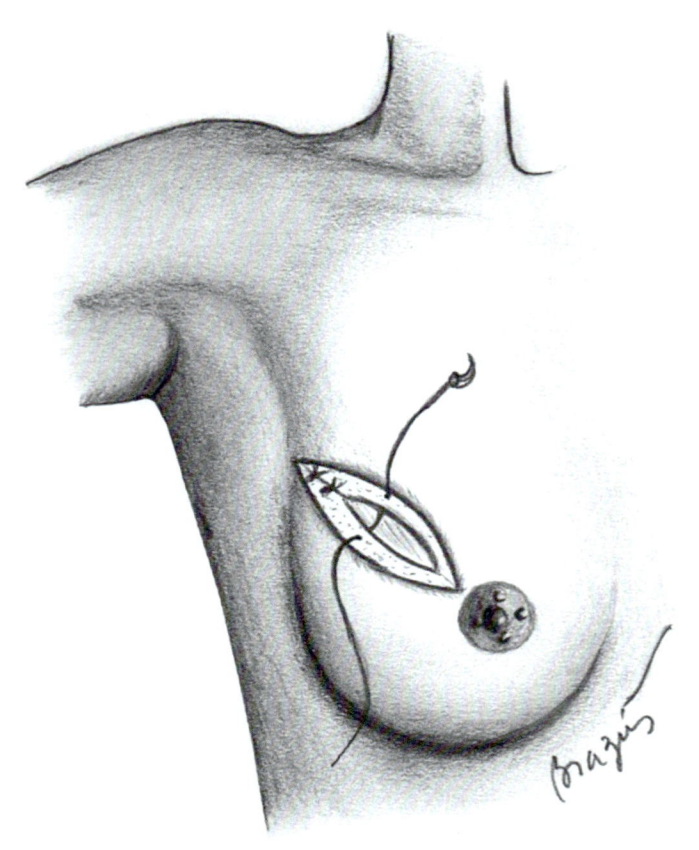

FIGURA 15.69 Fechamento por planos.

É possível combinar a ressecção radiada com a centralização do CAM, observando os parâmetros de localização anatômica: polo superior da aréola a aproximadamente 20 cm da fúrcula esternal, polo inferior da aréola a mais ou menos 6 cm do sulco inframamário e borda medial da aréola a cerca de 8 cm da linha média; respeitando esses limites, pode-se ter certeza de remodelar o cone mamário com forma, silhueta e posicionamento adequado do CAM. A área periareolar é decorticada e o CAM é reposicionado, fixando-o nos quatro quadrantes. As suturas de aproximação da derme, profundamente, são realizadas com fio monofilamentar de absorção lenta 3.0. Na pele, a sutura é intradérmica com mononylon 4.0 ou fio tipo monocryl 3.0 ou, ainda, 4.0 (Figs. 15.70 e 15.71).

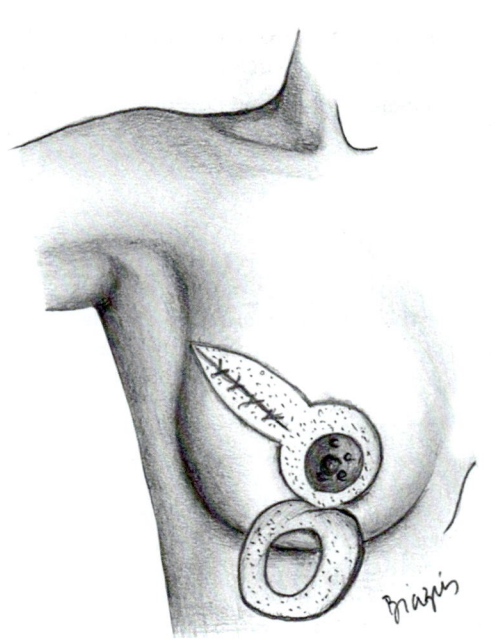

FIGURA 15.70 Possibilidade de centralizar o CAM.

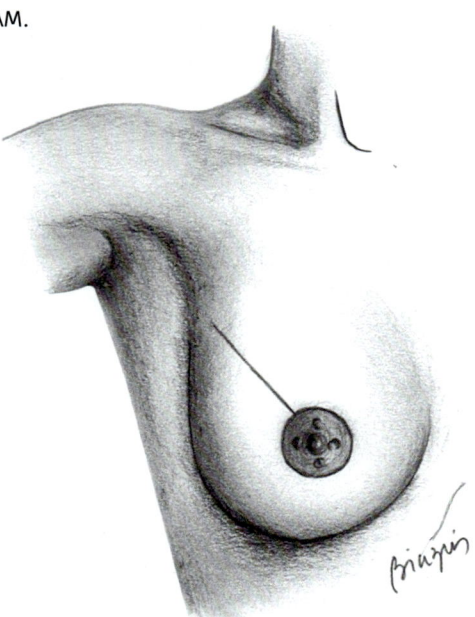

FIGURA 15.71 Aspecto final.

> **Importante**
>
> O resultado estético deve considerar que a resultante desse procedimento sempre será melhor do que qualquer outro procedimento reparador de uma mastectomia.

ABORDAGEM DOS TUMORES CENTRAIS DA MAMA

Os tumores centrais oferecem um grande desafio ao planejamento terapêutico-estético, pois a extirpação do CAM retira da mama um dos elementos principais de sua estética.

A necessidade de retirada do CAM, nos tumores centrais, ocorre pelo comprometimento da papila, como na Doença de Paget, ou quando o tumor é subareolar superficial.

Os tumores localizados na região central da mama podem ser abordados de diferentes formas, conforme a proximidade do tumor em relação à aréola e à pele, e também por preferência e experiência do mastologista.

Centralectomia

Esta é a técnica mais simples para a abordagem dos tumores centrais da mama. Consiste na realização de uma incisão peri ou parareolar (próxima à borda da aréola), de acordo com a necessidade de pele a ser ressecada (Fig. 15.72).

Um setor central da mama é retirado na forma de um cilindro, em direção ao músculo peitoral, tendo na superfície o CAM (Fig. 15.73). As margens são marcadas com um fio longo colocado na margem lateral, um fio médio na margem medial e um fio curto na margem cranial para orientação do patologista quanto à posição da peça e à avaliação adequada das margens.

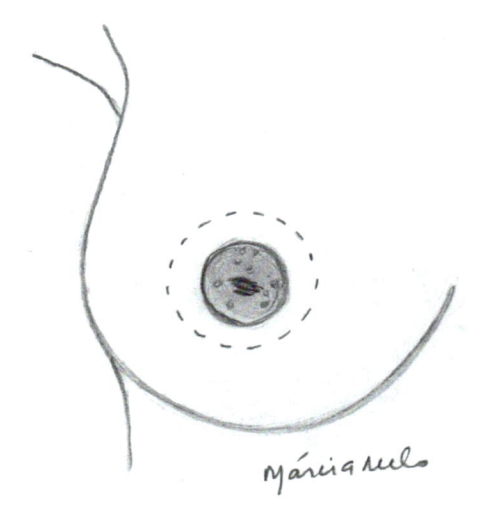

FIGURA 15.72 Delineamento da incisão.

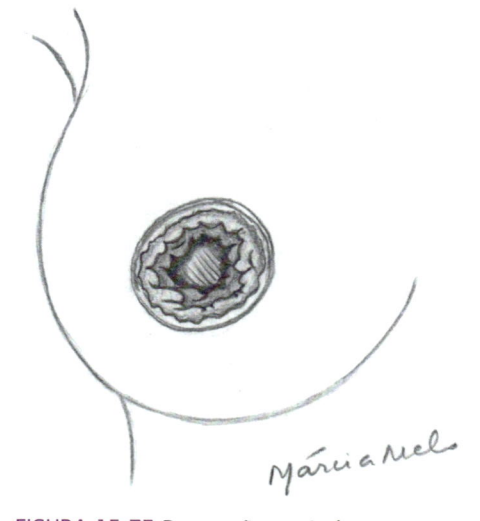

FIGURA 15.73 Ressecção central.

A seguir, descola-se a face posterior da mama, junto à fáscia do músculo peitoral maior, para permitir o seu deslizamento na montagem do cone mamário (Fig. 15.74).

Realiza-se a aproximação do tecido mamário, com suturas circulares em duas a três camadas, com fio monofilamentar de absorção lenta 2.0 ou 3.0, refazendo o cone mamário (Fig. 15.75).

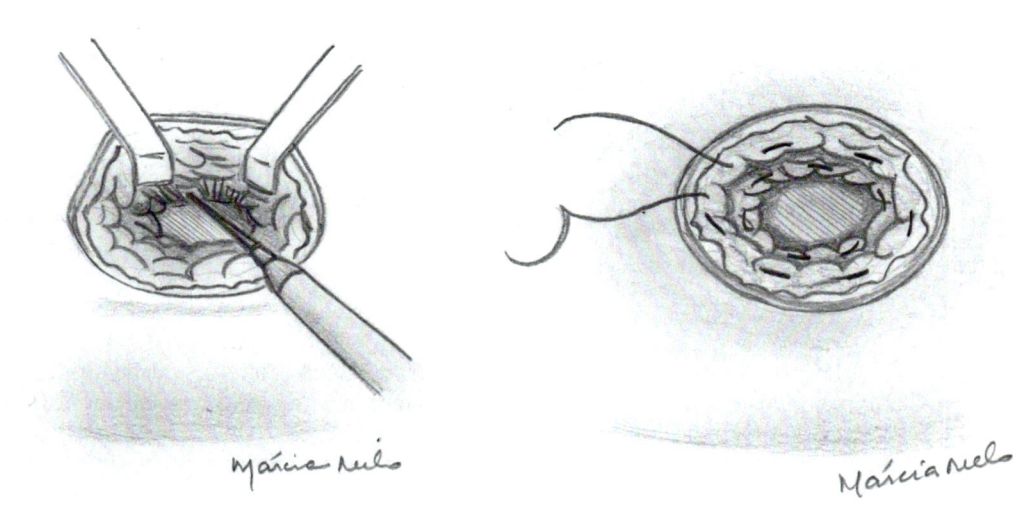

FIGURA 15.74 Descolamento retromamário.

FIGURA 15.75 Fechamento com suturas concêntricas por planos.

Na porção mais superficial da mama, são realizados pontos simples de aproximação do tecido mamário com fio monofilamentar de absorção lenta 3.0. Realiza-se um descolamento dermoglandular na superfície da mama o suficiente para a passagem de uma sutura circular junto à derme, afastada 0,5 cm da borda da incisão, em "bolsa de tabaco", com a finalidade de reduzir a tensão sobre as demais suturas da pele (Fig. 15.76).

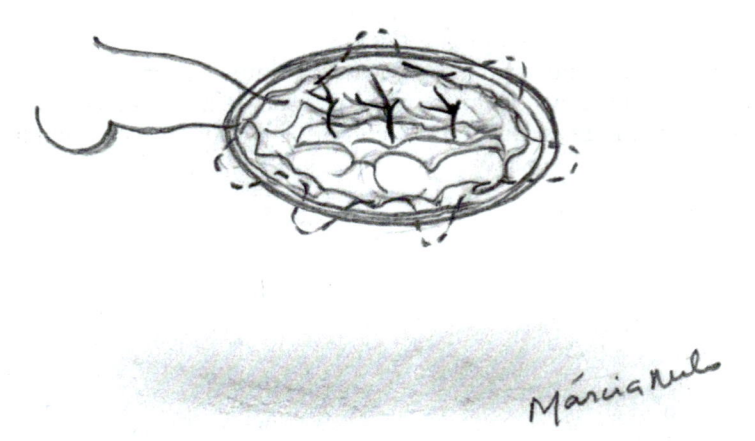

FIGURA 15.76 Sutura concêntrica dérmica.

Pontos subdérmicos e uma sutura intradérmica são feitos para completar a aproximação das bordas de incisão e fechamento da pele com fio monofilamentar de absorção lenta 3.0 e 4.0 (Figs. 15.77 e 15.78). Em função do pregueamento da pele às vezes podem ser necessários alguns pontos simples na pele com fio não absorvível, que são retirados após 7 dias de pós-operatório. Em torno de 2 meses após a cirurgia, o pregueamento da pele desaparece, permanecendo uma cicatriz plana no centro da mama. O CAM é reconstruído posteriormente.

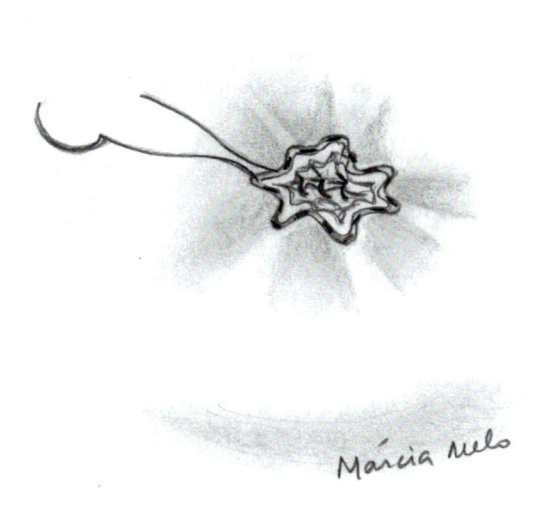

FIGURA 15.77 Aproximação das bordas.

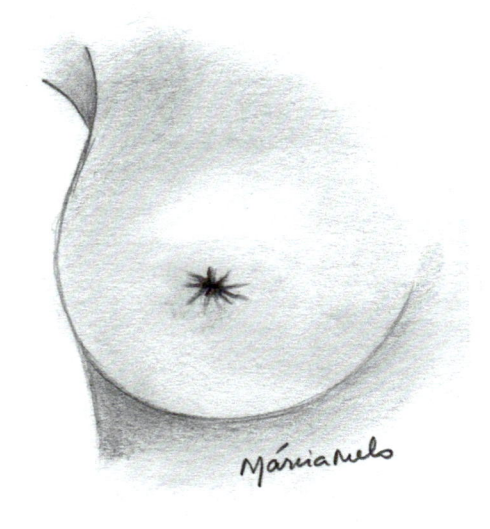

FIGURA 15.78 Aspecto final.

Centralectomia com retalho lateral em "L"

Esta é outra forma de abordar os tumores centrais da mama, a qual permite a ressecção do tumor central da mama juntamente com o CAM, seguida da reconstrução do cone mamário com a rotação de um retalho em "L". A demarcação cirúrgica prévia é realizada, conforme a figura, tendo o cuidado de deixar uma ilha de pele circular no retalho que será rotado (Fig. 15.79).

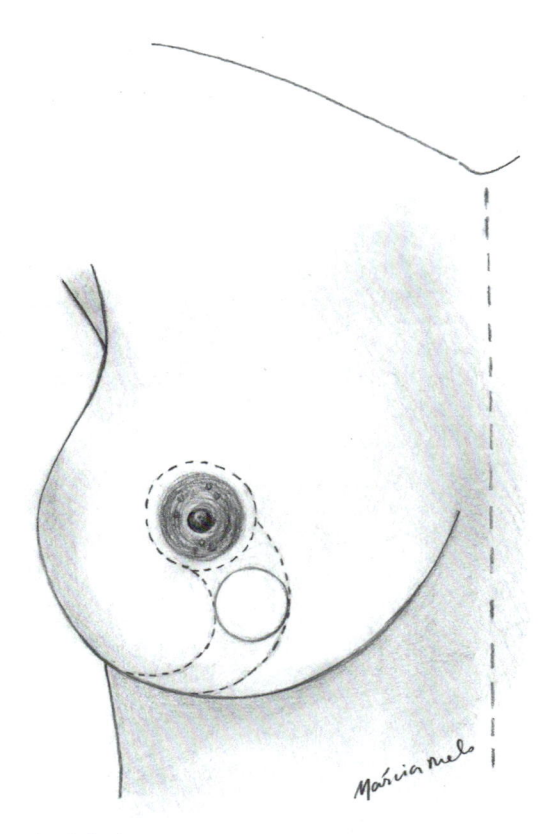

FIGURA 15.79 Planejamento cirúrgico.

Inicia-se com a incisão da pele até a derme sobre as linhas previamente demarcadas. A região demarcada inferiormente ao CAM é decorticada (área pontilhada), permanecendo a ilha de pele circular que irá, ao final da cirurgia, ocupar o local do CAM (Fig. 15.80).

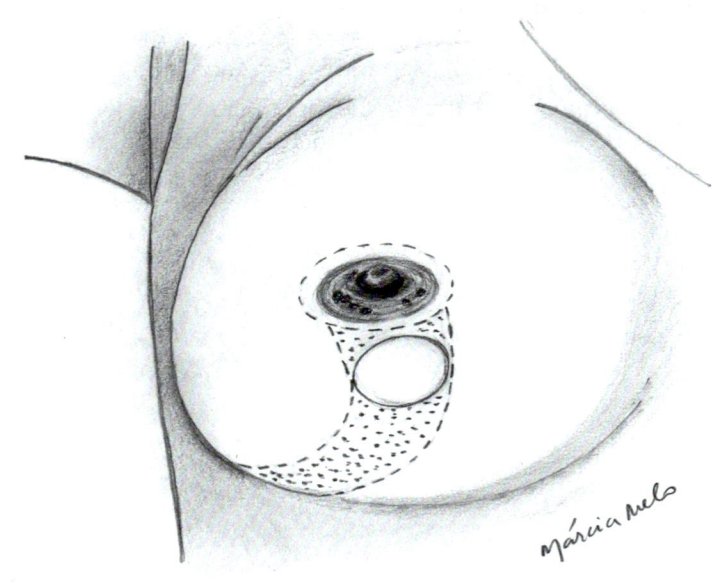

FIGURA 15.80 **Área decorticada.**

Realiza-se a ressecção do setor mamário central em direção ao músculo peitoral, tendo na superfície o CAM (Fig. 15.81A). Da mesma forma, as margens são marcadas com um fio longo na margem lateral, um fio médio na margem medial e um fio curto na margem cranial (Fig. 15.81B).

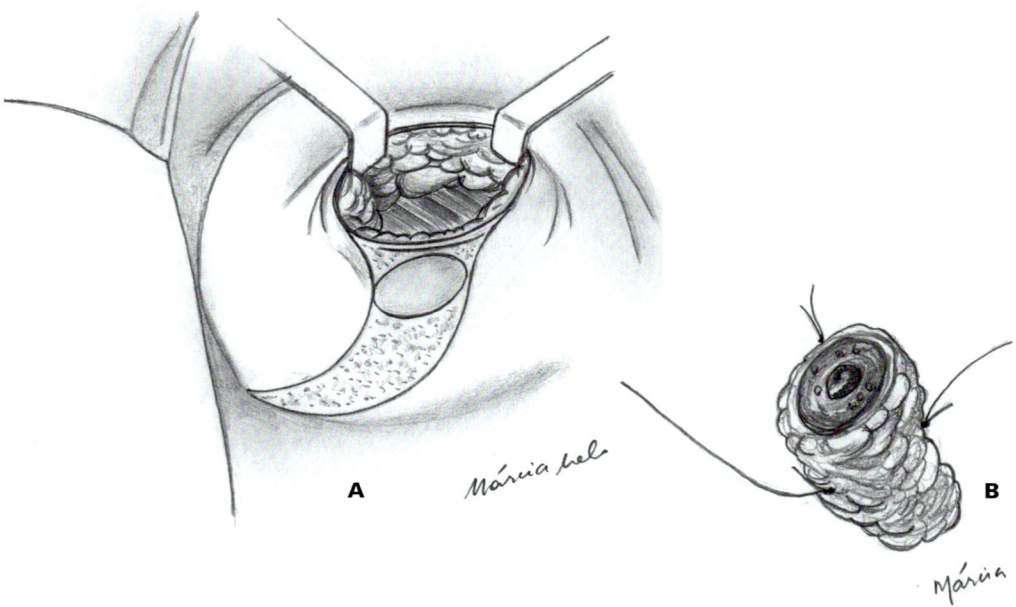

FIGURA 15.81 A e B **Ressecção central.**

Após, aprofunda-se a incisão da borda medial do retalho (medial à ilha de pele circular) até a fáscia do músculo peitoral maior (Fig. 15.82), liberando o retalho dermoglandular e deixando-o preso como um pedículo lateral (Fig. 15.83). O retalho dermoglandular é rotado, fazendo com que a ilha circular de pele, junto com o tecido mamário sob ela, ocupe a região central da mama e preencha o defeito deixado pela retirada do CAM. O retalho é, então, fixado com um ponto subdérmico na incisão da mama às 12 h (ponto "A"). Outro ponto subdérmico é feito, aproximando as bordas medial e lateral do retalho, passando pelos pontos "X" e "Y" (Fig. 15.84). Assim, a incisão no centro da mama é preenchida com os retalhos moldados ao redor da ilha de pele circular, sendo concluída a sutura subdérmica, em toda a extensão das incisões, com fio absorvível monofilamentar 3.0 (Fig. 15.85). Uma sutura intradérmica é feita com fio absorvível monofilamentar 4.0 (Fig. 15.86). O CAM é reconstruído posteriormente.

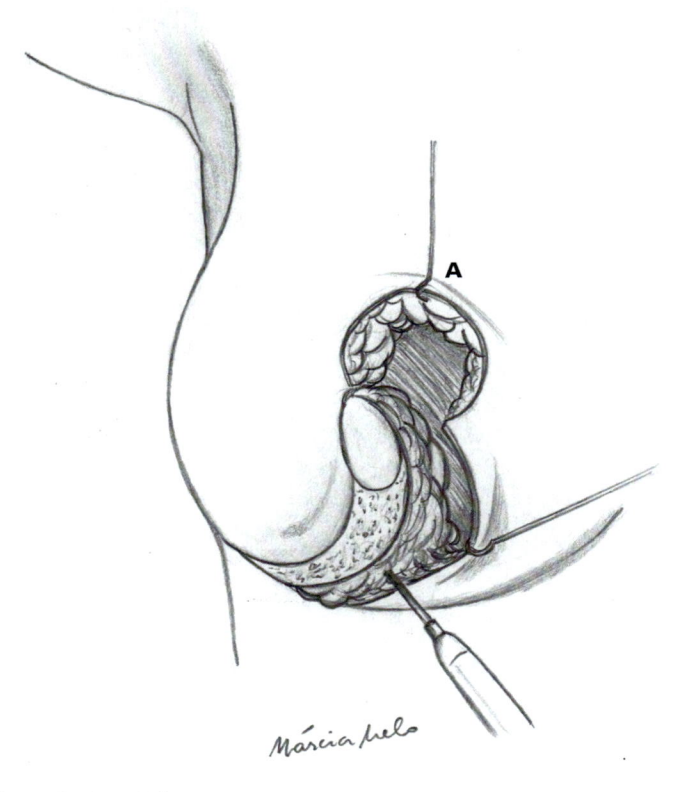

FIGURA 15.82 Liberação do retalho.

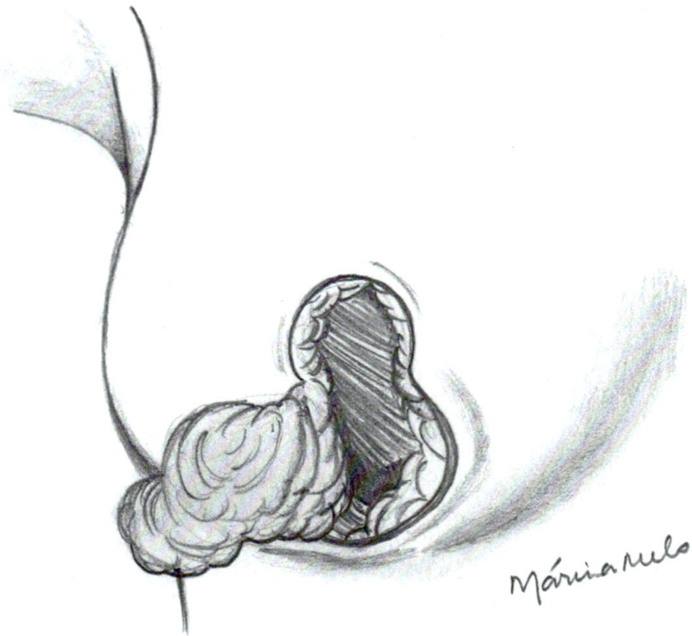

FIGURA 15.83 Visualização da falha de enchimento.

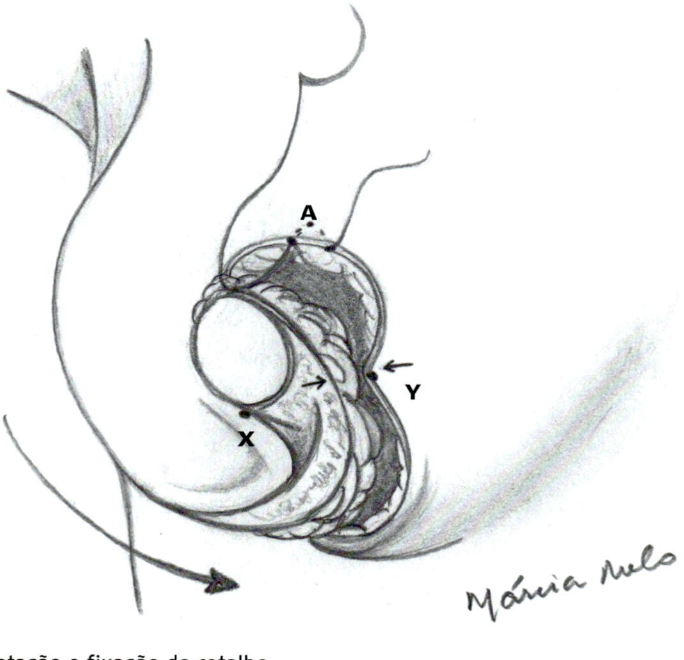

FIGURA 15.84 Rotação e fixação do retalho.

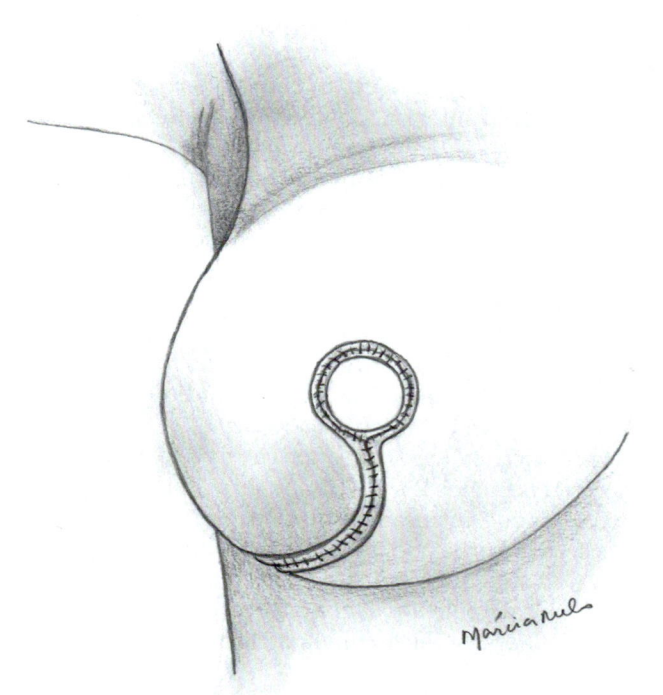

FIGURA 15.85 Aproximação dos tecidos por planos.

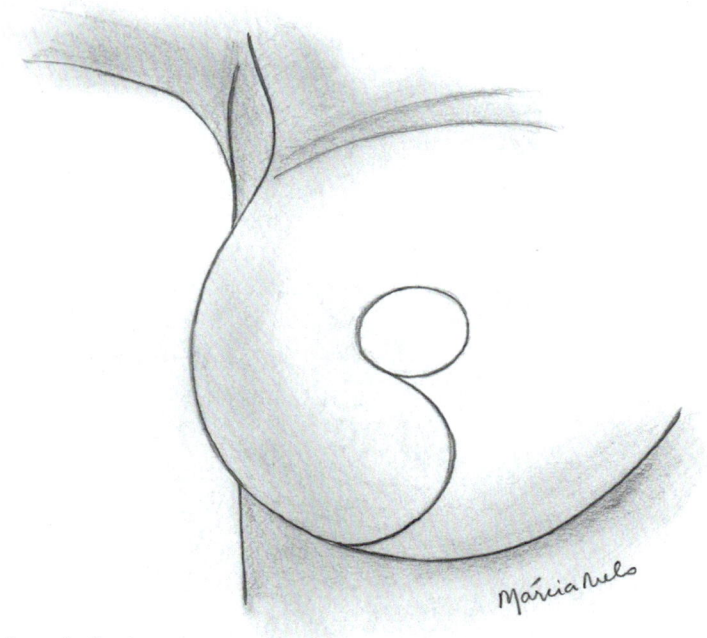

FIGURA 15.86 Aspecto final.

Centralectomia com pedículo de base inferior

Essa abordagem é empregada em mamas flácidas, com certo grau de ptose e abaulamento do polo inferior. Confecciona-se um pedículo de base inferior, preservando-se, sobre o pedículo, um retalho de pele do tamanho da aréola ressecada. A área pontilhada da figura é decorticada (Fig. 15.87).

Inicia-se com a incisão da pele até a derme sobre as linhas previamente demarcadas. A região demarcada inferiormente ao CAM é decorticada (área pontilhada), permanecendo a ilha de pele circular que irá, ao final da cirurgia, ocupar o local do CAM (Fig. 15.88).

Realiza-se a ressecção do setor mamário central em direção ao músculo peitoral, tendo na superfície o CAM. Da mesma forma, as margens são marcadas com um fio longo na margem lateral, um fio médio na margem medial e um fio curto na margem cranial (Fig. 15.88).

Realiza-se o fechamento com a fixação da ilha de pele no ponto A; a seguir, a aproximação dos pontos B e C, fixando-os à ilha central (Fig. 15.89).

Os pontos subdérmicos e a sutura intradérmica são feitos para completar a aproximação das bordas de incisão e fechamento da pele com fio monofilamentar de absorção lenta 3.0 e 4.0. Os ajustes finais podem necessitar de ressecções adicionais de pele ao nível do sulco inframamário para corrigir excessos de pele e melhorar a forma final da mama.

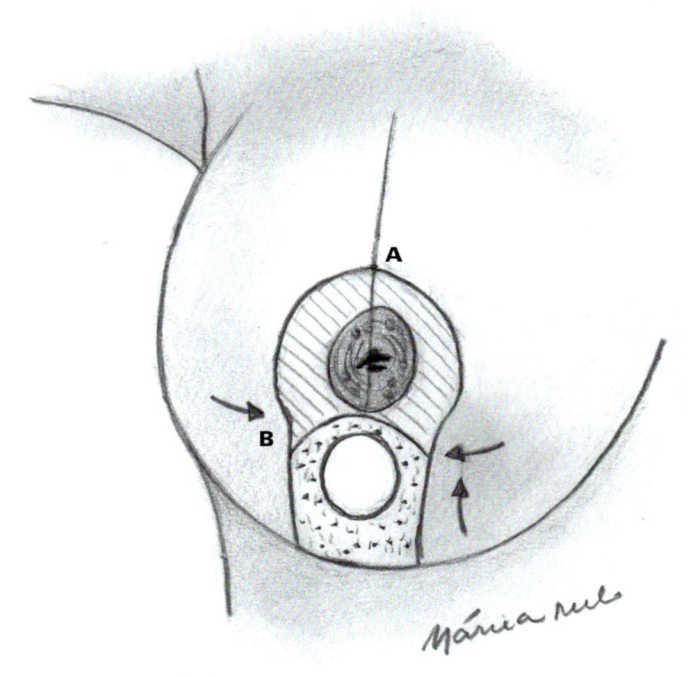

FIGURA 15.87 Planejamento cirúrgico.

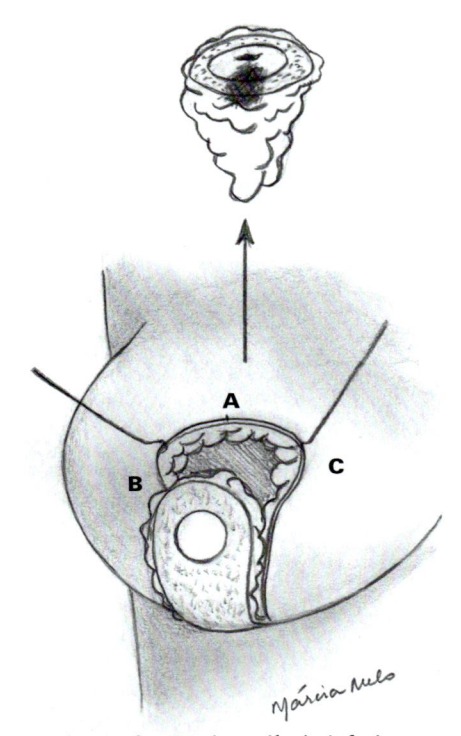

FIGURA 15.88 Ressecção central e confecção de pedículo inferior.

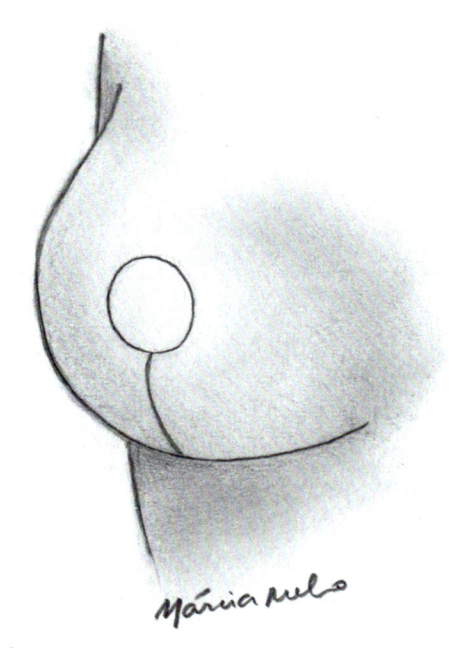

FIGURA 15.89 Aspecto final.

16 Mastectomia

William Halsted desenvolveu, no final do século XIX, a técnica de retirada da glândula mamária em monobloco com a musculatura peitoral e o conteúdo axilar, acreditando no conceito de que um tratamento locorregional amplo levaria ao controle da doença, ou mesmo à cura. Essa técnica é conhecida como mastectomia radical clássica ou tipo Halsted.

As modificações da técnica original tinham como objetivo realizar um tratamento que proporcionasse igual eficácia, porém com menor disfunção orgânica, dano estético e emocional, gerando um impacto menor nos aspectos psicossociais das pacientes.

TIPOS DE MASTECTOMIA

- Mastectomia radical clássica – tipo Haslted (1882).
- Mastectomia radical modificada – tipo Pattey-Dyson (1948).
- Mastectomia radical modificada – tipo Madden-Auchincloss (1965).
- Mastectomia total ou simples.
- Mastectomia subcutânea ou adenomastectomia.
- Mastectomia periareolar ou poupadora de pele (*skin sparing*).

CONCEITO TÉCNICO

Mastectomia radical clássica: ressecção da mama junto à musculatura peitoral e ao conteúdo axilar.

Mastectomia tipo Patey-Dyson: ressecção da mama junto ao músculo pequeno peitoral e ao conteúdo axilar, preservando o músculo grande peitoral.

Mastectomia tipo Madden-Auchincloss: ressecção da mama e do conteúdo axilar, preservando os músculos peitorais.

Mastectomia total ou simples: ressecção da mama, preservando a musculatura peitoral e a axila.

Mastectomia subcutânea ou adenomastectomia: ressecção da glândula mamária preservando o envelope cutâneo de revestimento e o complexo areolomamilar.

Mastectomia periareolar ou poupadora de pele (skin sparing): ressecção da mama e do complexo areolomamilar por meio de incisão circular periareolar.

INDICAÇÕES

Mastectomia radical clássica tipo Halsted

- Tumores que infiltram a musculatura peitoral.

Mastectomia radical modificada

Indicada em todas as situações a seguir em que haja comprometimento clínico axilar ou nas quais a avaliação do linfonodo sentinela demonstrar comprometimento metastático (Figs. 16.7 a 16.12).

- Carcinoma invasor associado à microcalcificações mamárias difusas suspeitas.
- Carcinoma invasor com relação tumor/mama que não permite resultado estético aceitável com cirurgia conservadora.
- Mamas extremamente volumosas e pendulares por não possibilitarem que o parênquima mamário seja irradiado de forma homogênea.
- Desejo da paciente.
- Carcinoma multicêntrico.
- Margens comprometidas após tentativa de ampliação em tratamento conservador.
- Radioterapia prévia da região.
- Doença do colágeno em atividade.
- Carcinoma de mama em homem.
- Gestação de 1º e 2º trimestres (por ser contraindicação à radioterapia).

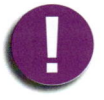

> **Importante**
> A mastectomia radical modificada, em função do diagnóstico tardio, ainda é o procedimento cirúrgico mais empregado no tratamento do câncer de mama.

Mastectomia total ou simples

- Profilática ou redutora de risco em portadores de mutação genética.
- Recorrência local em tratamento conservador.

- Margens comprometidas após tentativa de ampliação em carcinoma *in situ*.
- Carcinoma *in situ* multicêntrico.
- Carcinoma *in situ* associado à microcalcificações difusas suspeitas.
- Doença do colágeno em atividade.
- Relação tumor/mama que não permite resultado estético aceitável.
- Mamas extremamente volumosas e pendulares por não possibilitarem que o parênquima mamário seja irradiado de forma homogênea.
- Higiênica em tumores ulcerados.
- Controle local em pacientes com doença sistêmica presente.
- Tumor filoides volumoso, variante benigna e maligna.
- Tumor filoides, variante maligna.

As Figuras 16.5 e 16.6 ilustram esse procedimento.

Mastectomia subcutânea ou adenomastectomia

- Profilática ou redutora de risco em portadoras de mutação nos genes BRCA1 e BRCA2.
- Profilática ou redutora de risco em patologias benignas marcadoras de risco CLIS, HLA, HDA.
- Ginecomastia volumosa.

Mastectomia poupadora de pele ou *skin sparing*

- Carcinoma invasor ou ductal *in situ* com indicação ou opção para ressecção total da mama e com reparação imediata por inclusão de prótese ou retalho miocutâneo.

> **Importante**
>
> Existem múltiplas indicações para as cirurgias ablativas da mama, e cabe ao mastologista reconhecer essas indicações e proceder a abordagem técnica mais adequada, respeitando sempre as variações da apresentação da doença e as particularidades de cada caso.

A mastectomia radical modificada tipo Madden-Auchinchloss, em que se preserva o grande e o pequeno peitoral e se faz a linfadenectomia axilar em monobloco, é, na prática, o procedimento escolhido para todos os casos com comprometimento axilar que não possam ou não desejem realizar uma cirurgia conservadora complementada por radioterapia.

TÉCNICA DE MASTECTOMIA RADICAL MODIFICADA

Princípios gerais

Planejamento da incisão: preferencialmente, utiliza-se a incisão de Stewart (transversa ou ligeiramente oblíqua em relação à axila), obedecendo a uma margem cutânea livre de 3 cm. Algumas situações particulares necessitarão de incisões orientadas para atender peculiaridades de localização do tumor (Fig. 16.1).

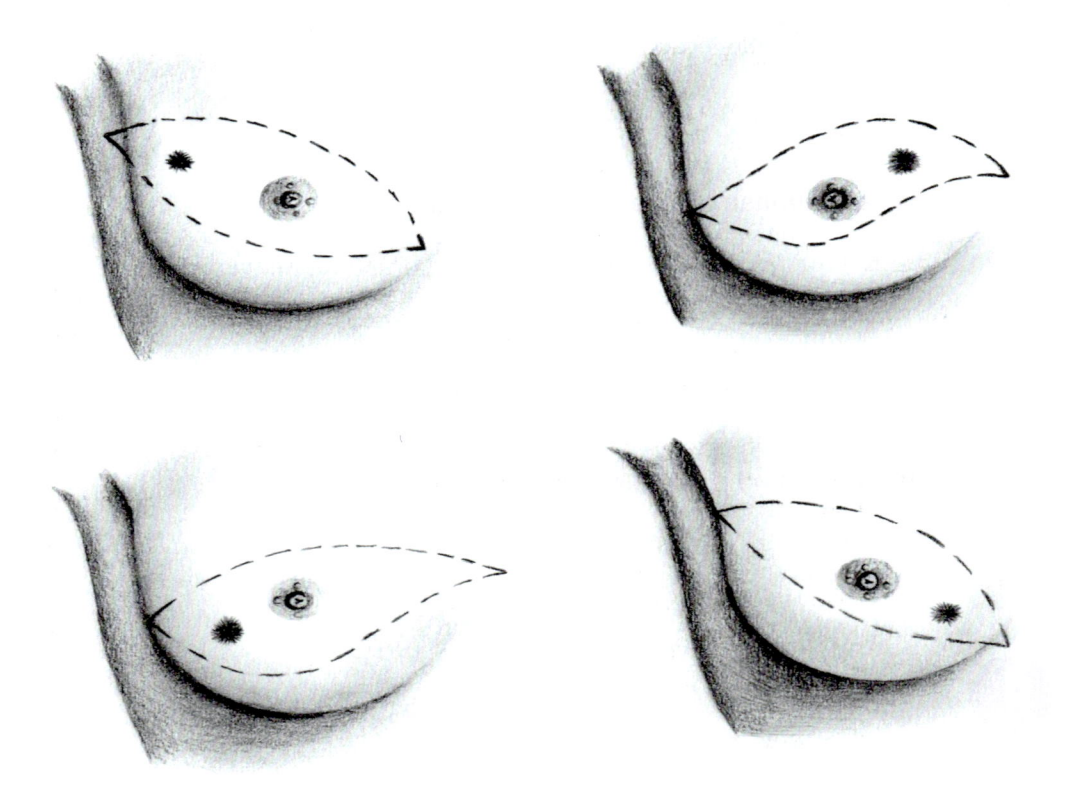

FIGURA 16.1 De um modo geral, utiliza-se a incisão elíptica transversa ou de Stewart. Estão aqui representadas pequenas variações de acordo com a localização do tumor. Sendo assim, sempre que houver comprometimento cutâneo pelo tumor, deve-se, idealmente, respeitar uma margem de pele de 3 cm.

Espessura dos retalhos: a dissecção do retalho dermogorduroso varia em espessura de acordo com o subcutâneo da paciente (Fig. 16.2A e B); deve seguir o plano da fáscia superficial e a espessura poderá ser de 3 a 4 mm nas mamas de mulheres magras, podendo atingir até 10 mm nas pacientes obesas.

> **Importante**
>
> Retalhos muito espessos podem deixar tecido mamário, e muito finos podem apresentar dificuldades circulatórias com isquemia e necrose.

Preservação dos peitorais: a glândula mamária é ressecada com a fáscia do músculo grande peitoral e com o conteúdo axilar em monobloco ou separadamente (Fig. 16.3).

O espaço interpeitoral é explorado, pesquisando, pela palpação, a presença de linfonodos (cadeia de Rotter) que, quando presentes, são ressecados.

O músculo pequeno peitoral poderá ser ressecado (Pattey-Dyson) ou simplesmente incisado próximo a sua inserção no processo coracoide para facilitar o acesso ao terceiro nível da axila, quando indicado (Fig. 16.4).

Biópsia do linfonodo sentinela

A biópsia do linfonodo sentinela (LNS) sedimentou-se como o procedimento padrão para a abordagem axilar de grande parte das pacientes com câncer de mama na atualidade. Salvo algumas exceções, nos casos em que não há comprometimento axilar na avaliação clínica, pode-se indicar a análise do linfonodo sentinela para avaliação do *status* axilar. Quando negativo, evita a realização de linfadenectomia axilar, diminuindo de maneira significativa a morbidade e o prejuízo funcional, como dor, seroma, infecção, parestesias, linfedema e restrição de movimento do membro superior homolateral.

O linfonodo sentinela corresponde ao primeiro linfonodo a receber a drenagem linfática de um tumor. Sua avaliação prediz o estado de toda a axila, reservando a linfadenectomia apenas às pacientes com metástases axilares.

A técnica para abordagem do linfonodo sentinela, os critérios utilizados para sua indicação e as peculiaridades relacionadas a essa nova realidade dentro da mastologia atual encontram-se no Capítulo 17.

LINFADENECTOMIA AXILAR

A axila é dividida em três níveis anatômicos (Níveis de Berg), de acordo com a relação dos linfonodos axilares com o músculo pequeno peitoral.

- Nível 1: abaixo da borda lateral do músculo pequeno peitoral.
- Nível 2: atrás do músculo pequeno peitoral.
- Nível 3: acima da borda medial do músculo pequeno peitoral até a entrada da veia axilar no tórax.

Procede-se a dissecção do conteúdo axilar até o nível 3 após identificação dos limites anatômicos, ou seja, da veia axilar (limite cranial), dos músculos grande e pequeno peitorais (limite anterior) e do músculo grande dorsal (limite posterior).

Estruturas a serem preservadas na dissecção do conteúdo axilar:

- Nervo torácico longo (nervo de Bell), responsável pela estabilização da escápula.
- Feixe tóracodorsal, que dá inervação ao músculo grande dorsal.
- Nervo intercostobraquial, que dá inervação sensitiva à face interna do antebraço.

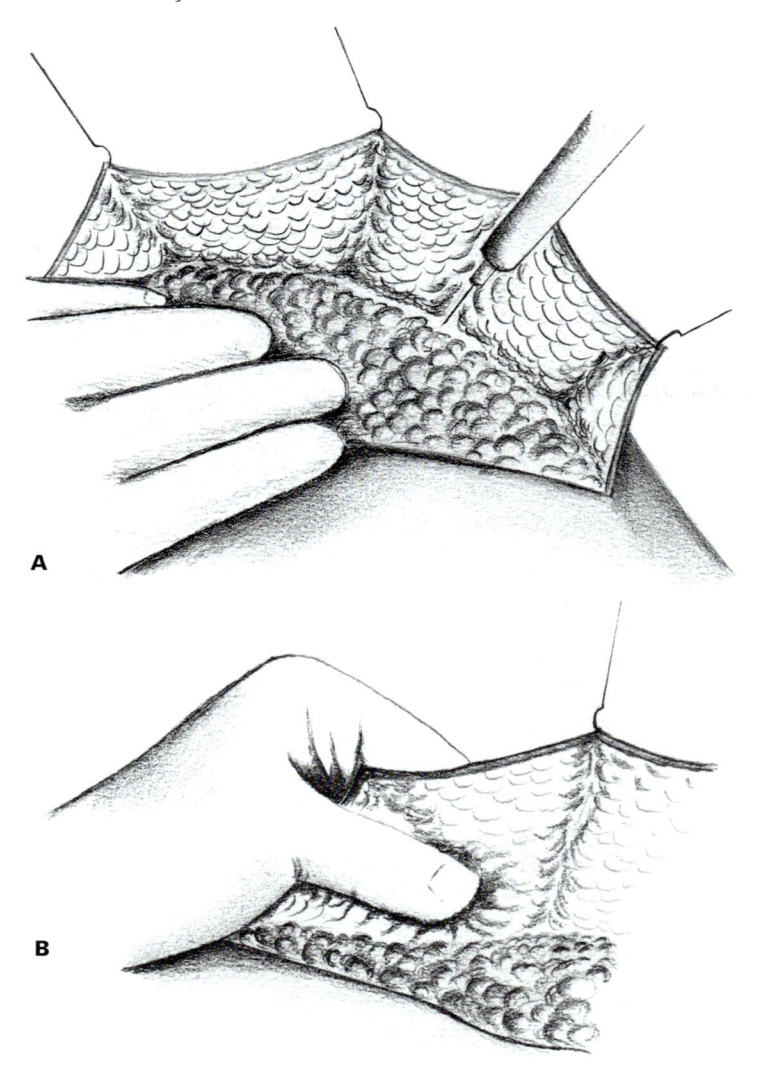

FIGURA 16.2 A e B Após incisão da pele até exposição do subcutâneo, realiza-se com o eletrocautério a dissecção de um retalho dermogorduroso que não deve ultrapassar 0,5 a 1,0 cm de espessura. É sempre importante a tração da glândula pelo cirurgião e a contratração do retalho pelo auxiliar na definição do plano de dissecção adequado. A espessura desejada do retalho é monitorada pela palpação durante toda a dissecção até atingir o limite periférico.

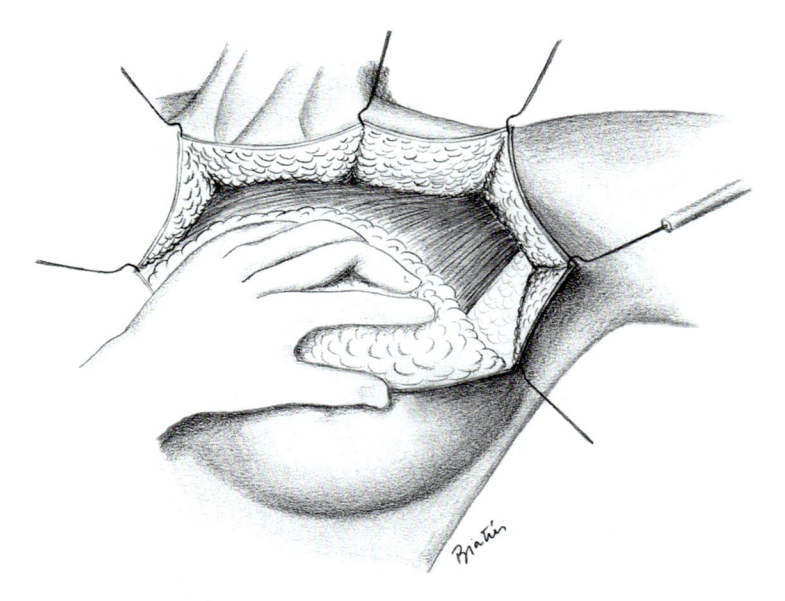

FIGURA 16.3 Uma tração suave é realizada para expor o plano retroglandular e, assim, inicia-se a ressecção da glândula mamária, incluindo a fáscia do músculo grande peitoral.

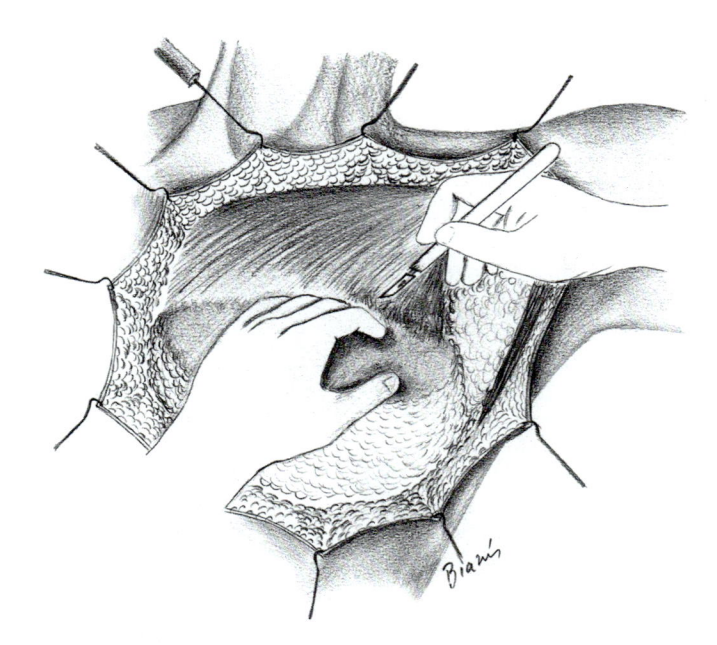

FIGURA 16.4 Após dissecção do retalho dermogorduroso inferior, prossegue-se na ressecção da glândula. Habitualmente, emprega-se eletrocautério no corte coagulação (*blend* 2); também podem ser utilizados tanto o bisturi lâmina 20 quanto o eletrocautério no puro-corte, atentando sempre para a preservação das fibras musculares e para a perda sanguínea mínima.

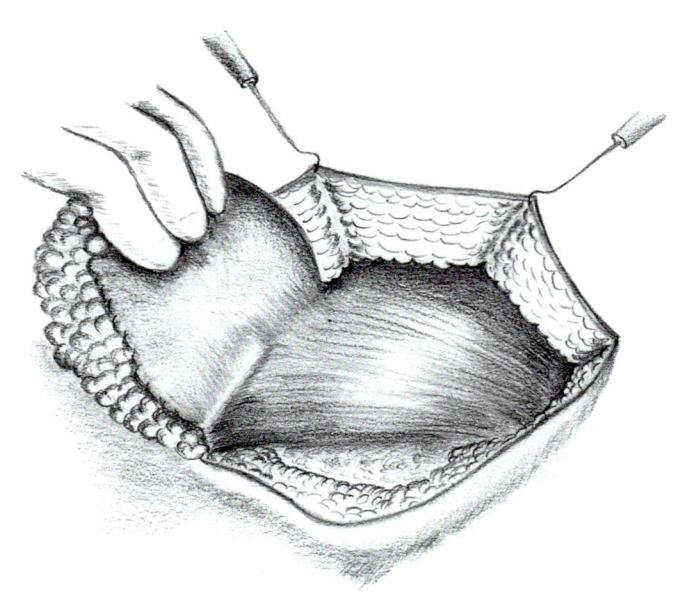

FIGURA 16.5 Na mastectomia simples, é comum ressecar a glândula obliquamente de lateral para medial, deixando a porção medial da mama para o final da cirurgia, minimizando a chance de perda sanguínea no momento de realizar a hemostasia nos vasos perfurantes da mamária interna. Uma atenção especial deve ser tomada nesse momento, pois esses vasos, quando seccionados, retraem rapidamente para dentro do músculo, criando dificuldades no controle do sangramento intraoperatório.

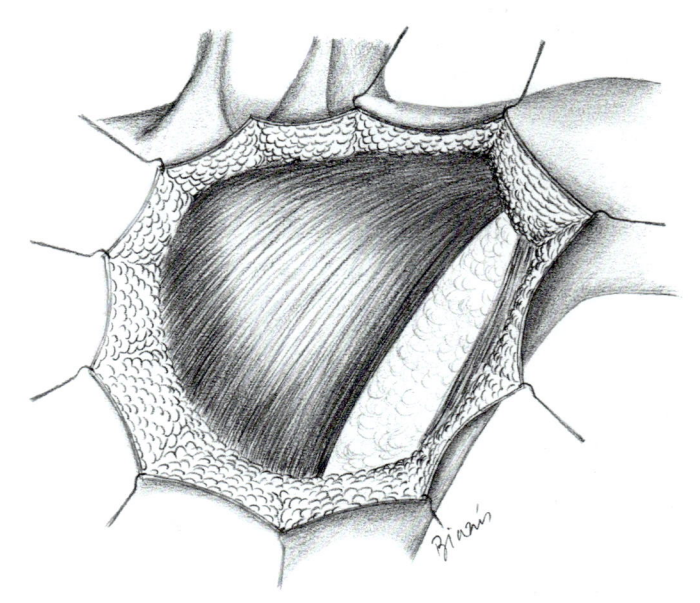

FIGURA 16.6 Aspecto final após ressecção da glândula com axila intacta. Na mastectomia simples, procede-se a colocação de drenos tubulares e a aproximação dos retalhos cutâneos e a sutura da pele.

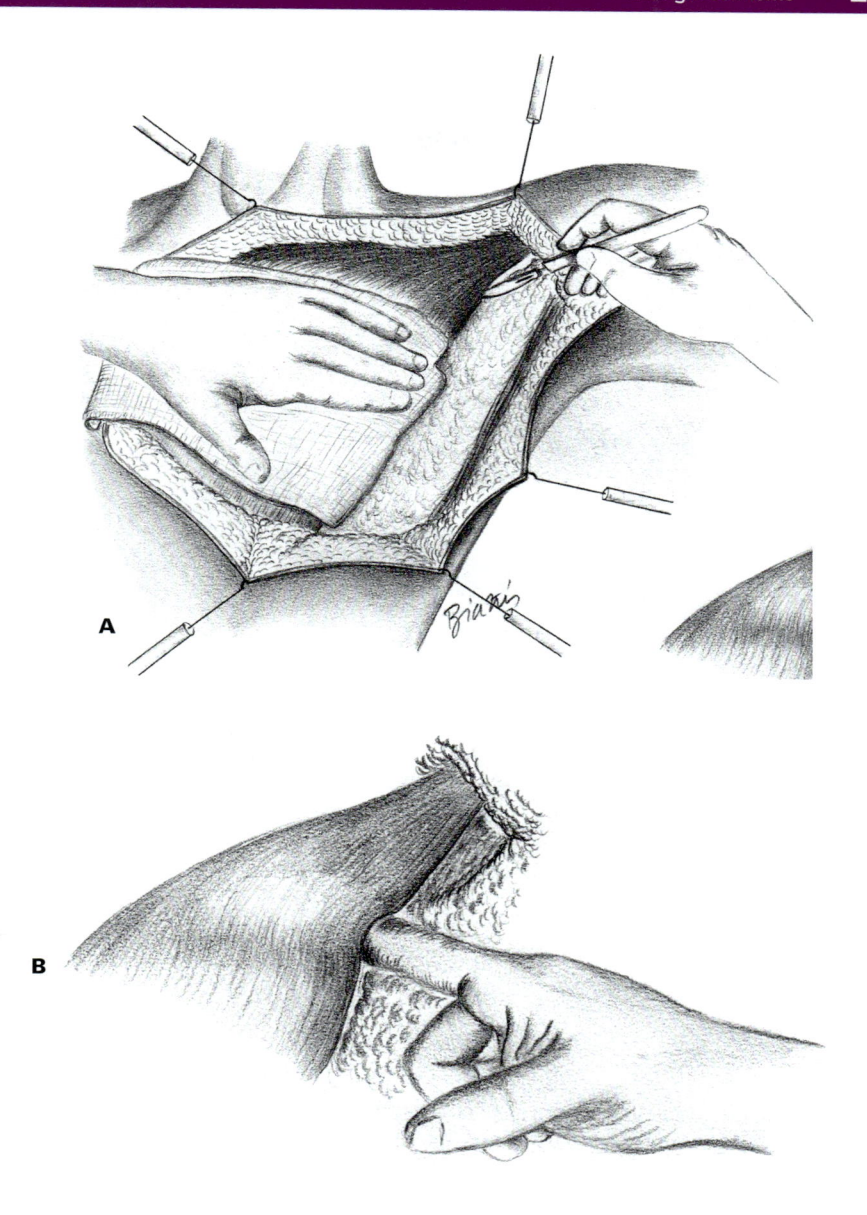

FIGURA 16.7 A e B Nas mastectomias com linfadenectomia temos duas opções de caráter prático: a primeira é realizar a mastectomia e a linfadenectomia como procedimentos separados, e a segunda é ressecar em monobloco a mama com o conteúdo axilar. Os dois procedimentos têm a mesma eficácia nos seus propósitos. Quando é feita a opção de realizar a cirurgia em monobloco, a liberação da mama deve ser de medial para lateral. É efetuada a liberação da borda lateral do músculo grande peitoral por meio da incisão da fáscia clavideltopeitoral com bisturi, tesoura ou eletrocautério, e, após, é realizada a divulsão digital para permitir acesso ao conteúdo axilar. É sempre importante explorar com o dedo indicador o espaço entre os músculos peitorais para verificar a presença ou não de linfonodos (linfonodos de Rotter) suspeitos. É necessário liberar o pequeno peitoral, permitindo que se exponha o segundo nível da axila e se permita o acesso ao ápice.

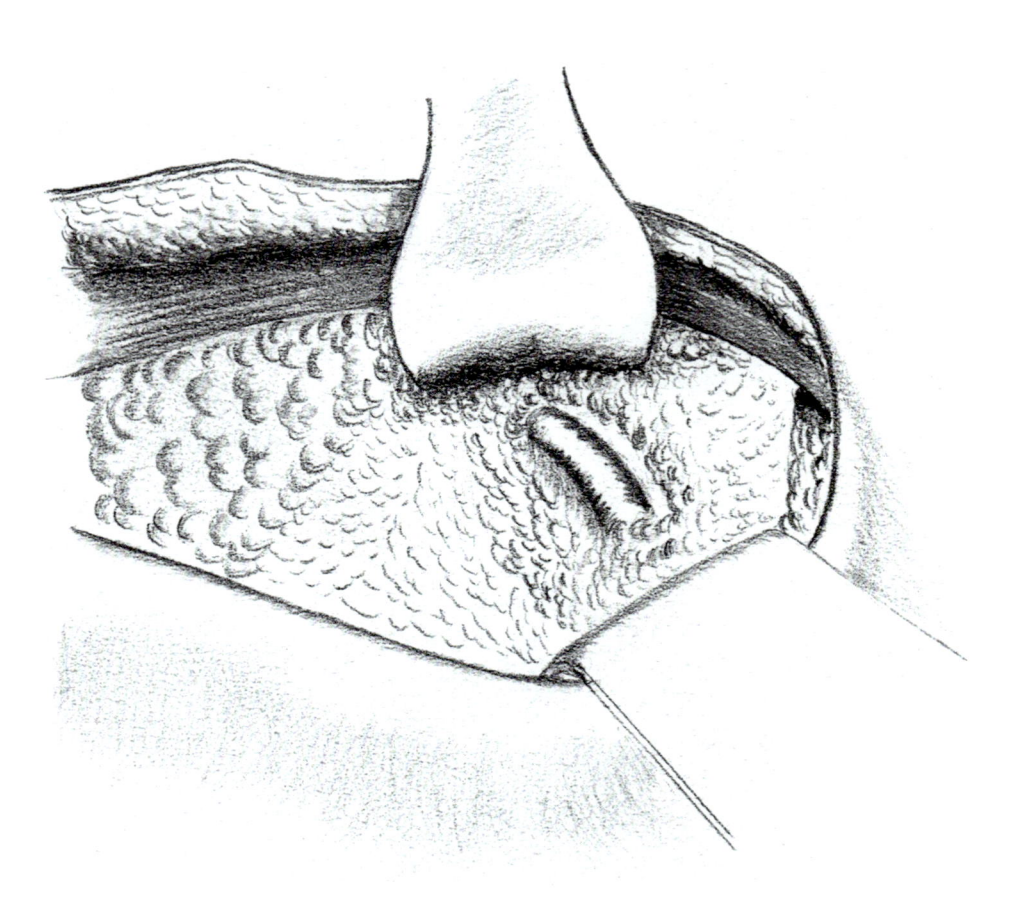

FIGURA 16.8 Afastamento da musculatura com válvula Doyen e exposição da veia axilar por dissecção romba cuidadosa (pelo afastamento das lâminas da tesoura). Deve-se expor a face anterior da veia desde seu ingresso na raiz do braço até que mergulhe abaixo do ligamento costoclavicular no ápice da axila. É muito importante não estender a dissecção cranialmente à veia axilar, pois o plexo braquial poderá ser lesado. Cuidado especial deve ser tomado na preservação do feixe acrômiotorácico que emerge na face anterior e inerva o peitoral maior.

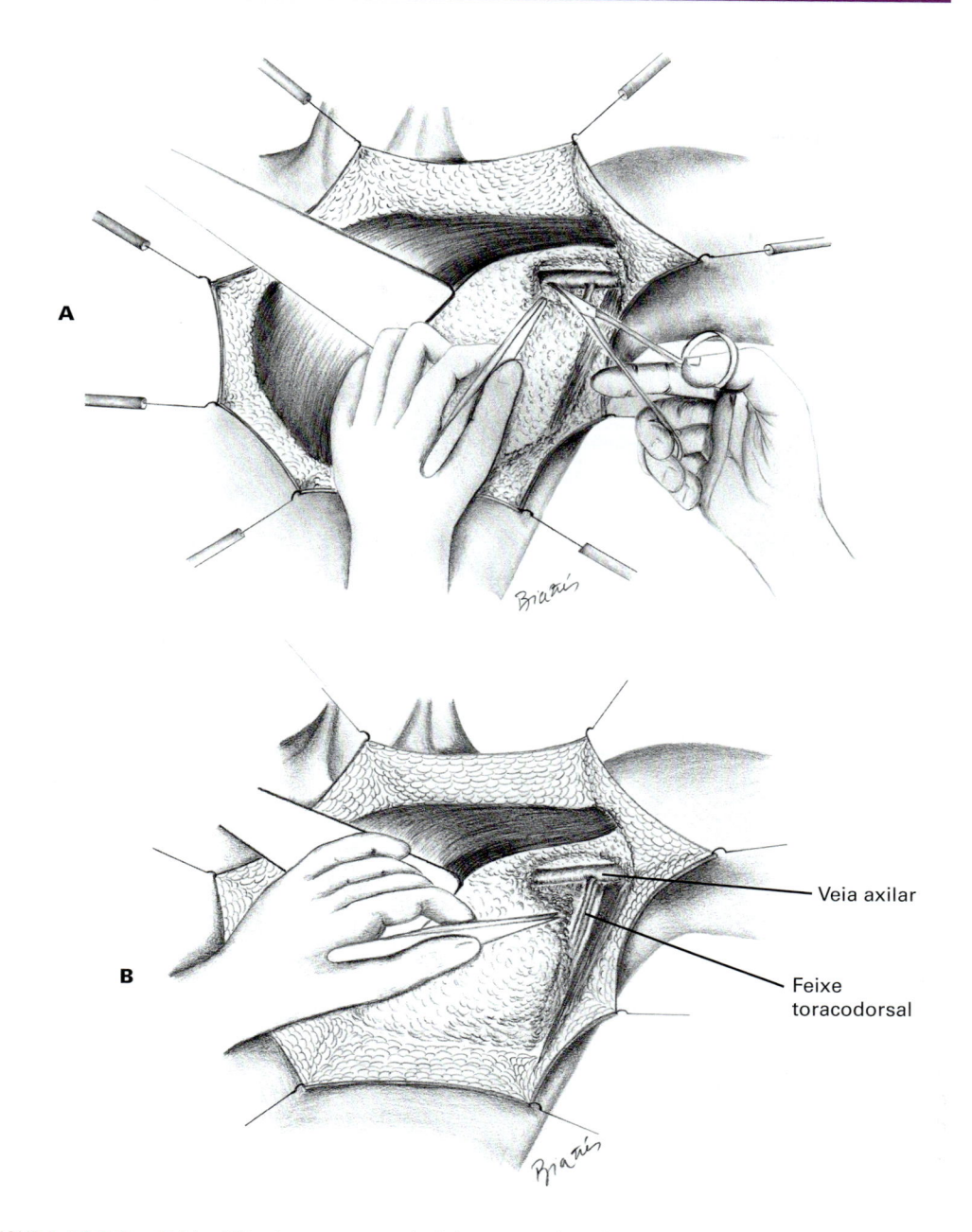

FIGURA 16.9 A e B Identificados os vasos do feixe toracodorsal, que deve ser sempre preservado, prossegue-se na dissecção ao longo da veia axilar, realiza-se a ligadura dos ramos ventrais e da veia torácica lateral (ou mamária externa). Costuma-se apenas cauterizar os vasos descritos, tendo-se abolido da rotina a ligadura convencional dos vasos; porém, se o cirurgião não se sentir seguro dessa forma, poderá realizar ligaduras com fios de seda 3.0 ou clipes metálicos. A veia torácica lateral (mamária externa) é medial e anterior em relação à veia do feixe toracodorsal, que deve também ser preservada.

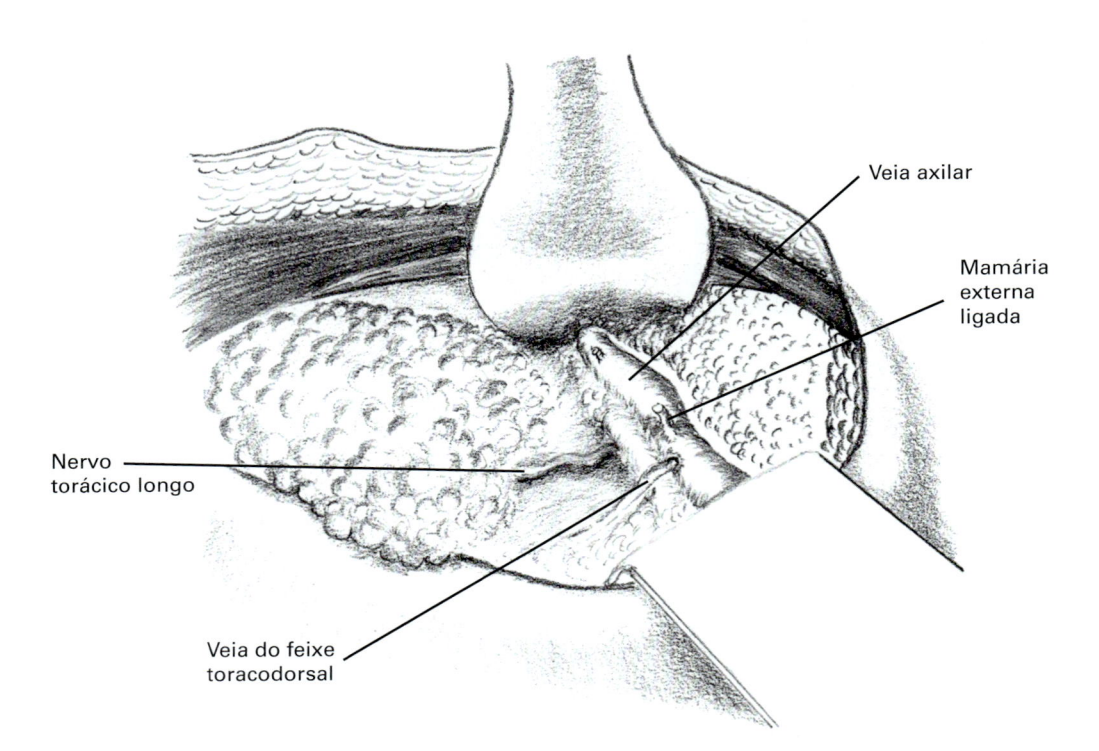

FIGURA 16.10 Representação dos ramos da veia axilar, feixe toracodorsal e do nervo torácico longo (nervo de Bell). O nervo de Bell corre superficialmente ao longo do músculo serrátil anterior. É sempre importante sua identificação precisa, pois sua secção ocasiona disfunção na estabilização da escápula (escápula alada). Costuma-se fazer a divulsão com os dois dedos indicadores do espaço ao longo do músculo serrátil anterior no sentido crânio-caudal, onde a estrutura é palpada como se fosse uma corda de violão junto ao músculo, e sua estimulação mecânica provoca contração do músculo. É preciso ter cuidado para não incluir o nervo de Bell quando é afastado o conteúdo axilar da parede costal.

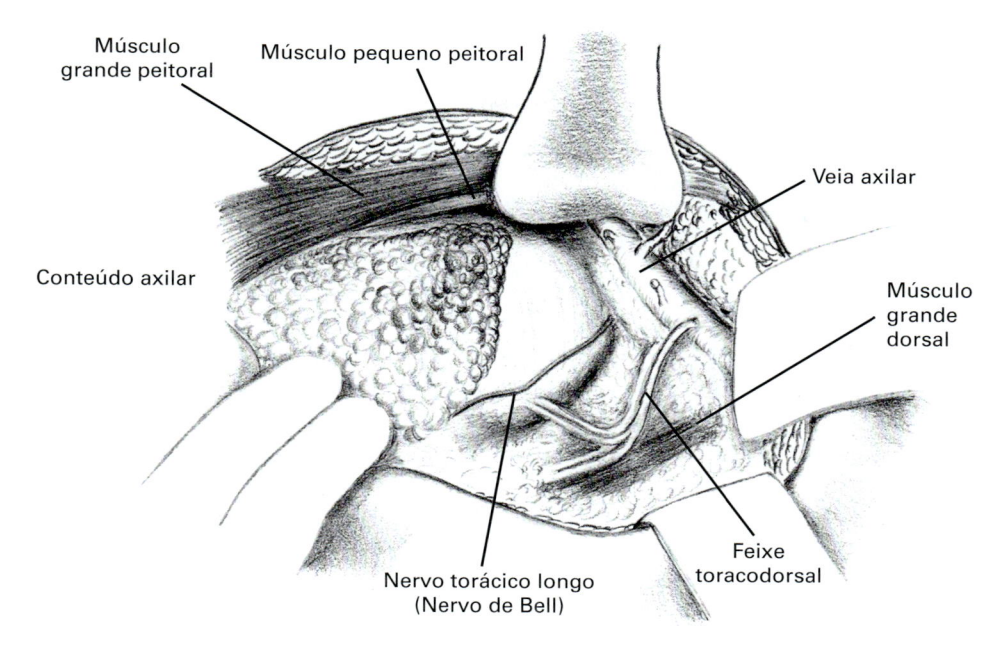

FIGURA 16.11 Axila já totalmente dissecada até a entrada da veia axilar no tórax (nível 3). Pode-se observar a veia axilar (limite cranial), o feixe toracodorsal sobre o músculo grande dorsal (limite profundo) até sua bifurcação, onde dá ramos para a parede torácica (limite caudal), o músculo serrátil anterior e o nervo de Bell por afastamento anterior da musculatura peitoral (limite anterior).

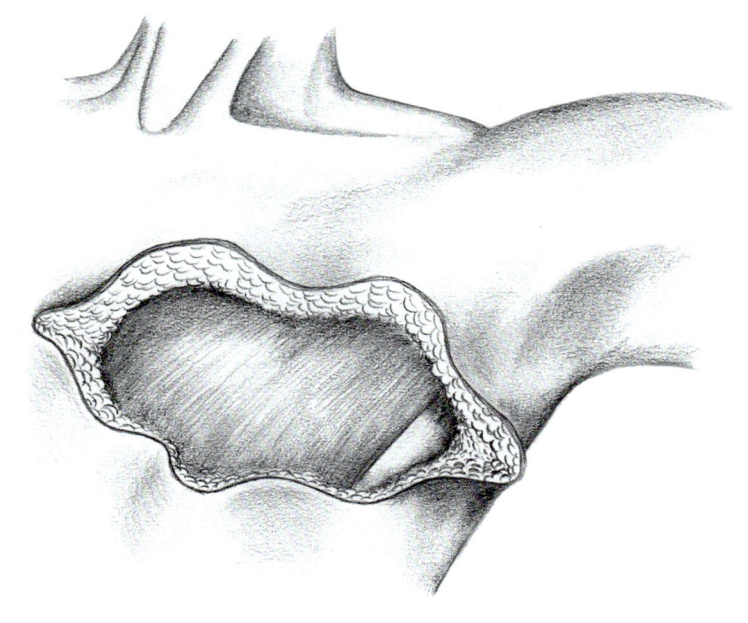

FIGURA 16.12 Aspecto final após mastectomia radical modificada.

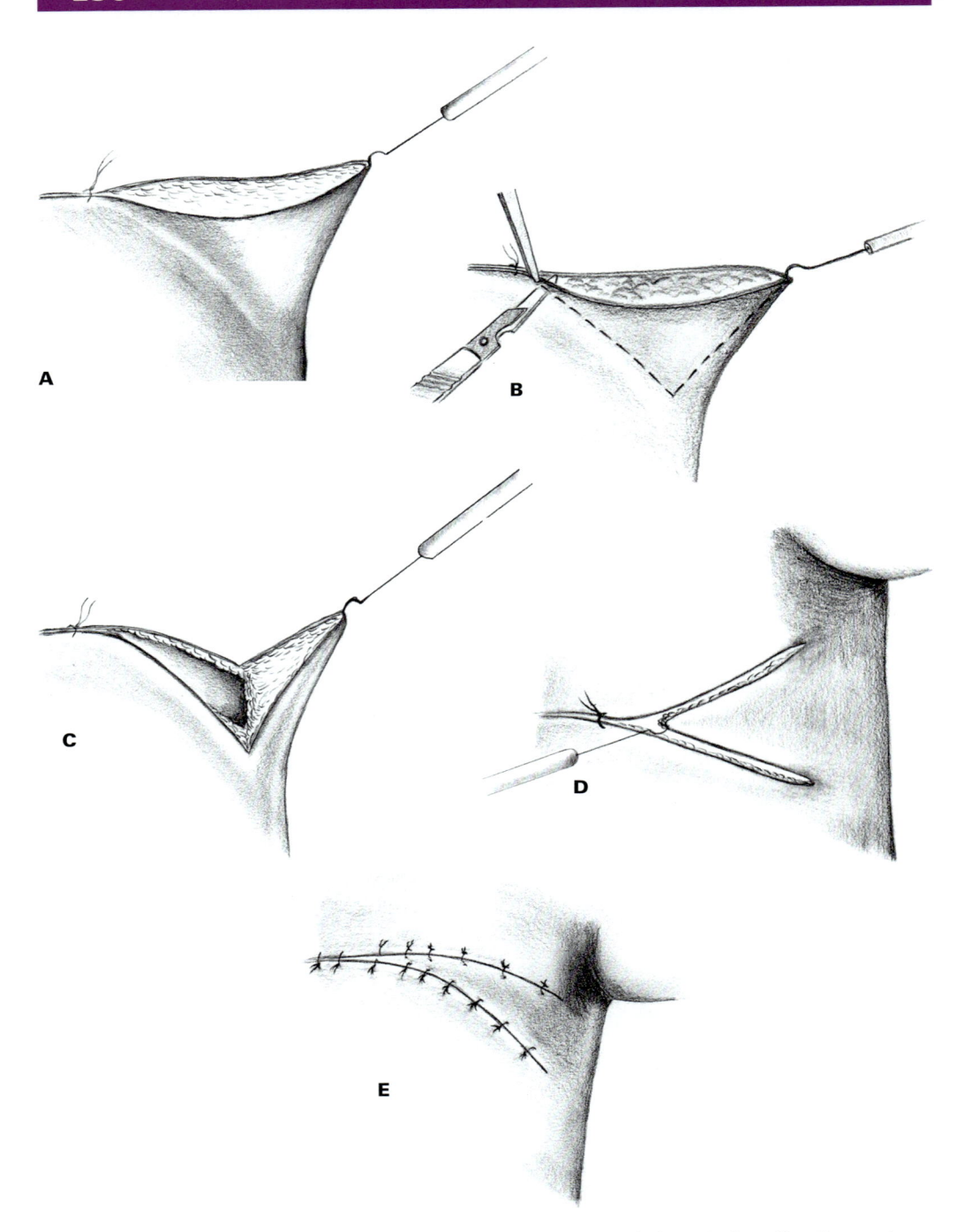

FIGURA 16.13 A, B, C, D e E Não é incomum haver sobras de pele laterais ("orelhas") quando se realiza o fechamento da incisão. Isso costuma trazer bastante incômodo para as pacientes. Nesses casos, realiza-se ressecção adicional de pele e fechamento em "Y" já no momento da cirurgia, com um melhor resultado estético e funcional.

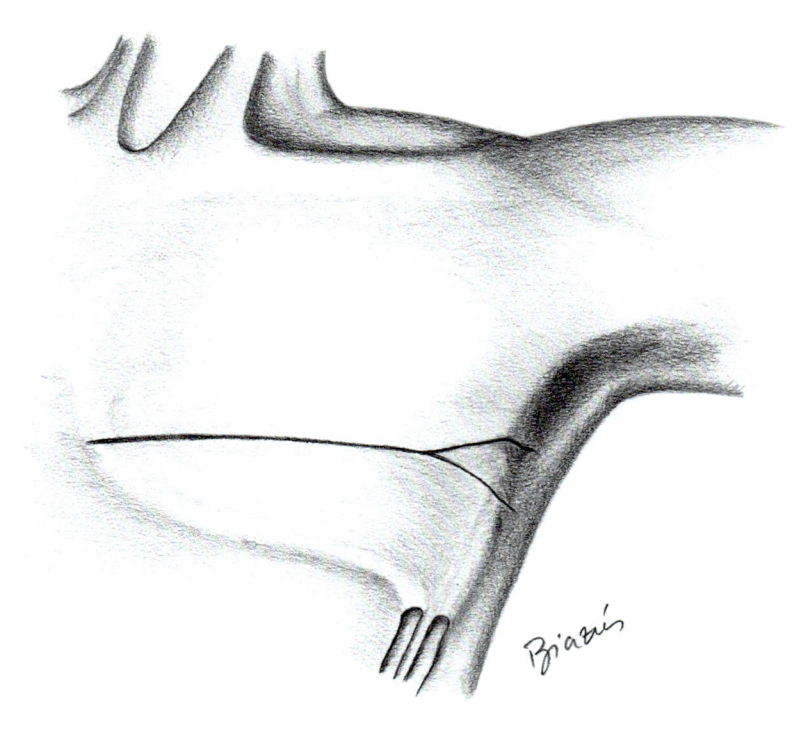

FIGURA 16.14 Aspecto final após pontos subdérmicos de aproximação com monocryl 2.0. A pele é fechada com sutura intradérmica com fio monofilamentar de absorção lenta 3.0 ou 4.0.

Um dreno tubular de aspiração contínua ¼ é utilizado sempre na axila e outro no leito da mastectomia para prevenir o acúmulo de sangue e serosidades; assim, diminuem as chances de formação de seroma e infecção. A saída dos drenos deve ser na linha axilar anterior e estes são fixos na pele com seda 0. Costuma-se retirar os drenos após sete dias.

MASTECTOMIA POUPADORA DE PELE OU PERIAREOLAR

Essa abordagem encontra indicação em casos de mastectomia com reconstrução imediata com prótese de silicone ou retalho miocutâneo.

A técnica de reconstrução obedecerá aos critérios descritos adiante no Capítulo 20.

17
Biópsia do linfonodo sentinela e linfadenectomia axilar

LINFONODO SENTINELA

No câncer de mama, a presença ou ausência de comprometimento de linfonodos axilares é um importante fator prognóstico, afetando a sobrevida e as decisões terapêuticas pós-operatórias. Deve-se considerar que o esvaziamento axilar causa significativa morbidade e prejuízo funcional, como dor, seroma, infecção, parestesias, linfedema e restrição de movimento do membro superior homolateral. Sendo assim, a análise do linfonodo sentinela, por ser menos invasiva, passou a ser o procedimento de escolha para a maioria dos casos de câncer de mama.

O linfonodo sentinela (LNS) corresponde ao primeiro linfonodo a receber a drenagem linfática da mama. Sua avaliação corresponde ao estado de toda a axila, podendo evitar a linfadenectomia axilar, quando este é negativo (Fig. 17.1).

A seleção apropriada das pacientes para essa técnica é crucial para sucesso e aplicação racional da dissecção do linfonodo sentinela (DLNS) no manejo do câncer de mama. A melhor aplicação da DLNS encontra-se nos tumores primários em estágios iniciais, em que o conhecimento do estado dos linfonodos axilares irá influenciar sobre a terapia adjuvante sistêmica. Não há consenso em relação às dimensões tumorais máximas dos casos que podem se beneficiar da DLNS. Além disso, existem situações clínicas controversas ou que contraindicam a realização do procedimento.

As situações clínicas contraindicadas são as seguintes:
- Axila clinicamente comprometida.
- Tumor primário de grande volume (> 5 cm) ou tumor de mama inflamatório.
- Cirurgia axilar prévia, quando a drenagem linfática pode estar distorcida.
- Após quimioterapia neoadjuvante, quando aumenta o índice de falso-negativos.
- Carcinoma ductal *in situ* sem mastectomia.

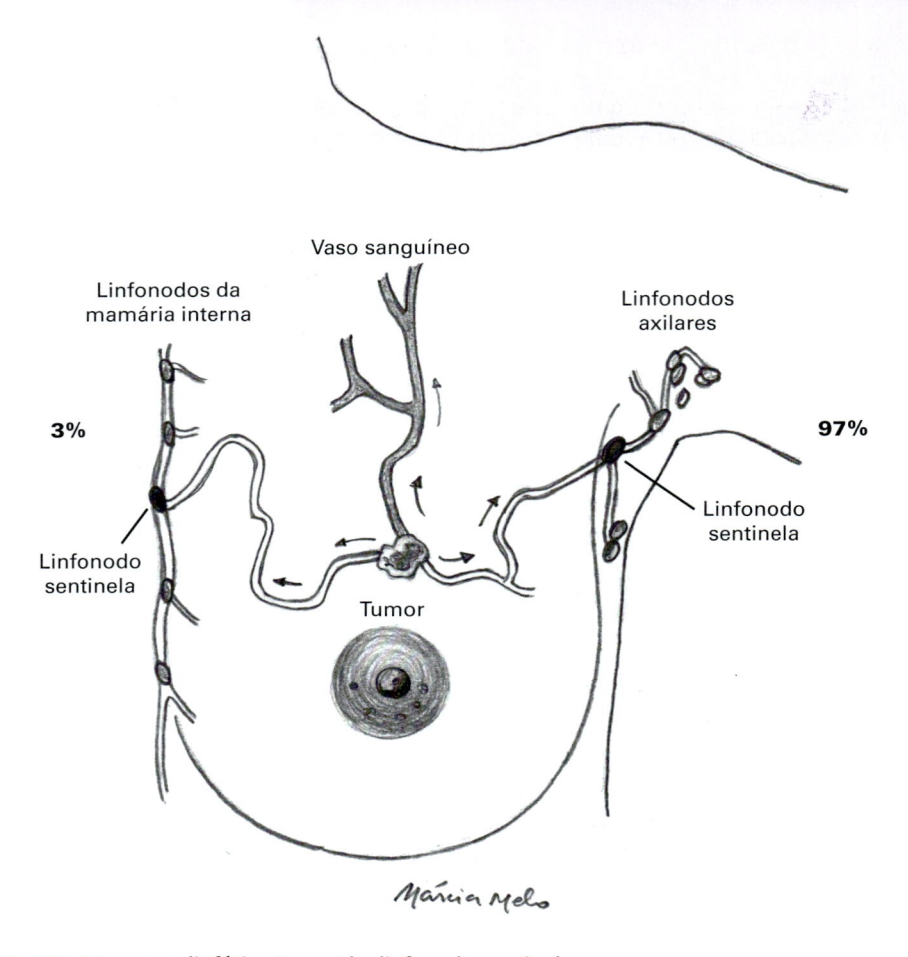

FIGURA 17.1 Drenagem linfática tumoral e linfonodo sentinela.

As situações clínicas controversas são as seguintes:
- Tumores multicêntricos – estudos mais recentes têm demonstrado que a DLNS nessa situação é aceitável.
- Sexo masculino – dados insuficientes, mas factível.
- Gestação – factível com o uso do radiofármaco (não deve ser realizado com uso de corantes).
- Biópsia excisional prévia – estudos têm demonstrado que pode ser realizada.
- Após mamoplastias de aumento ou redução – aceitável.
- Carcinoma ductal *in situ* com mastectomia – aceitável.

As pacientes devem estar cientes da possibilidade de necessitar de linfadenectomia axilar completa, caso não seja identificado o LNS ou da positividade deste no exame de congelação transoperatório.

Técnica de DLNS com o uso do azul patente

O LNS é identificado no intraoperatório pelo mapeamento da drenagem linfática, usando um corante azul vital. Diferentes materiais podem ser usados: azul patente ou azul isossulfan 1% (Fig. 17.2).

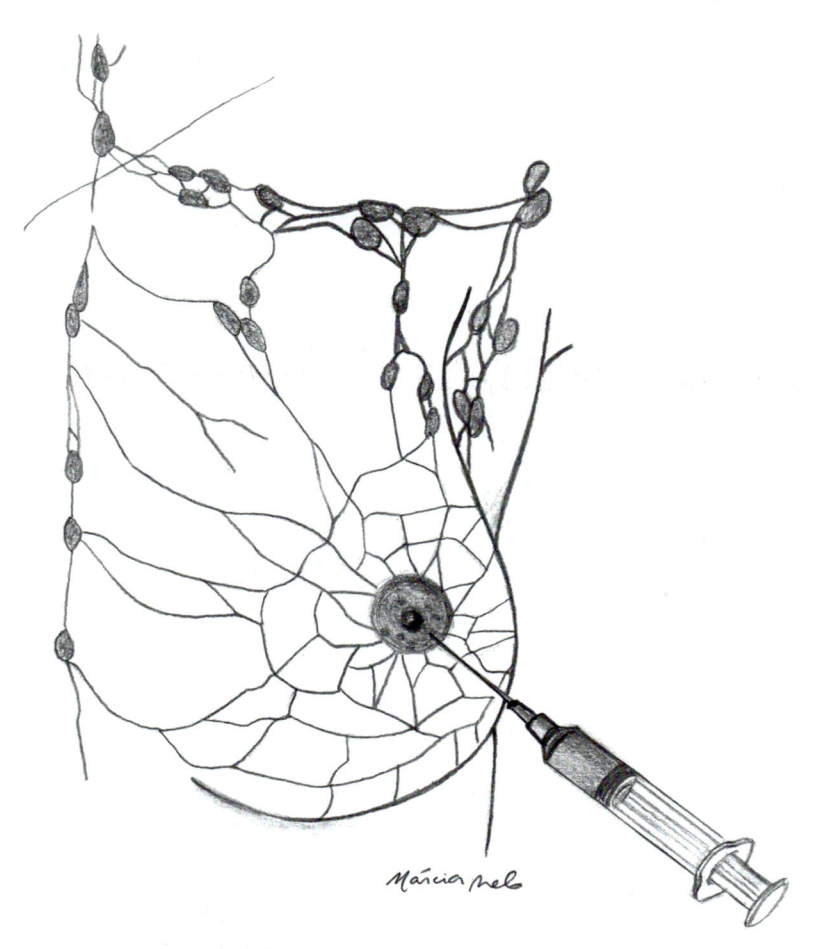

FIGURA 17.2 Injeção subdérmica retroareolar de 2 a 4 mL de azul patente.

No momento da cirurgia, 2 a 4 mL de azul patente são injetados na região subdérmica retroareolar e periareolar. Após a injeção, a mama é suavemente massageada para auxiliar o fluxo linfático (Fig. 17.3). Aproximadamente 5 minutos após a injeção do azul, realiza-se uma pequena incisão arciforme, em torno de 2 cm abaixo da prega axilar, junto às bordas laterais da mama e do músculo peitoral maior. A dissecção da axila estende-se até abaixo da fáscia superficial da axila, entre o tecido adiposo axilar (Fig. 17.4). Uma dissecção meticulosa é necessária, seguindo o trajeto do canal linfático contrastado, proximal e distalmente, até a identificação do linfonodo axilar corado pelo azul – LNS (Fig. 17.5).

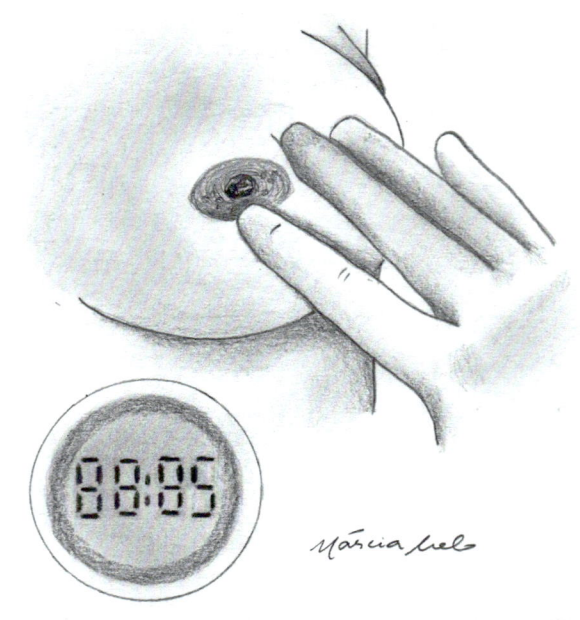

FIGURA 17.3 Massagem suave por 5 minutos após a injeção do azul patente.

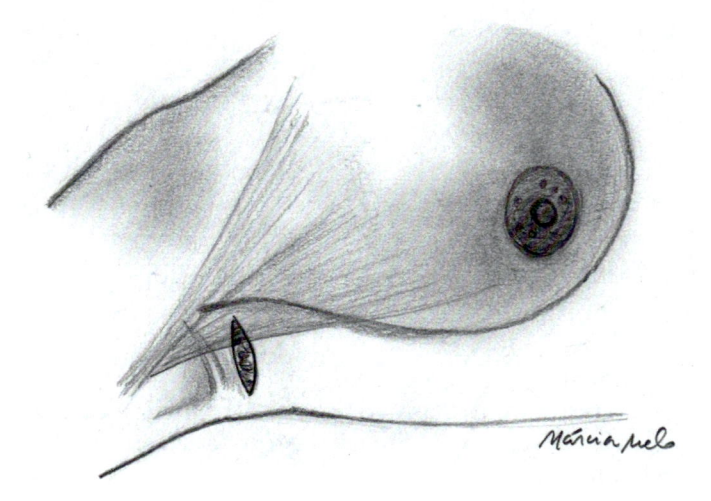

FIGURA 17.4 Incisão arciforme, 2 cm abaixo da prega axilar, junto às bordas laterais da mama e do músculo peitoral maior.

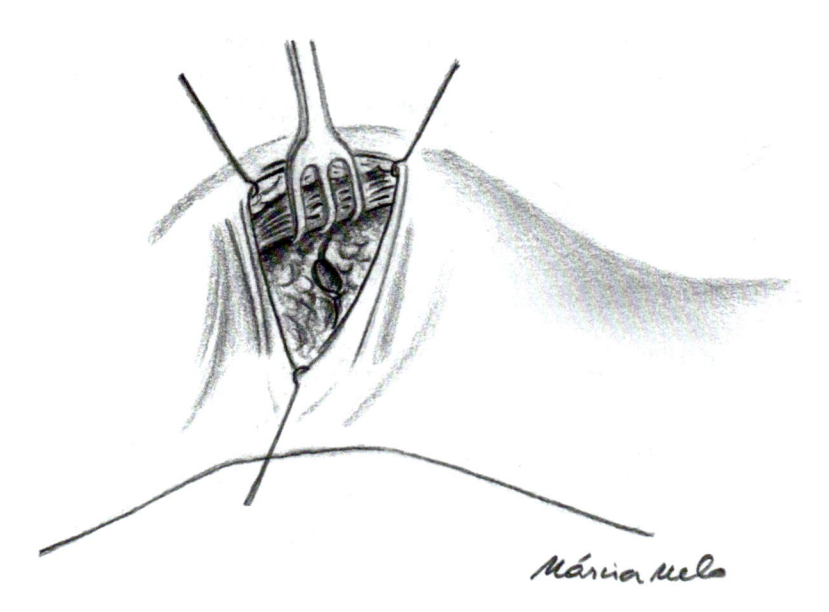

FIGURA 17.5 Dissecção axilar até abaixo da fáscia superficial, entre o tecido adiposo axilar, seguindo o trajeto do canal linfático contrastado, proximal e distalmente, até identificar o linfonodo axilar corado pelo azul (LNS).

> **!** **Importante**
>
> Não é incomum que um segundo linfonodo seja corado pelo azul, basta que o azul patente tenha tempo suficiente para passar do verdadeiro LNS para um linfonodo subsequente.

Deve-se salientar que a abordagem sempre é feita primariamente na região axilar, para depois seguir com a setorectomia ou com a mastectomia, em função da velocidade de drenagem do azul patente pelos vasos linfáticos.

Outra forma para identificar o LNS é por meio da injeção de um coloide radioativo, usando tecnécio 99m (Tc-99m) em um volume de 4 mL, dividido nas posições 3, 6, 9 e 12 h em relação ao tumor primário ou na topografia da biópsia prévia, em um período de 30 minutos a 8 horas antes da cirurgia. É possível obter uma linfocintilografia para determinar a localização do LNS no pré-operatório. No momento da cirurgia, com a utilização de um contador de radiação gama (*gama-probe*), delimita-se o local de provável localização do LNS ou *hot spot*, que corresponde a área de maior contagem radioativa. A pele é, então, incisada na região axilar sobre essa área de maior radioatividade. No interior da área incisada, procura-se a região captante seguida da dissecção do LNS, utilizando o contador de radiação (*gama-probe*). É realizada a verificação da radioatividade do LNS excisado fora do campo cirúrgico e demonstrada a redução dos níveis de radiação no leito cirúrgico.

Após identificação e ressecção do LNS, este é encaminhado para análise histológica transoperatória de congelação. Uma vez constatada a ausência de metástases para o LNS, não é necessária a realização da linfadenectomia axilar total, reduzindo a morbidade associada ao procedimento. Após essa avaliação, as peças são fixadas em formol 10% e submetidas ao processamento em parafina para coloração com hematoxilina e eosina (HE).

LINFADENECTOMIA AXILAR

A linfadenectomia axilar total é informativa quanto ao prognóstico e à conduta terapêutica adjuvante. No entanto, sua indicação está restrita aos casos de carcinoma invasor de mama, quando a análise do linfonodo sentinela é positiva para metástases, e naqueles casos em que não há indicação da realização da biópsia do linfonodo sentinela. Um ponto controverso diz respeito à conduta frente a presença de células tumorais isoladas ou micrometástases (dimensões entre 0,2 mm a 2 mm). Costuma-se realizar a linfadenectomia axilar na presença de micrometástase no LNS devido às incertezas quanto ao seu significado prognóstico.

> **Importante**
>
> A linfadenectomia axilar é desnecessária nos casos de carcinoma *in situ*, visto que não tem papel terapêutico nem adiciona informação relevante no manejo da doença.

Limites de dissecção da axila

- Limite lateral: borda do músculo grande dorsal e seu feixe vasculonervoso.
- Limite profundo: fossa subescapular, coberta pelo músculo subescapular.
- Limite medial: gradeado costal, onde corre o nervo de Bell, em sentido caudal.
- Limite cranial: veia axilar.

A abordagem da axila é feita por incisão arciforme, seguindo a curvatura da prega axilar, aproximadamente 2 cm abaixo desta, estendendo-se da borda do peitoral maior até a borda do grande dorsal (Fig. 17.6A e B). Incisões separadas são recomendadas para a abordagem da axila e da mama, nos casos de cirurgias conservadoras, com melhor qualidade estética.

No polo superior da incisão, identifica-se a borda do músculo peitoral maior e, no polo inferior, a borda do músculo grande dorsal. Um afastador expõe a borda do músculo peitoral maior, libera-se o músculo em toda a sua

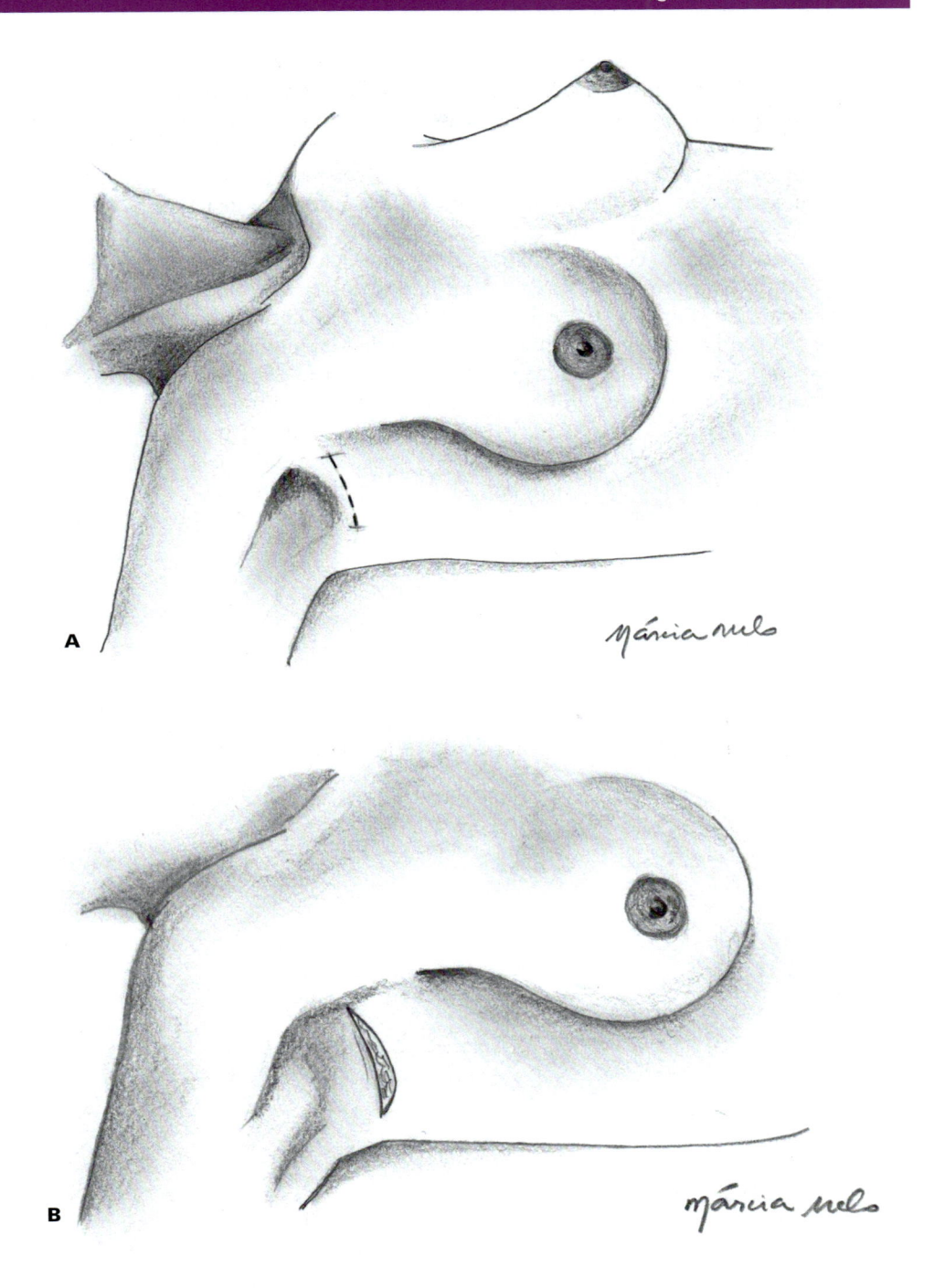

FIGURA 17.6 A e B Incisão axilar arciforme, seguindo a curvatura da prega axilar, aproximadamente 2 cm abaixo desta, estendendo-se da borda do peitoral maior até a borda do grande dorsal.

extensão com dissecção, por meio de tesoura de Matzembaun ou eletrocautério, até a parede torácica (Fig. 17.7). Coloca-se um afastador elevando o peitoral maior e expondo o espaço interpeitoral, onde encontram-se os linfonodos interpeitorais de Rotter. Com dissecção romba, por meio da introdução do dedo indicador, é criado um espaço atrás dos peitorais onde, colocando-se um afastador longo, fica exposta toda a face anterior do conteúdo axilar (Fig. 17.8). Apreende-se o conteúdo axilar com uma pinça em anel, executando uma tração do conteúdo axilar em sentido caudal suavemente. A fáscia clavideltopeitoral é aberta, expondo a face anterior da veia axilar em toda a sua extensão (Fig. 17.9). A veia axilar é liberada do conteúdo linfático pela dissecção romba com gaze montada e tesoura de Matzembaun. As veias e as artérias são pinçadas, cauterizadas e seccionadas depois de serem devidamente identificadas (Encontra-se abandonado o emprego de suturas e clipes metálicos.) (Fig. 17.10).

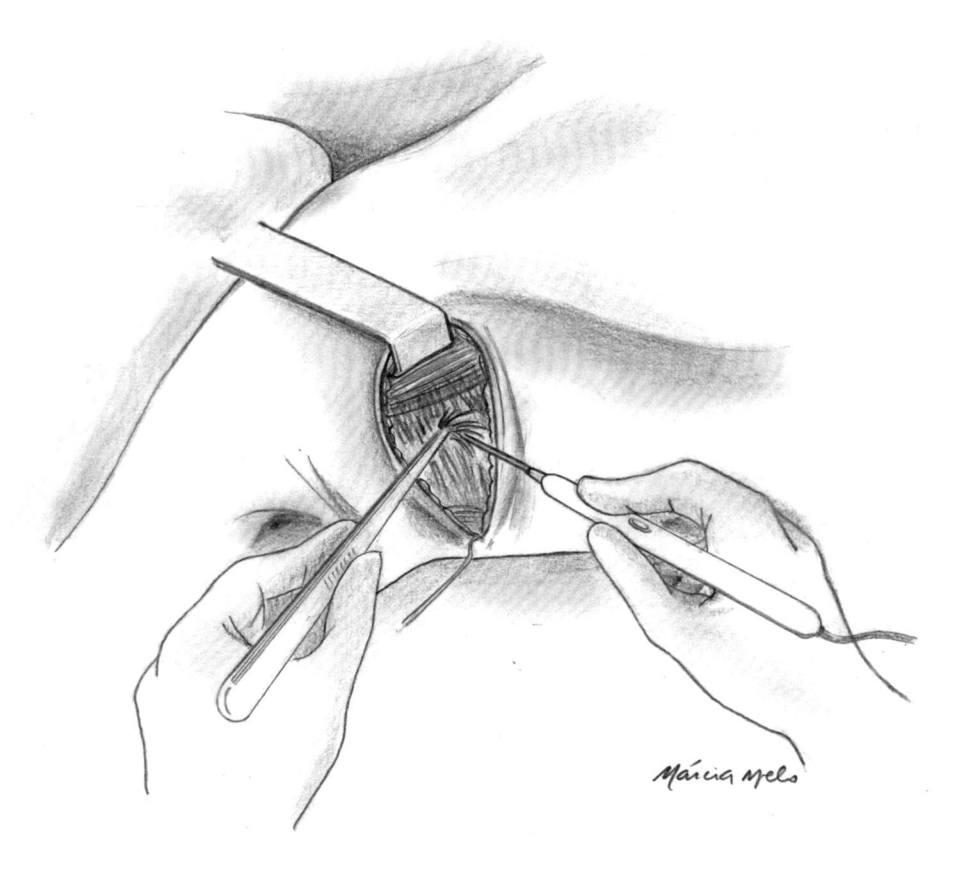

FIGURA 17.7 Exposição da borda do músculo peitoral maior e liberação do músculo em toda a sua extensão com dissecção, por meio da tesoura de Matzembaun, até a parede torácica.

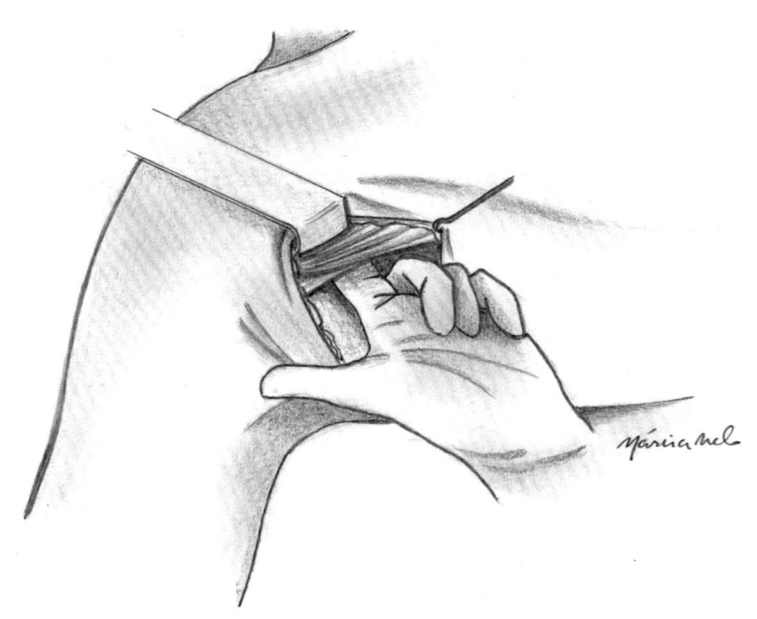

FIGURA 17.8 Dissecção romba por introdução do dedo indicador, criando um espaço atrás dos peitorais para exposição do conteúdo axilar.

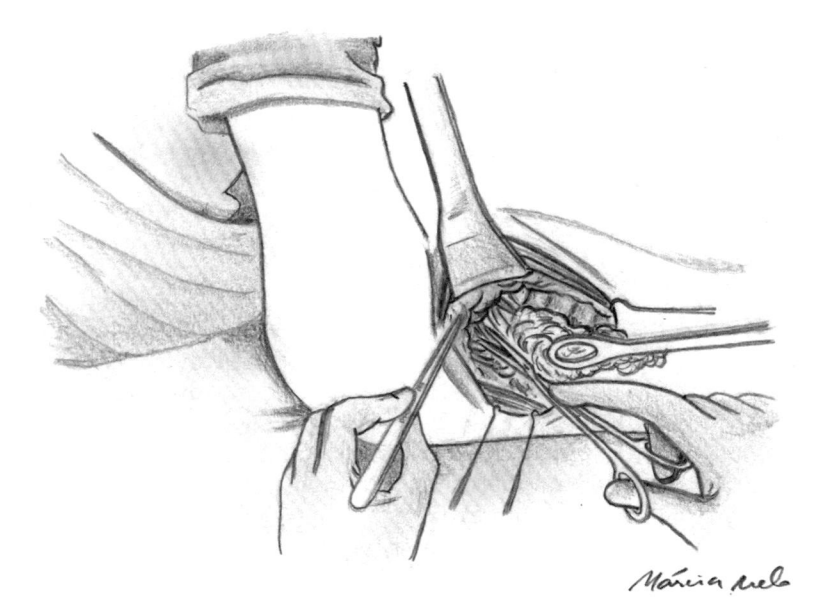

FIGURA 17.9 Afastador longo no espaço atrás dos peitorais, expondo a face anterior do conteúdo axilar. Apreensão do conteúdo axilar com pinça em anel, executando uma tração do conteúdo axilar em sentido caudal suavemente. Abertura da fáscia clavideltopeitoral com tesoura de Matzembaun, expondo a face anterior da veia axilar em toda a sua extensão.
Obs.: Flexão do antebraço sobre a fronte ("posição de vergonha").

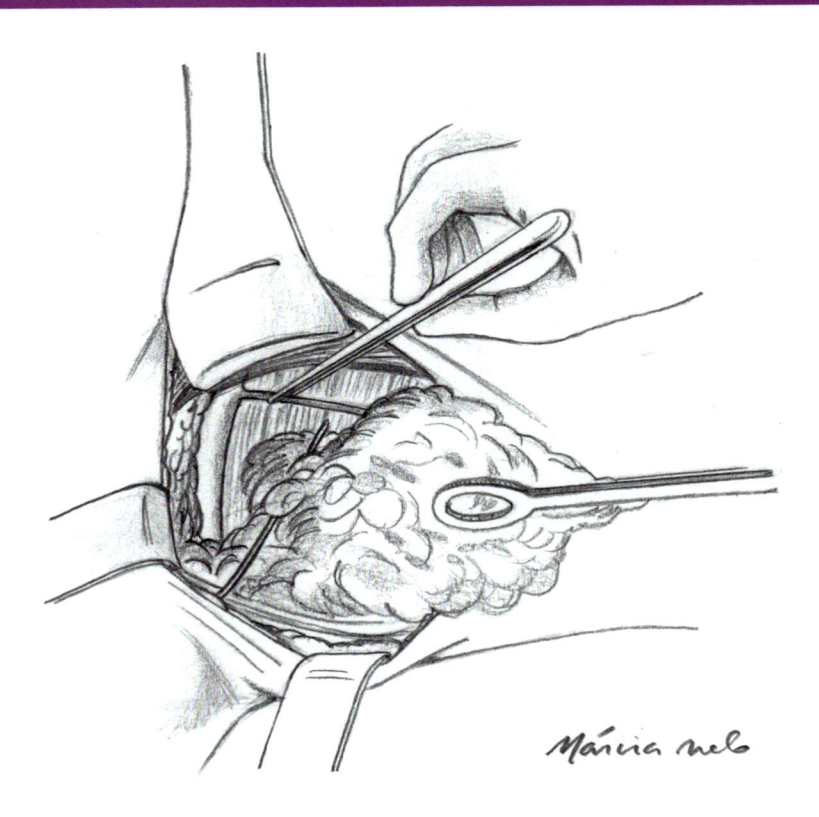

FIGURA 17.10 Liberação da veia axilar do conteúdo linfático por dissecção romba com gaze montada e tesoura de Matzembaun. Veias e artérias são pinçadas, cauterizadas e seccionadas depois de serem devidamente identificadas. (Encontra-se abandonado o emprego de suturas e clipes metálicos.)

O acesso ao ápice da axila é facilitado pela manobra de flexionar o antebraço sobre a fronte ("posição de vergonha") por promover o relaxamento dos peitorais, diminuindo a profundidade do campo cirúrgico. Libera-se o conteúdo axilar da rede vascular. O nervo intercostobraquial é identificado e preservado sempre que possível. Com a mão em garra envolvida em uma pequena compressa, puxa-se suavemente o conteúdo axilar do ápice para a lateral, fazendo pressão contra o gradeado costal e liberando-o das frouxas pontes de tecido areolar junto ao gradeado costal (Fig. 17.11).

A dissecção do conteúdo axilar continua com a identificação do nervo de Bell ou torácico longo, que corre superficialmente ao serrátil anterior, que é um dos limites mediais da dissecção e deve ser preservado, pois sua lesão provoca uma disfunção da cintura escapular conhecida como "escápula alada" (Fig. 17.11). Após, busca-se identificar e dissecar o feixe vasculonervoso toracodorsal que passa lateral e externamente ao nervo de Bell. Pode-se identificar o feixe toracodorsal seguindo os vasos a partir da veia axilar, liberando as úl-

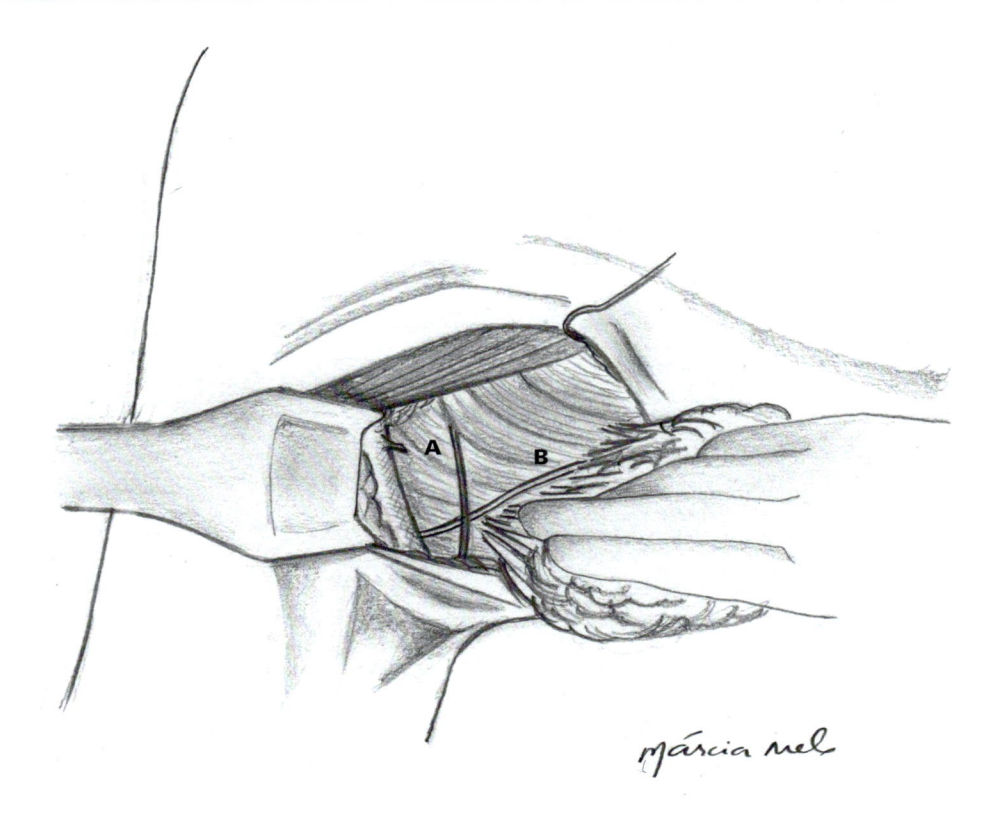

FIGURA 17.11 (A) Identificação do nervo intercostobraquial, preservando-o sempre que possível. Com a mão em garra, puxa-se suavemente o conteúdo axilar do ápice para a lateral, fazendo pressão contra o gradeado costal, liberando-o das frouxas pontes de tecido areolar junto ao gradeado costal.
(B) Identificação do nervo de Bell ou torácico longo (identificado como um cordão ao passar-se os dedos contra o gradeado costal, superficialmente, ao músculo serrátil anterior).

timas fixações do conteúdo axilar (Fig. 17.12), ou abrir uma janela com tesoura ou bisturi na fáscia que mantém o músculo grande dorsal junto à parede torácica, e, por dissecção romba digital, penetra-se um espaço praticamente avascular, separando o músculo da parede torácica. Na sua porção cranial e medial, junto à borda do músculo grande dorsal, identifica-se o feixe toracodorsal, encontrando-se, então, o limite lateral da dissecção axilar (Fig. 17.13).

Terminada a dissecção do conteúdo axilar, deve-se revisar a integridade das estruturas dissecadas e preservadas, identificar e explorar pela palpação a presença de linfonodos aumentados não removidos, revisar a hemostasia, lavar a cavidade com soro fisiológico e, por fim, colocar dreno de aspiração fechada e contínua (dreno tubular ¼) fixado à pele com sutura não absorvível (Fig. 17.14). Deve-se realizar a aproximação das bordas da incisão axilar com

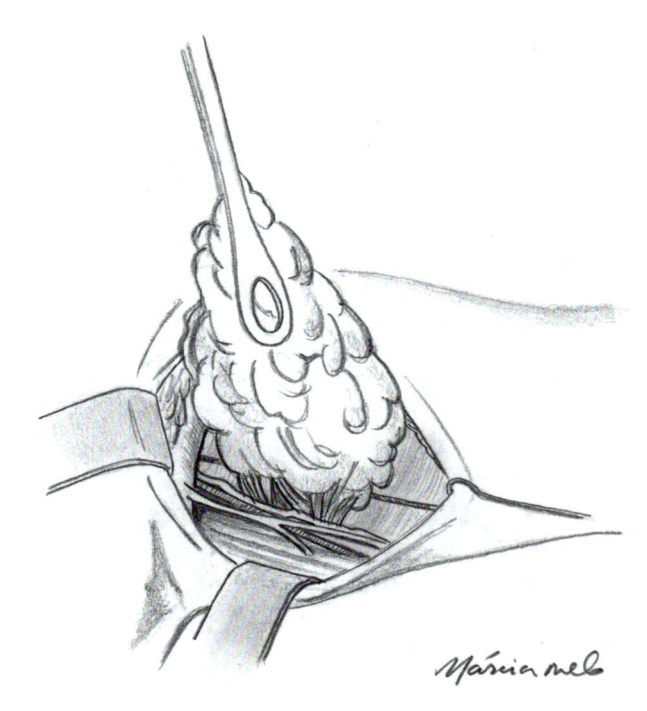

FIGURA 17.12 Identificação do feixe vasculonervoso toracodorsal, que passa lateral e externamente ao nervo de Bell, a partir da veia axilar.

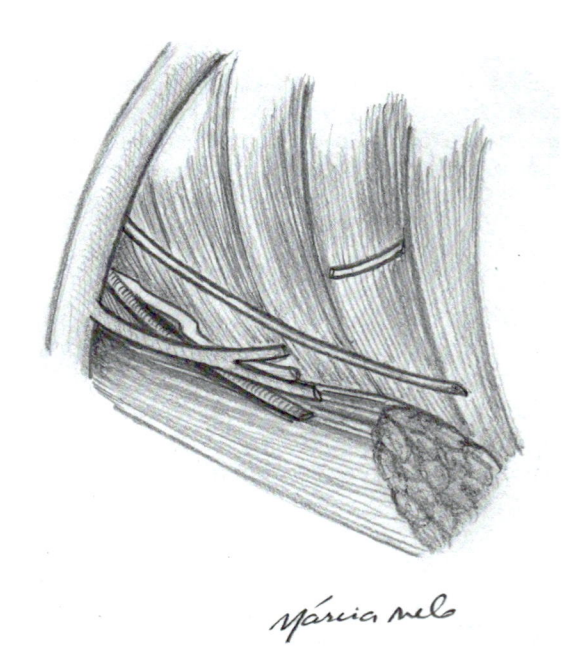

FIGURA 17.13 Exposição do feixe toracodorsal, junto ao limite lateral da axila, na borda medial do músculo grande dorsal.

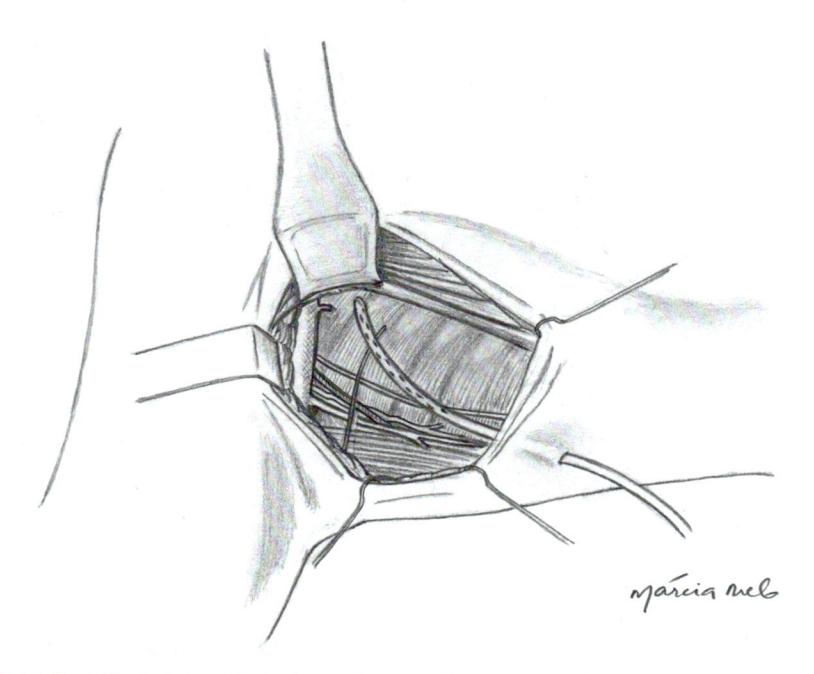

FIGURA 17.14 Revisão da integridade das estruturas dissecadas e preservadas: nervo intercostobraquial; nervo de Bell ou torácico longo; feixe vasculonervoso toracodorsal.
Colocação de dreno de aspiração fechada e contínua (dreno tubular ¹/₄) fixado à pele com sutura não absorvível.

pontos separados subdérmicos e com nó invertido (fio absorvível – monocryl 3.0) e sutura intradérmica contínua com monocryl 4.0 ou mononylon 4.0. Após a sutura, realiza-se o vácuo no sistema de drenagem, provocando colabamento da cavidade criada pela cirurgia (Fig. 17.15). A compressão da axila como medida na prevenção de seroma pós-operatório foi abandonada por ser desconfortável e não diminuir a sua ocorrência. O dreno tubular, em geral, é removido após sete dias, quando a drenagem de seroma encontra-se diminuída.

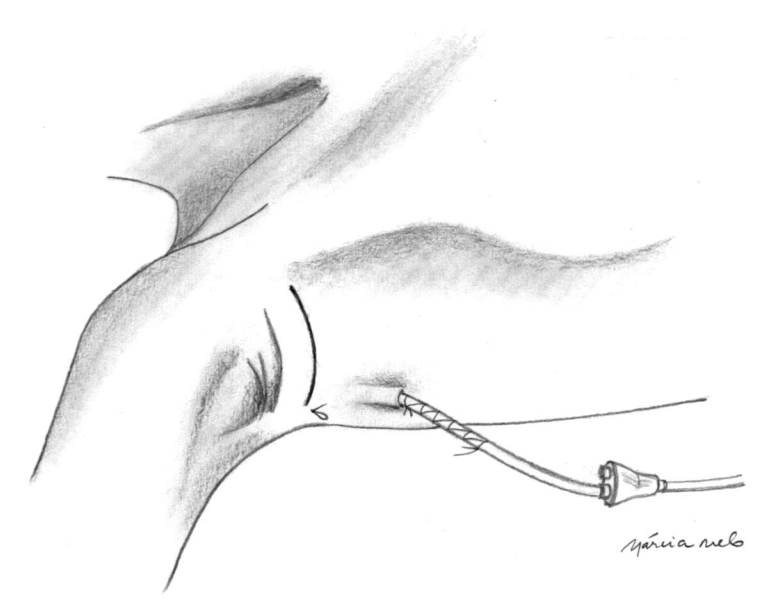

FIGURA 17.15 Aproximação das bordas da incisão axilar com pontos separados subdérmicos e com nó invertido (fio absorvível – monocryl 3.0) e sutura intradérmica contínua com monocryl 3.0 ou mononylon 4.0. Colabamento da cavidade axilar criada pela cirurgia após realização de vácuo no dreno de sucção fechada.

18

Cirurgia reparadora

Existem situações em que a ressecção da área comprometida pela neoplasia mamária gera uma assimetria significativa entre as mamas, que pode ser reparada com o emprego de um retalho miocutâneo e com a colocação de um implante.

Neste capítulo, aborda-se as técnicas reparadoras que utilizam retalhos. As demais técnicas serão comentadas nos capítulos seguintes (20 a 22).

REPARO COM RETALHO MIOCUTÂNEO DO GRANDE DORSAL

Na reconfiguração da mama, pode-se utilizar o retalho do músculo grande dorsal para repor o volume ressecado.

Esta é uma forma extremamente eficiente de reparar a perda de volume e a forma da mama. A tolerância à radioterapia complementar é excelente, tanto que não foram observadas distorções ou sequelas cicatriciais mais acentuadas do que aquelas associadas à radioterapia complementar em cirurgia conservadora.

A reconstrução com retalho de grande dorsal é particularmente útil para reparar sequelas decorrentes da perda de volume e de retração cicatricial ocorrida em cirurgias conservadoras com reconfiguração inadequada na cirurgia primária.

Duas situações são as mais frequentes:

- Reposição de revestimento e volume: tumores com fixação à pele ou que comprometiam a pele antes do tratamento neoadjuvante e têm indicação de ressecção de pele junto com a ressecção glandular ampla.
- Reposição de volume: ressecção ampla, sem necessidade de remover pele, comum em ampliações de margens após abordagem primariamente conservadora.

Anatomia do retalho do grande dorsal

O retalho do grande dorsal é extremamente versátil, seguro e raramente tem volume suficiente para uma reposição integral do volume de uma mastectomia total; porém, na grande maioria das vezes, oferece volume suficiente para uma reposição parcial, permitindo reconfigurar a mama tratada com cirurgia conservadora naturalmente.

O suprimento sanguíneo do grande dorsal é extremamente confiável e apresenta poucas variações anatômicas, o que facilita os procedimentos de transposição do músculo. A artéria subescapular se origina da artéria axilar e bifurca-se em dois ramos principais: a artéria subescapular circunflexa e a artéria toracodorsal. A artéria toracodorsal e sua veia formam o feixe toracodorsal, que se divide emitindo um ramo para o músculo serrátil anterior antes de penetrar no grande dorsal, onde se subdivide formando uma grande rede colateral (Fig. 18.1).

O grande dorsal é um adutor e realiza a rotação medial do úmero, além de auxiliar na estabilização da ponta da escápula contra a parede torácica posterior. A transposição do músculo é bem tolerada pelos pacientes, ocasionando mínima perda funcional.

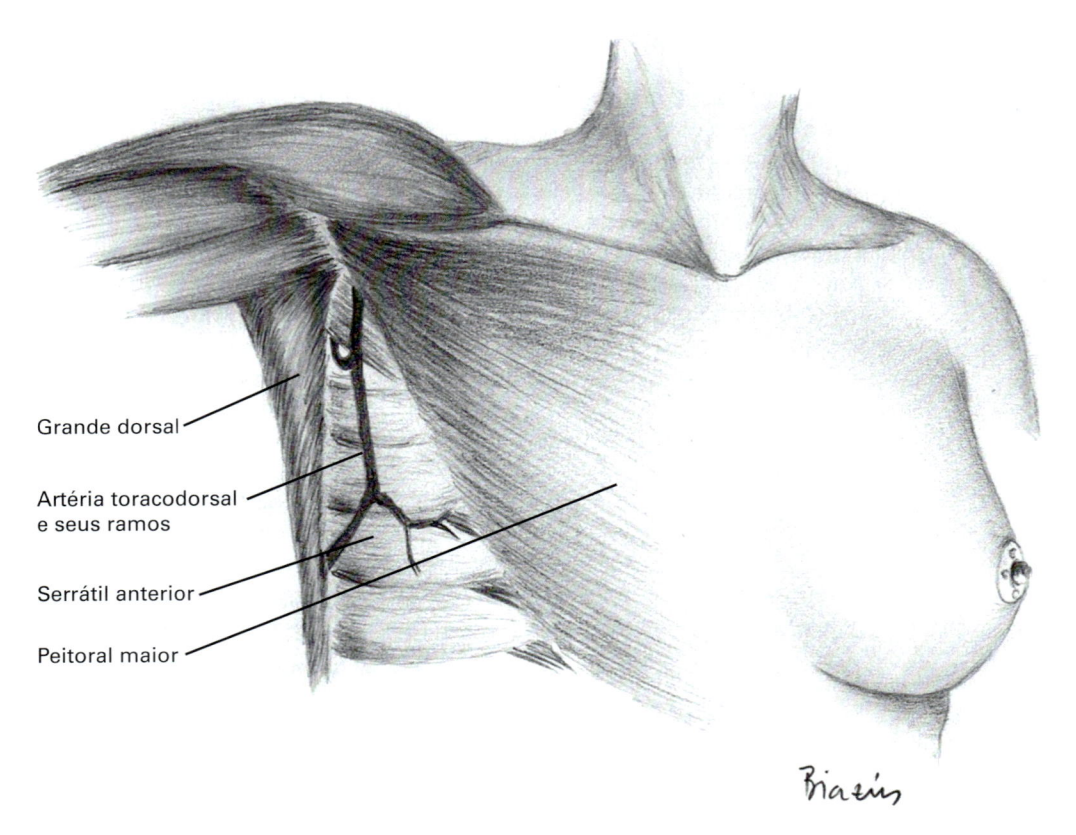

FIGURA 18.1 Artéria toracodorsal e seus ramos.

Mobilização do retalho

A dissecção, a elevação e a transposição do retalho são seguras e facilmente realizadas, uma vez que os marcos anatômicos estejam bem identificados (Figs. 18.2 e 18.3).

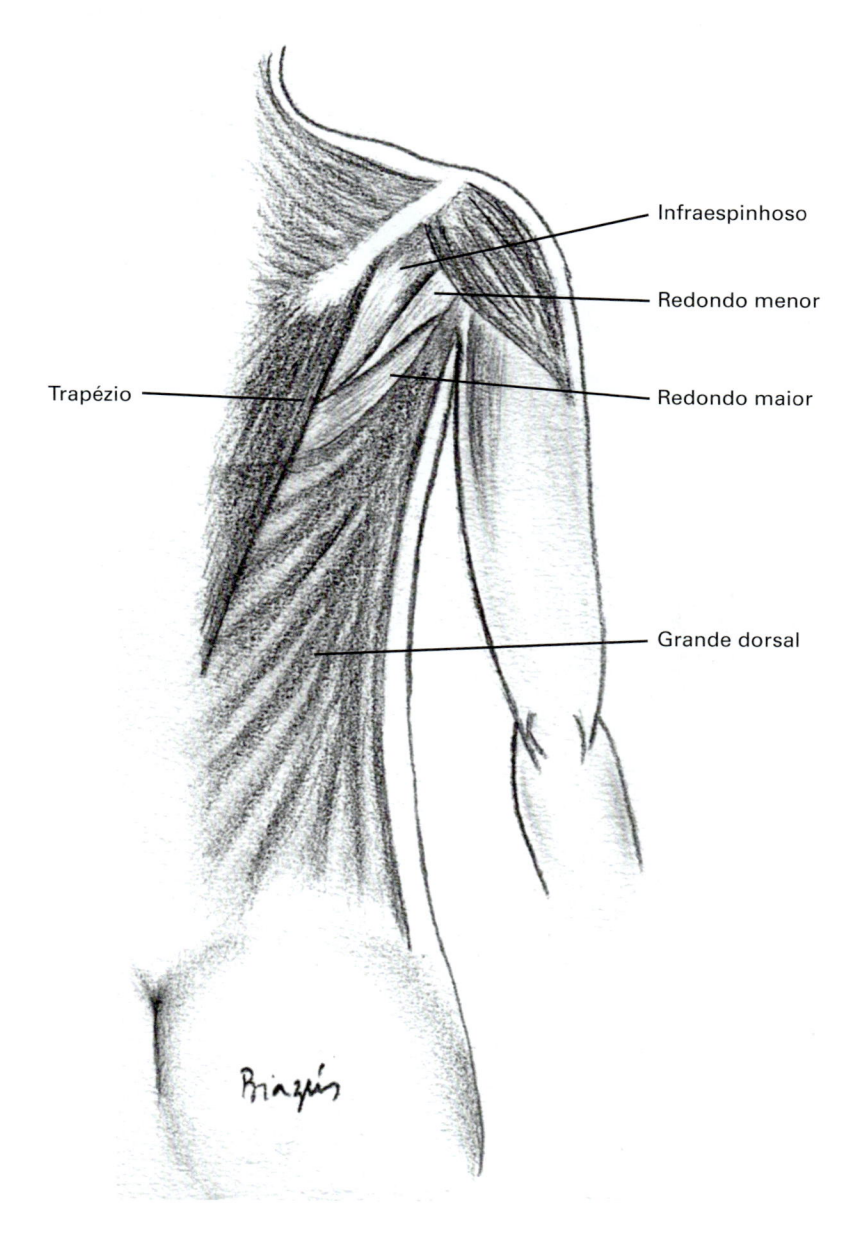

FIGURA 18.2 Marcos anatômicos que delimitam a área a ser empregada para delinear a forma e o volume a ser mobilizado.

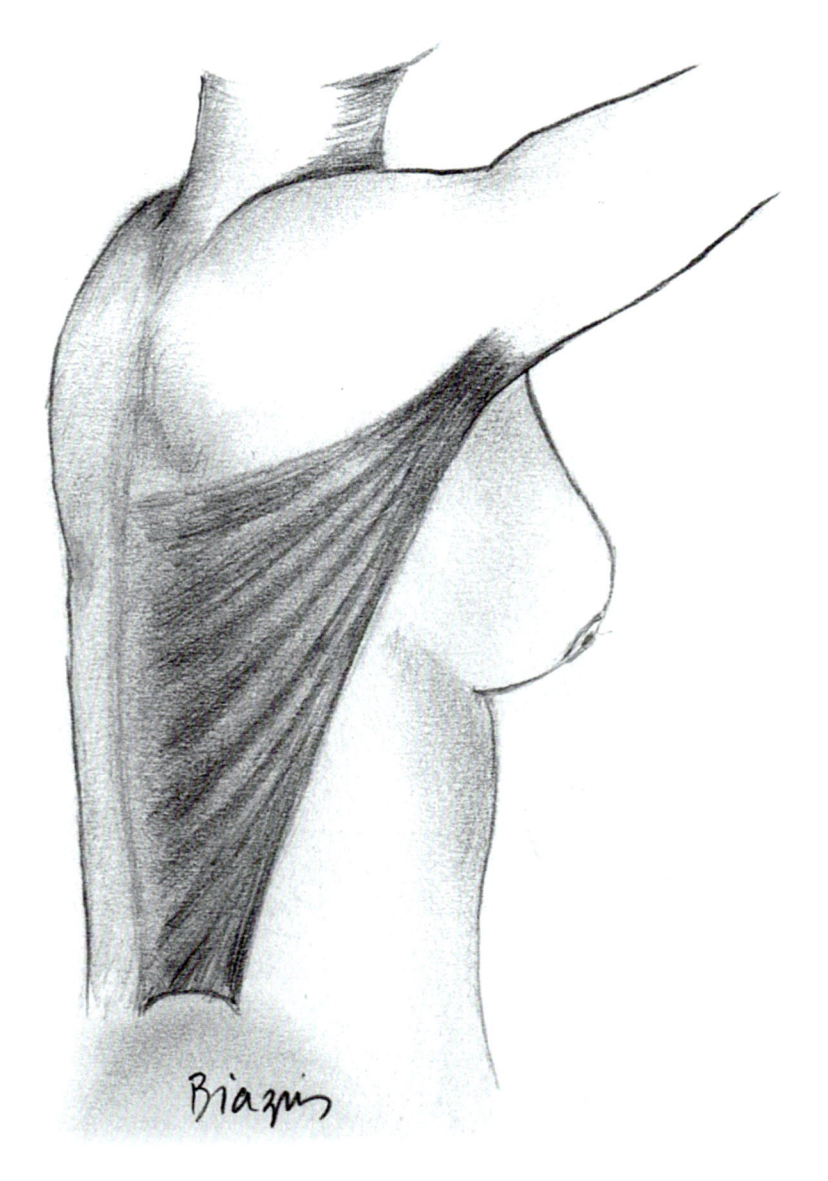

FIGURA 18.3 Projeção oblíqua, considerando a possibilidade de mobilização e elevação do retalho.

A marcação pré-operatória é fundamental. Inicialmente, marca-se a ponta da escápula, pois esta indica a posição da borda superior do músculo. Após, prossegue-se marcando a borda lateral do grande dorsal, que segue da linha axilar posterior até a crista ilíaca. Assim, delimita-se a área onde é possível estudar o melhor desenho de retalho que se adapta ao nosso propósito cirúrgico (Fig. 18.4).

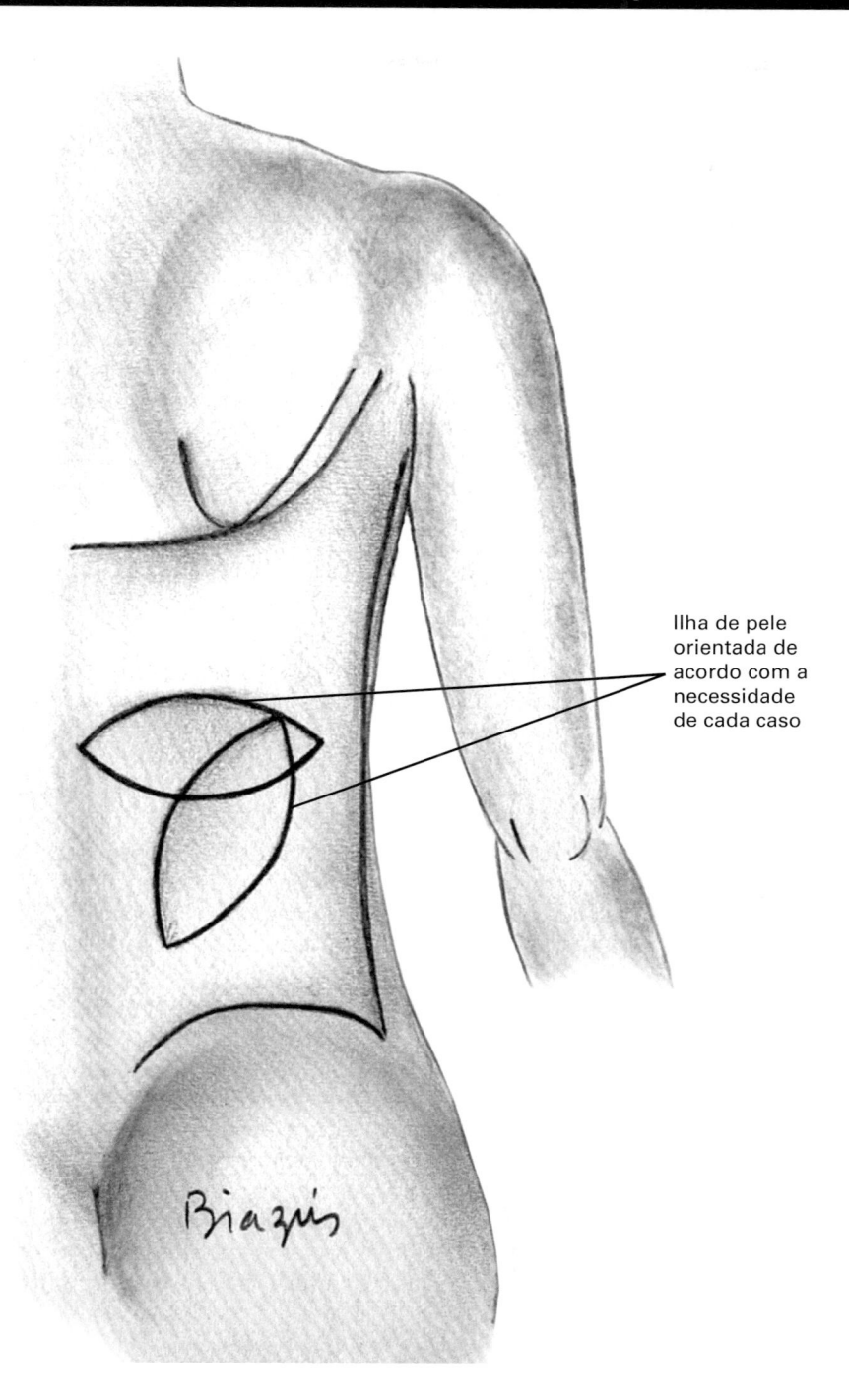

FIGURA 18.4 Demarcação da ilha de pele e sua orientação para reparar a área específica da mama. É fundamental avaliar a distância necessária e o ângulo de torção para levar o retalho ao leito do reparo.

Ilha de pele orientada de acordo com a necessidade de cada caso

A orientação da ilha de pele pode ser horizontal, oblíqua ou vertical, dependendo da localização e da extensão do reparo na mama (Figs. 18.5 a 18.9).

A dissecção do retalho é realizada após a ressecção mamária e a linfadenectomia axilar, quando indicada; isto é, quando já estiver identificado e isolado o feixe vasculonervoso do grande dorsal, bem como a borda do músculo na sua porção mais superior e lateral.

O campo cirúrgico deve ser protegido e a paciente reposicionada em decúbito lateral, expondo a área previamente demarcada para o segundo tempo da cirurgia. Após a incisão da pele conforme a demarcação, disseca-se em direção à borda lateral do músculo até sua identificação ao nível da axila, na qual o feixe toracodorsal já está identificado, e segue-se, inferiormente, liberando a borda lateral. A seguir, a dissecção vai para o plano posterior, liberando as fixações com o serrátil e incisando a união com o oblíquo externo na porção inferior, delimitando, assim, o limite lateral e liberando parcialmente o plano posterior.

Quando o objetivo é repor o volume, são dissecados os retalhos cutâneos ao nível da fáscia superficial, mantendo a camada adiposa profunda que reveste o músculo grande dorsal, às vezes bastante desenvolvida em pacientes obesas (Figs. 18.10 e 18.12A e B).

A cada passo, a hemostasia é revisada. Prossegue-se identificando a borda superior do grande dorsal e disseca-se até a linha média, quando necessário. Raramente é necessário dissecar todo o músculo quando se planeja reposição parcial de volume mamário. A borda superior do músculo é elevada e dissecada no plano posterior, constituído por tecido areolar frouxo, liberando o músculo de suas ligações com a parede posterior do tórax. Nesse momento, o retalho fica completamente liberado da parede posterior, fixo apenas pelo feixe umeral do grande dorsal e pelo feixe vásculo nervoso. O retalho é alojado no oco axilar e procede-se ao fechamento da incisão no dorso, deixando um dreno tubular ¼, de aspiração contínua, no leito cirúrgico (Fig. 18.11A, B, C e D).

Encerrado o fechamento do dorso, volta-se ao decúbito dorsal e prossegue-se com a transposição do retalho ao seu novo leito na área receptora. Após, o retalho deve ser modelado e coloca-se os pontos de fixação, empregando sutura absorvível monofilamentar 2.0 e finalizando com o fechamento da pele com sutura intradérmica. Quando deseja-se apenas volume, realiza-se a decorticação da pele deixando um retalho dermomuscular que será modelado e inserido no leito do tumor ressecado. A hemostasia é rigorosa, e emprega-se, preferencialmente, cautério bipolar, deixando sistema de drenagem tubular contínua na axila e no leito da mama. A mama é sustentada e modelada com fita cirúrgica. Um sutiã modelador é vestido imediatamente no pós-operatório.

Complicações

O pós-operatório segue a rotina para as cirurgias da mama. A complicação mais frequente e que ocorre em praticamente todos os casos é a formação de seroma na área doadora, que necessitará de múltiplas punções até a resolução completa. As áreas isquêmicas e as perdas devido à necrose do retalho são infrequentes e, na maioria das vezes, decorrentes da ligadura inadvertida do feixe vascular. As disfunções da cintura escapular, quando presentes, são adequadamente tratadas com fisioterapia pós-operatória.

Plano cirúrgico

1. Demarcação da área de ressecção mamária com ou sem ressecção de pele.
2. Orientação anatômica na região dorsal: ponta da escapula, borda lateral do músculo grande dorsal e crista ilíaca.
3. Demarcação da ilha de pele conforme possibilidade de mobilização do retalho e posicionamento na área receptora.
4. Realização da ressecção mamária e da linfadenectomia axilar, quando indicada.
5. Liberação do feixe toracodorsal e da borda lateral do músculo grande dorsal.
6. Decúbito lateral.
7. Dissecção do retalho.
8. Liberação do retalho.
9. Migração para a axila.
10. Fechamento da incisão dorsal após colocação do dreno.
11. Volta ao decúbito dorsal.
12. Transposição do retalho à área receptora para reparação e reconfiguração com volume e pele ou somente volume.
13. Instalação de sistema de drenagem contínua;
14. Fechamento da mama e da axila;
15. Curativo de sustentação e modelagem.

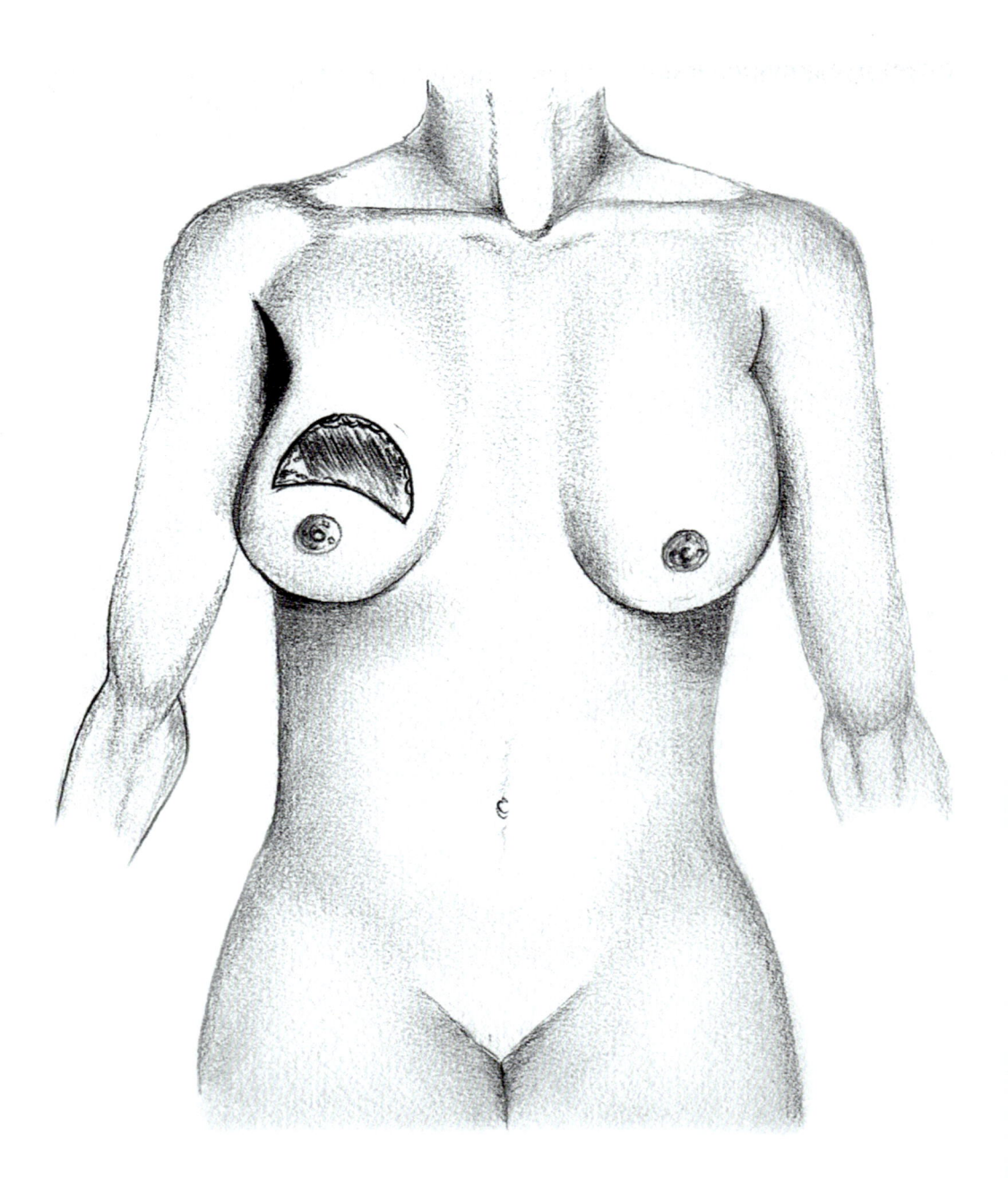

FIGURA 18.5 Ressecções produzindo defeitos diferentes necessitam de desenhos diferentes na confecção do retalho.

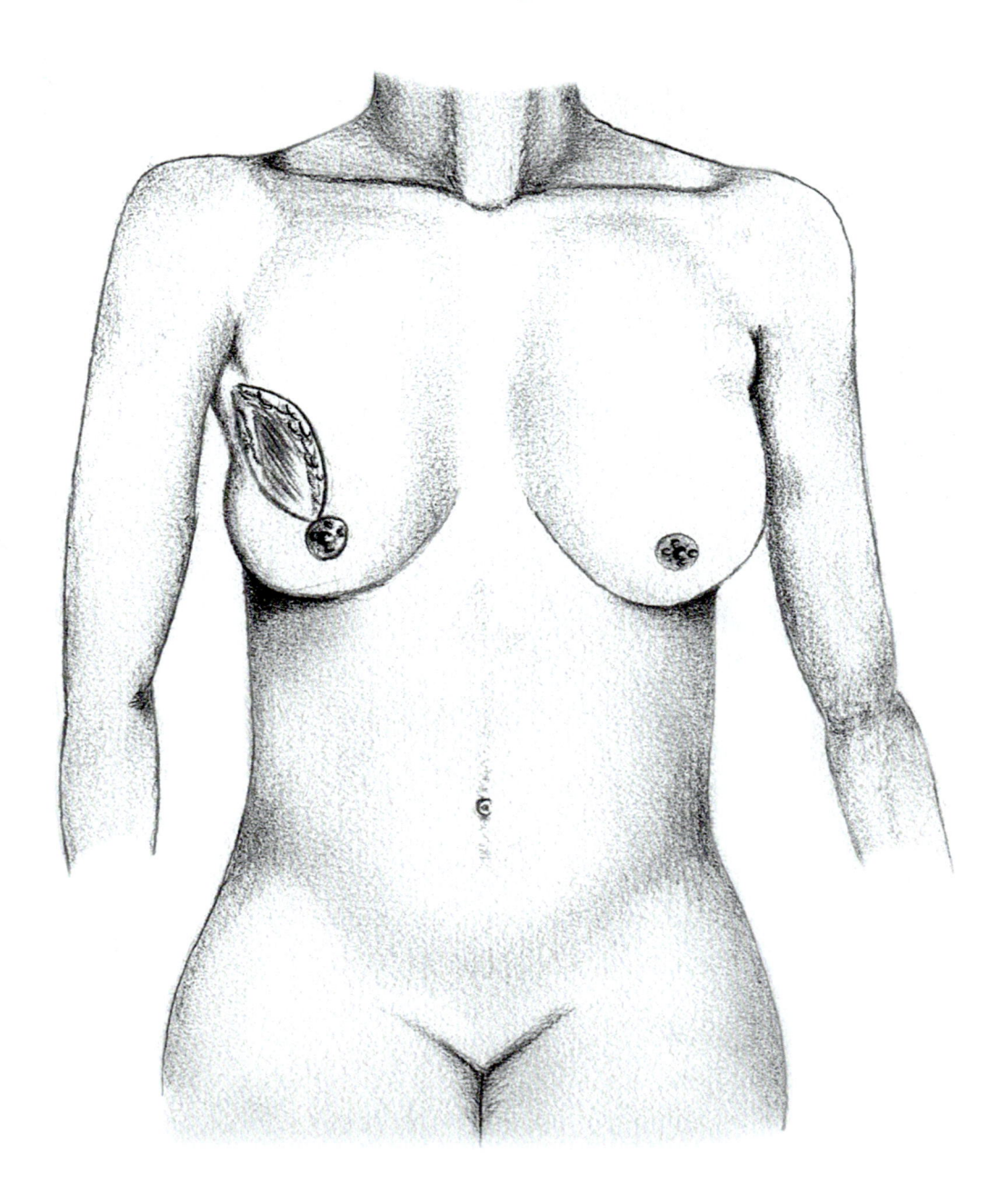

FIGURA 18.6 Ressecções produzindo defeitos diferentes necessitam de desenhos diferentes na confecção do retalho.

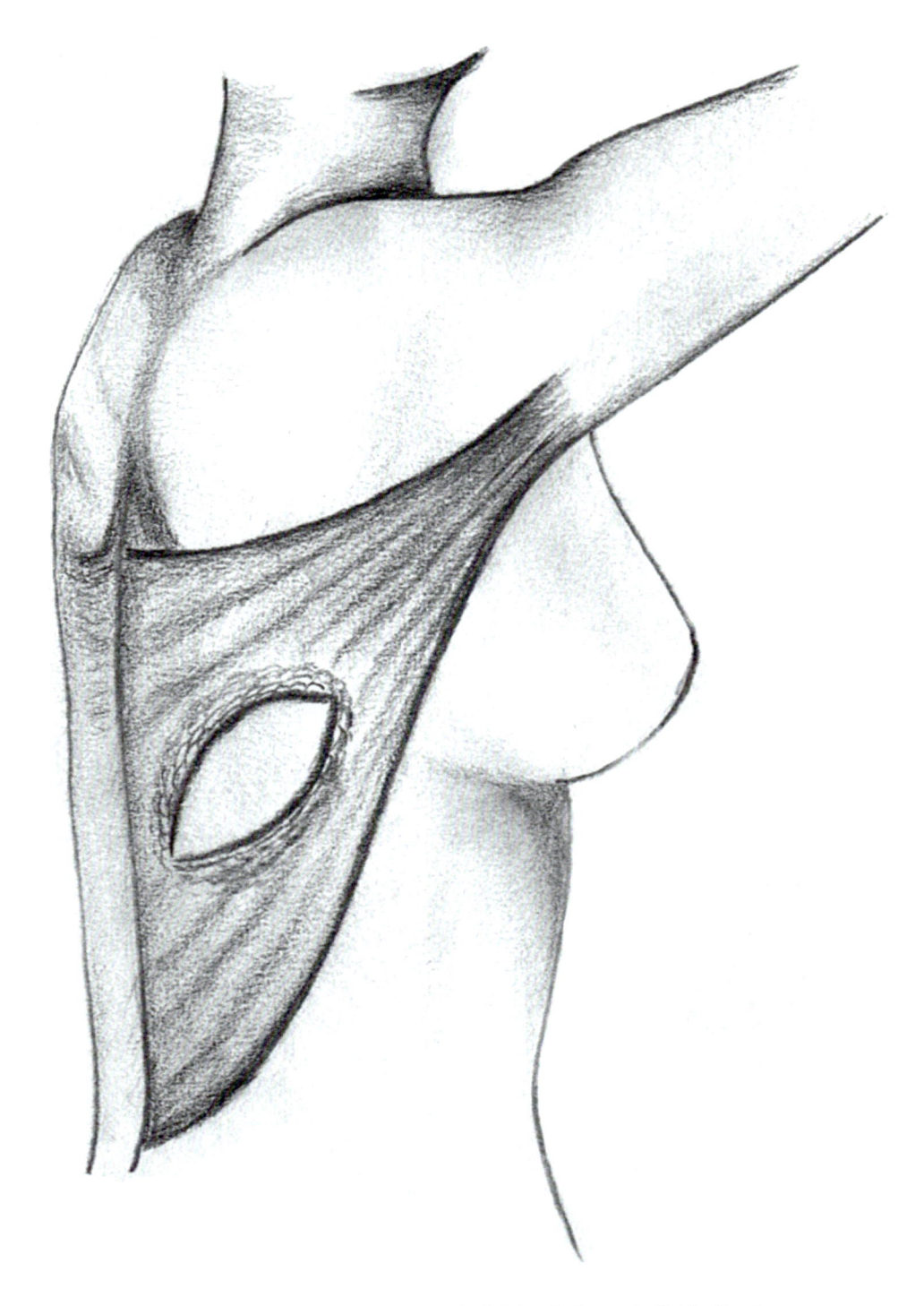

FIGURA 18.7 Retalhos projetados para reparar cada defeito de forma individualizada.

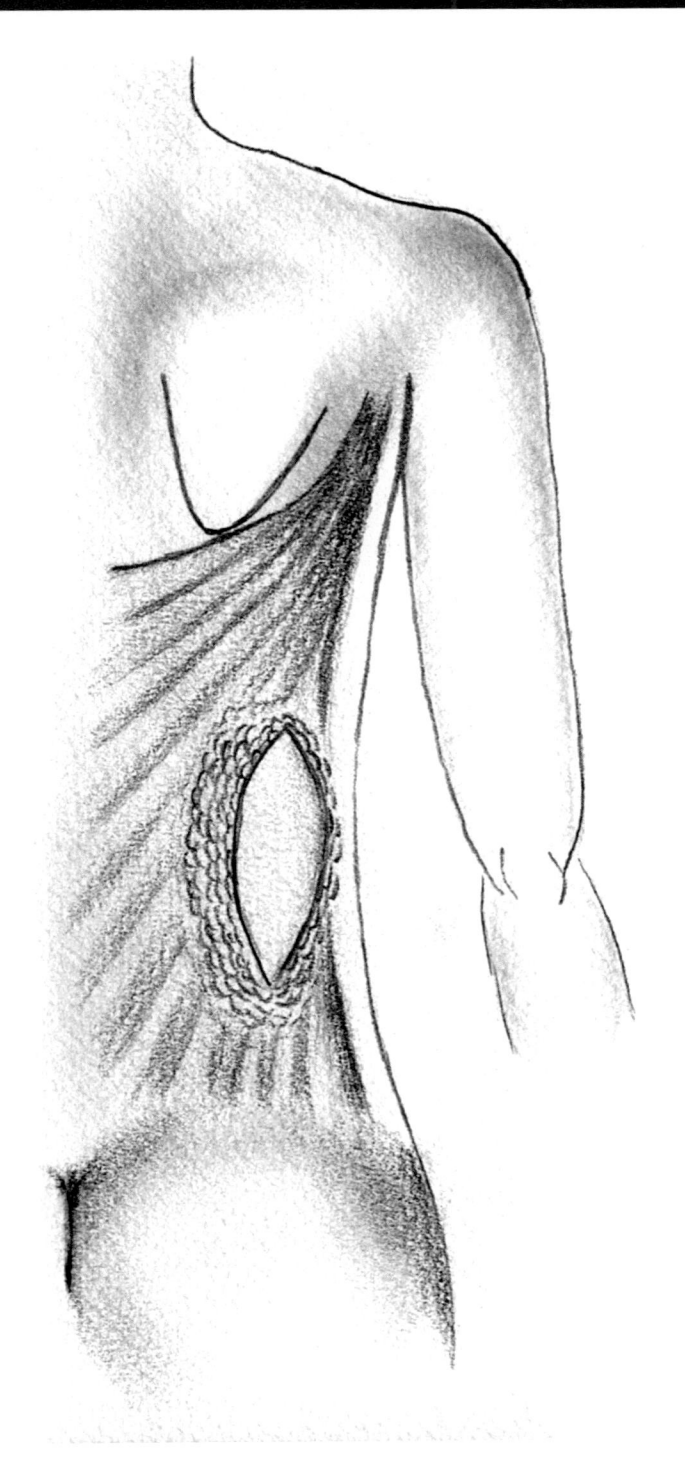

FIGURA 18.8 Retalhos projetados para reparar cada defeito de forma individualizada.

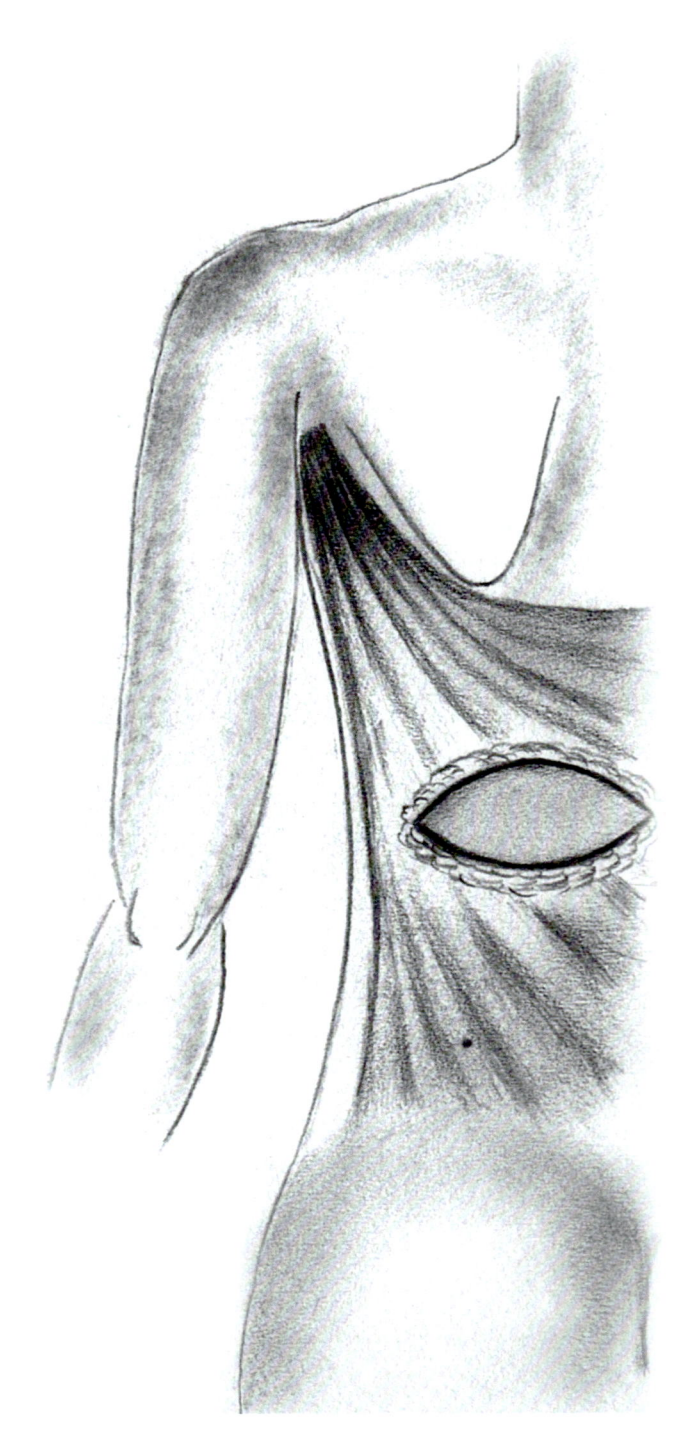

FIGURA 18.9 Retalhos projetados para reparar cada defeito de forma individualizada.

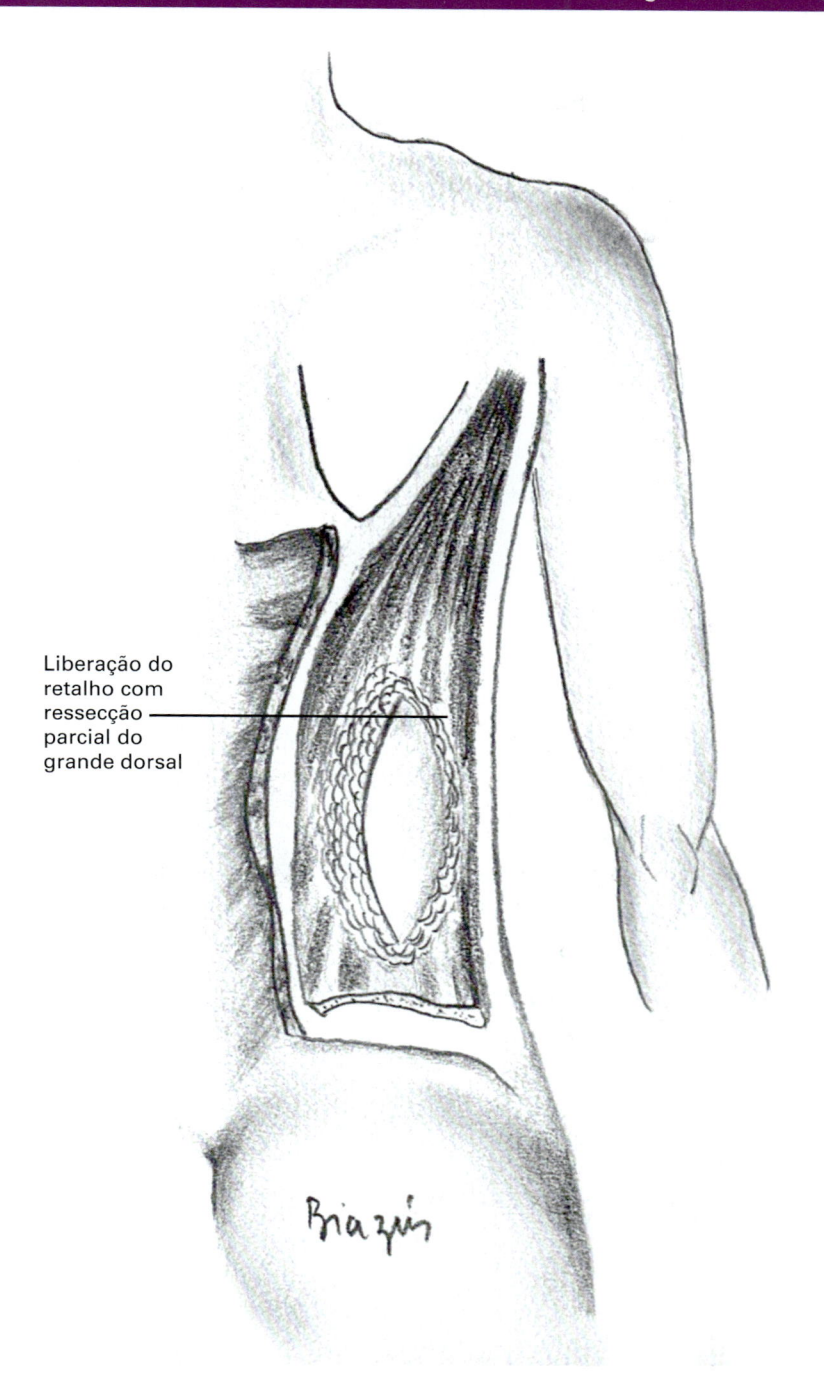

FIGURA 18.10 Retalho dissecado com emprego apenas de uma porção do grande dorsal preparado e pronto para ser levado à mama. Nos reparos associados à cirurgia conservadora, realiza-se conservação parcial do grande dorsal, procurando diminuir a área de descolamento e, assim, minimizar o trauma e o tempo cirúrgico.

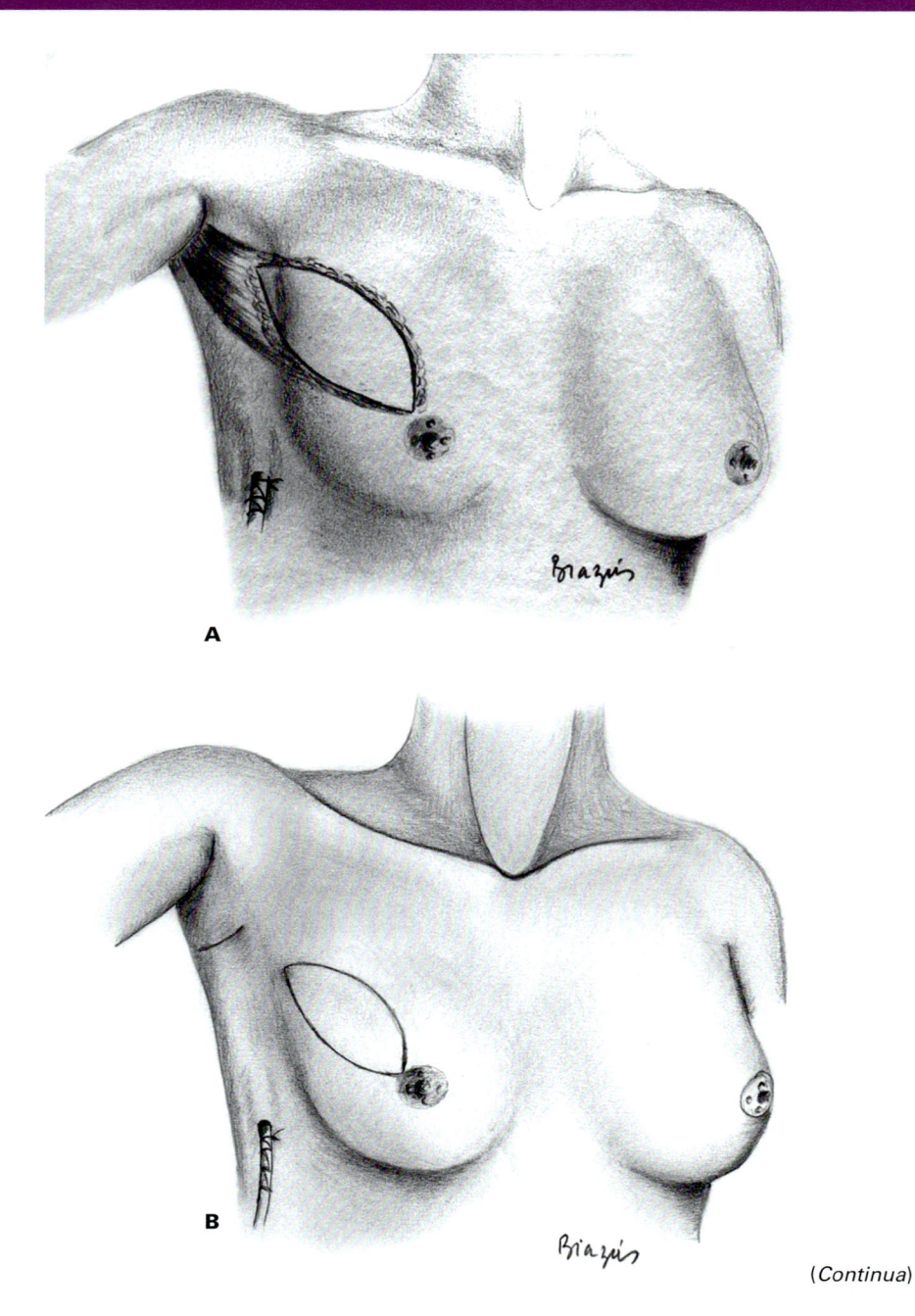

FIGURA 18.11 A, B, C e D O retalho é transposto ao quadrante a ser reparado, no qual a ilha de pele, o volume de gordura subcutânea e o músculo são modelados e fixados ao leito cirúrgico com pontos de fio absorvível monofilamentar 2.0 ou 3.0. Caso seja necessário, a base da mama é mobilizada para facilitar a acomodação do retalho. As drenagens da axila e do leito da área doadora do retalho são independentes. Dreno tubular de aspiração contínua de calibre 1/4 é empregado por uma semana.

(*Continua*)

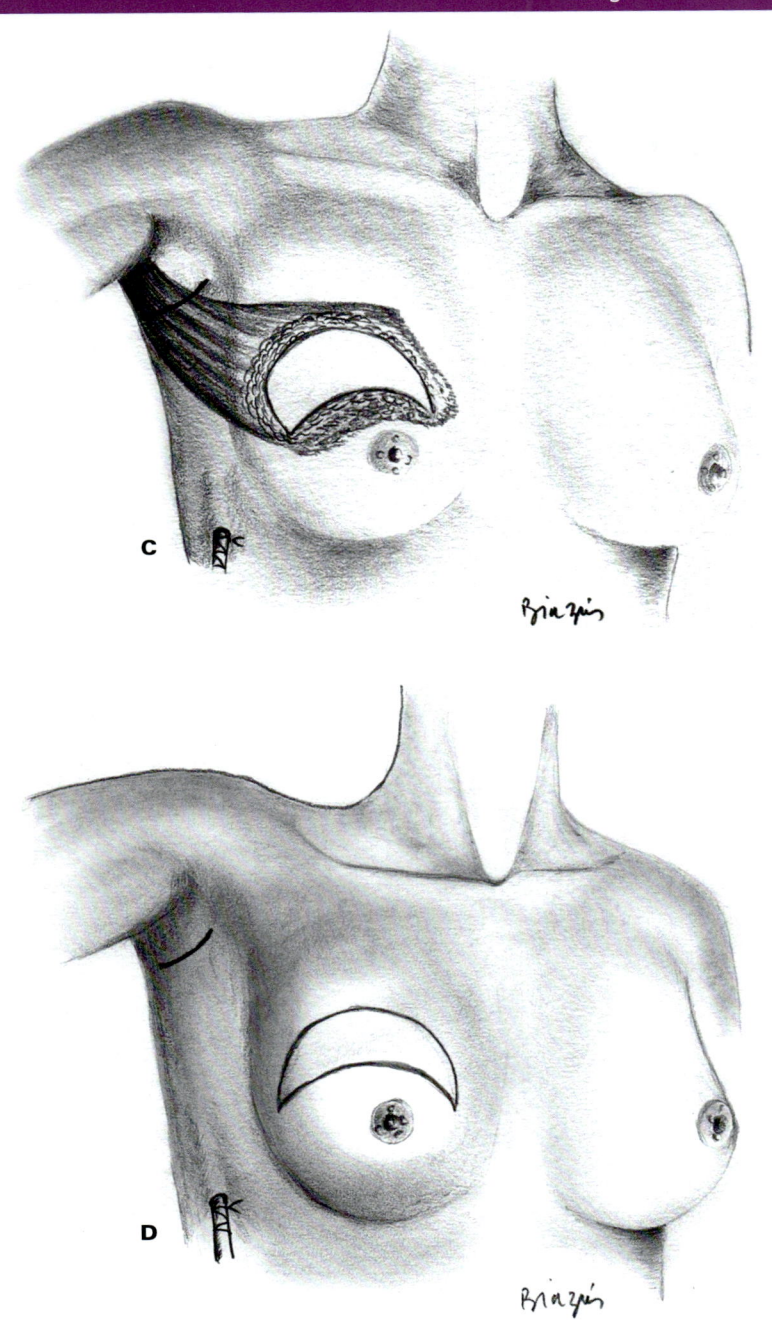

FIGURA 18.11 A, B, C e D (*Continuação*) O retalho é transposto ao quadrante a ser reparado, no qual a ilha de pele, o volume de gordura subcutânea e o músculo são modelados e fixados ao leito cirúrgico com pontos de fio absorvível monofilamentar 2.0 ou 3.0. Caso seja necessário, a base da mama é mobilizada para facilitar a acomodação do retalho. As drenagens da axila e do leito da área doadora do retalho são independentes. Dreno tubular de aspiração contínua de calibre 1/4 é empregado por uma semana.

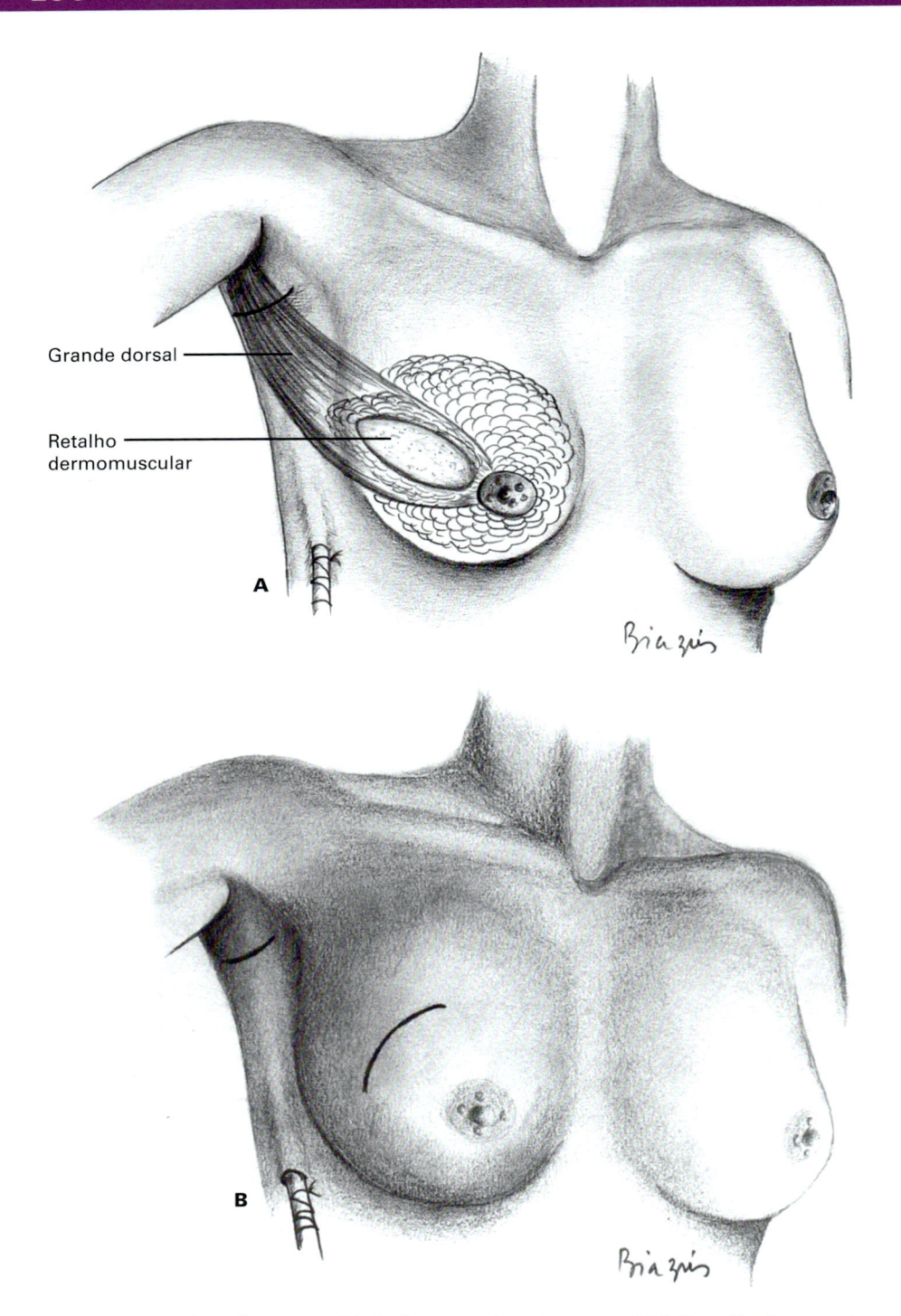

FIGURA 18.12 A e B Quando a necessidade é apenas de volume, a pele é decorticada e o volume é modelado e inserido no leito da mama.

REPARO COM RETALHOS TORACOEPIGÁSTRICOS

Alternativa para pequenos reparos

Nos casos em que a lesão a ser ressecada situa-se em quadrantes inferiores, os retalhos toracoepigástricos podem ser utilizados para reconstrução. O retalho toracoepigástrico permite preenchimento de áreas ressecadas com excelente resultado estético e mínima morbidade pós-operatória. Além disso, pode ser utilizado tanto para repor somente volume mamário como para corrigir perdas cutâneas associadas, decorrentes de uma adequada ressecção oncológica em situações de comprometimento cutâneo pela neoplasia.

A técnica cirúrgica é simples e a possibilidade de isquemia e necrose do retalho são consideradas inexistentes (Figs. 18.3 a 18.17).

Neoplasia em quadrante inferior externo até união dos quadrantes externos com comprometimento cutâneo

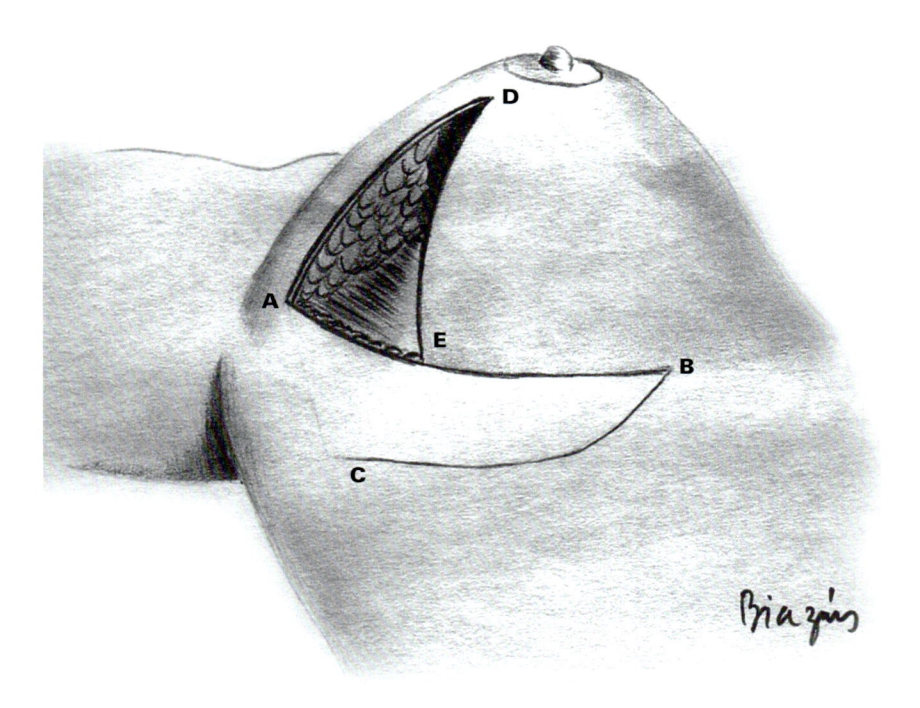

FIGURA 18.13 Área de setorectomia em lesão localizada na união dos quadrantes externos. A ressecção é fusiforme, conforme orientação anatômica da disposição dos lobos mamários, e tem como limite profundo a fáscia do músculo grande peitoral. A partir do limite lateral da incisão (ponto **A**), demarca-se com azul de metileno uma linha que segue o sulco inframamário até o quadrante inferior interno (ponto **B**) e retorna imitando uma foice até pouco antes do ponto **A** (ponto **C**).

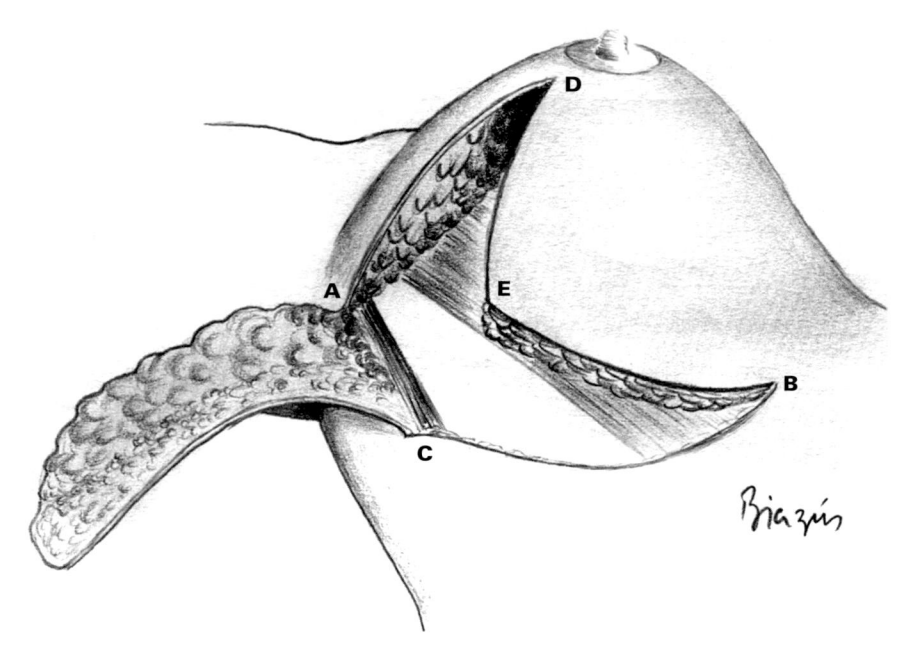

FIGURA 18.14 A pele é incisada com bisturi lâmina 15 até exposição do subcutâneo, que será incisado com eletrocautério até que se visualize a musculatura subjacente.

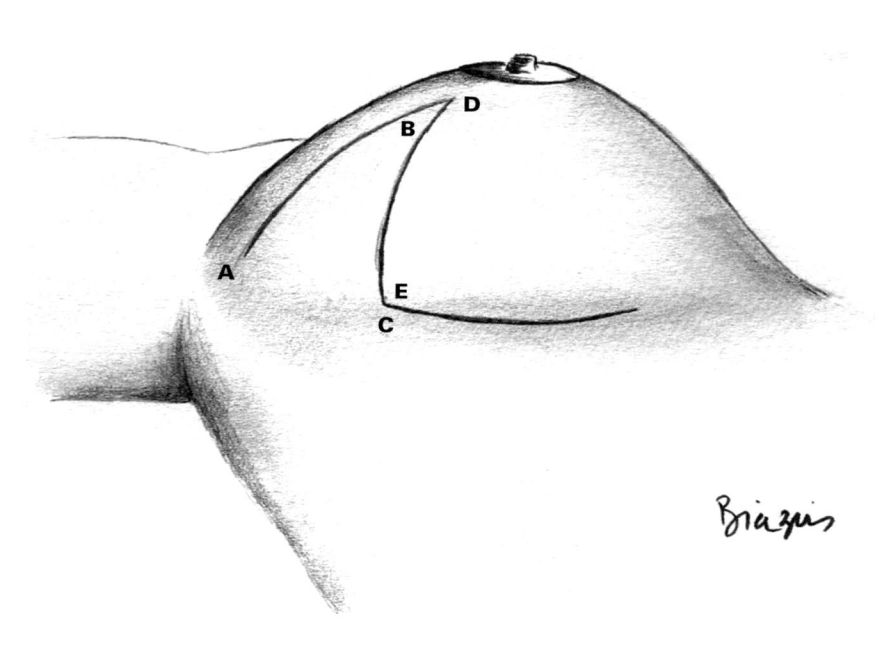

FIGURA 18.15 Com monocryl 2.0, une-se o ponto B ao D e o ponto C ao E. Após pontos subdérmicos com monocryl 3.0, realiza-se sutura intradérmica da pele com monocryl 3.0 ou mononylon 4.0. Aspecto final.

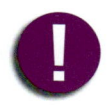

> **Importante**
> A largura do retalho deverá ser proporcional à extensão da ressecção do setor mamário.

Neoplasia em quadrante inferior interno até união dos quadrantes inferiores com comprometimento cutâneo

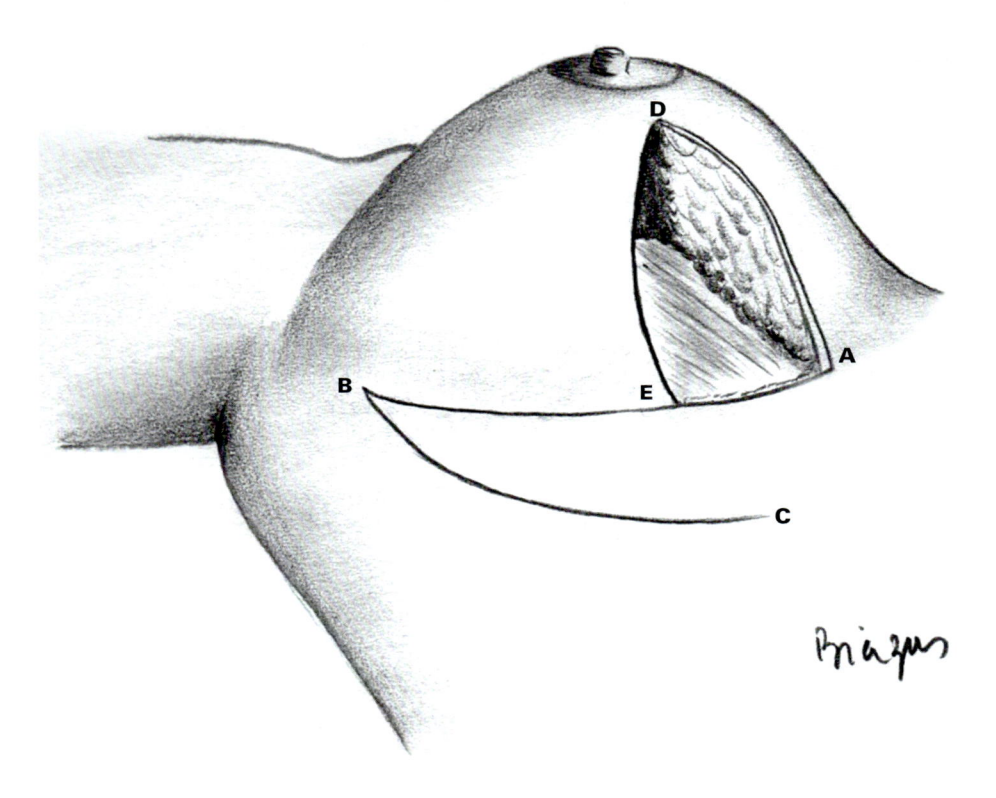

FIGURA 18.16 A pele é incisada com bisturi lâmina 15 até exposição do subcutâneo, que será incisado com eletrocautério até a musculatura subjacente ser visualizada.

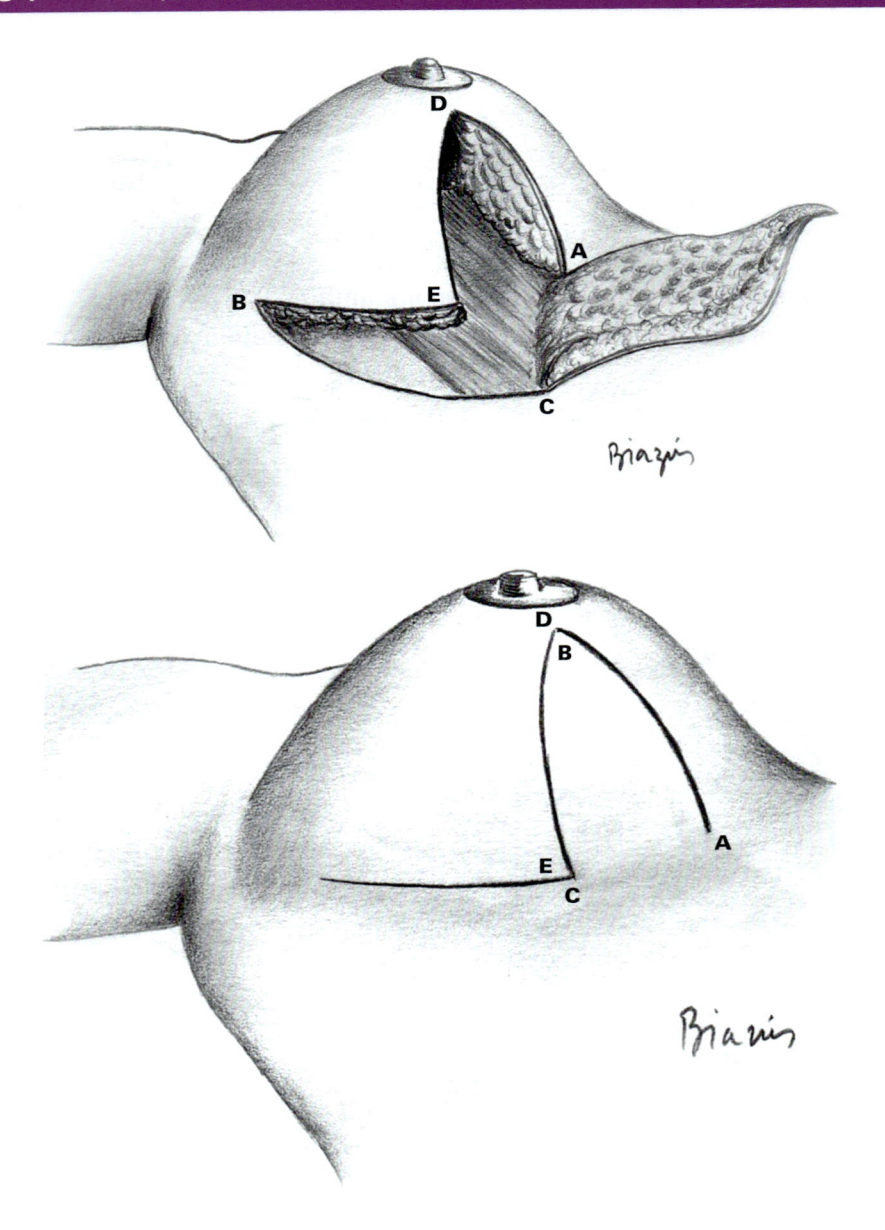

FIGURA 18.17 Com monocryl 2.0, une-se o ponto B ao D e o ponto C ao E. Após pontos subdérmicos com monocryl 3.0, realiza-se sutura intradérmica da pele com monocryl 3.0 ou mononylon 4.0. Aspecto final.

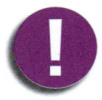

> **Importante**
> A largura do retalho será determinada pela extensão da ressecção do setor mamário.

NEOPLASIA EM QUADRANTES INFERIORES SEM COMPROMETIMENTO CUTÂNEO

A partir do limite lateral da incisão (ponto A), demarca-se com azul de metileno uma linha que segue o sulco inframamário até o quadrante inferior interno (ponto B) e retorna imitando uma foice até pouco antes do ponto A (ponto C). A largura do retalho será determinada pela extensão da ressecção do setor mamário.

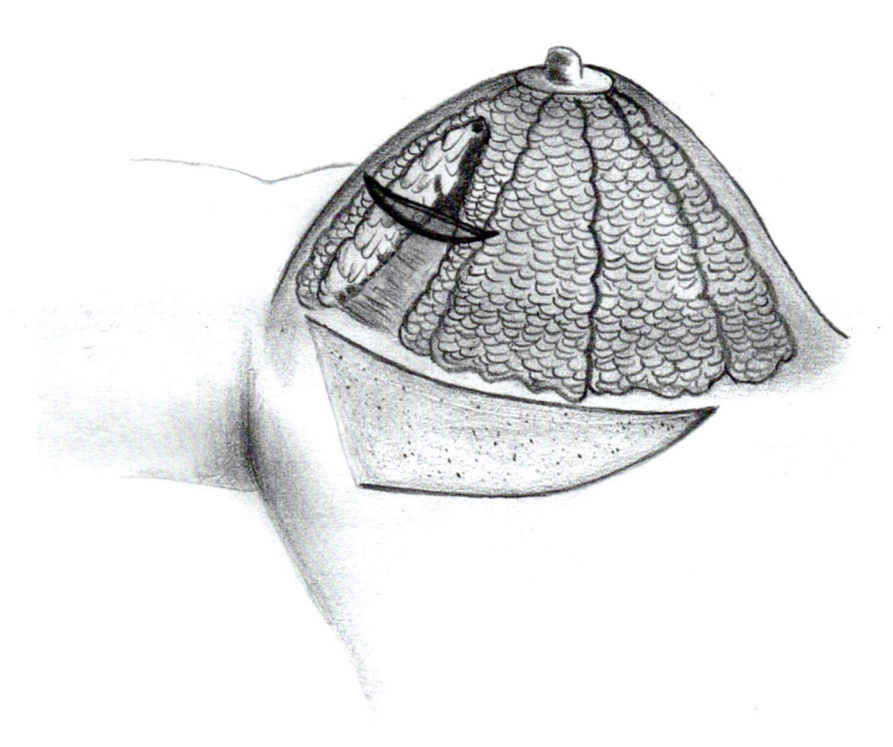

FIGURA 18.18 Área de setorectomia em lesão localizada na união dos quadrantes inferiores. A ressecção é fusiforme, conforme orientação anatômica da disposição dos lobos mamários, e tem como limite profundo a fáscia do músculo grande peitoral. A partir do limite lateral da incisão (ponto **A**), demarca-se com azul de metileno uma linha que segue o sulco inframamário até o quadrante inferior interno (ponto **B**) e retorna imitando uma foice. Nesses casos, será realizada uma setorectomia conforme rotina, por meio de incisões arciformes, de acordo com as linhas de Langer. Embora a incisão seja para-areolar e arciforme, o plano de ressecção da glândula mamária deve ter sentido radial e ser fusiforme, ressecando-se o setor que aloja a lesão. Através da pele, visualiza-se o defeito na estrutura da glândula mamária decorrente da ressecção da área que alojava o setor mamário com comprometimento neoplásico. Observa-se a incisão arciforme na pele. O retalho toracoepigástrico é decorticado e rotado pelo espaço retromamário até a área da setorectomia para que preencha o defeito gerado e devolva à glândula mamária seu formato prévio.

Com monocryl 2.0, aproxima-se as bordas da incisão. Realiza-se pontos subdérmicos com monocryl 3.0 e sutura intradérmica da pele com monocryl 3.0 ou mononylon 4.0, para, após, fazer o curativo compressivo com fita cirúrgica e sutiã.

19

Lipoenxertia ou enxerto autólogo de gordura na cirurgia da mama

O enxerto autólogo de gordura pela técnica de Coleman envolve a coleta e a transferência de pequenas quantidades de gordura de áreas, como abdome, face interna das coxas, culotes ou outras áreas doadoras, após o devido preparo e processamento para reparar sequelas cirúrgicas da mama, correção de defeitos congênitos e prevenção de assimetrias.

TÉCNICA

O procedimento pode ser realizado com anestesia local ou geral, dependendo do volume a ser coletado. Pode-se usar solução tumescente (solução de Klein) ou não. A área doadora é selecionada previamente, podendo ser abdome, flanco, culotes, raiz das coxas e, eventualmente, da mama oposta. São feitas pequenas incisões de aproximadamente 2 mm para introdução das cânulas. As cânulas podem ser de diferentes tamanhos, com os diâmetros variando de 2 a 2,5 mm. As cânulas mais calibrosas não são recomendadas por ocasionarem maior dano tecidual e risco de embolia gordurosa e sangramento. O aspecto mais importante do procedimento é a forma suave de aspiração da gordura com movimentos de vai e vem da cânula. A orientação do movimento deve ser sempre paralela à pele e nunca vertical. A mão sem instrumento é empregada como guia, sempre sentindo a ponta da cânula para prevenir possíveis lesões, especialmente em relação às estruturas profundas. Também é importante traumatizar o mínimo possível os pertuitos de entrada para evitar cicatrizes inadequadas. É importante tomar cuidado ao realizar uma aspiração uniforme em todas as áreas para evitar depressões e assimetrias. A aspiração é manual, usando seringa de 10 ou 20 mL conectada à cânula fina. As seringas de 10 mL, então, são vedadas e colocadas na centrífuga com técnica asséptica. A centrifugação deve ser realizada em uma velocidade de 3.000 a 3.500 rpm durante três minutos. Dentro da seringa, tem-se três frações: hemática, gordurosa e oleosa (Fig. 19.1). Após remover cuidadosamente as frações hemática e oleosa, a gordura é transferida para seringas de 1 ou 3 mL, então inicia-se a restauração da mama, meticulosamente, injetando o tecido gorduroso processado com agulha de ponta romba gauge 16 a 18. Essas cânulas rombas permitem não só maior dispersão do tecido gorduroso em pequenas partes, como também menor risco de injeção intravascular.

O enxerto é depositado em pequenas quantidades de gordura enquanto a agulha é retirada, deixando um "espaguete" de gordura a cada passagem (Fig. 19.2). A remodelagem da mama é obtida depositando várias camadas em diferentes níveis e direções até que o contorno desejado seja obtido. É fundamental evitar a formação de lagos de gordura, pois a nutrição e a sobrevida do enxerto estarão comprometidas, resultando em necrose e formação de cistos oleosos.

A restauração requer uma visão tridimensional no momento da transferência do enxerto.

PERDA DE VOLUME APÓS O ENXERTO AUTÓLOGO DE GORDURA

A perda de volume tem sido relatada como muito variável, mas aceita-se que, em média, ocorra uma perda de 30 a 40% do volume inicialmente transferido, o que determina a necessidade de uma hipercorreção inicial, antecipando uma perda nessas proporções. A experiência do cirurgião e o rigor técnico são fundamentais para que se obtenha bons resultados.

MAMOGRAFIA APÓS ENXERTO AUTÓLOGO DE GORDURA NA MAMA

Após críticas iniciais, atualmente é consenso que os achados mamográficos após esse procedimento não ocasionam mais dificuldades diagnósticas do que em qualquer outro procedimento terapêutico cirúrgico nas mamas. Os achados mais frequentes são os cistos oleosos e as calcificações grosseiras que não oferecem dificuldades diagnósticas.

INDICAÇÕES PARA O ENXERTO AUTÓLOGO DE GORDURA NA MAMA

O enxerto autólogo de gordura pode ser recomendado para quase todas as pacientes como o refinamento final da reconstrução mamária, independente da técnica inicialmente empregada, bem como para reparar sequelas de cirurgias conservadoras (p. ex., depressões por perda de substância e retrações, fibrose pós-radioterapia).

Nas reconstruções com prótese, esse procedimento pode amenizar bordas visíveis e pregueamento dos implantes, criar um sulco intermamário normal, aumentar o polo superior e melhorar a consistência dos implantes possivelmente reduzindo a contratura capsular. Ele é indicado também nas reconstruções com retalhos para correções de contorno e volume, bem como para complementação da reconstrução do complexo areolomamilar. Além dessas indicações, também tem-se empregado o método para corrigir casos de síndrome de Polland, hipomastia e mamas tuberosas.

COMPLICAÇÕES

As complicações desse procedimento, em geral, são baixas se comparadas com as de outros procedimentos reconstrutivos da mama. Portanto, complicações sérias são extremamente raras.

Os riscos envolvidos são poucos e incluem infecção, sangramento, edema, equimoses, alterações de sensibilidade cutânea, reabsorção, formação de cistos oleosos, calcificações e necrose gordurosa. A observância de padrões técnicos rigorosos no trans e no pós-operatório permitem uma evolução tranquila e sem intercorrências ou complicações.

A dor pós-operatória normalmente é de intensidade leve a moderada, sendo controlada com analgésicos e anti-inflamatórios. O edema normalmente é discreto e decorrente do traumatismo da aspiração da gordura. O emprego de cânulas finas minimiza esse evento. As equimoses são frequentes e desaparecem em poucos dias. Pode ocorrer uma induração difusa na área aspirada que desaparece espontaneamente no decorrer de algumas semanas. As infecções são raras, se a técnica asséptica é mantida, e a formação de seroma não é frequente. Irregularidades e assimetrias são raras empregando cânulas finas. Quando grandes áreas são aspiradas sob anestesia tumescente, é importante a compressão adequada da área.

SEGURANÇA ONCOLÓGICA DO ENXERTO AUTÓLOGO DE GORDURA NA MAMA

O enxerto autólogo de gordura na mama ainda é motivo de estudos. Recentemente foi publicado um estudo envolvendo 513 pacientes com câncer de mama que concluiu que a lipoenxertia, após o tratamento de câncer de mama, apresenta uma baixa taxa de complicações, sendo a liponecrose a principal, e que não há prejuízo no seguimento radiológico dessas pacientes. Entretanto, foi impossível demonstrar cabalmente a segurança oncológica devido ao curto período de observação. O mecanismo de sobrevivência do enxerto não está bem determinado, e o papel das células-tronco derivadas do tecido adiposo e pré-adipócitos ainda está sendo definido.

RESULTADOS ESTÉTICOS E REPOSIÇÃO DE VOLUME

Dependendo do tamanho do defeito a ser corrigido, podem ser necessárias várias sessões de lipoenxertia com intervalo de 90 a 120 dias. Essa técnica permite um aumento de volume seletivo e uma correção de contorno em múltiplas situações, como as citadas anteriormente. A taxa de reabsorção não pode ser prevista com antecipação; portanto, as pacientes devem ser adequadamente informadas desse fato.

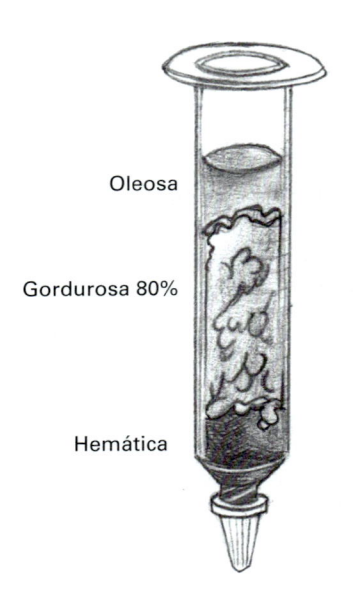

FIGURA 19.1 Fases após a centrifugação da gordura aspirada.

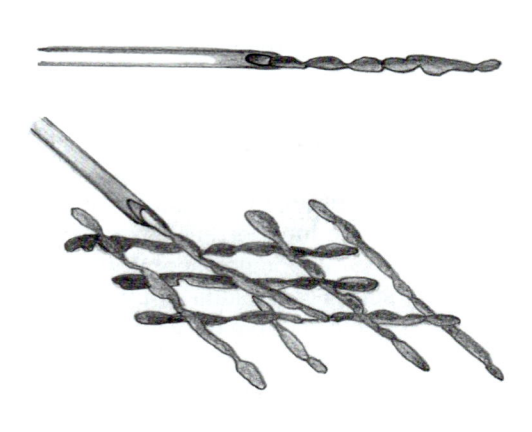

FIGURA 19.2 Deposição do lipoenxerto. Deve-se injetar lentamente na retirada da agulha deixando um filete de gordura no trajeto. Cria-se uma rede tridimensional evitando formar lagos de gordura.

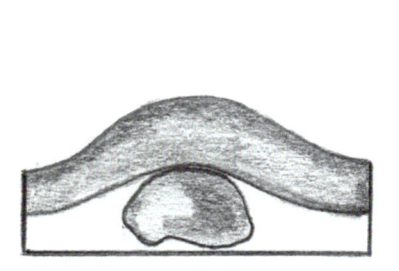

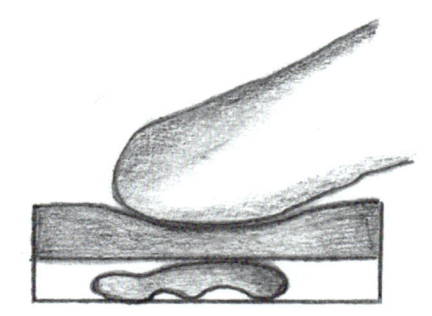

FIGURA 19.3 Massagem digital para dispersar a gordura depositada.

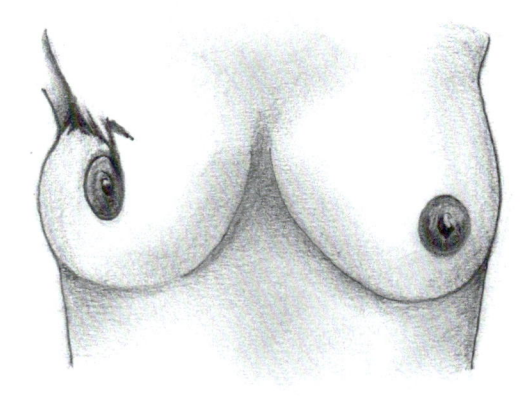

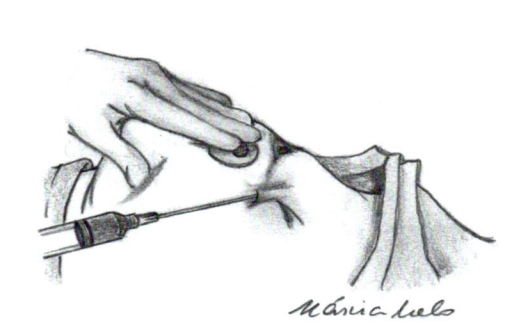

FIGURA 19.4 Correção de defeito com retração cicatricial e perda de volume.

FIGURA 19.5 Liberação da cicatriz com dissector e deposição de lipoenxerto.

A gordura enxertada tem um potente efeito angiogênico, promovendo neoangiogenese, após 48 horas, que vai nutrir e viabilizar a sobrevivência do enxerto.

20
Cirurgia reconstrutora da mama com utilização de próteses

A mastologia moderna adotou a cirurgia reconstrutora da mama, após a mastectomia, como parte do tratamento do câncer de mama com o claro objetivo de melhorar a qualidade de vida das mulheres por meio da preservação da imagem corporal. Assim, naturalmente, as técnicas de reconstrução mamária, após a mastectomia, devem ser incorporadas à prática cirúrgica do mastologista.

A cirurgia reconstrutora deve ser, idealmente, realizada no mesmo ato cirúrgico do tratamento primário; contudo, pode ser postergada para atender as necessidades terapêuticas e emocionais de cada paciente.

Várias possibilidades técnicas de reparar o dano causado pela mastectomia estão disponíveis. A técnica de cada procedimento será descrita de maneira objetiva, procurando ressaltar as facilidades e dificuldades de cada uma.

INCLUSÃO DIRETA DE PRÓTESE

A inclusão primária de prótese de silicone em loja submuscular é um procedimento simples, porém com limitações. Os melhores resultados são, geralmente, obtidos em mamas de pequeno e médio volume. Quando for necessária a inclusão de próteses de maior volume, é recomendável adotar as variações de técnica apresentadas a seguir.

Frequentemente, é difícil obter simetria com a mama contralateral, impondo a necessidade de cirurgia de simetrização na mama oposta.

Importante
A reconstrução mamária com inclusão primária de prótese de silicone deve ser bem avaliada para pacientes que necessitem de radioterapia complementar ou para aquelas que já realizaram radioterapia prévia.

As melhores candidatas a uma reparação imediata com inclusão de prótese de silicone são pacientes com discreto grau de ptose na mama, volume pequeno a médio (250 a 400 cc), retalhos cutâneos com bom trofismo e elasticidade da pele, músculo peitoral maior e serrátil anterior íntegros e com a fáscia superficial preservada.

Com a ampliação das possibilidades de preservar o invólucro cutâneo e até mesmo o complexo areolomamilar, consegue-se resultados estéticos cada vez melhores e com menores taxas de complicação na utilização de próteses em muitas pacientes.

Utiliza-se, preferencialmente, as próteses texturizadas com perfil anatômico, embora em algumas situações as próteses redondas também permitam alcançar bons resultados estéticos.

Na avaliação pré-operatória dessas pacientes, é importante medir a base da mama e a projeção da mesma para estimar-se o volume ideal para a reconstrução.

Existem instrumentos para medições de base da mama, mas pode-se utilizar qualquer fita métrica. Na avaliação da projeção, com a paciente sentada, é medida a distância da papila ao tórax. Os diferentes fornecedores de implantes de silicone possuem tabelas para que, a partir dessa avaliação inicial, seja possível decidir qual o volume de prótese ideal. O ideal é solicitar sempre alguns volumes (acima e abaixo do estimado como ideal), assim como moldes apropriados, para que seja possível, no transoperatório, definir o volume mais adequado.

É possível preservar o complexo areolomamilar (CAM) sempre que não houver evidência de comprometimento deste. O exame transoperatório da base da papila sem evidência de comprometimento neoplásico possibilita a preservação do CAM.

As incisões periareolares são as que proporcionam melhor resultado estético. Não raramente, há necessidade de prolongá-las na união de quadrantes externos para possibilitar um campo cirúrgico mais amplo. Quando houver indicação de mamoplastia redutora para simetrização da mama contralateral e houver necessidade de ressecção da pele na mama mastectomizada, a decorticação periareolar em *donut*, após realizar a incisão próxima à borda externa da decorticação periareolar, é uma ótima opção. A incisão periareolar nunca deve ultrapassar meia aréola devido ao risco de comprometimento da vascularização.

O preparo da loja submuscular completa inicia com descolamento do grande peitoral até alcançar suas inserções no esterno. Lateralmente, realiza-se o descolamento do serrátil de suas inserções costais e, inferiormente, o descolamento atinge a inserção do reto abdominal e os oblíquos, criando uma loja submuscular para acomodar a prótese. Essa loja, incluindo a cobertura lateral com o serrátil, apresenta a tendência de resultar em um achatamento da porção inferior da mama com um sulco inframamário com pouca definição, decorrente da pressão constante exercida pela cobertura muscular com tendência a deslocar a prótese cranialmente, e, às vezes, não preenchendo completamente o envelope cutâneo. Essa técnica deve ser empregada em mamas pequenas e sem ptose.

Uma opção técnica eficiente é a criação de uma loja submuscular parcial. Nessa técnica, é fundamental a preservação da fáscia peitoral anterior. O peitoral maior é incisado parcialmente na sua fixação esternal e inferiormente dissecado até atingir o sulco inframamário. Então, meticulosamente, o peitoral é incisado até atingir a fáscia anterior, expondo a gordura subcutânea que é preservada. Dessa forma, com a retração das fibras musculares, é criada uma área com maior distensibilidade, o que permite a acomodação de prótese de maior volume, preenchendo todo o envelope cutâneo e com projeção do polo inferior associado à expressão natural do sulco inframamário. A porção inferolateral fica sem cobertura muscular, proporcionando um melhor contorno lateral.

Atenção

A loja submuscular deve ser ampla o suficiente para acomodar a prótese sem pregas ou dobraduras.

Nos casos em que se opta pela reconstrução mamária imediata com prótese de silicone, em pacientes com mamas de volumes maiores, tem-se usado inclusão direta da prótese com um sistema de ancoragem da musculatura peitoral com pontos fixados externamente na mama, que serão retirados em 7 a 10 dias, também criando uma loja submuscular parcial. Essa técnica permite utilizar implantes mais volumosos, conseguindo-se uma boa cobertura muscular na maior porção da prótese e protegendo a linha de sutura, que ficará acima do plano muscular. É imperativo não colocar a linha de sutura do revestimento cutâneo diretamente sobre a prótese.

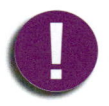

Importante

A prótese deve estar sempre revestida por plano muscular no local em contato com a incisão.

Antes da colocação da prótese, deve-se trocar as luvas e mergulhá-las em uma vasilha com uma solução composta por 500 mL de soro fisiológico 0,9%, acrescido de 1 g de cafazolina e de 80 mg de gentamicina. Essa medida é altamente recomendada, pois diminui os riscos de infecção.

Posicionar a paciente em 45 ou 60° auxilia a verificar, no transoperatório, se a posição e o volume da prótese estão adequados. A mama contralateral deverá estar sempre exposta no campo cirúrgico para que se avalie a simetria.

INCLUSÃO DE EXPANSOR DE TECIDOS

A inclusão de prótese após o uso de expansor de tecidos oferece bons resultados, obtendo uma boa projeção da silhueta da mama e definição do sulco inframamário. O expansor é colocado em loja submuscular, e seu volume é expandido pela injeção periódica de solução salina, permanecendo de 3 a 6 meses com o volume máximo, até ser retirado e substituído pela prótese definitiva. A utilização de expansor é válida, principalmente, quando se necessita expandir pele também.

As pacientes com ressecção ampla de pele devem iniciar o processo de reconstrução empregando um expansor de tecidos. O expansor de capacidade adequada é inserido na loja muscular total, que é confeccionada da forma anteriormente descrita. Habitualmente, o volume expandido é superior ao volume da mama contralateral. Atualmente empregamos expansores de formato anatômico. O volume e a forma são avaliados considerando a base e a projeção da mama. O limite inferior da dissecção deve ser aproximadamente 1,5 cm abaixo do sulco inframamário original para compensar a tendência natural de ascensão do dispositivo à medida que vai sendo insuflado. Quando houver uma discreta ascensão do expansor no momento da troca, deve ser realizada uma capsulotomia da base e uma correção da posição do sulco. O expansor tem um dispositivo que permanecerá alojado no subcutâneo, onde será injetada solução fisiológica, semanalmente, até atingir sua capacidade. O volume de cada injeção (50 a 100^{cc}) é determinado pela capacidade de distensão cutânea, sem prejuízo de sua perfusão, observado pela pressão digital. O expansor deverá permanecer por 3 a 6 meses antes de ser substituído pelo implante definitivo.

Existem implantes em que a válvula está inclusa. Nesses casos, utiliza-se um dispositivo que é fornecido junto com o expansor, imantado, para orientar o local da punção.

A utilização de próteses expansoras também é uma possibilidade. Elas são compostas por uma câmara de silicone com uma loja sobrejascente que aloja a solução fisiologia que será injetada semanalmente. Essas próteses não permitem expandir os tecidos acima do volume final desejado e são de alto custo, o que também limita sua utilização.

MASTECTOMIA POUPADORA DE PELE/MAMILO

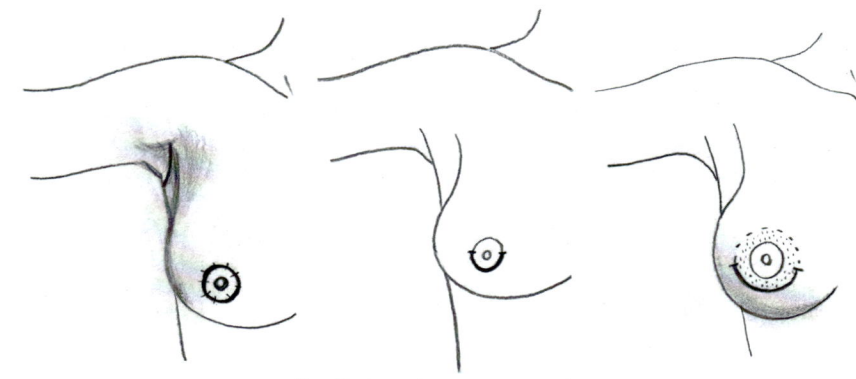

A – Periareolar e para-areolar

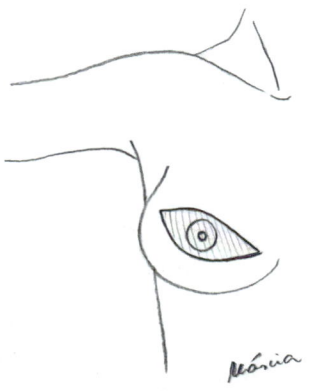

B – Elíptica (incisão de Steward reduzida)

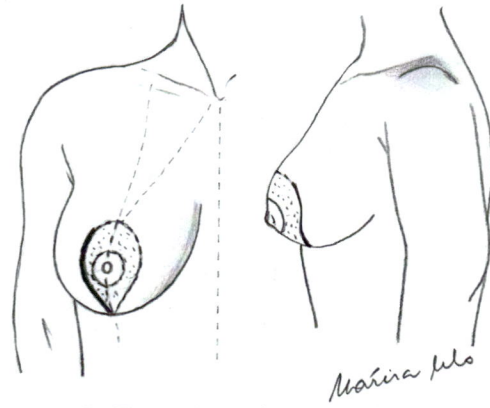

C – Tipo redutora (mamas ptóticas, pendulares e/ou volumosas)

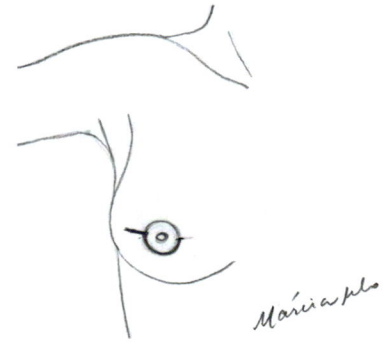

D – Periareolar com prolongamento lateral na JQE ("raquete de tênis")

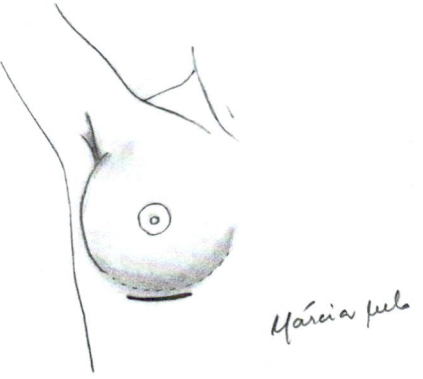

E – Inframamária

FIGURA 20.1 A, B, C, D e E Marcação pré-operatória: Incisões mais frequentes na mastectomia poupadora de pele.

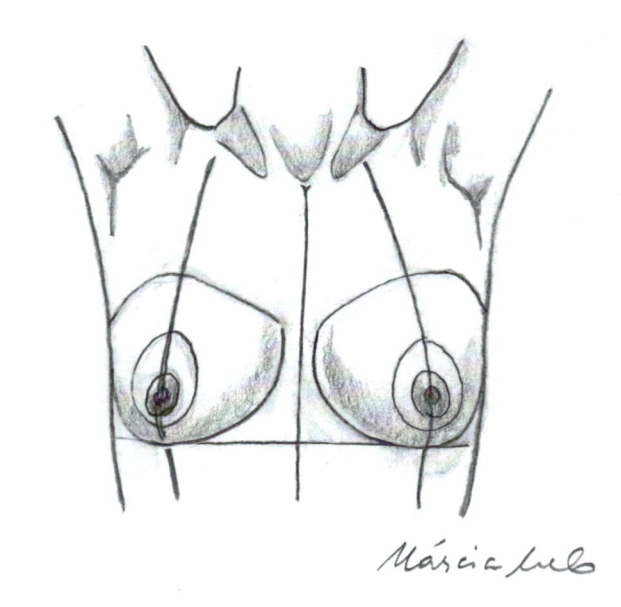

FIGURA 20.2 Realiza-se a marcação prévia dos limites da mama em toda a sua circunferência e a marcação do sulco inframamário.

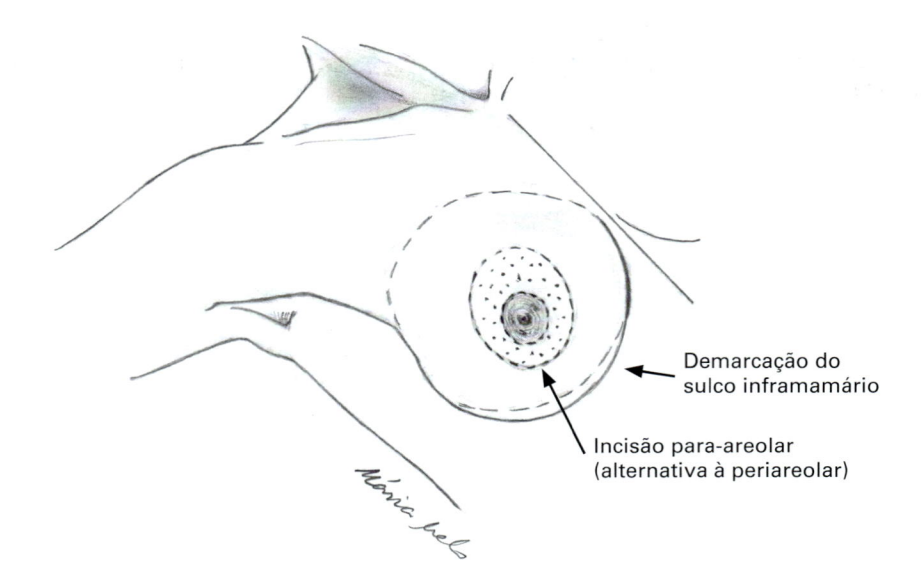

FIGURA 20.3 Marcação da incisão circular para-areolar do sulco inframamário e dos limites da mama. O caso escolhido para demonstrar a técnica cirúrgica envolve a escolha de uma incisão para-areolar com decorticação da pele até a incisão superficial da epiderme ao redor da aréola (zona pontilhada), aprofundando a incisão até abertura do tecido subcutâneo, no hemicírculo da incisão para-areolar (mastectomia poupadora do complexo areolomamilar).

> **Importante**
>
> A escolha do tipo de incisão dependerá da localização e do tamanho do tumor, do volume da mama e do diâmetro da aréola, além da experiência do cirurgião.
>
> Na mastectomia poupadora de pele, a extensão da área de pele ressecada ao redor da aréola também deve considerar a tensão final sobre a pele com o fechamento das incisões após a reconstrução (considerar o volume da prótese).

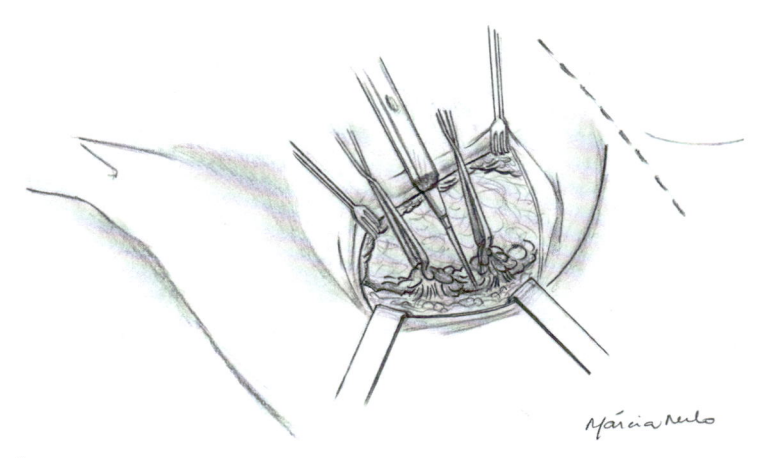

FIGURA 20.4 É feita a ressecção do tecido glandular mamário, exercendo tração sobre a glândula, expondo os ligamentos de Cooper, o que facilita essa dissecção, realizada com eletrocautério monopolar ou tesoura.

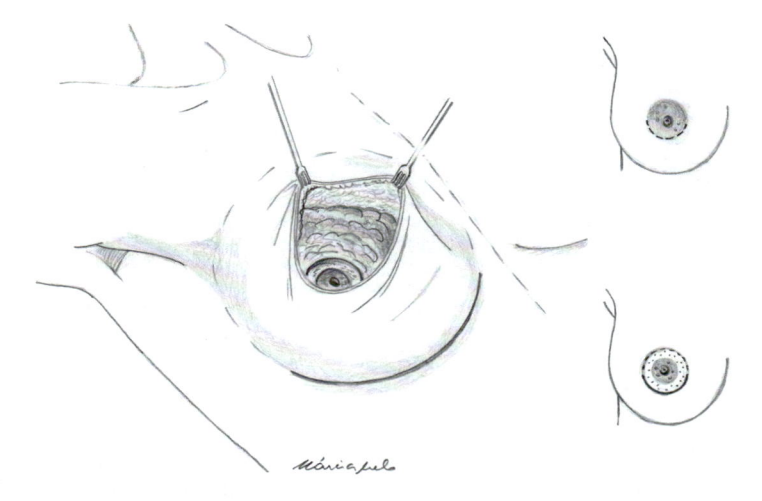

FIGURA 20.5 Deve-se manter a uniformidade do retalho, observando a ressecção de todo o tecido glandular mamário e sua espessura deve ser em torno de 0,5 a 1,0 cm, conforme a espessura do tecido subcutâneo, respeitando o plexo vascular subdérmico. Costuma-se usar uma fonte de luz fria para melhorar a visualização do campo cirúrgico à medida que aprofundamos a dissecção.

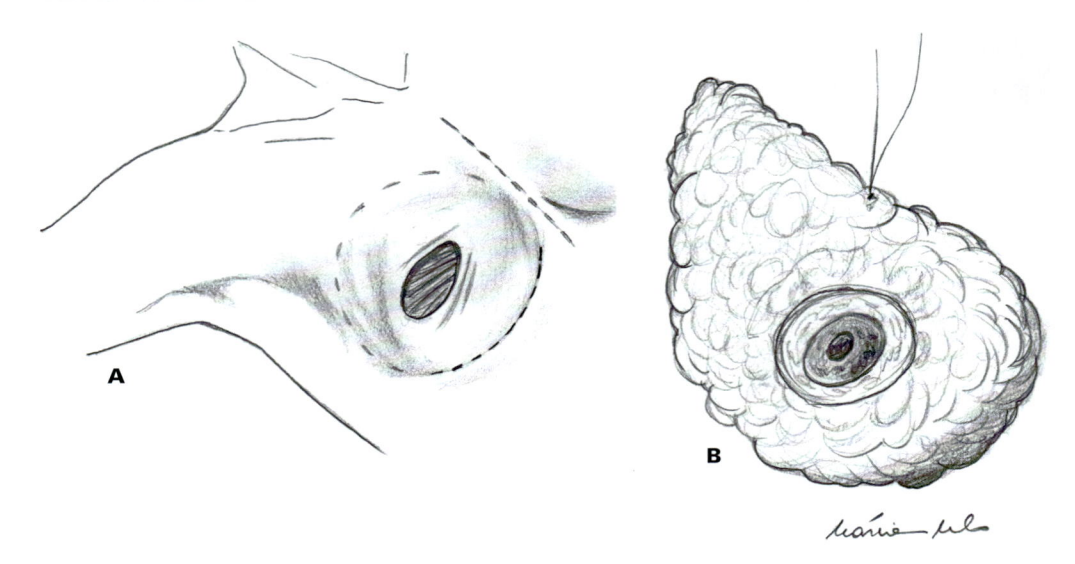

FIGURA 20.6 A e B (A) Realiza-se a dissecção da face posterior da mama, descolando-a do plano muscular preservando a fáscia. Toma-se cuidado para não lesionar o músculo peitoral maior. O sulco inframamário deve ser respeitado e preservado, ou este deverá ser reconstituído em situações especiais. Procede-se a hemostasia rigorosa, que é realizada com cautério bipolar para evitar lesão nas fibras musculares (atenção com sangramentos dos vasos perfurantes paraesternais). **(B)** A mama extirpada é marcada com fio às 12 h para melhor orientação do patologista.

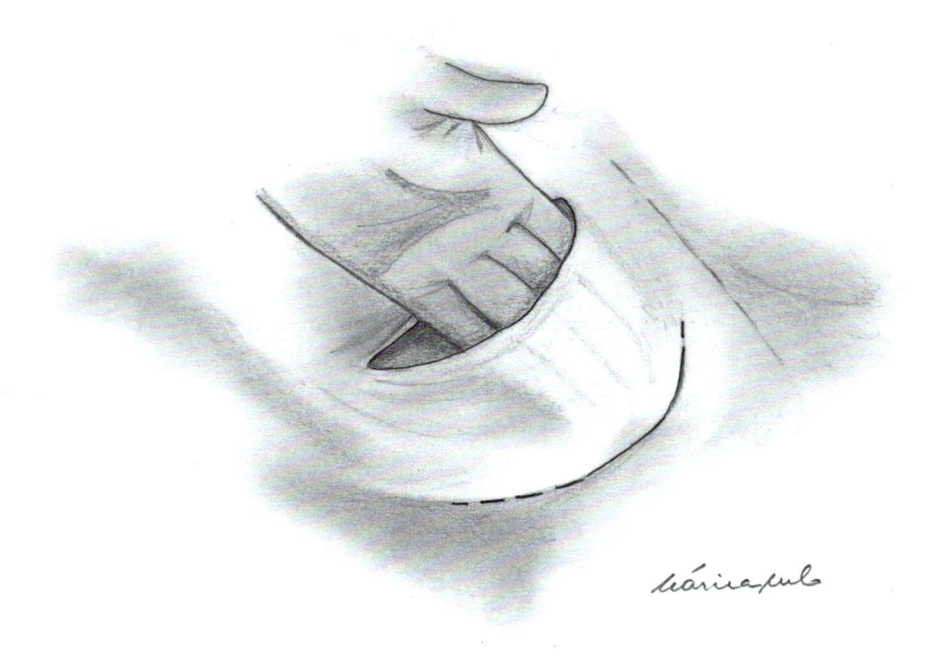

FIGURA 20.7 Avaliação da espessura do retalho cutâneo (0,5 a 1,0 cm).

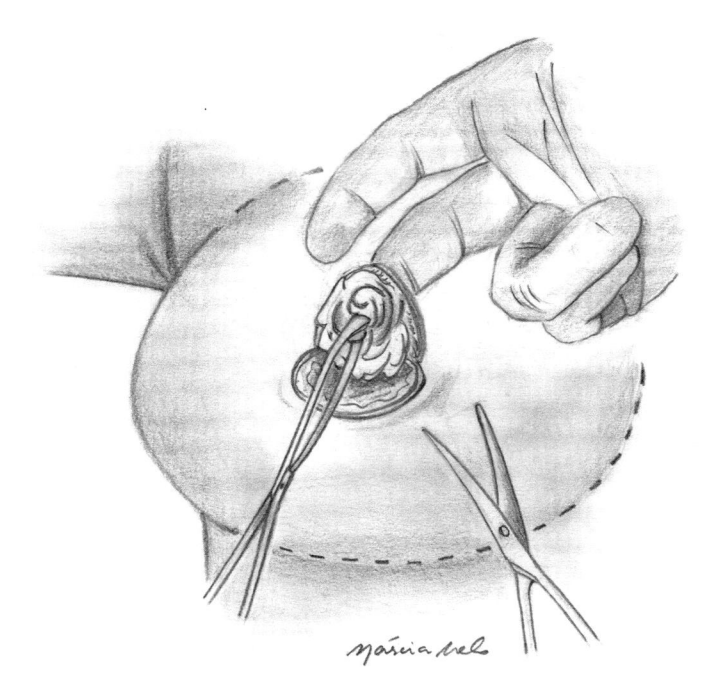

FIGURA 20.8 Resseca-se a base do mamilo, sendo este escavado com parcimônia, enviando-o para exame transoperatório de congelação com avaliação da presença de infiltração tumoral. Se presente, realiza-se a ressecção do CAM.

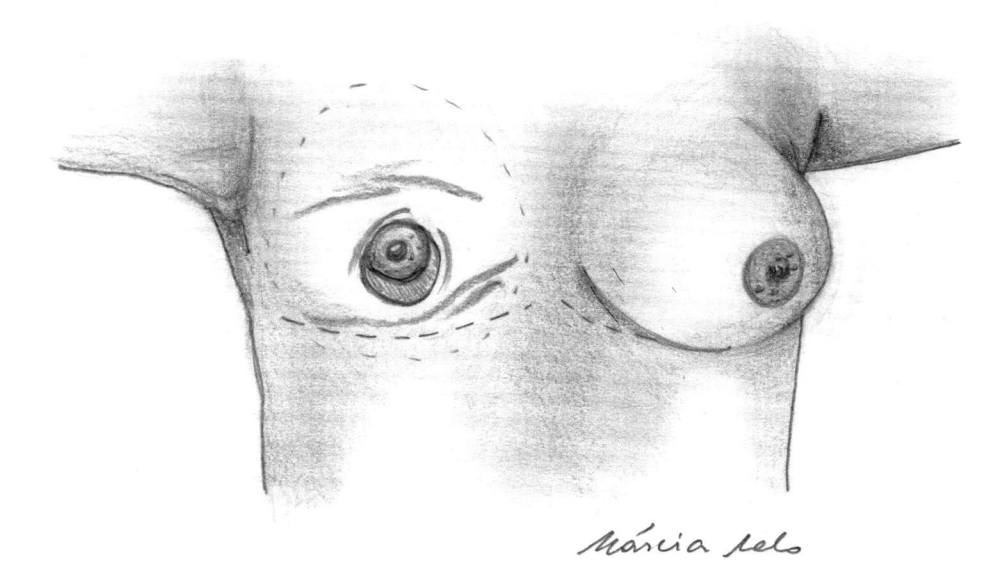

FIGURA 20.9 Aspecto final após mastectomia e antes de iniciar a dissecção da loja submuscular.

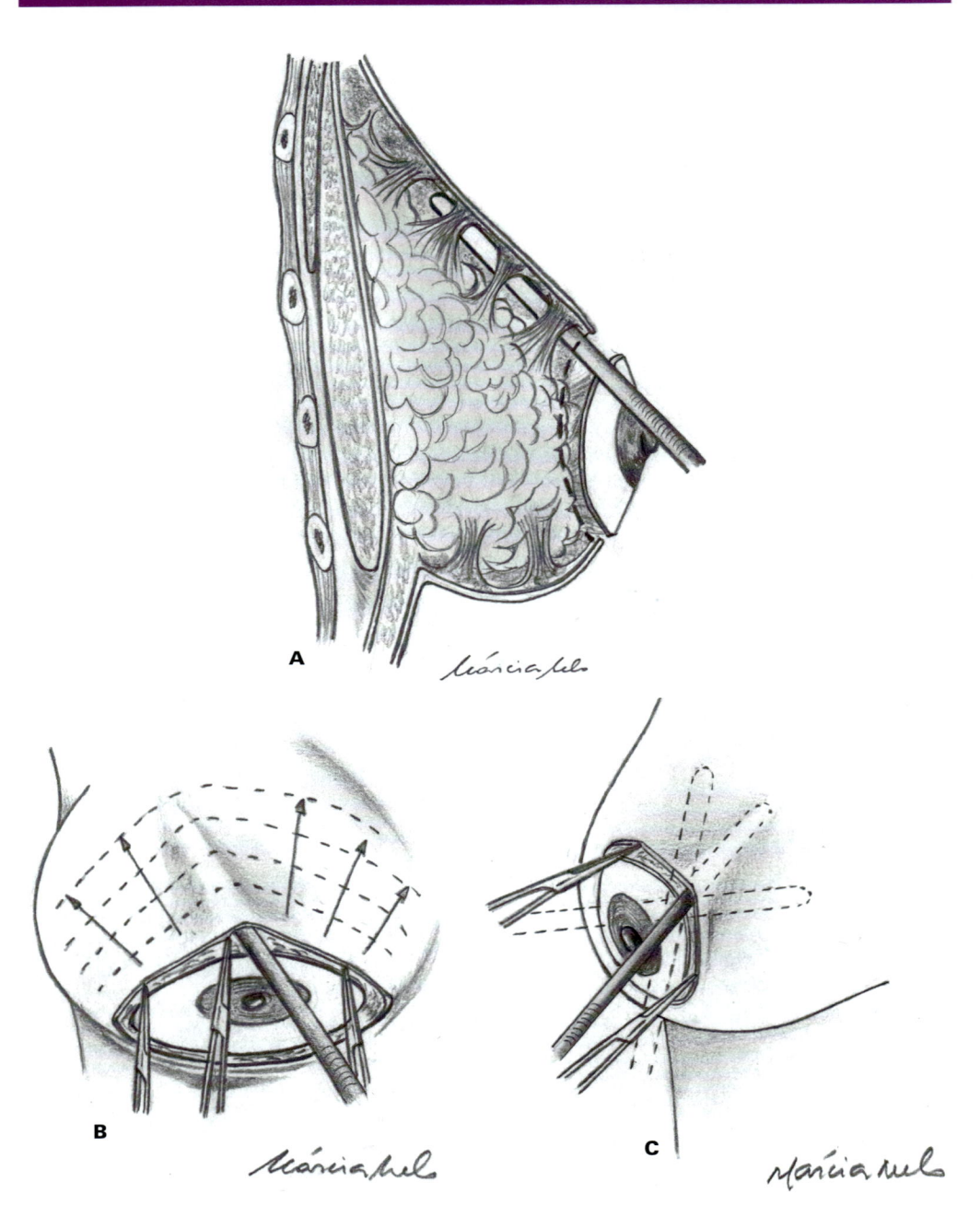

FIGURA 20.10 A, B e C Pode-se utilizar a vela de Hegar número 8 ou 9 (a mesma usada para dilatação do colo uterino) para dissecção romba do plano subdérmico. Ela pode facilitar a dissecção da mama. A vela de Hegar penetra na mama, pela incisão da pele, separando o tecido glandular e subcutâneo no plano certo, passando por ligamentos de Cooper. Esse procedimento é realizado em toda a volta da mama. No final, a mama permanece presa pelos ligamentos de Cooper, que são seccionados com eletrocautério ou tesoura.

RECONSTRUÇÃO MAMÁRIA COM PRÓTESES

As próteses mamárias e os expansores são muito usados na reconstrução imediata da mama, que pode ser realizada em dois tempos cirúrgicos (expansor seguido de prótese) ou em um tempo único (prótese ou expansor definitivo).

As *próteses* usadas nas reconstruções são preenchidas com gel de silicone coesivo. Prefere-se utilizar as próteses com superfície texturizada nas reconstruções. São oferecidas pelos fabricantes próteses com diferentes volumes, projeções (perfis alto, médio e baixo) e formas (redondas, anatômicas) (Fig. 20.11A e B). As próteses texturizadas apresentam menor risco de contratura capsular.

Graus de contratura capsular segundo Baker e colaboradores:[7]

- Grau I – mama com consistência macia.
- Grau II – a cápsula é levemente palpável.
- Grau III – implante mamário visível e com endurecimento palpável.
- Grau IV – associado à dor.

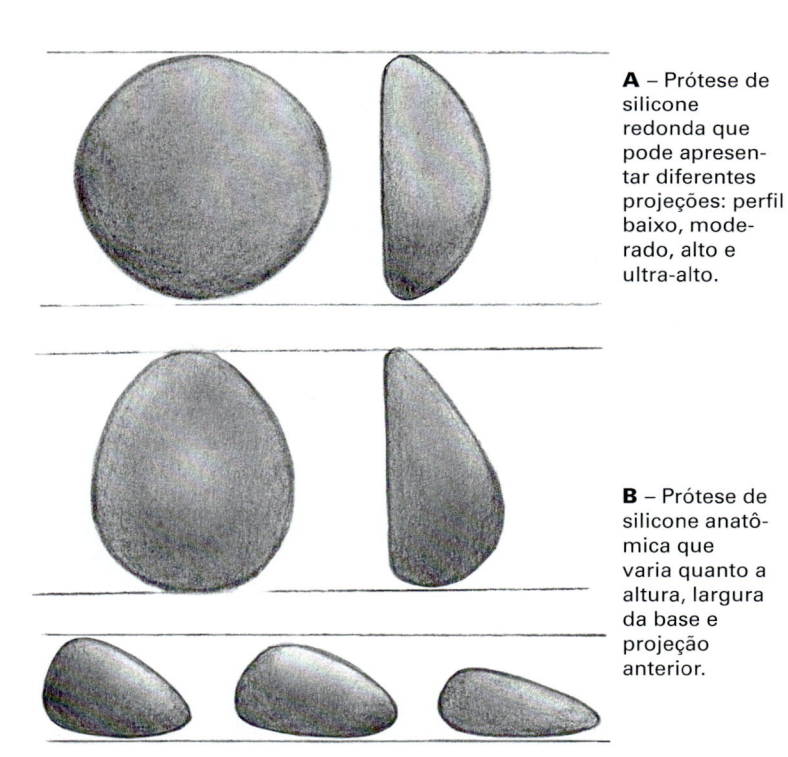

A – Prótese de silicone redonda que pode apresentar diferentes projeções: perfil baixo, moderado, alto e ultra-alto.

B – Prótese de silicone anatômica que varia quanto a altura, largura da base e projeção anterior.

FIGURA 20.11 A e B **Próteses de silicone.**

Expansores temporários são próteses com uma cobertura de silicone elástico, com superfície lisa ou texturizada, podendo ser redonda ou anatômica. A válvula usada para expandir o implante com solução fisiológica pode ser inclusa ou externa. Costuma-se usar os expansores com válvula inclusa (Fig. 20.12).

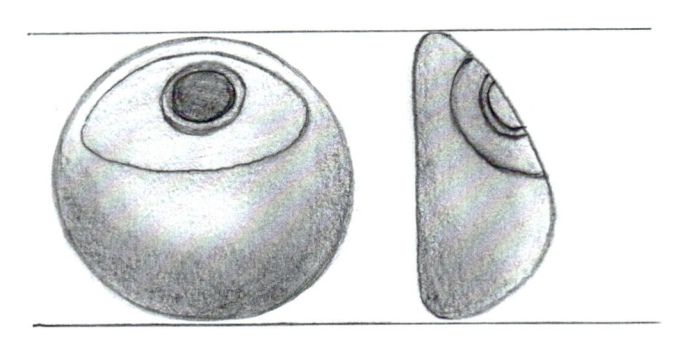

FIGURA 20.12 Expansor temporário com válvula inclusa.

Os expansores permitem a gradual distensão cutânea e da loja muscular para obter o volume mamário necessário com a posterior substituição pela prótese definitiva em uma segunda cirurgia, geralmente em torno de 6 meses após a primeira cirurgia. Quando também é possível realizar simetrização com a mama oposta, se necessário.

Expansores definitivos apresentam um volume variável, com uma câmara externa preenchida com gel de silicone e uma câmara interna a ser preenchida com solução fisiológica em um volume variável, conforme a necessidade para a simetrização com a mama contralateral (Fig. 20.13A e B).

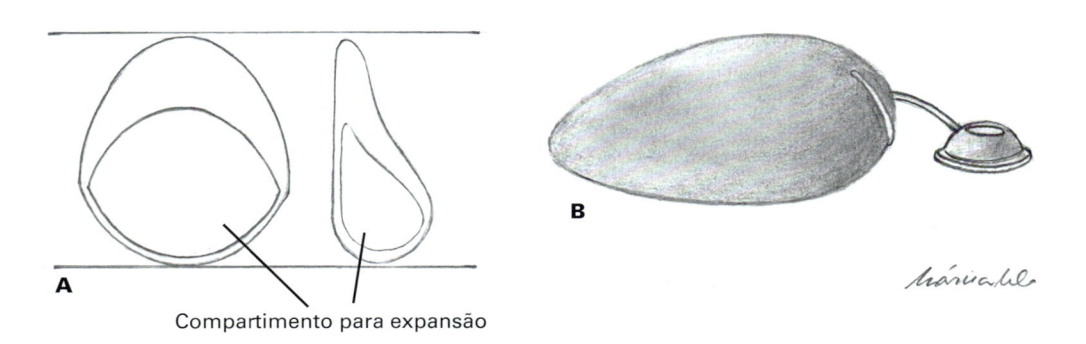

A
Compartimento para expansão

B

FIGURA 20.13 A e B (A) Expansor definitivo — câmara interna situada em posição inferior usada para expansão com soro fisiológico. (B) O expansor definitivo apresenta a válvula para expansão externa. A válvula é posicionada, no subcutâneo, e pode ser removida após o expansor atingir o volume pretendido.

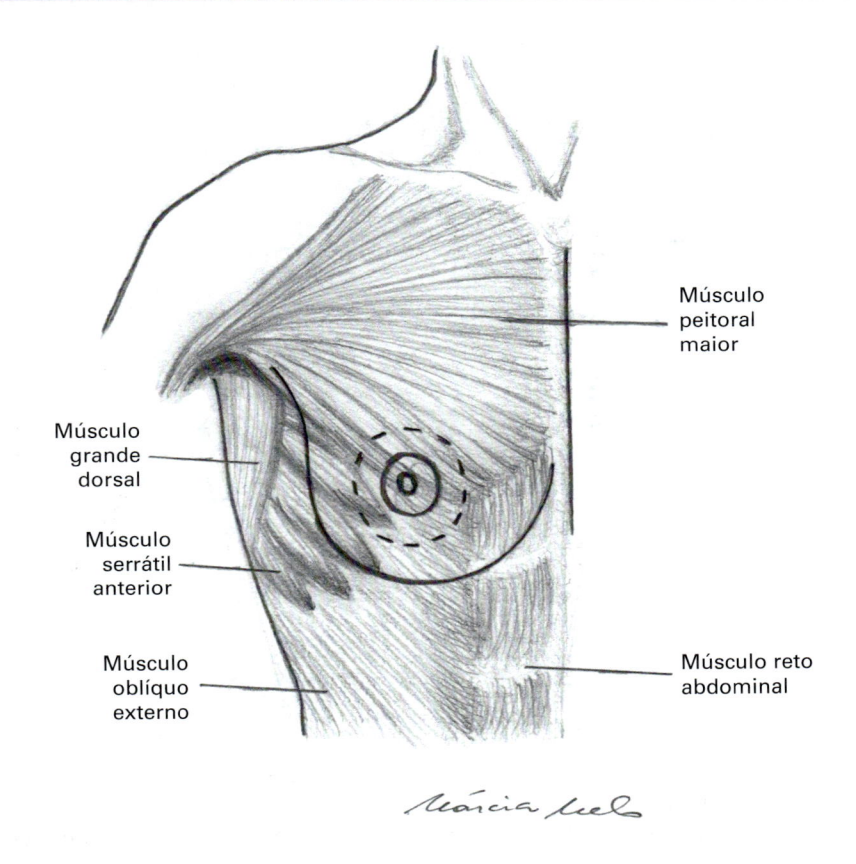

FIGURA 20.14 Anatomia da parede torácica.

Após a mastectomia ser realizada com cuidado para não lesionar a musculatura retromamária, inicia-se a reconstrução com o uso dos implantes (Figs. 20.15 a 20.26).

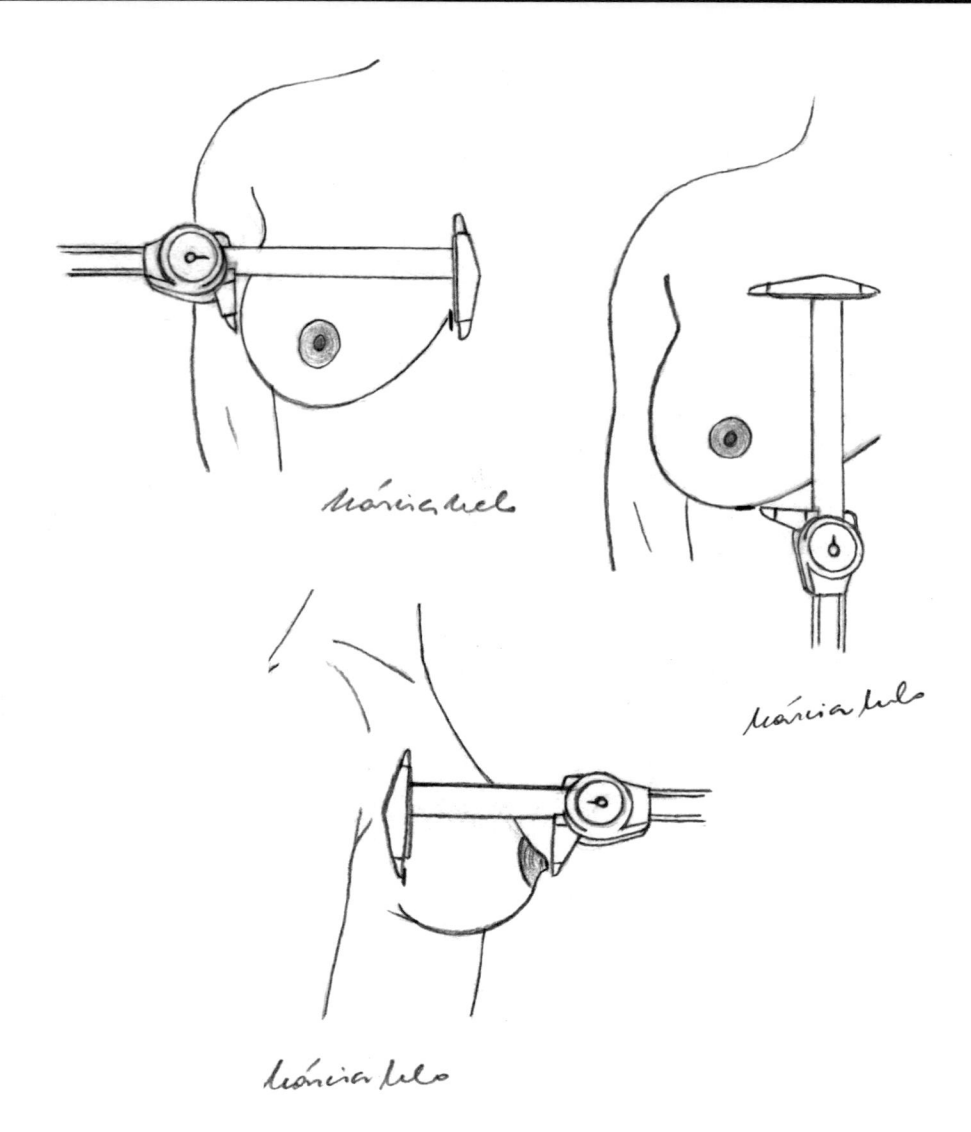

FIGURA 20.15 A escolha do implante mamário é feita com o auxílio de um paquímetro para medir a base do implante: distância da borda medial paraesternal da mama até sua borda lateral (linha axilar anterior). A medida da prótese não deve exceder a medida da base da mama. A seguir, procede-se a medida da altura da mama, que pode variar nas próteses anatômicas, além da medida da projeção da mama.

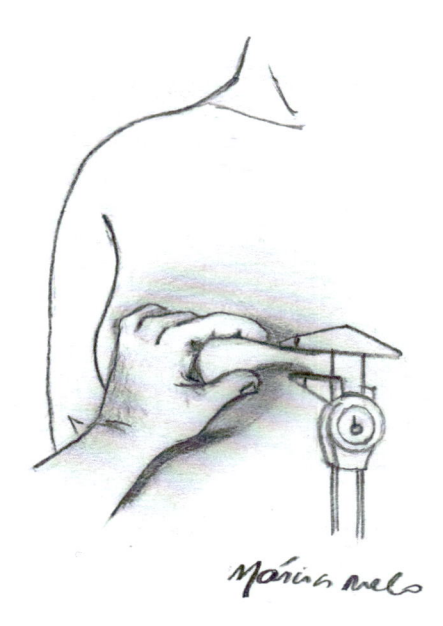

FIGURA 20.16 Teste do pinçamento: a espessura dos tecidos cutâneo e subcutâneo deve ser considerada na escolha da prótese. Deve-se subtrair da medida da base a medida da espessura do tecido. Por exemplo: base da mama: 14 cm. Cálculo da tamanho da prótese: 14 − (0,5 + 0,5): 13 cm (de base).

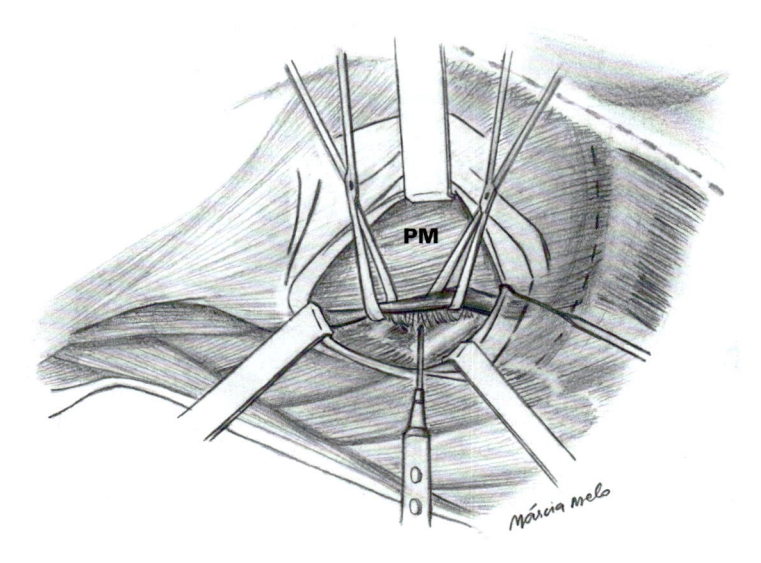

FIGURA 20.17 Inicia-se pela exposição da borda lateral do músculo peitoral maior. A partir de sua borda lateral, é descolado da parede torácica cuidadosamente. Em geral, dissecção romba (digital) pode ser realizada de lateral para medial e superiormente, com descolamento fácil do peitoral. Na porção inferior, o descolamento é mais difícil, sendo necessária a dissecção cuidadosa com eletrocautério monopolar para não romper as fibras musculares. PM, peitoral maior.

Posição do sulco inframamário

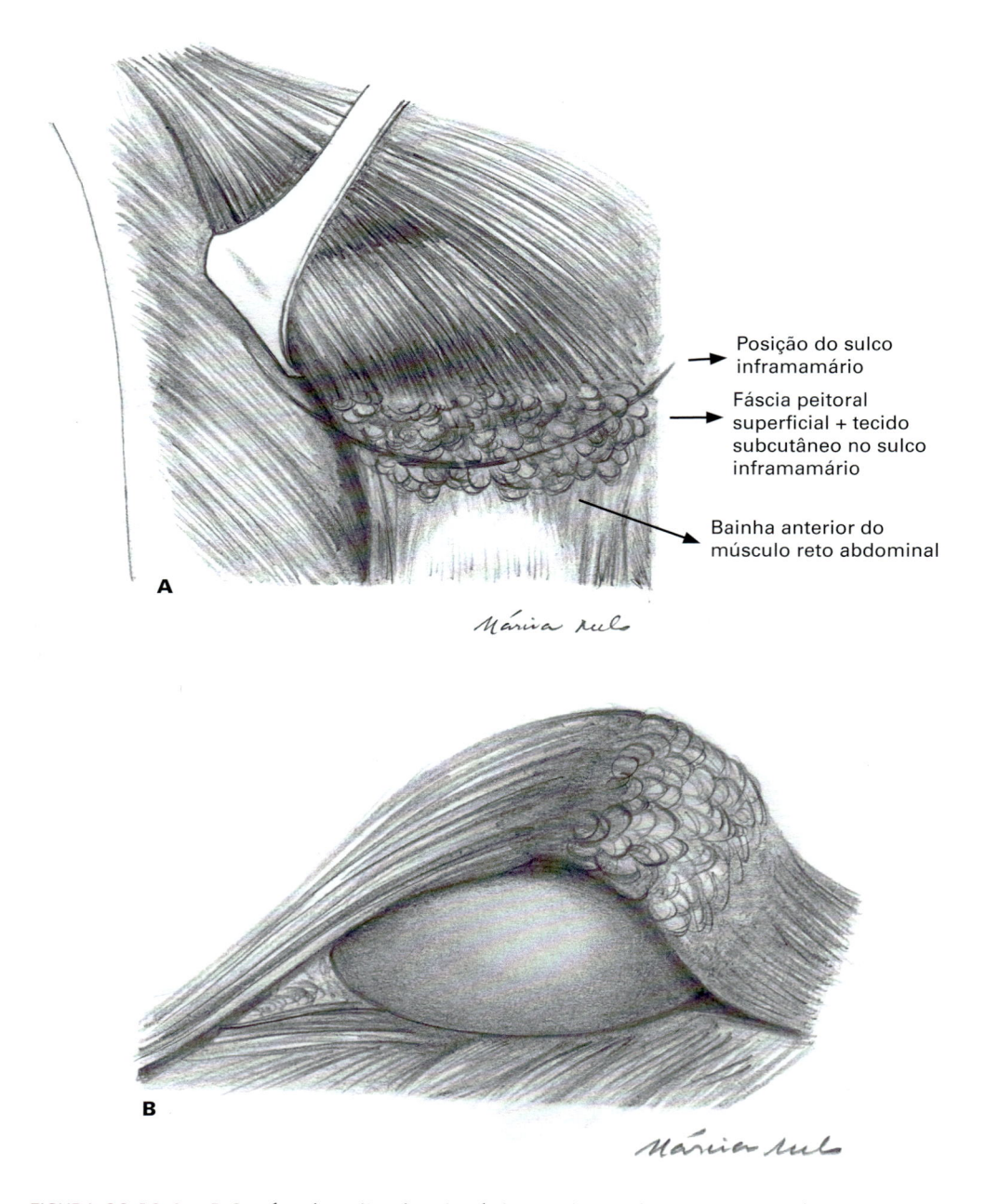

Fáscia peitoral superficial + tecido subcutâneo no sulco inframamário

Bainha anterior do músculo reto abdominal

FIGURA 20.18 A e B O músculo peitoral maior é dissecado em direção medial até o limite, previamente, marcado como a borda medial da mama, pouco antes de chegar ao sulco intermamário. Inferiormente, é dissecado até o sulco inframamário. Ao nível do sulco, o músculo é cuidadosamente incisado até expor a fáscia superficial e a gordura do subcutâneo. Essa abordagem permite acomodar melhor o implante, preenchendo adequadamente o polo inferior, reduzindo o risco do deslocamento em direção cranial da prótese ou prótese expansora. O descolamento superior tem seu limite determinado pela altura da mama contralateral.

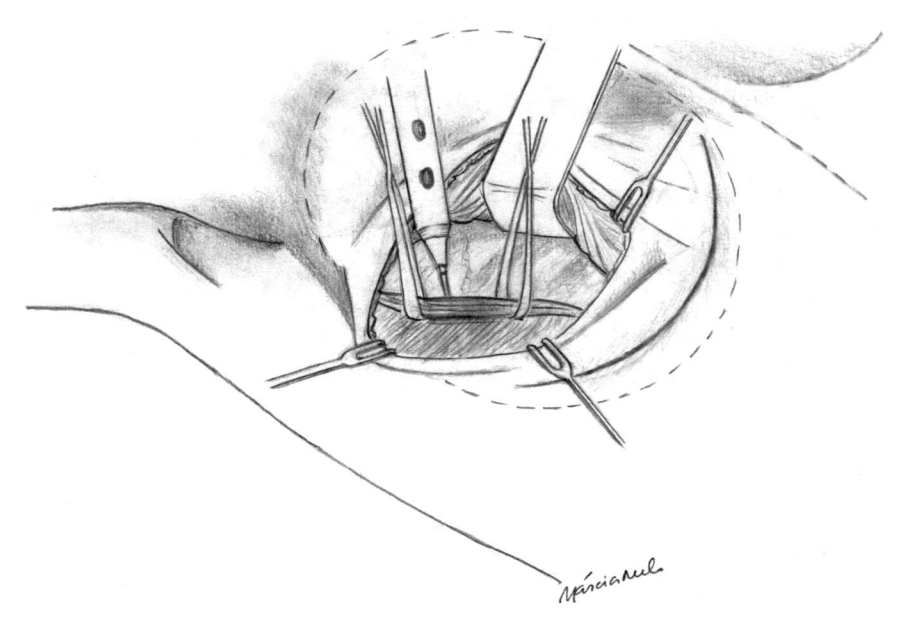

FIGURA 20.19 No caso de utilizar um expansor simples, descola-se o músculo serrátil anterior da parede torácica a partir de sua borda medial para a lateral, a extensão desse descolamento tem como limite a linha axilar anterior, criando uma loja submuscular completa.

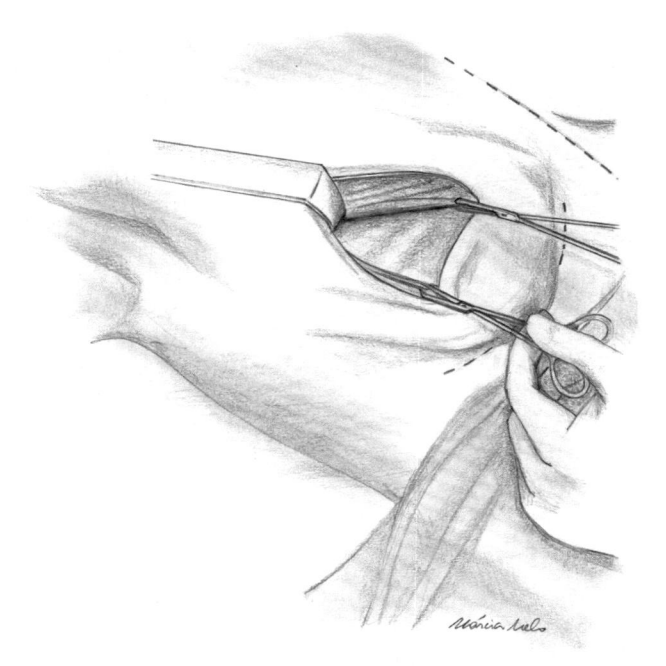

FIGURA 20.20 Observa-se os músculos peitoral maior e serrátil anterior dissecados, sendo levemente tracionados.

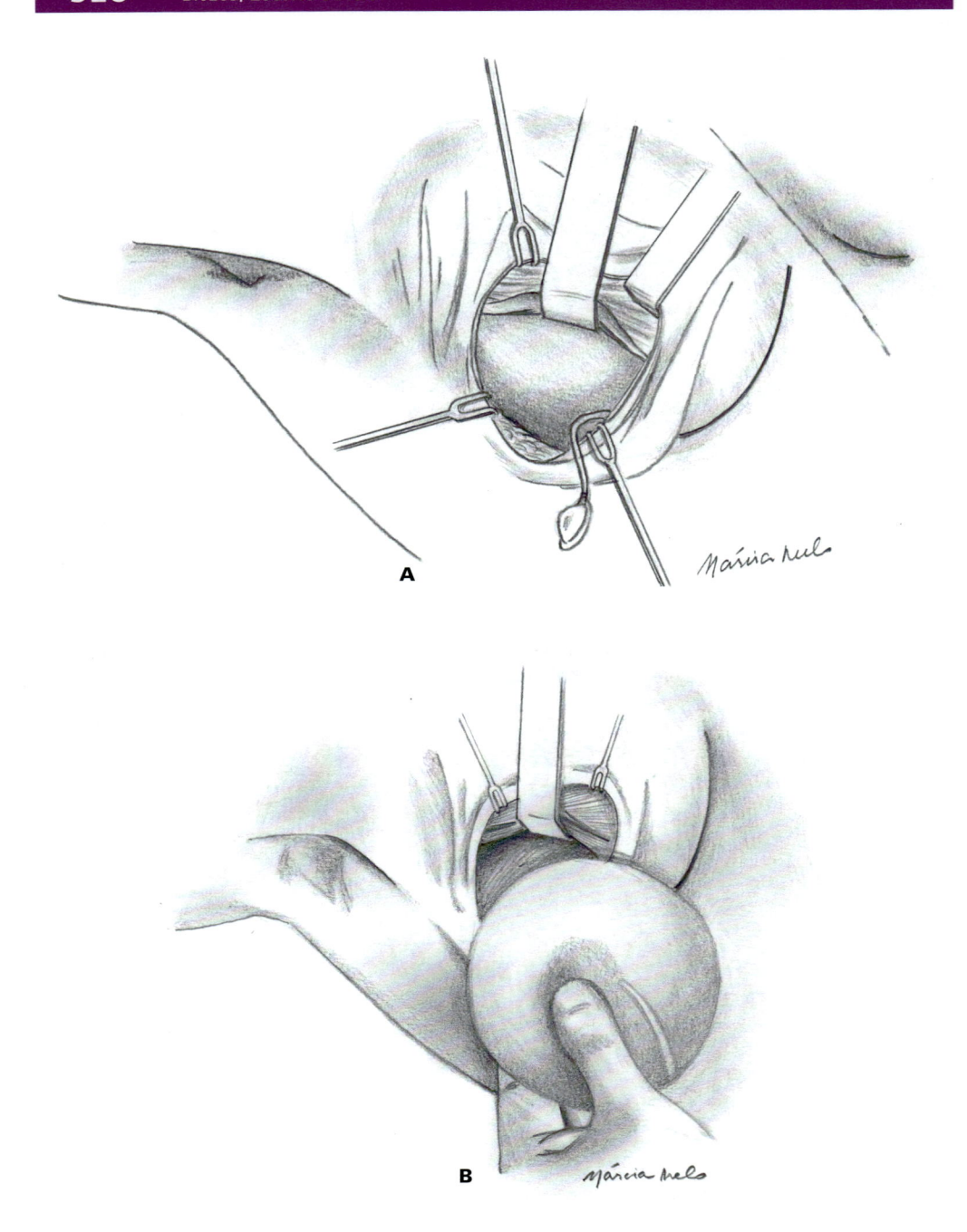

FIGURA 20.21 A e B Após a dissecção muscular, realiza-se a revisão exaustiva da hemostasia. Especial atenção deve ser dada aos vasos perfurantes intercostais. A dissecção e a revisão da hemostasia são feitas com o auxílio de uma válvula conectada a uma fonte de luz fria. Coloca-se a prótese ou o expansor em posição retromuscular. No caso das próteses anatômicas, observa-se bem sua forma para que não fique rotada.

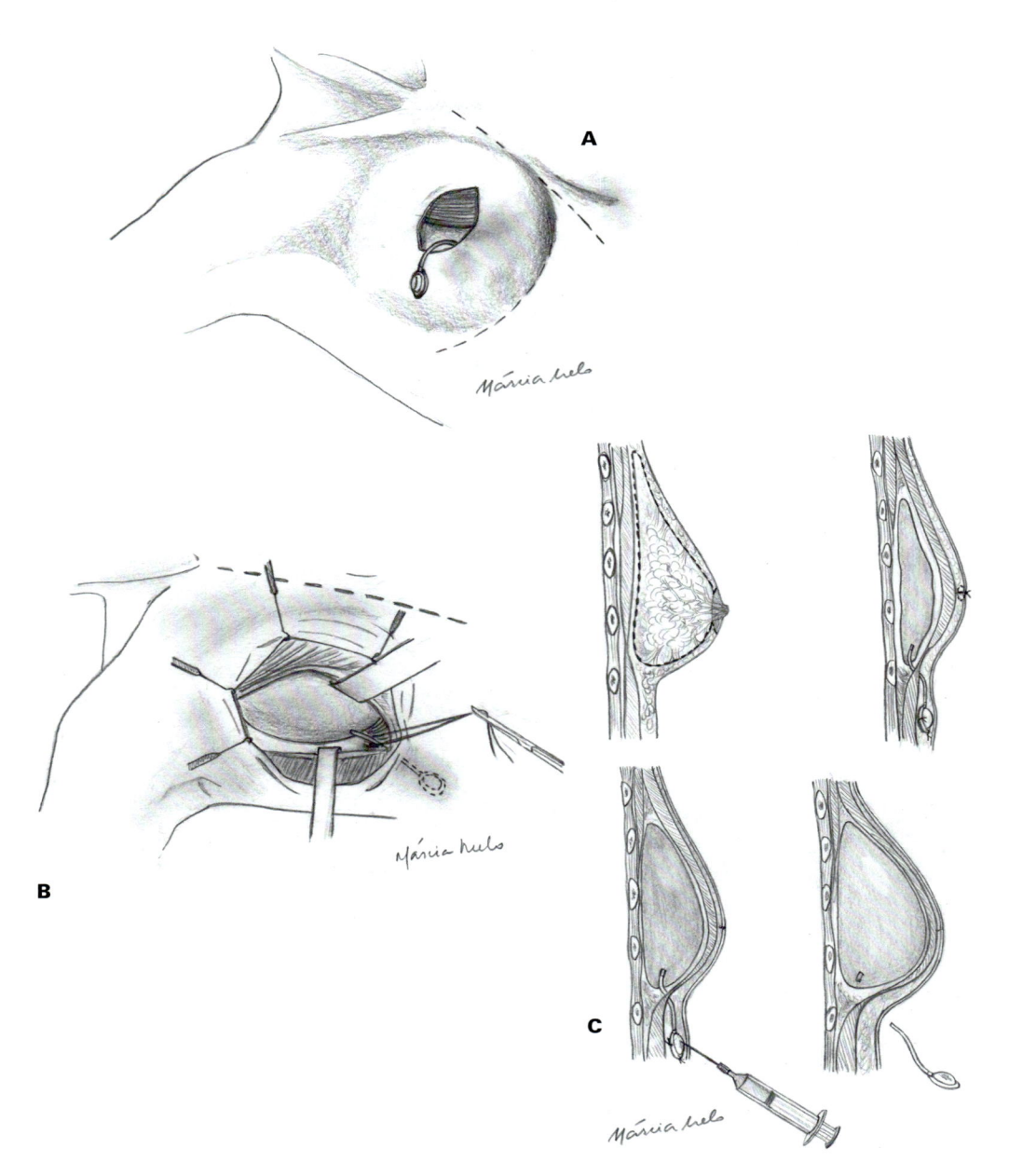

FIGURA 20.22 A, B e C (**A**) A maioria dos expansores utilizados possuem válvula inclusa, mas existem expansores com válvula externa semelhante às presentes nos expansores definitivos. (**B**) No caso de uma externa, realiza-se uma pequena perfuração na loja muscular lateralmente e inferiormente para passagem da cânula da válvula e confecciona-se um túnel subcutâneo para colocar a válvula. Conforme a necessidade e a extensão do túnel, corta-se o comprimento da cânula, que é encaixada à válvula. (**C**) As válvulas devem ser fixadas com dois a três pontos no subcutâneo para evitar que virem, impedindo seu uso, uma vez que o tambor para enchimento localiza-se em um dos lados da válvula. Devem ser facilmente apalpadas sob a pele.

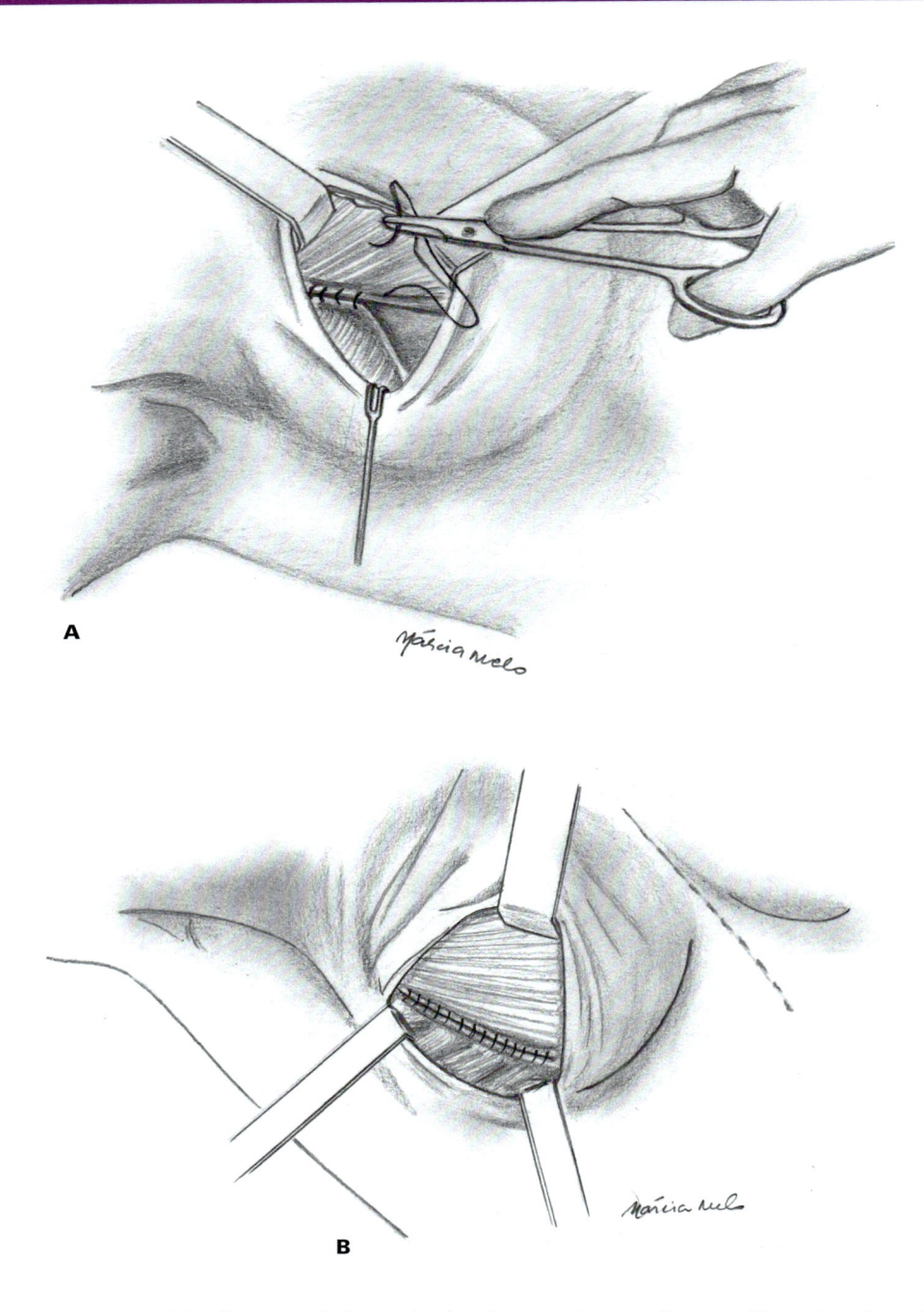

FIGURA 20.23 A e B Realiza-se o fechamento da loja muscular com fio monofilamentar absorvível 2.0. Confere-se, antes de concluir o fechamento da loja, se não existem dobras no implante em função de pouco espaço ou mau posicionamento deste. Deixa-se um dreno de aspiração contínua com duas saídas: dentro da loja muscular e abaixo do retalho cutâneo e subcutâneo da mastectomia (retirado por volta de 7 dias).

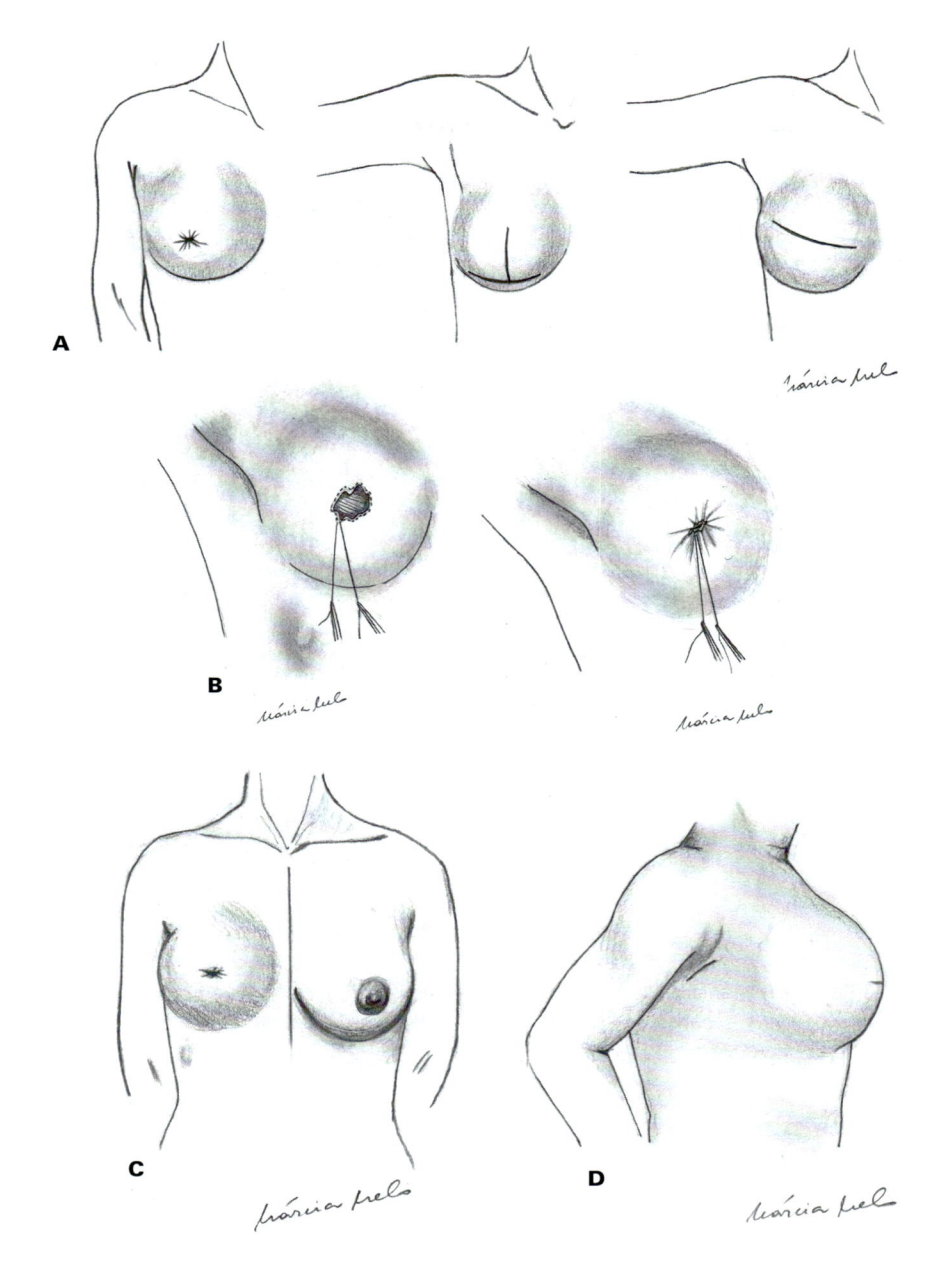

FIGURA 20.24 A, B, C e D (**A**) Fechamento de pele com pontos subdérmicos e sutura intradérmica com monofilamentar 3.0 e 4.0, respectivamente. (**B, C e D**) Nos casos de incisões periareolares com ressecção do CAM, pontos subdérmicos e sutura intradérmica circular são feitos para completar a aproximação das bordas da incisão e fechar a pele com fio monofilamentar de absorção lenta. Em função do pregueamento cutâneo, às vezes pode ser necessário alguns pontos simples na pele com fio não absorvível, que são retirados após 7 dias de pós-operatório. Em torno de 2 meses após a cirurgia, o pregueamento da pele desaparece, permanecendo uma cicatriz plana no centro da mama. O CAM é reconstruído posteriormente.

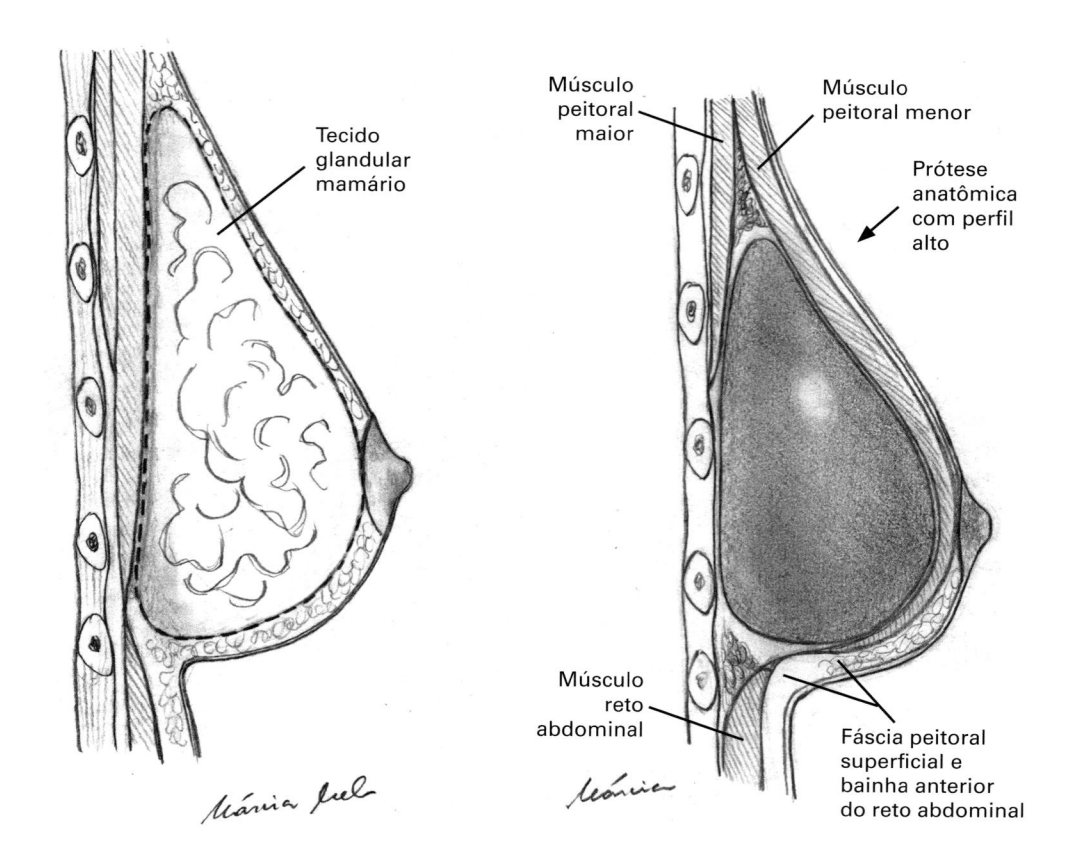

FIGURA 20.25 Com essa ampla dissecção, consegue-se confeccionar uma loja muscular que poderá acomodar bem próteses e expansores completamente revestidos pela cobertura muscular.

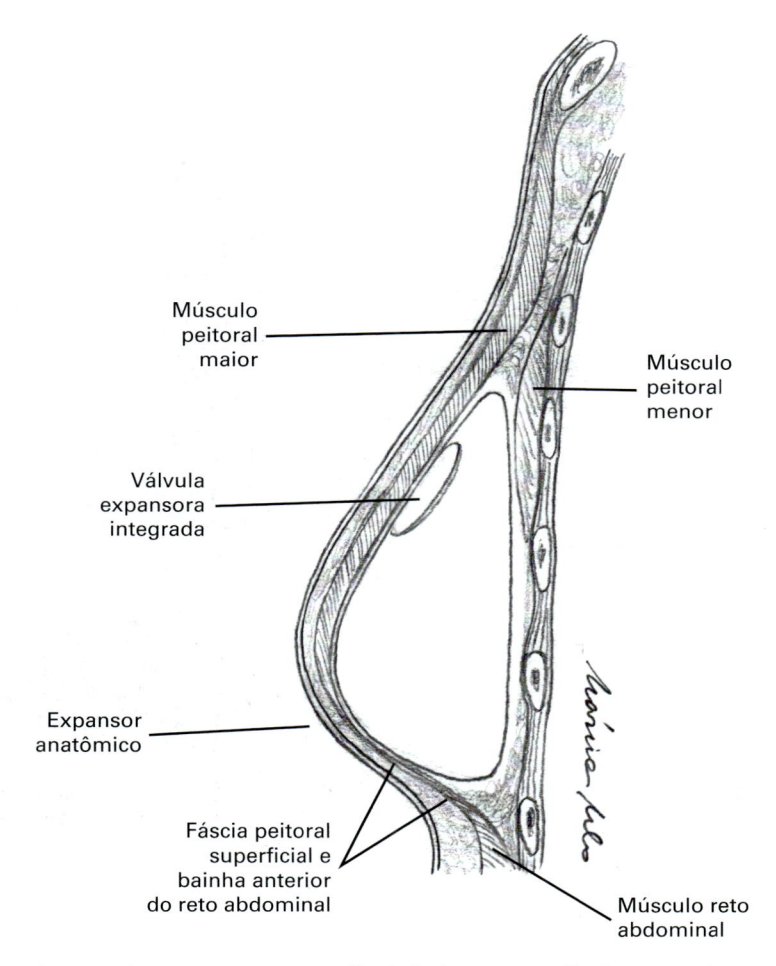

FIGURA 20.26 No caso dos expansores com válvula inclusa, essa válvula apresenta uma base metálica que é localizada por dispositivo imantado, apontando com precisão o local para punção e injeção de solução fisiológica para a expansão.

Uma alternativa frequentemente usada e que tem mostrado bons resultados é a *inclusão direta da prótese com o uso de pontos de ancoragem da musculatura na pele*, permitindo a colocação de próteses maiores, mantendo uma adequada cobertura muscular da prótese (Figs. 20.27 a 20.31).

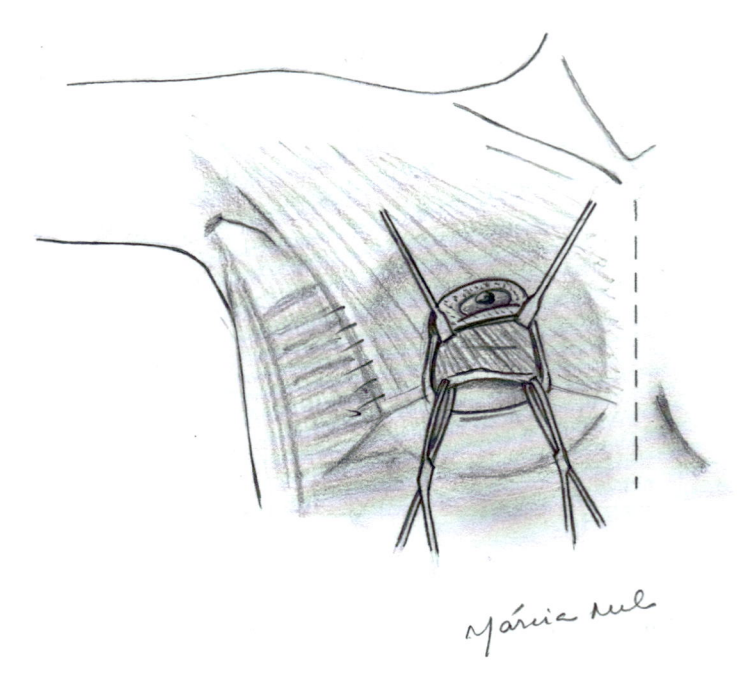

FIGURA 20.27 Descola-se o músculo peitoral maior do tórax a partir da sua borda inferior, incluindo a fáscia da bainha anterior do músculo reto abdominal superiormente, em conjunto com a porção medial do músculo serrátil anterior. Deve-se respeitar os limites da dissecção muscular como vista anteriormente e fazer uma revisão exaustiva da hemostasia.

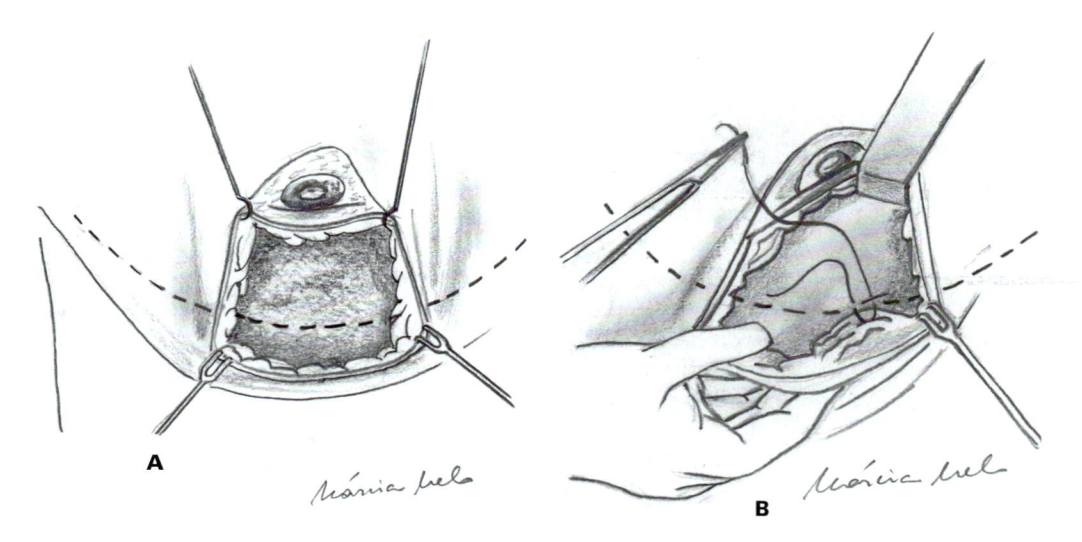

FIGURA 20.28 A e B Realiza-se a demarcação do sulco inframamário. São feitos pontos para fixação do sulco inframamário com um fio de absorção lenta, passado na derme e no subcutâneo, sendo fixado na parede anterior do tórax, se possível, passando pelo periósteo dos arcos costais anteriores, refazendo o sulco.

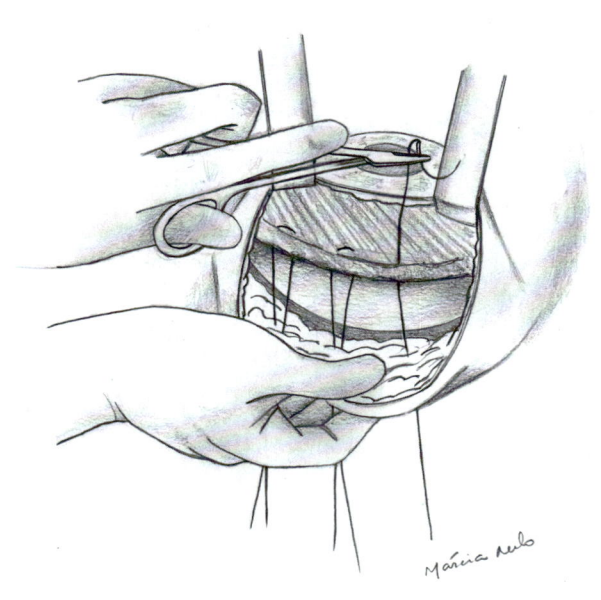

FIGURA 20.29 Após a inserção da prótese retromuscular, os pontos de ancoragem (5 a 6 pontos) entram pela pele, pouco acima do sulco inframamário (aproximadamente 1 cm) e são passados na borda inferior do músculo, saindo novamente na pele.

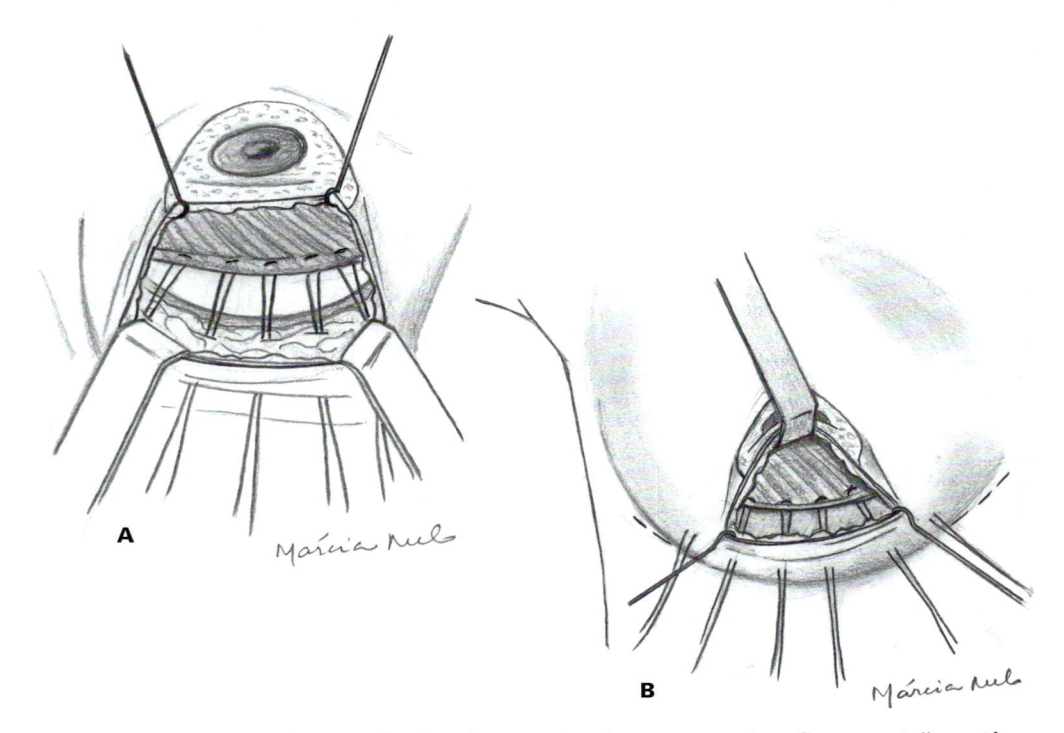

FIGURA 20.30 A e B Visualiza-se o local onde os pontos de ancoragem transfixam o retalho cutâneo inferiormente.

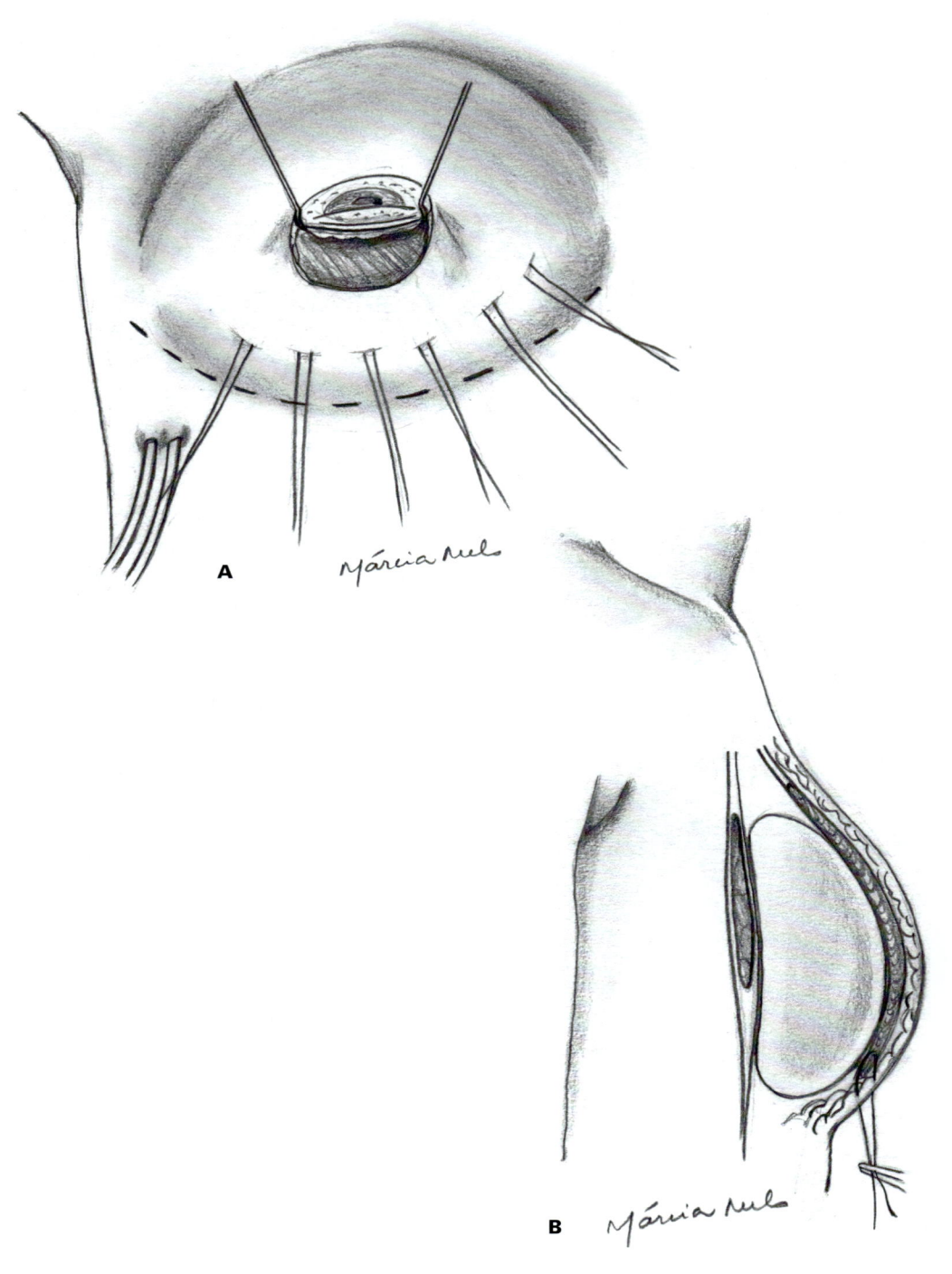

FIGURA 20.31 A e B Traciona-se cuidadosamente o músculo sobre a prótese até aproximá-lo do subcutâneo. É deixado um dreno de aspiração contínua, retirado em 7 dias.

Os pontos de ancoragem são retirados em 7 dias, tempo suficiente para adesão do músculo à superfície da prótese e à pele adjacente (Fig. 20.32A e B). Logo que os pontos de ancoragem são retirados, em função do edema da pele, ficam aparentes depressões no local devido à pressão exercida que, em 15 dias, praticamente não são mais percebidas. A mama reconstituída, passados 30 dias da cirurgia, apresenta um aspecto muito satisfatório e natural.

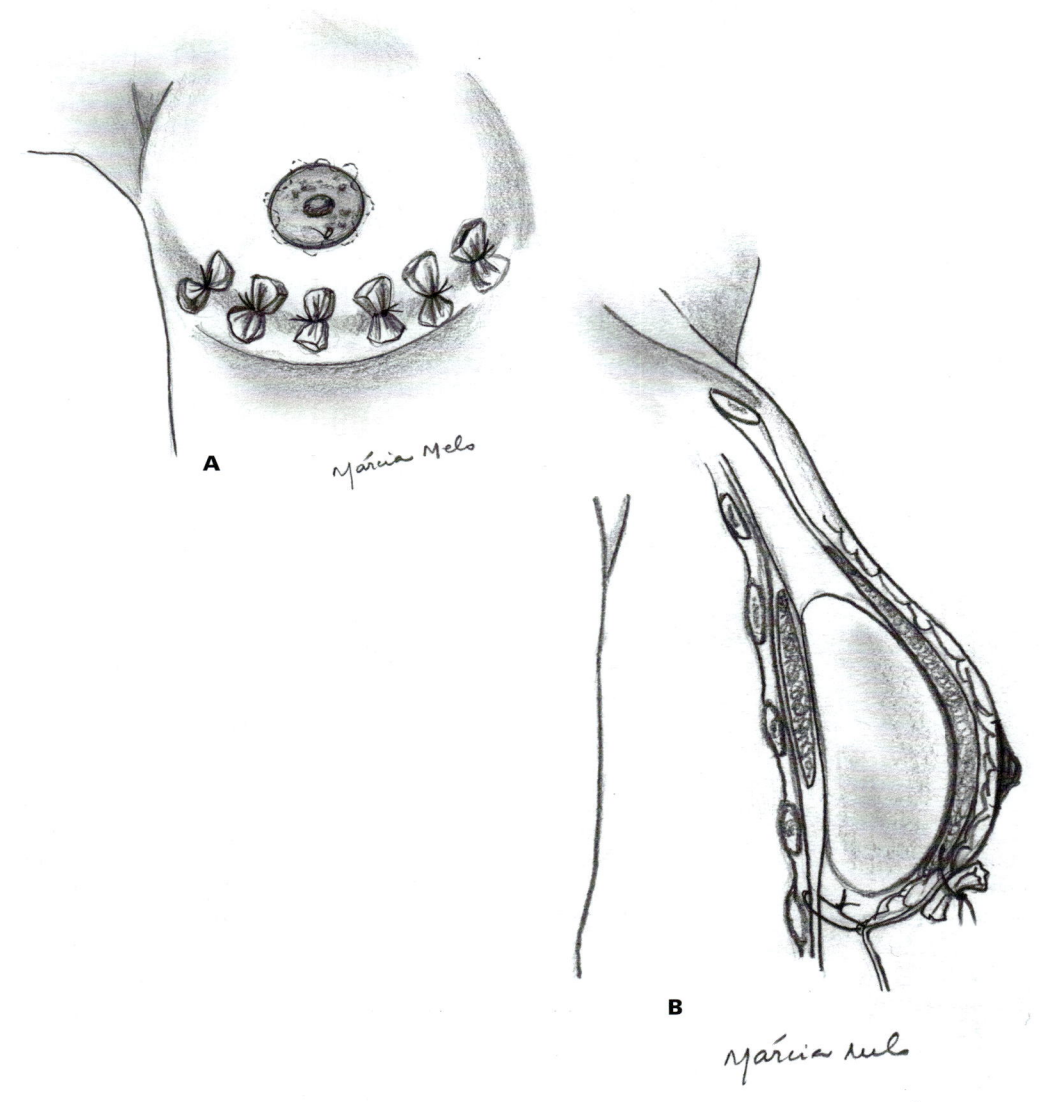

FIGURA 20.32 A e B Os pontos de ancoragem são fixados junto com pedaços pequenos (2 cm x 1,5 cm) de esponja estéril, protegendo a pele para evitar marcas posteriormente. Procede-se a sutura subdérmica e intradérmica da incisão da mastectomia, em geral periareolar ou para-areolar, com fio de absorção lenta (monocryl 3.0 e 4.0).

A troca pela prótese é feita, em geral, incisando-se a pele sobre a cicatriz deixada pela primeira cirurgia (Fig. 20.33). Ao retirar o expansor, observa-se uma loja muscular, internamente recoberta por uma cápsula de tecido fibroso que não necessita ser ressecada em toda a sua extensão, a não ser quando houver espessamentos, retratações, pregas ou formação de granulomas, que devem, então, ser ressecados ou liberados.

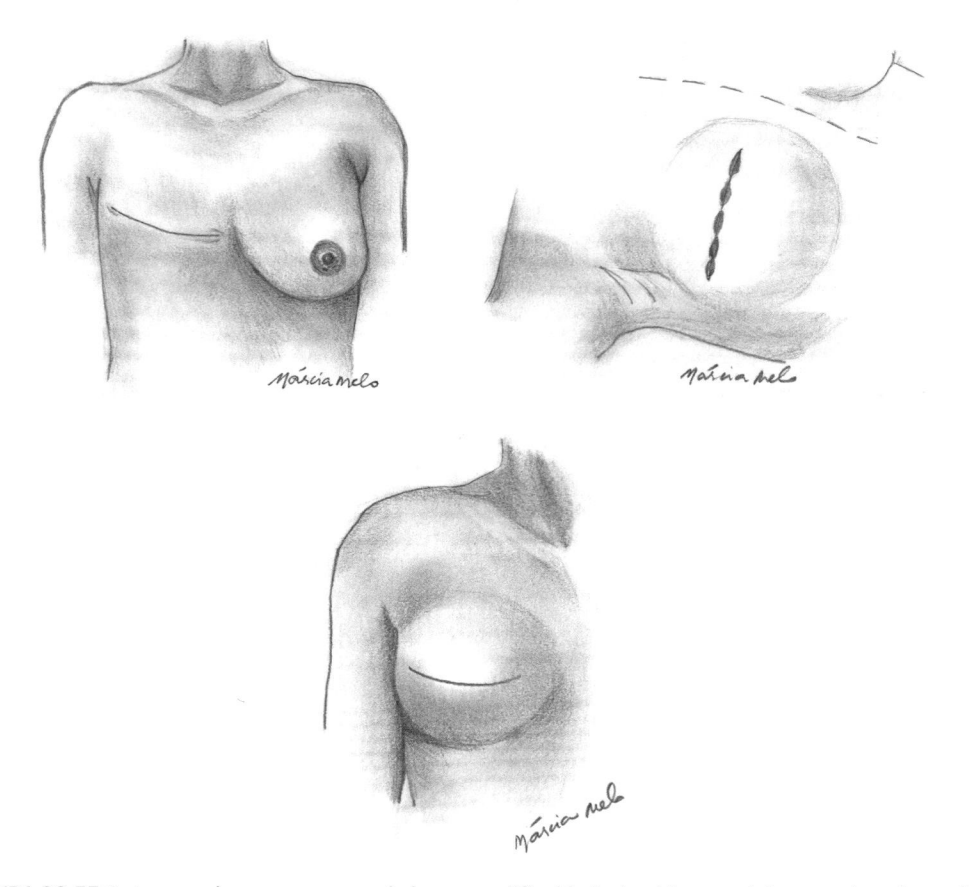

FIGURA 20.33 Opta-se pelo expansor quando houver a dificuldade de obter uma loja muscular adequada e nas pacientes que precisam de uma ressecção maior de pele, como na incisão de Steward. Em geral, opta-se por expansores de 400 mL a 600 mL, podendo iniciar sua expansão 15 dias após a cirurgia, em situações normais. Em cada expansão, é possível colocar de 150 mL a 200 mL de solução fisiológica em média. Esse limite é dado pela tensão da pele no local e pela percepção da sua vascularização, conforme a digitopressão – retornando a vascularização, no local onde é realizada a pressão digital, assim que esta é desfeita.

Também se deve avaliar a necessidade de ajustes no tamanho ou na forma da loja retromuscular. Procura-se obter uma boa projeção, especialmente do polo inferior da mama, e evitar o deslocamento cranial ou lateral da prótese. Pode ser preciso refazer o sulco inframamário. Apesar do aumento de volume cutâneo obtido com a expansão, pode ser necessário aumentar a cobertura cutânea para o polo inferior da mama (Fig. 20.34A e B), permitindo recriar o sulco inframamário e criar um discreto grau de ptose, conferindo a mama reconstruída uma forma mais natural.

Avanço de retalho abdominal superior

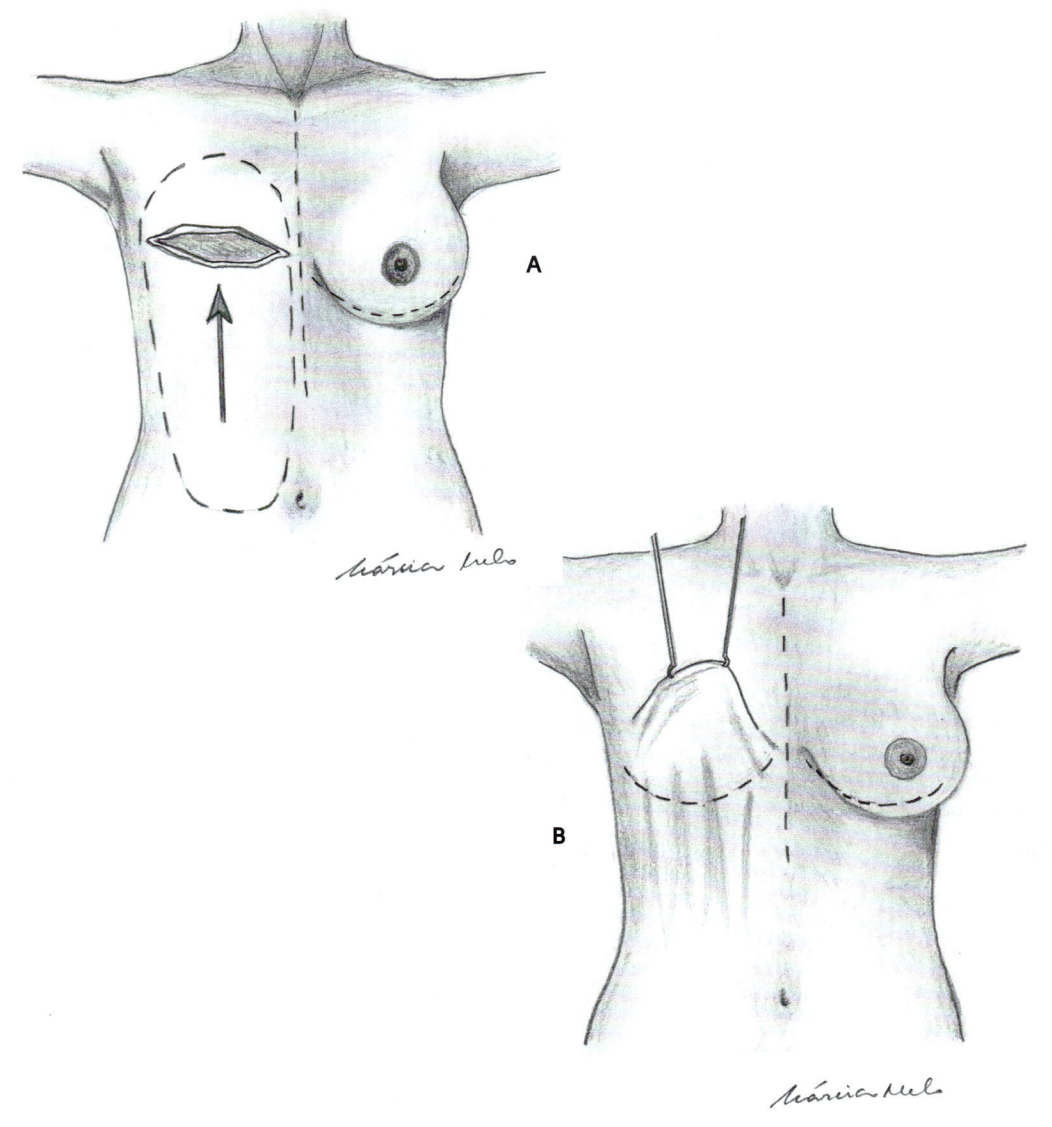

FIGURA 20.34 A e B **(A)** Disseca-se o subcutâneo da parede abdominal da fáscia, que recobre os músculos reto abdominal e oblíquo externo inferiormente. **(B)** Observa-se um aumento da extensão e, principalmente, da elasticidade da cobertura cutânea do polo inferior da mama.

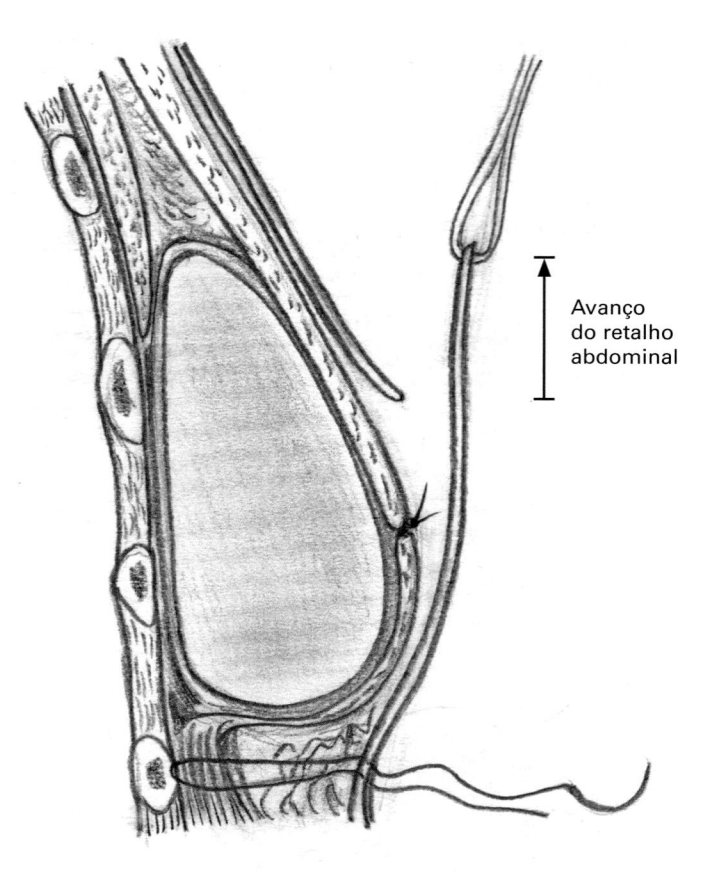

Avanço do retalho abdominal

FIGURA 20.35 Observa-se o avanço do retalho abdominal cutâneo e subdérmico. O sulco inframamário é reconstituído na mesma altura do sulco da mama contralateral. Coloca-se uma sutura com fio de absorção lenta 2.0, passando pela subderme e sendo fixada na fáscia da parede torácica ou ao periósteo costal.

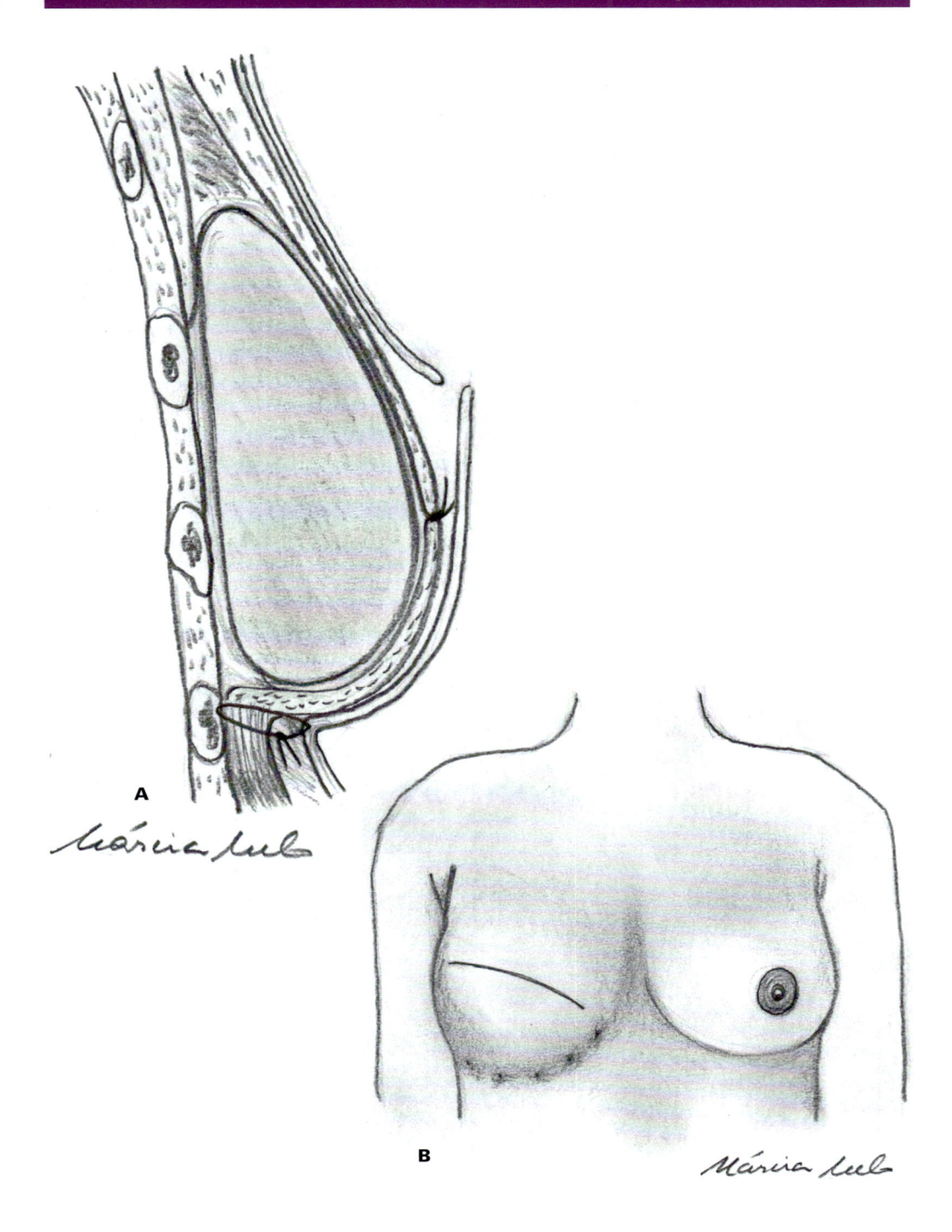

FIGURA 20.36 A e B O ponto é fixado recriando o sulco inframamário. As pequenas ondulações, que podem ser produzidas pelos pontos de sutura, costumam desaparecer em alguns meses.

MASTECTOMIA REDUTORA DE PELE (*SKIN REDUCING*)

As etapas da mastectomia redutora de pele (*skin reducing*) são ilustradas a partir da Figura 20.37A e B até a Figura 20.45.

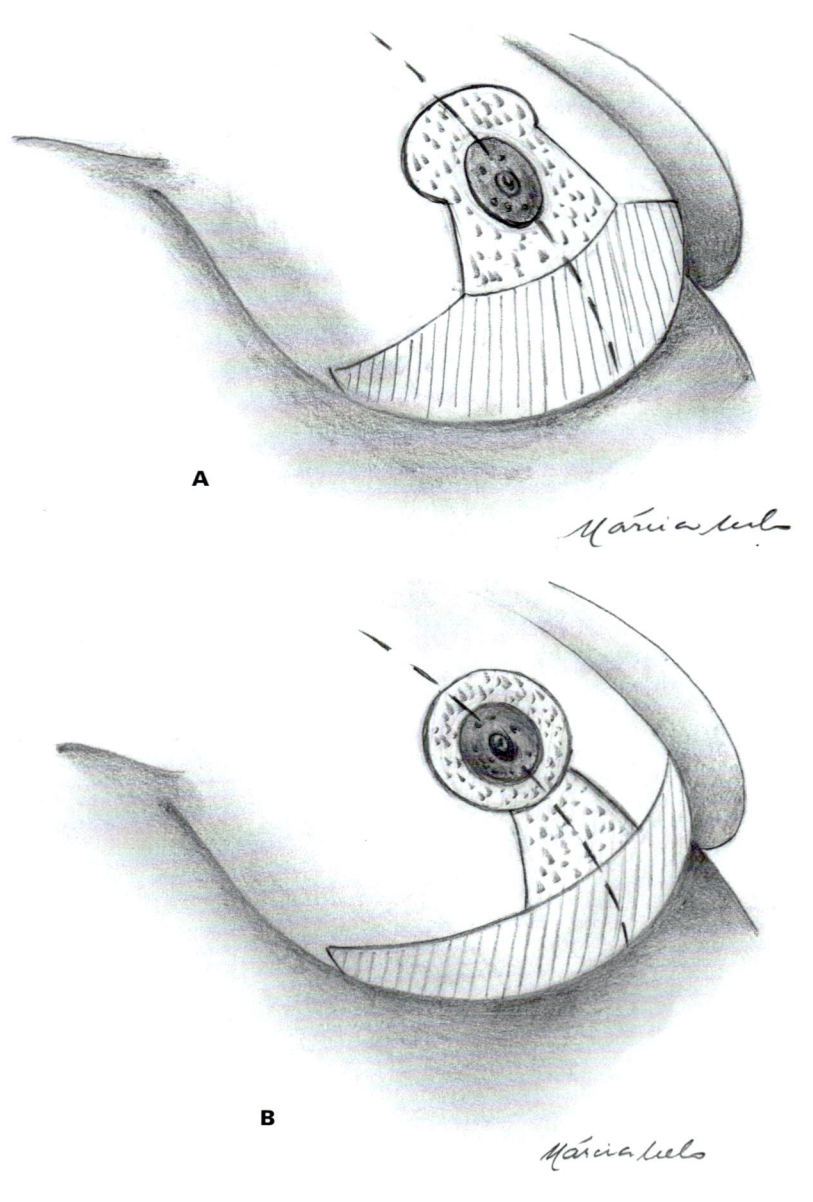

FIGURA 20.37 A e B Outra forma de obter-se uma cobertura adequada para a inclusão direta da prótese de silicone é ampliar essa cobertura com o uso das áreas de pele decorticadas na mastectomia que utiliza uma incisão do tipo mamoplastia redutora.

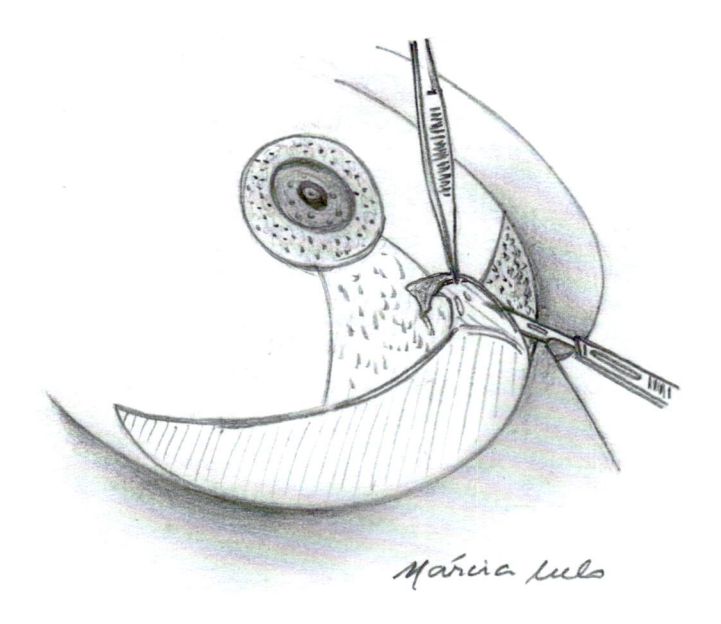

FIGURA 20.38 Após a marcação das incisões, realiza-se a decorticação da pele nos quadrantes inferiores da mama. A área de pele hachurada no desenho é desprezada ou pode ser decorticada e incluída na cobertura da prótese.

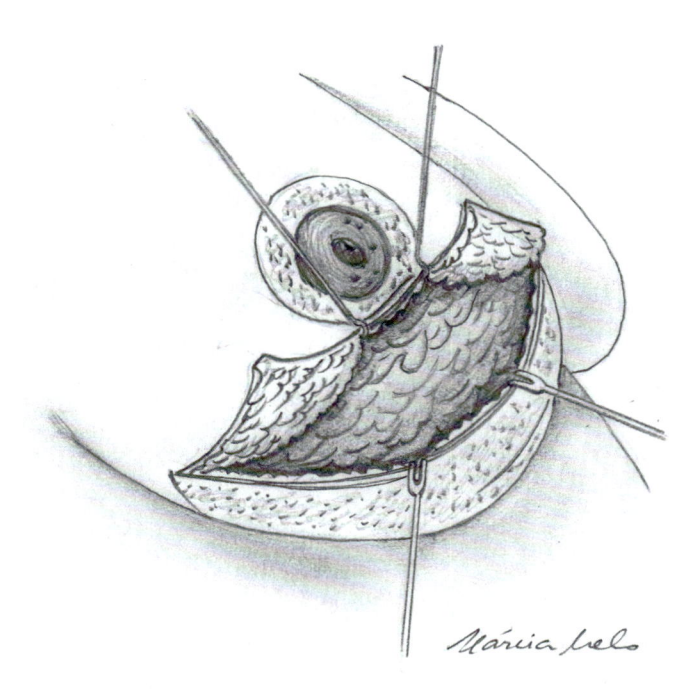

FIGURA 20.39 Aprofunda-se a incisão transversal da mama no polo inferior, sendo realizada a mastectomia.

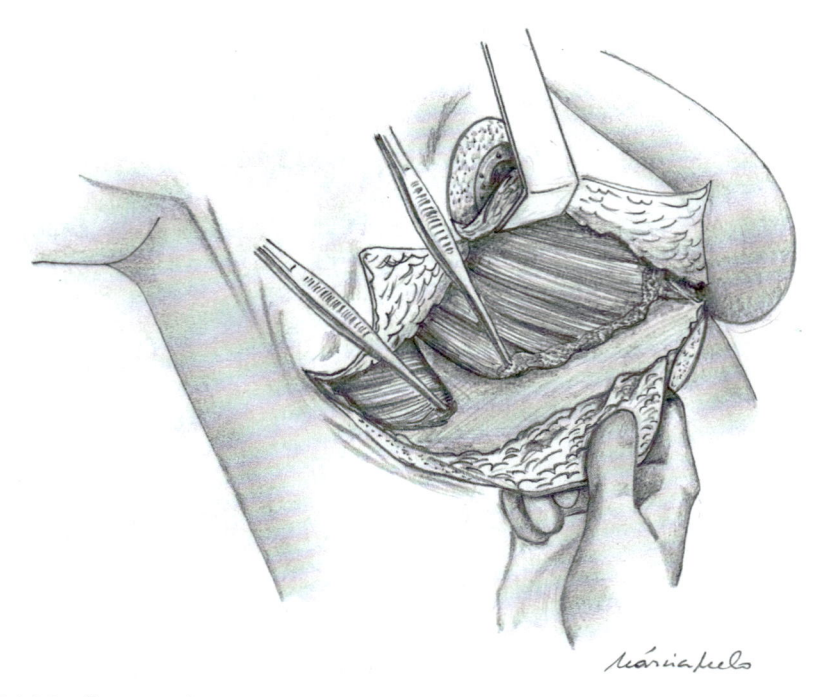

FIGURA 20.40 Realiza-se a dissecção e o descolamento dos músculos peitoral maior e serrátil anterior, como visto anteriormente. O serrátil poderá não ser incluído.

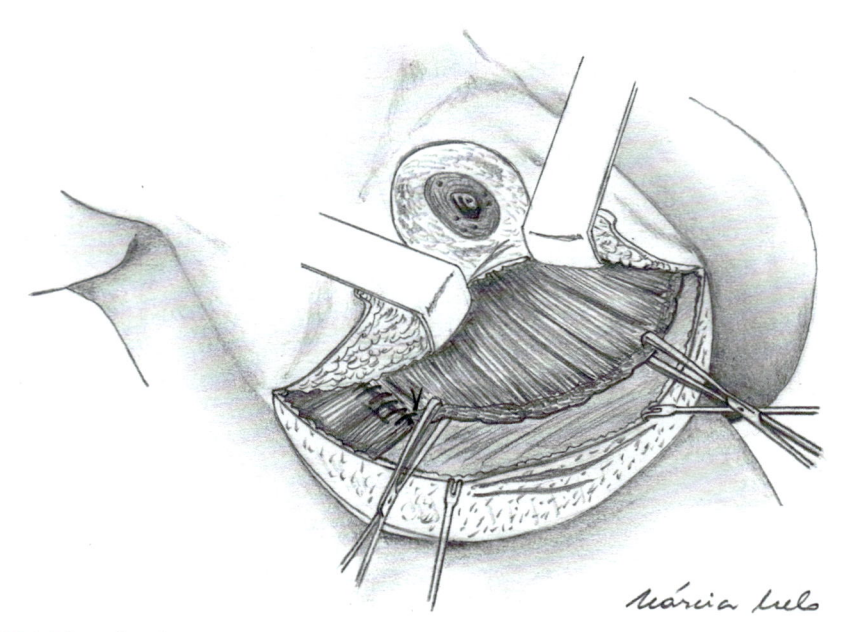

FIGURA 20.41 Os músculos são unidos por uma sutura contínua, com fio de absorção lenta, formando a cobertura muscular da prótese. A cobertura do polo inferior da prótese será feita pela área que foi decorticada.

A

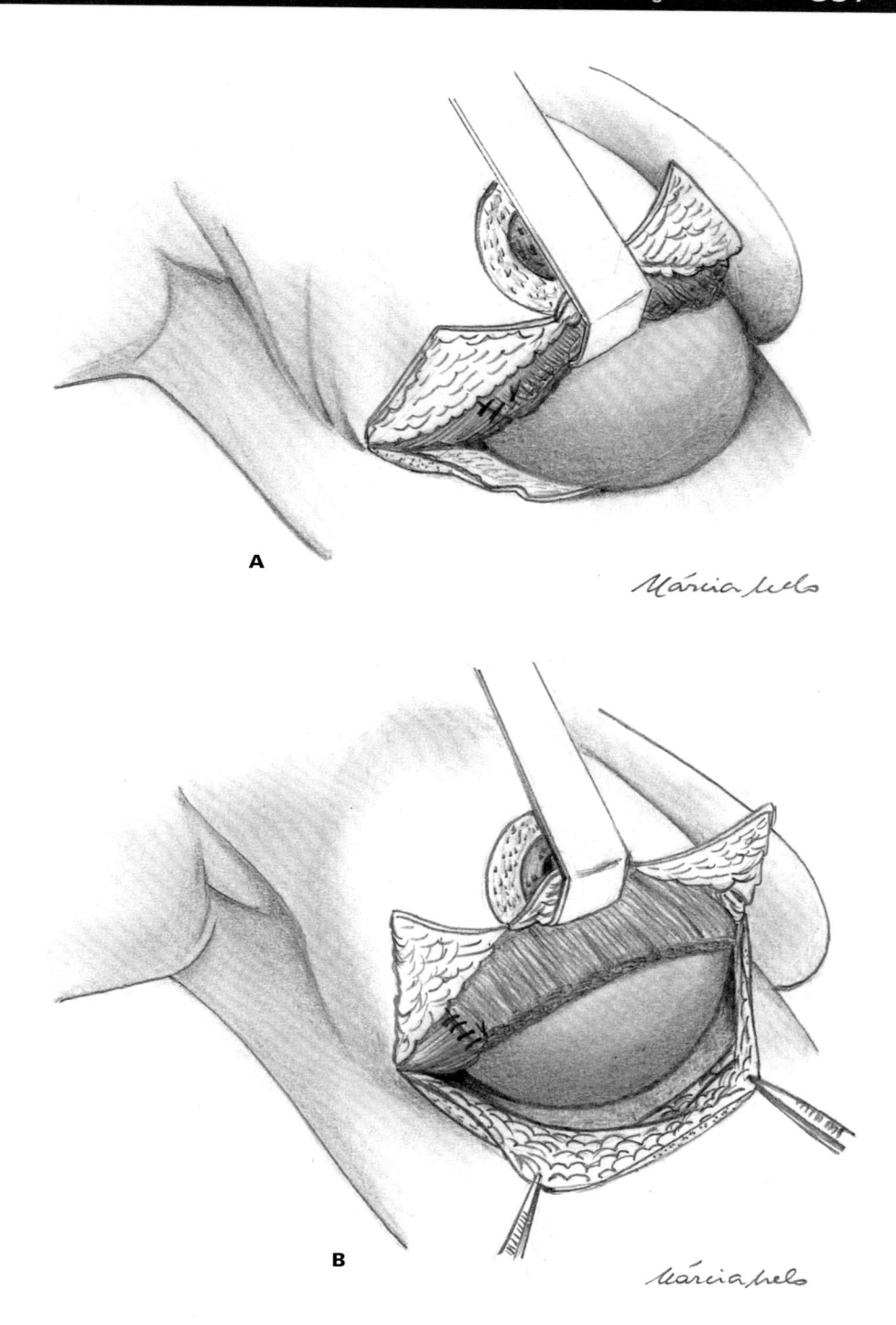

B

FIGURA 20.42 A e B É feita a inserção da prótese retromuscular.

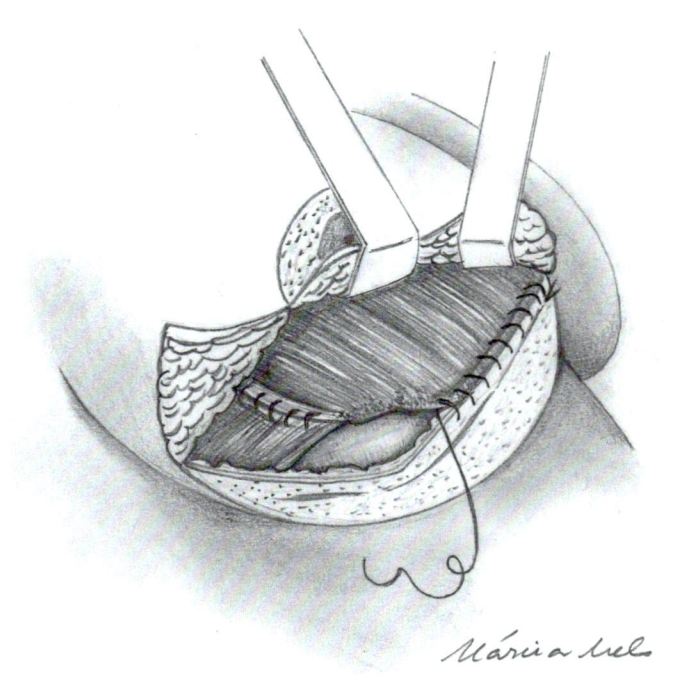

FIGURA 20.43 A borda da cobertura muscular é suturada em direção à área decorticada no polo inferior da mama com fio de absorção lenta 3.0.

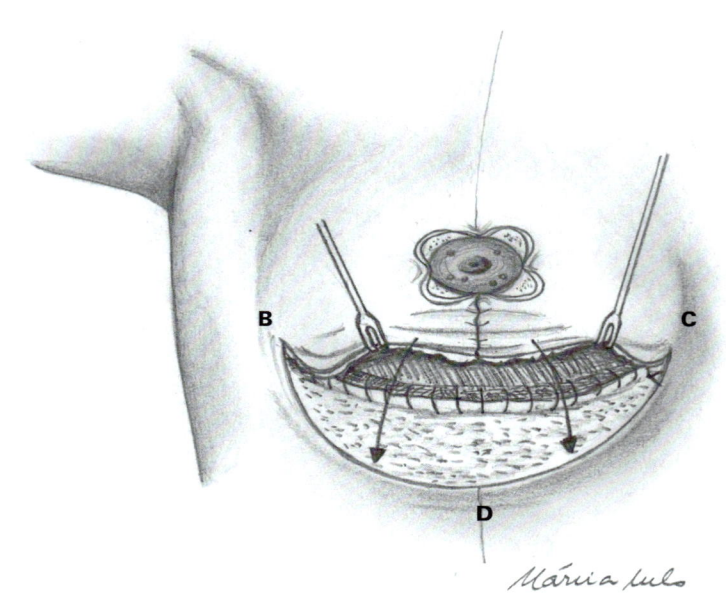

FIGURA 20.44 Segue-se com o fechamento das incisões do tipo mamoplastia redutora, fixando a borda superior da aréola ao longo da linha hemiclavicular na sua nova posição, e aproximando os pontos B, C e D. A área decorticada ficará abaixo da pele.

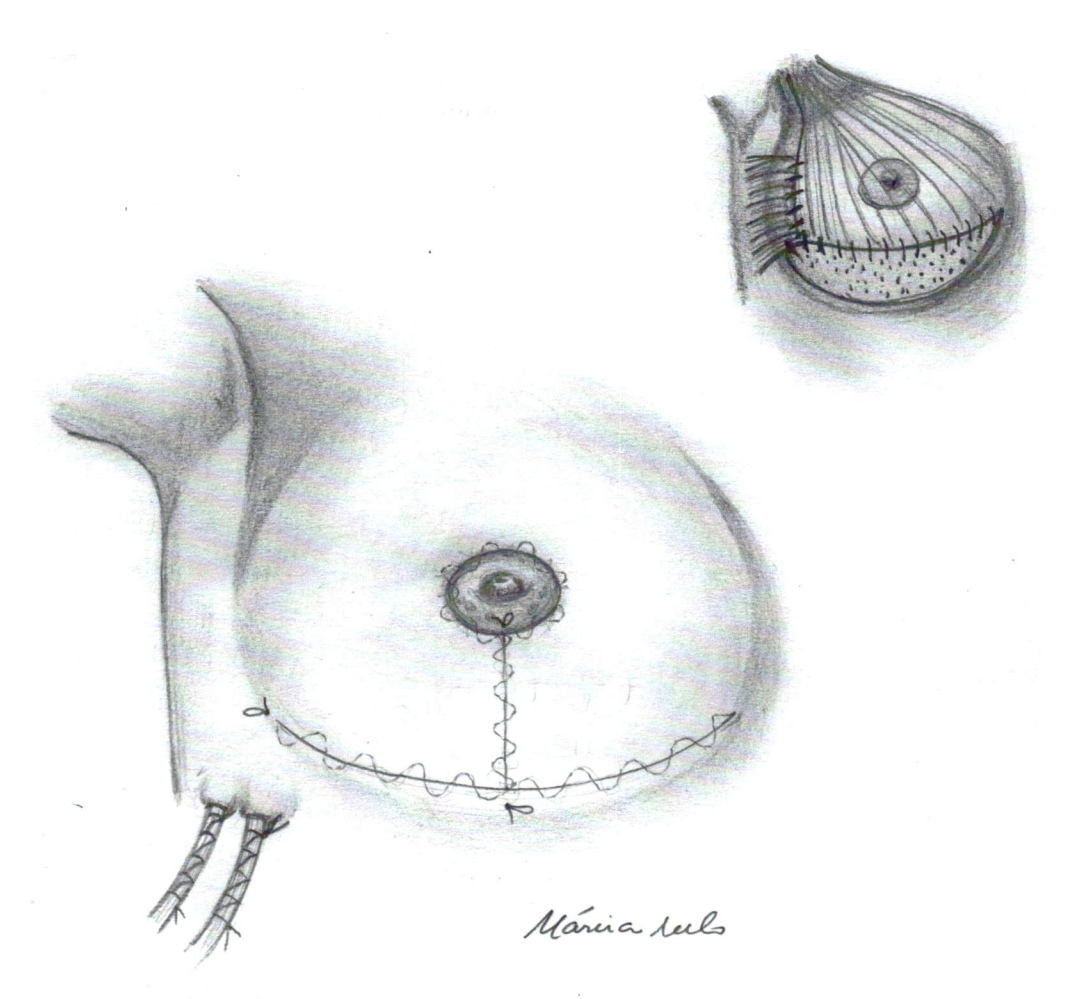

FIGURA 20.45 Realiza-se uma sutura subdérmica e intradérmica com fio de absorção lenta 3.0 e 4.0. Deixa-se um dreno fechado de aspiração contínua. No detalhe, representação da cobertura da prótese, incluindo a área decorticada, sob a pele e o subcutâneo.

21

Reconstrução com retalho miocutâneo transversal do reto abdominal (TRAM)

O retalho miocutâneo do reto abdominal permite transferir uma grande quantidade de tecido da região abdominal inferior para a região anterior do tórax, reparando a perda de tecidos provocada por uma mastectomia e permitindo modelar uma neomama. É a técnica preferencial sempre que se necessita repor grande volume ou perda cutânea e sempre que o biotipo da paciente permitir.

A longo prazo, é a técnica que apresenta os melhores resultados estéticos, conferindo à mama reconstruída textura e consistência muito semelhantes ao tecido mamário normal.

Contraindicações

- IMC superior a 30 ou inferior a 20.
- Diabetes melito.
- Tabagismo pesado.
- Colagenoses.
- Gravidez.
- Doenças crônicas debilitantes.
- Múltiplas cirurgias abdominais.
- Instabilidade emocional.
- Comprometimento de desempenho profissional.

Mulheres fumantes ou com possíveis alterações na microcirculação podem ser candidatas a realizar um retalho bipediculado para aumentar o aporte circulatório, diminuindo o risco de isquemia e necrose do retalho.

As pacientes devem manter hemoglobina igual ou superior a 10 g/dL no pós-operatório imediato para garantir uma boa perfusão no retalho.

A perda sanguínea deve ser avaliada no transoperatório e realizada reposição se necessário.

A paciente deve ser mantida aquecida para evitar vasoconstrição e baixa perfusão no retalho.

Antibioticoterapia profilática de rotina com cefalosporina é mantida por uma semana.

Complicações mais frequentes

- Necrose gordurosa.
- Infecção e deiscência.
- Perda parcial ou total do retalho.
- Hérnias e abaulamentos da parede abdominal.
- Cicatrizes inadequadas.
- Desvios da cicatriz umbilical.

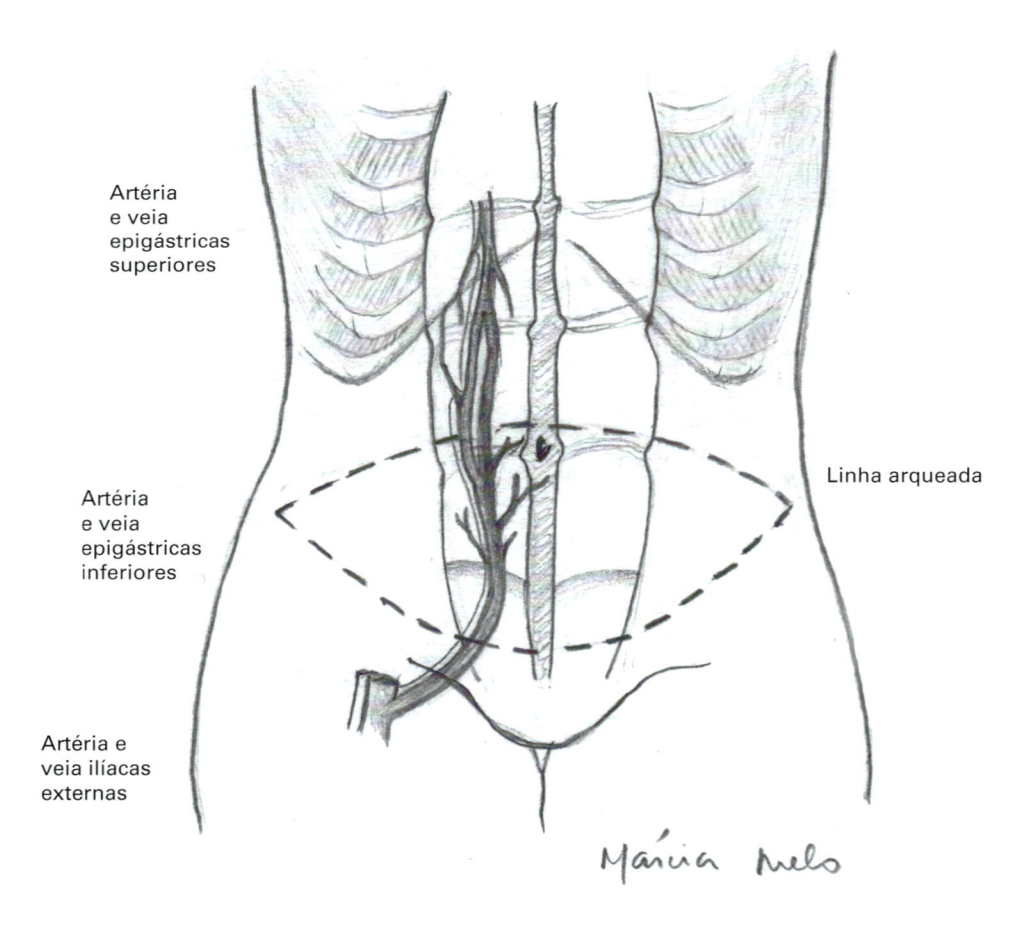

FIGURA 21.1 Vascularização do músculo reto abdominal: vasos epigástricos superiores e inferiores. As perfurantes periumbilicais que estão acima da linha arqueada são responsáveis pela perfusão do retalho.

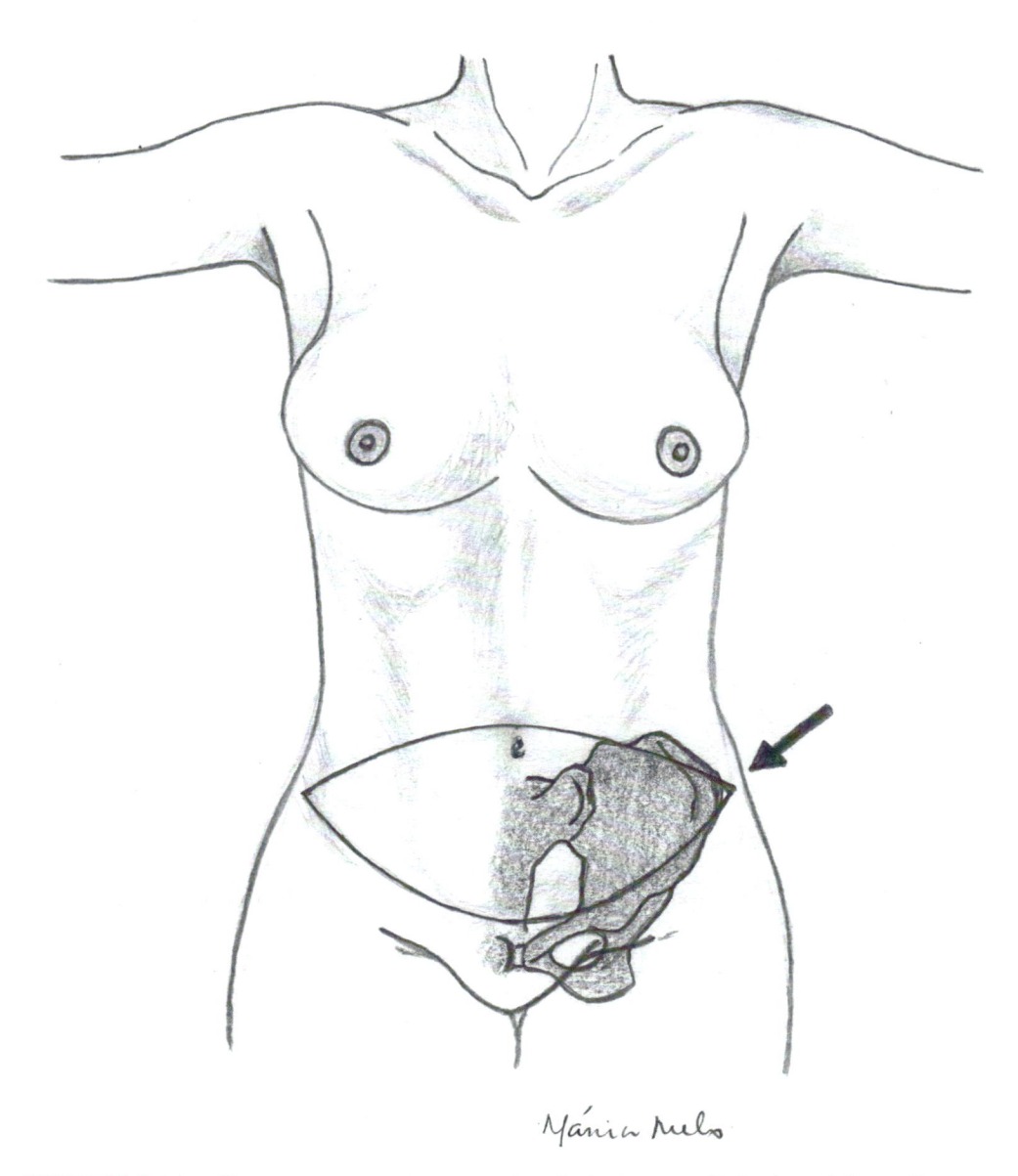

FIGURA 21.2 Crista ilíaca anterossuperior: ponto de referência para o limite lateral do retalho.

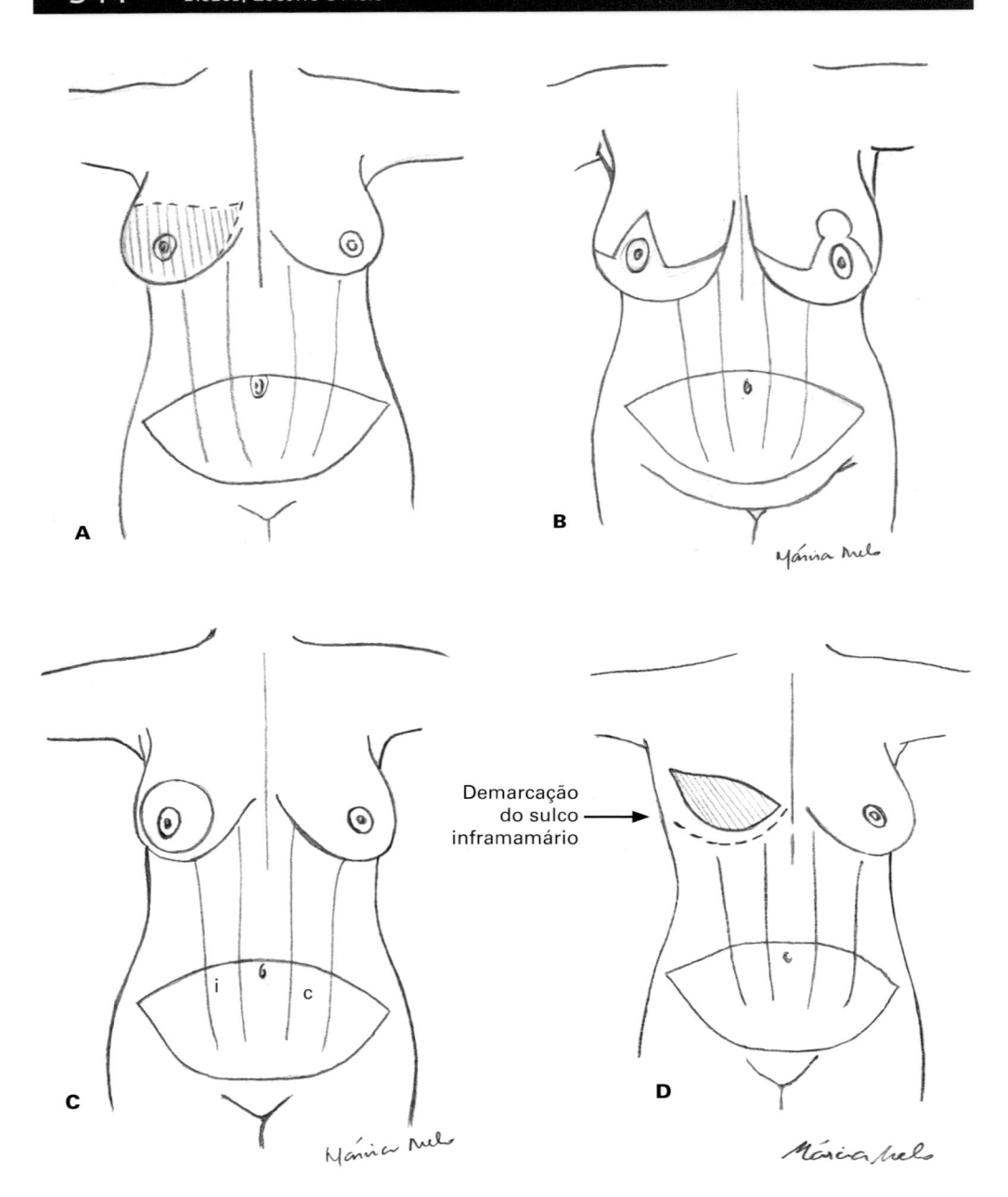

(Continua)

FIGURA 21.3 A, B, C, D e E Planejamento prévio da cirurgia com a demarcação cutânea da área de ressecção de pele da mama: **(A)** incisão de Steward; **(B)** incisão tipo mamoplastia redutora; **(C)** incisão periareolar ou para-areolar (poupadora de pele). O volume de pele a ser ressecado é determinado pelo tamanho do tumor e pela sua proximidade e/ou comprometimento da pele da mama. **(D e E)**. Linha média e demarcação da nova posição do sulco inframamário e retalho cutâneo após mastectomia.

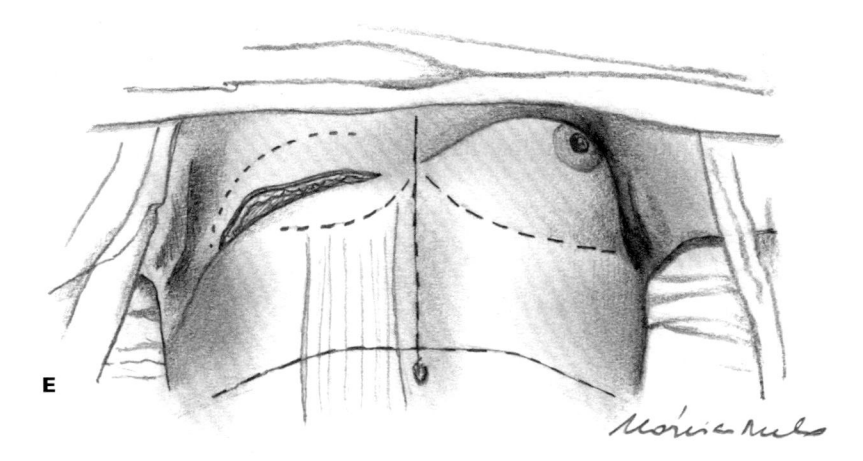

FIGURA 21.3 A, B, C, D e E (*Continuação*) Planejamento prévio da cirurgia com a demarcação cutânea da área de ressecção de pele da mama: (**A**) incisão de Steward; (**B**) incisão tipo mamoplastia redutora; (**C**) incisão periareolar ou para-areolar (poupadora de pele). O volume de pele a ser ressecado é determinado pelo tamanho do tumor e pela sua proximidade e/ou comprometimento da pele da mama. (**D e E**). Linha média e demarcação da nova posição do sulco inframamário e retalho cutâneo após mastectomia.

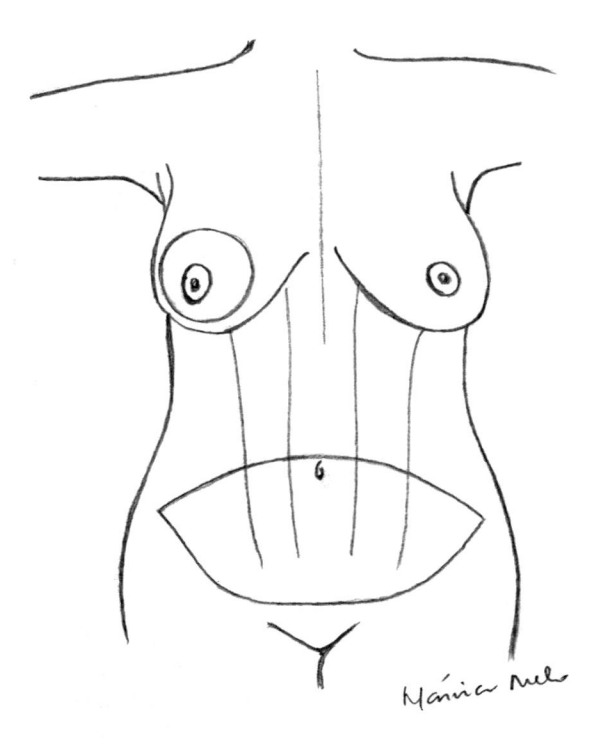

FIGURA 21.4 Demarcação do retalho no abdome inferior a ser transferido para a região da mastectomia.

Inicialmente, traça-se uma linha arciforme entre as espinhas ilíacas anterossuperior esquerda e direita, englobando a cicatriz umbilical. A linha inferior do retalho é delineada dependendo da configuração do abdome de cada paciente e do volume necessário para a reconstrução. Pode-se usar o músculo reto abdominal ipsilateral *(i)* ou contralateral *(c)* – retalho monopediculado. Habitualmente, usa-se o reto abdominal ipsilateral. Em situações específicas, como apresentadas anteriormente, pode ser necessário utilizar os dois músculos reto abdominais (retalho bipediculado).

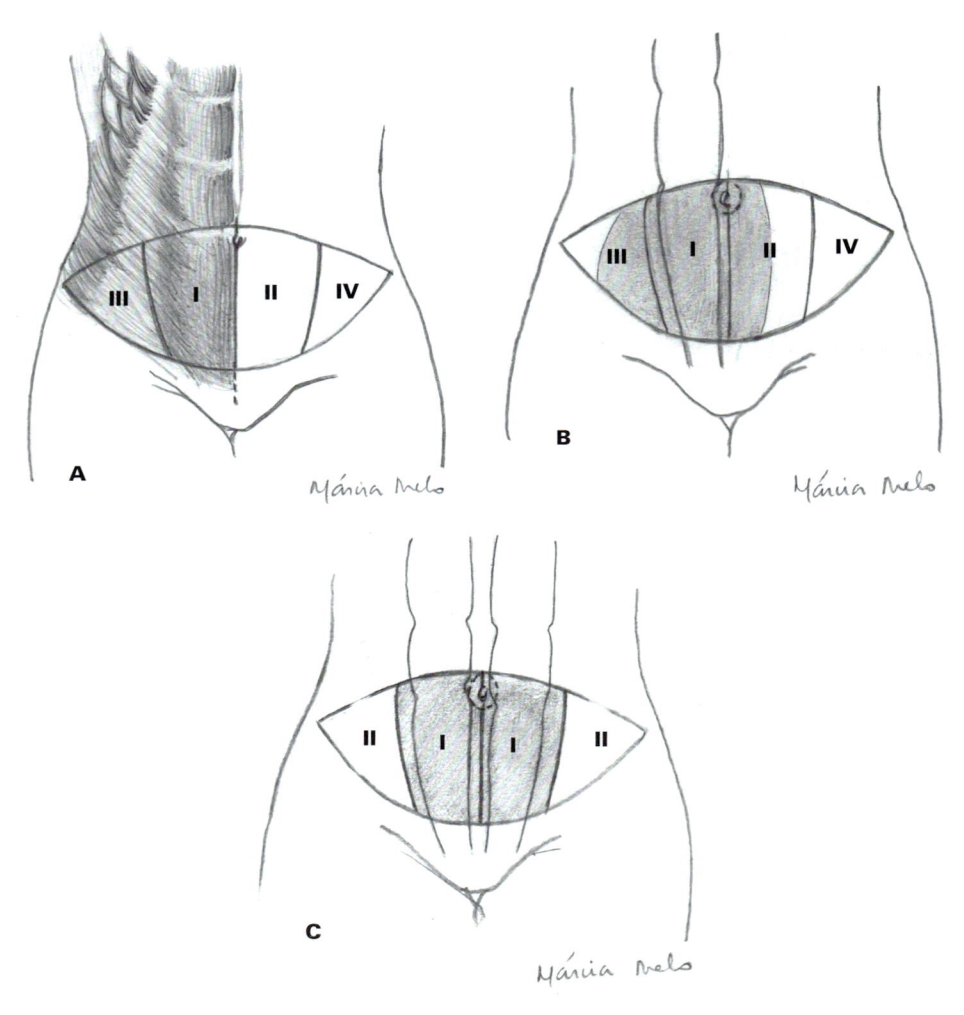

FIGURA 21.5 A, B e C **(A)** A perfusão do retalho é demarcada por zonas (I, II, III, IV) que limitam a extensão e o volume a ser transferido, quando empregamos técnica monopediculada. **(B)** As zonas I (localizada sobre o reto abdominal a ser transferido) e II apresentam melhor perfusão. A zona IV é sempre desprezada, na técnica monopediculada, mesmo que aparente boa perfusão no transoperatório. **(C)** Na técnica bipediculada, as zonas são marcadas como I (sobre os músculos reto abdominais) e II (laterais ao músculo). As zonas II, em especial suas extremidades, são desprezadas.

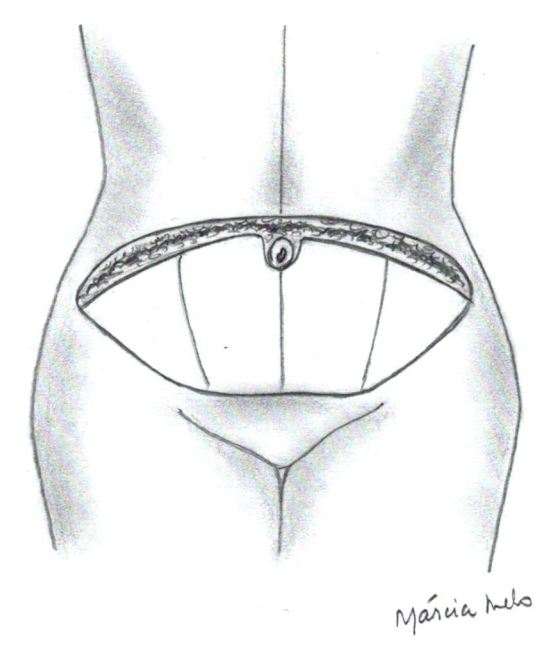

FIGURA 21.6 Incisão sobre a linha que indica o limite superior do retalho até atingir a aponeurose em toda a sua extensão.

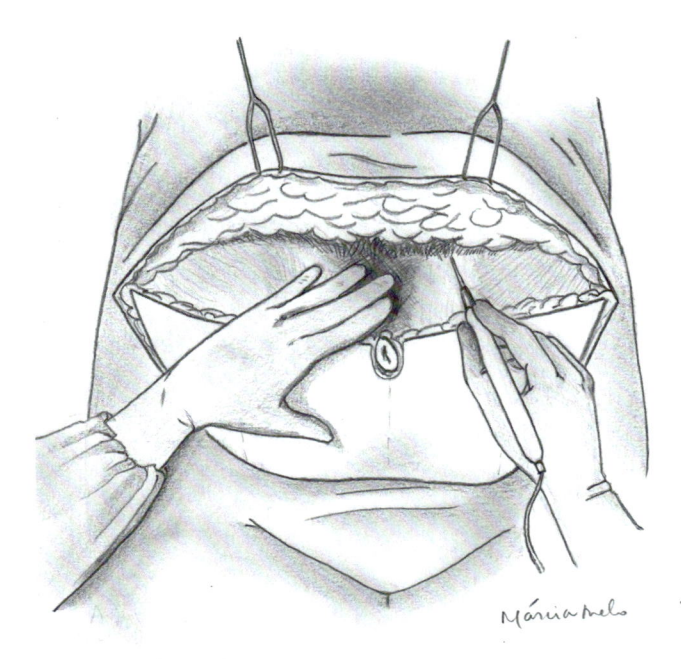

FIGURA 21.7 Descolamento da parede abdominal anterior entre o subcutâneo e a aponeurose, até alcançar o rebordo costal, com eletrocautério para minimizar a perda sanguínea. Demarcação da cicatriz umbilical que será liberada do retalho.

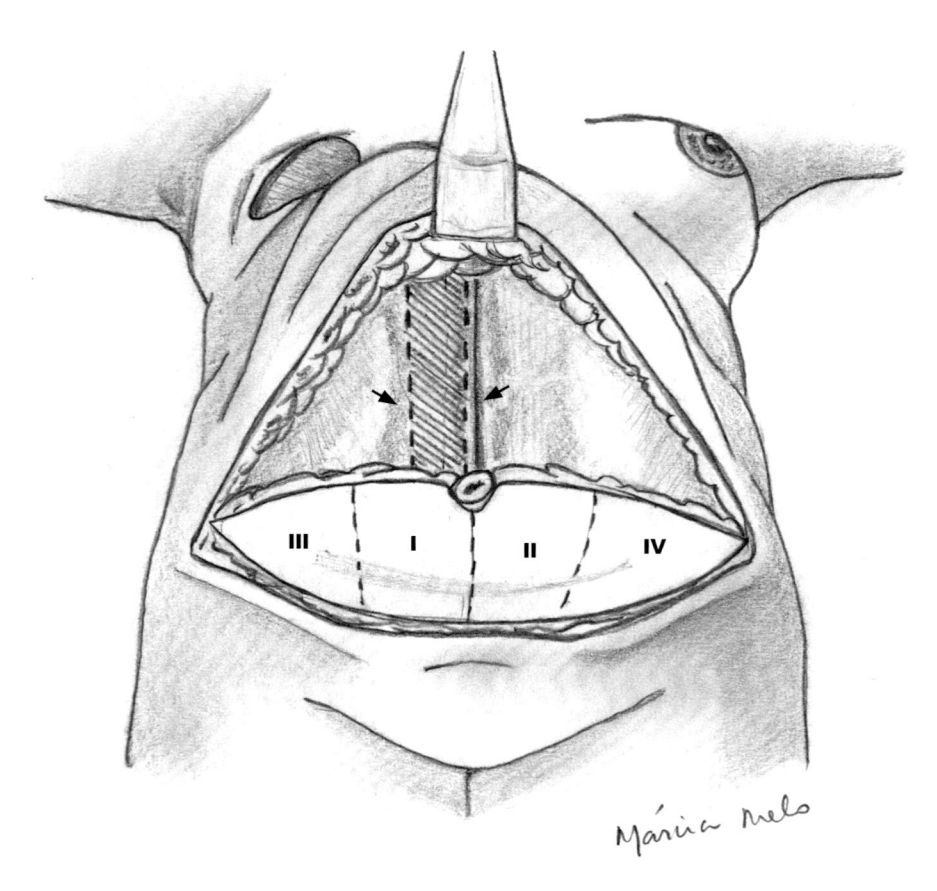

FIGURA 21.8 Duas linhas longitudinais são traçadas sobre a aponeurose, com azul de metileno, a 1 cm da linha alba e outra paralela a esta, junto a borda lateral do músculo reto abdominal.

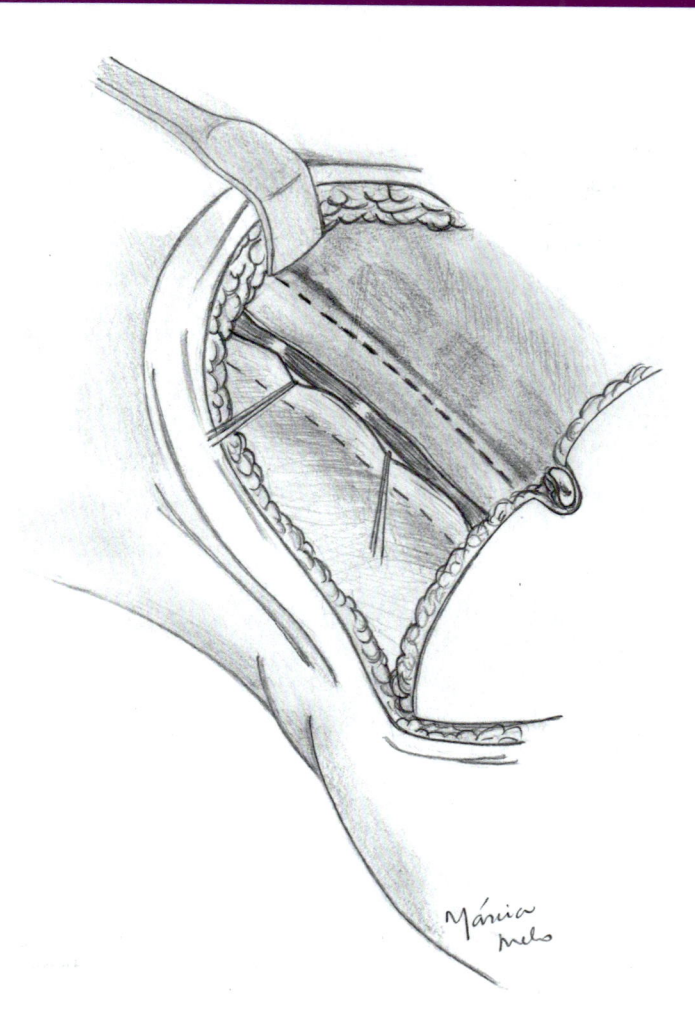

FIGURA 21.9 Após incisão com bisturi da aponeurose sobre a linha longitudinal, na borda lateral do músculo reto abdominal, inicia-se a dissecção cuidadosa da aponeurose com bisturi e cautério bipolar, até completa liberação da borda lateral do músculo. A tração na borda da aponeurose deve ser delicada para evitar a ruptura de fibras musculares e vasos. Emprega-se sempre, nessa dissecção, eletrocautério bipolar, minimizando o risco de lesão térmica que possa prejudicar a perfusão do retalho.

Vasos
perfurantes
laterais

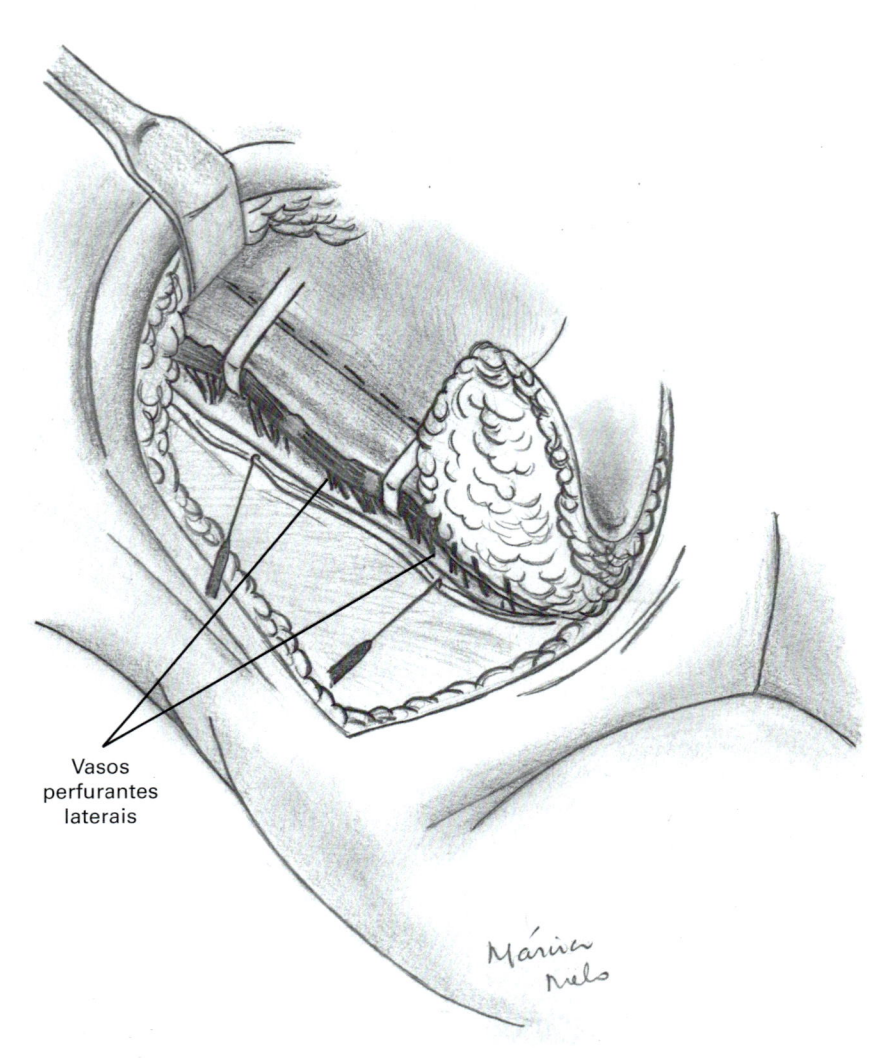

FIGURA 21.10 A seguir, libera-se o músculo reto abdominal da sua bainha posterior, aplicando-se leve tração com afastador de Farabeuf para expor os ramos perfurantes dos vasos epigástricos, que serão cauterizados com eletrocautério bipolar, o mais afastado possível do músculo para serem, em seguida, seccionados com tesoura.

Borda lateral
do músculo
reto abdominal

A

Borda lateral
do músculo
reto abdominal

Liberação da
face posterior
do músculo

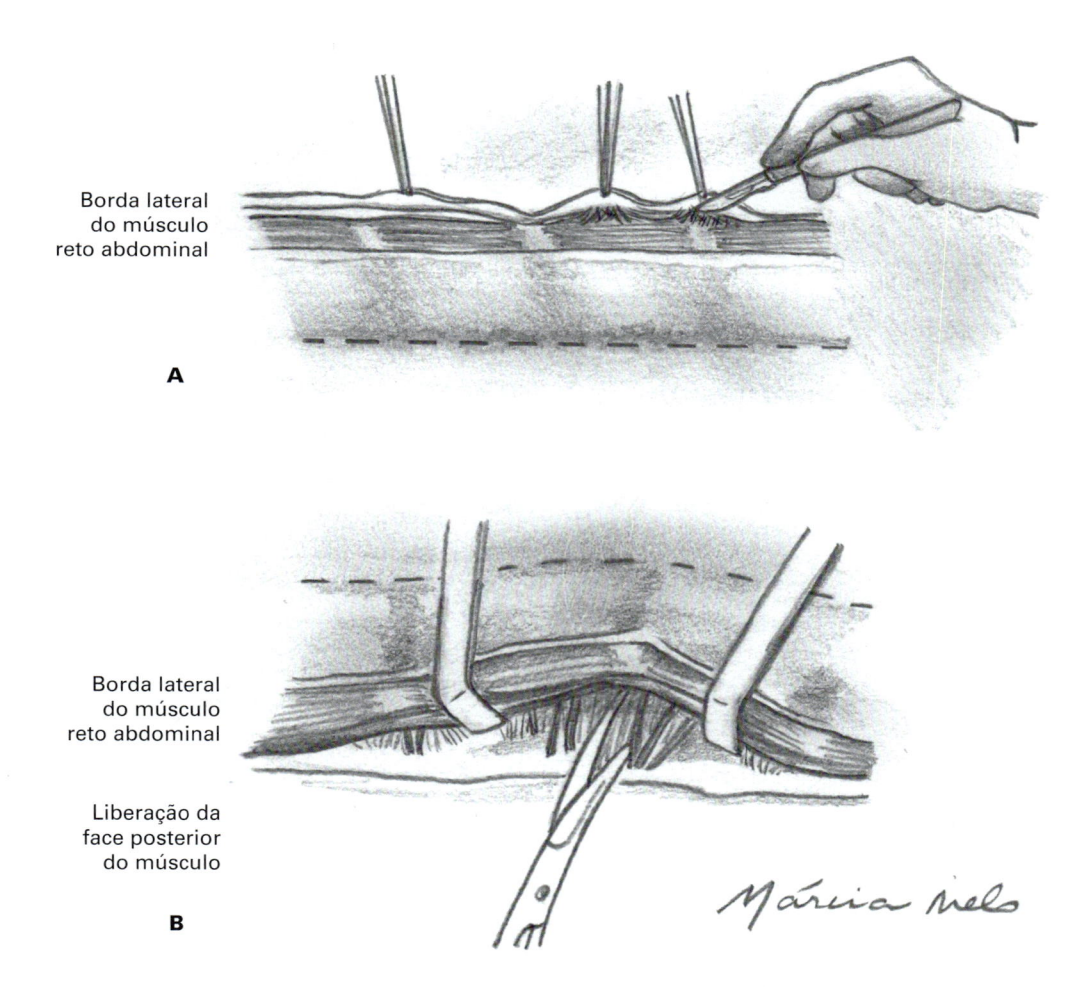

B

FIGURA 21.11 A e B Detalhe das dissecções apresentadas nas Figuras 21.9 e 21.10, respectivamente. Essa dissecção é fundamental para o sucesso do procedimento. Qualquer prejuízo na circulação do retalho pode ter consequências irreparáveis.

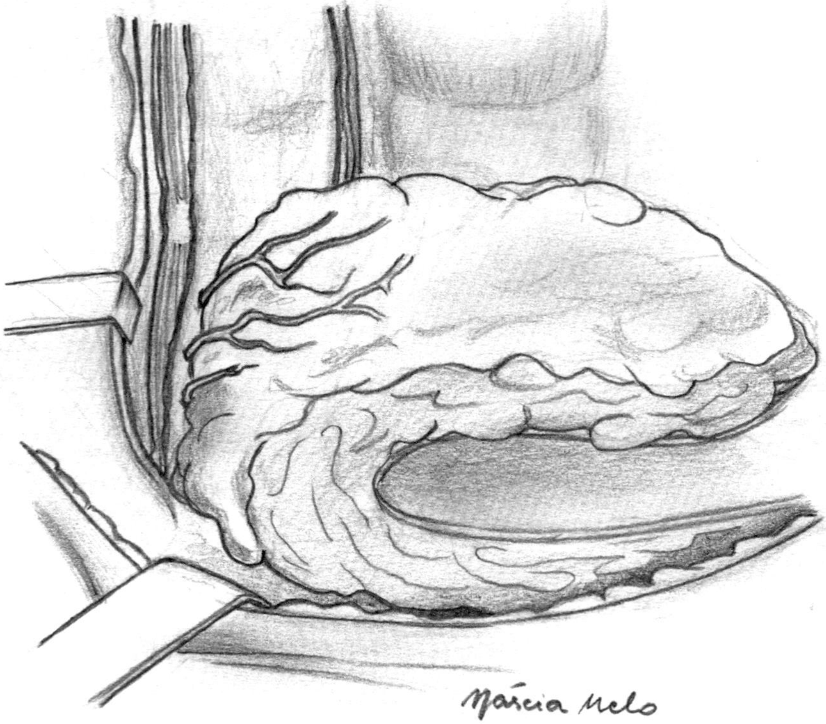

FIGURA 21.12 A borda lateral do retalho dermogorduroso (zona III) é descolada da aponeurose até alcançar a borda externa do reto, que é completamente liberado de sua bainha aponeurótica, conforme descrito na Figura 21.9. Os ramos perfurantes dos vasos epigástricos que passam pela aponeurose, do reto abdominal em direção ao tecido subcutâneo do retalho dermogorduroso, devem ser preservados. Assim, deve-se evitar tracionar esse retalho além da borda lateral do músculo reto abdominal sobre o qual está posicionado.

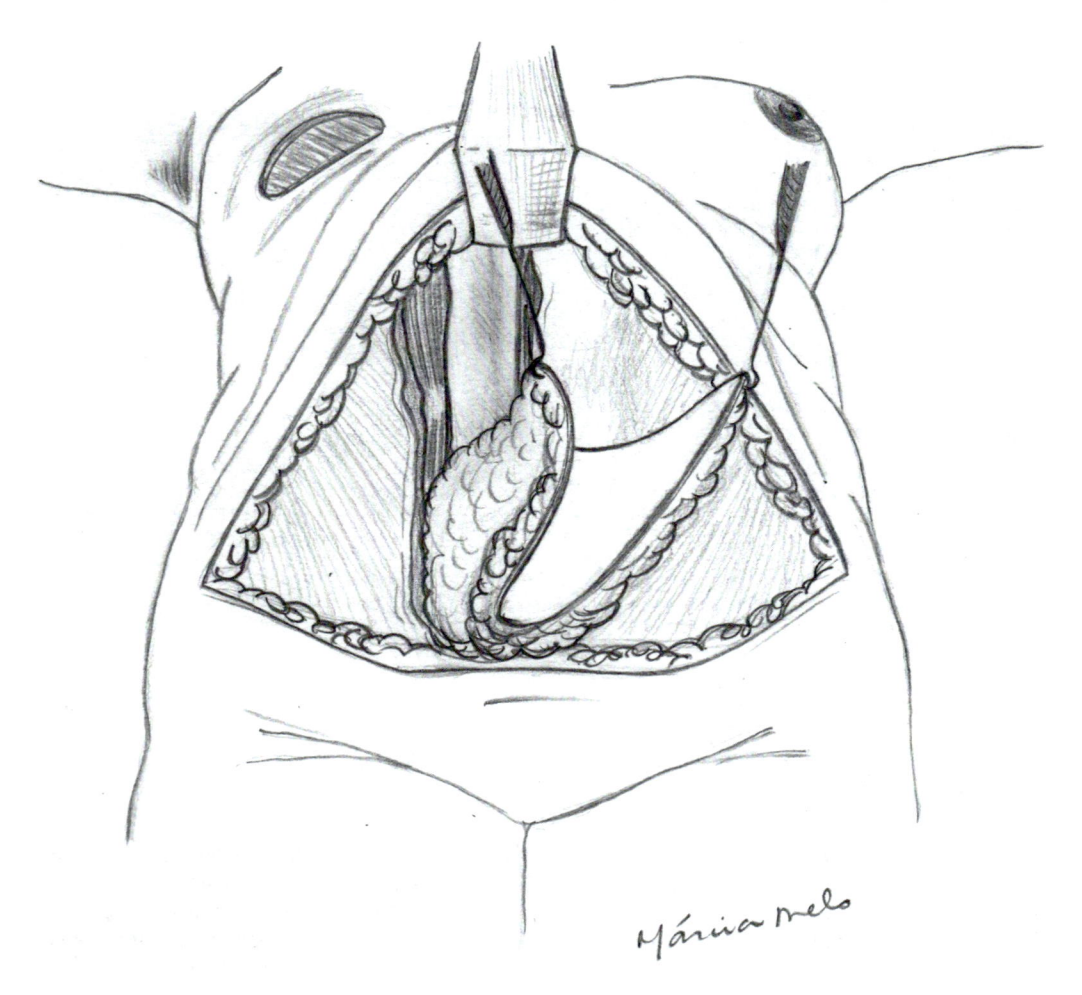

FIGURA 21.13 Libera-se a outra extremidade do retalho dermogorduroso, correspondente as zonas II e IV, até a borda medial do músculo reto abdominal (linha média), ficando o retalho ligado ao seu pedículo muscular pela zona posicionada sobre o músculo (zona I).

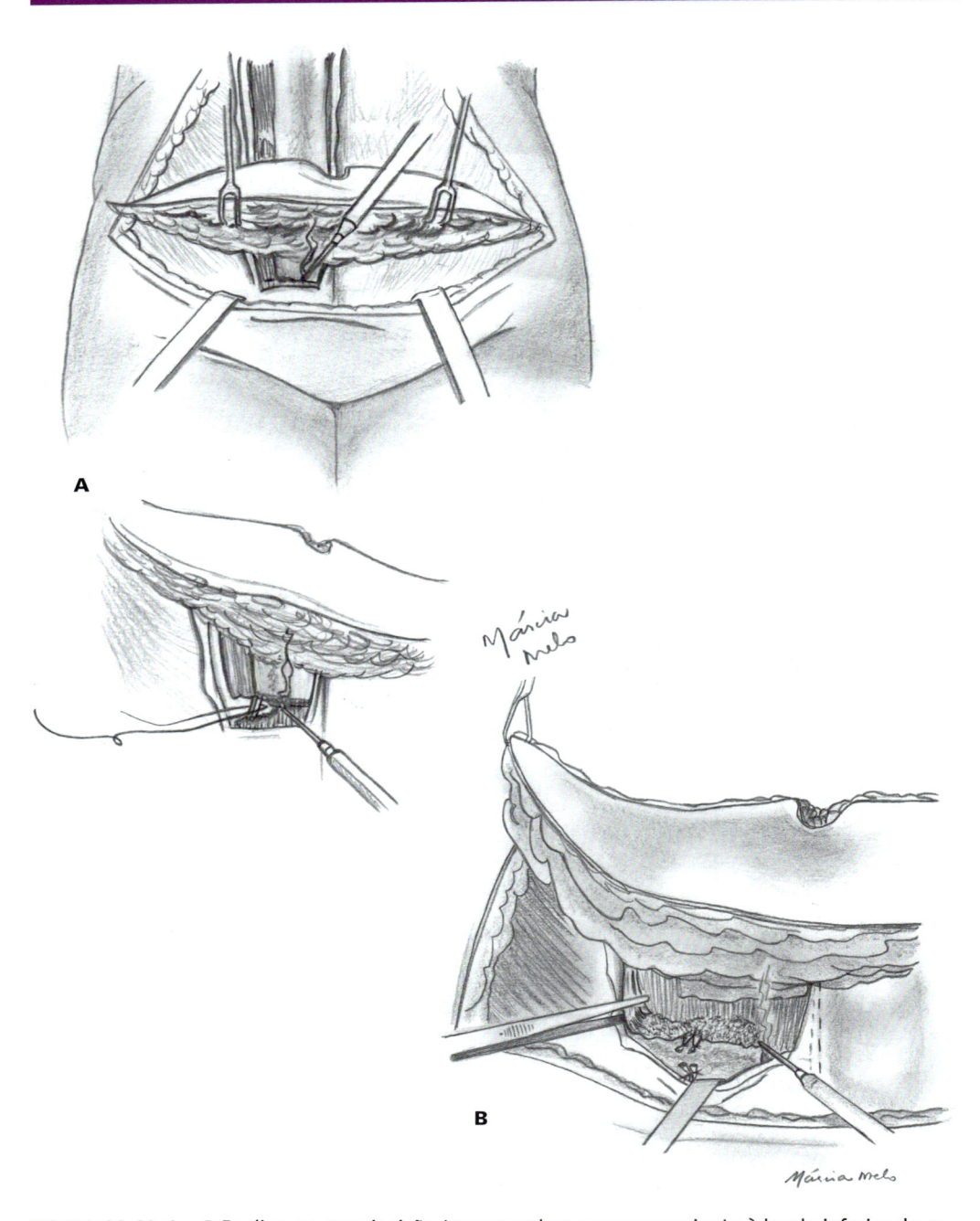

FIGURA 21.14 A e B Realiza-se uma incisão transversal na aponeurose junto à borda inferior do retalho dermoadiposo, expondo o músculo reto abdominal inferiormente. O músculo reto abdominal é seccionado com eletrocautério na altura da linha arqueada. São identificados os vasos epigástricos inferiores, atrás e lateralmente ao reto abdominal, os quais são ligados e seccionados, terminando a liberação da porção inferior do músculo. Deve-se ter cuidado para não deixar vasos sangrantes que possam se retrair em meio ao músculo.

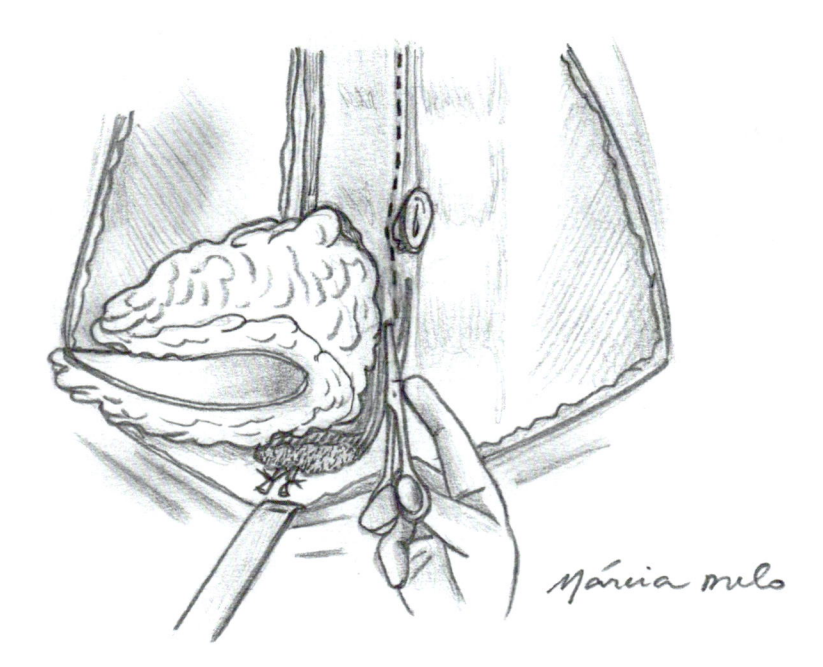

FIGURA 21.15 Após, segue-se a secção com tesoura da aponeurose ao longo da linha média até o apêndice xifoide ou mais, se necessário, para a ascensão do retalho sem criar tensão.

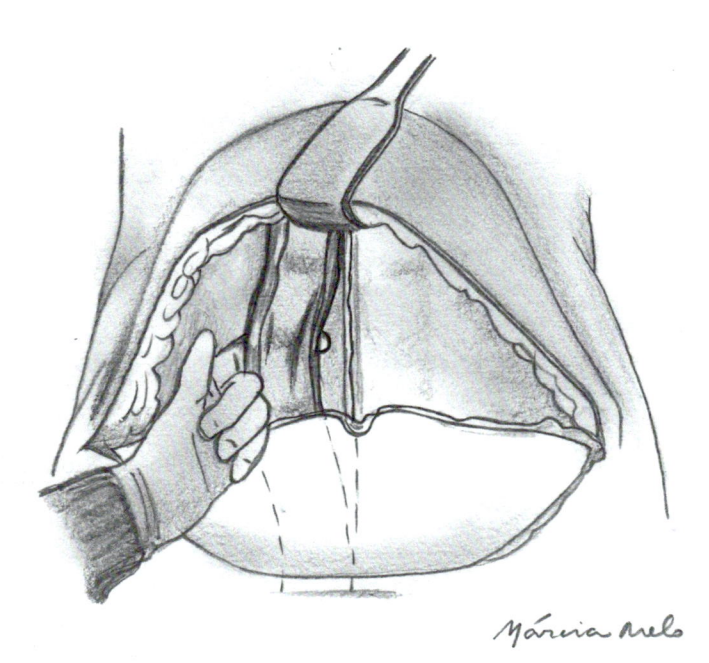

FIGURA 21.16 O músculo reto abdominal fica completamente liberado de sua bainha aponeurótica. Observa-se a faixa de aponeurose deixada sobre o músculo para conferir maior proteção ao músculo e seu feixe vascular.

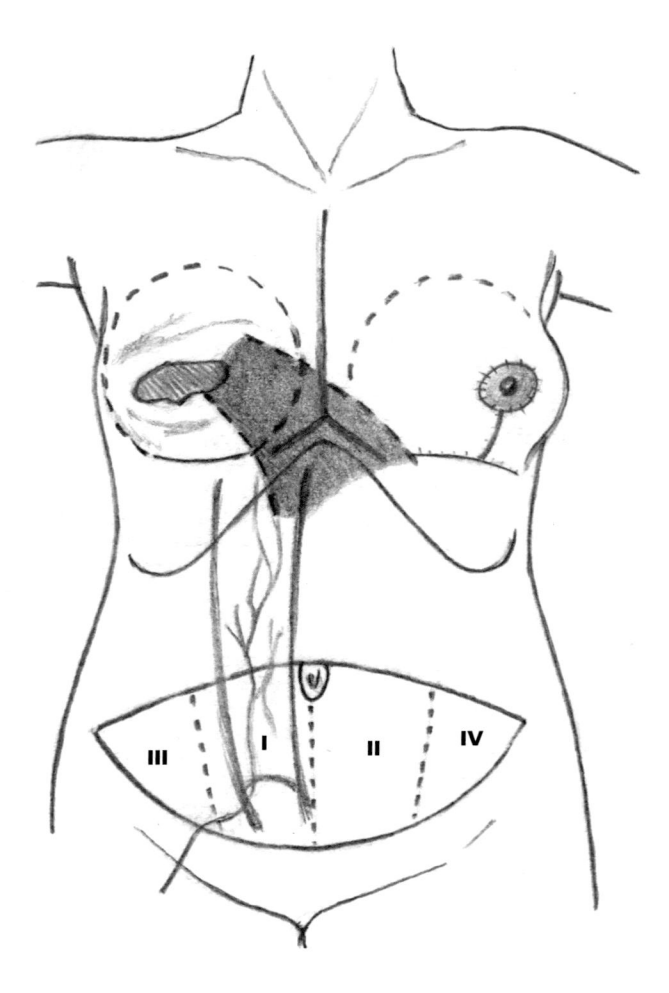

FIGURA 21.17 Um túnel é criado, ligando a região abdominal com o leito da mastectomia, no subcutâneo, amplo o suficiente para passar o retalho sem traumatismos. Geralmente, a medida de uma mão cerrada. Um descolamento excessivo pode levar ao deslocamento inferior do retalho.

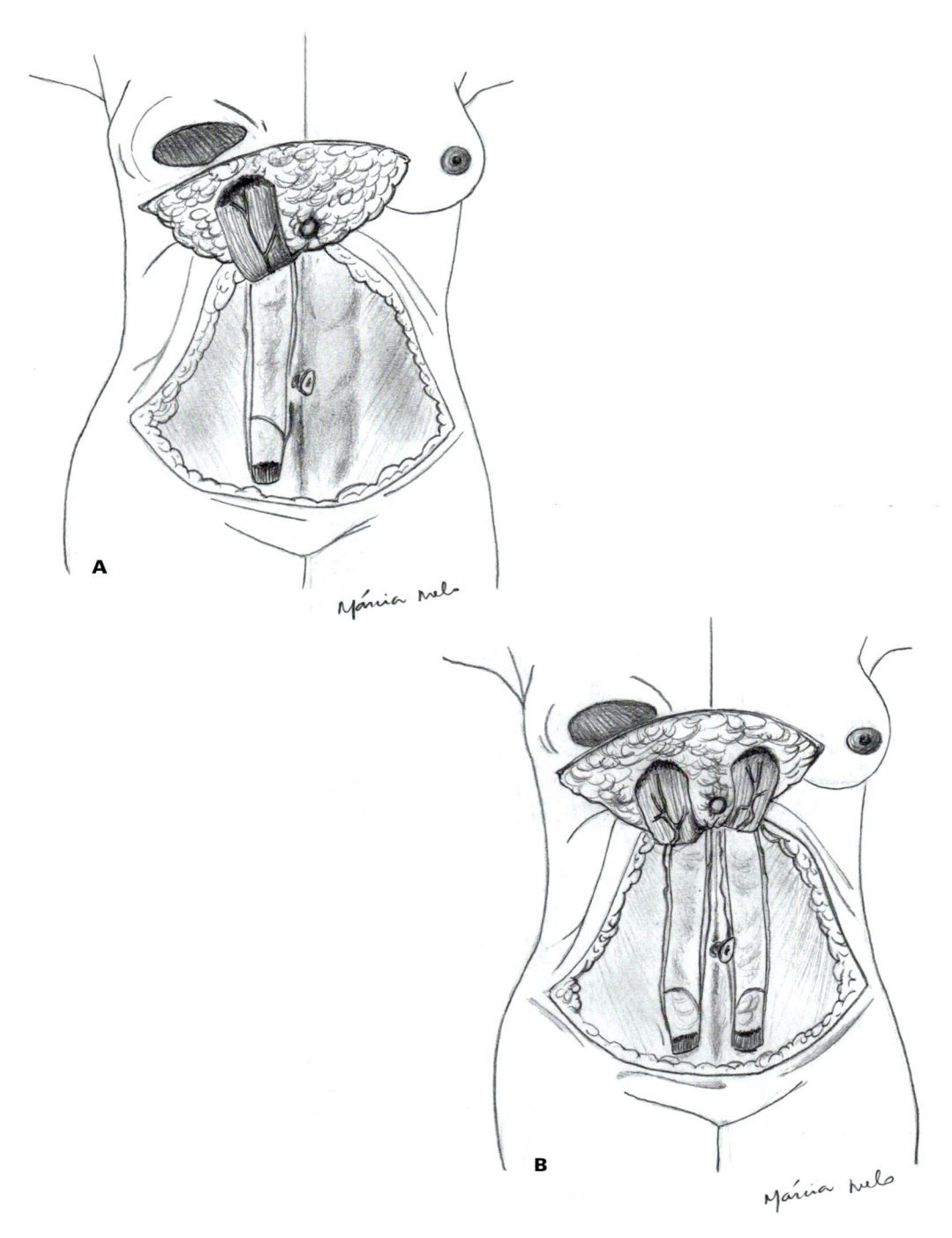

FIGURA 21.18 Retalho miocutâneo do músculo reto abdominal após sua completa liberação. (A) Monopediculado; (B) Bipediculado. Nesse momento, o retalho está pronto para ser elevado ao leito da mastectomia por meio do túnel previamente dissecado.

Margem costal

Vasos epigástricos superiores

Bainha posterior do reto abdominal

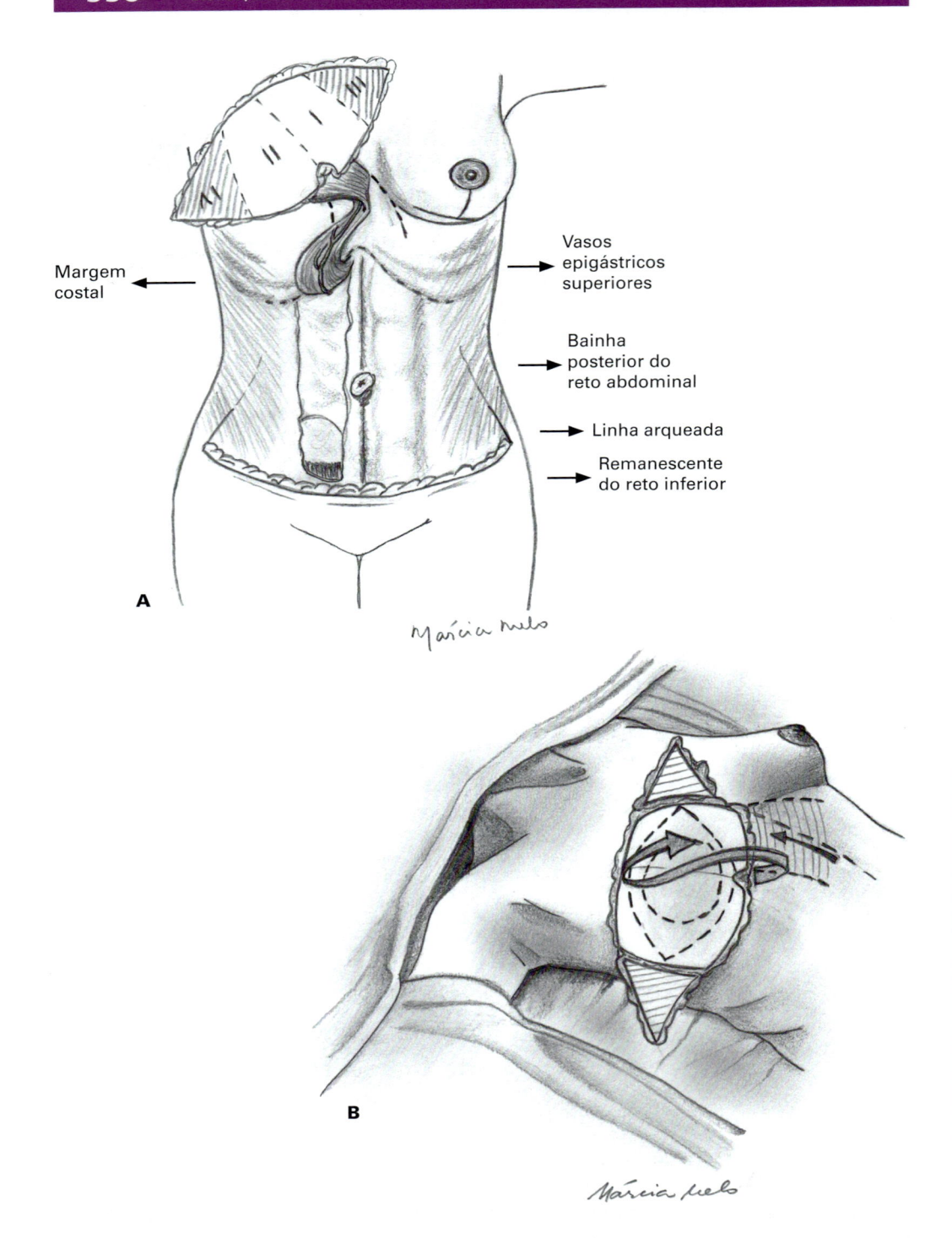

Linha arqueada

Remanescente do reto inferior

A

B

FIGURA 21.19 A e B Rotação do retalho na base do pedículo, evitando sua torção.

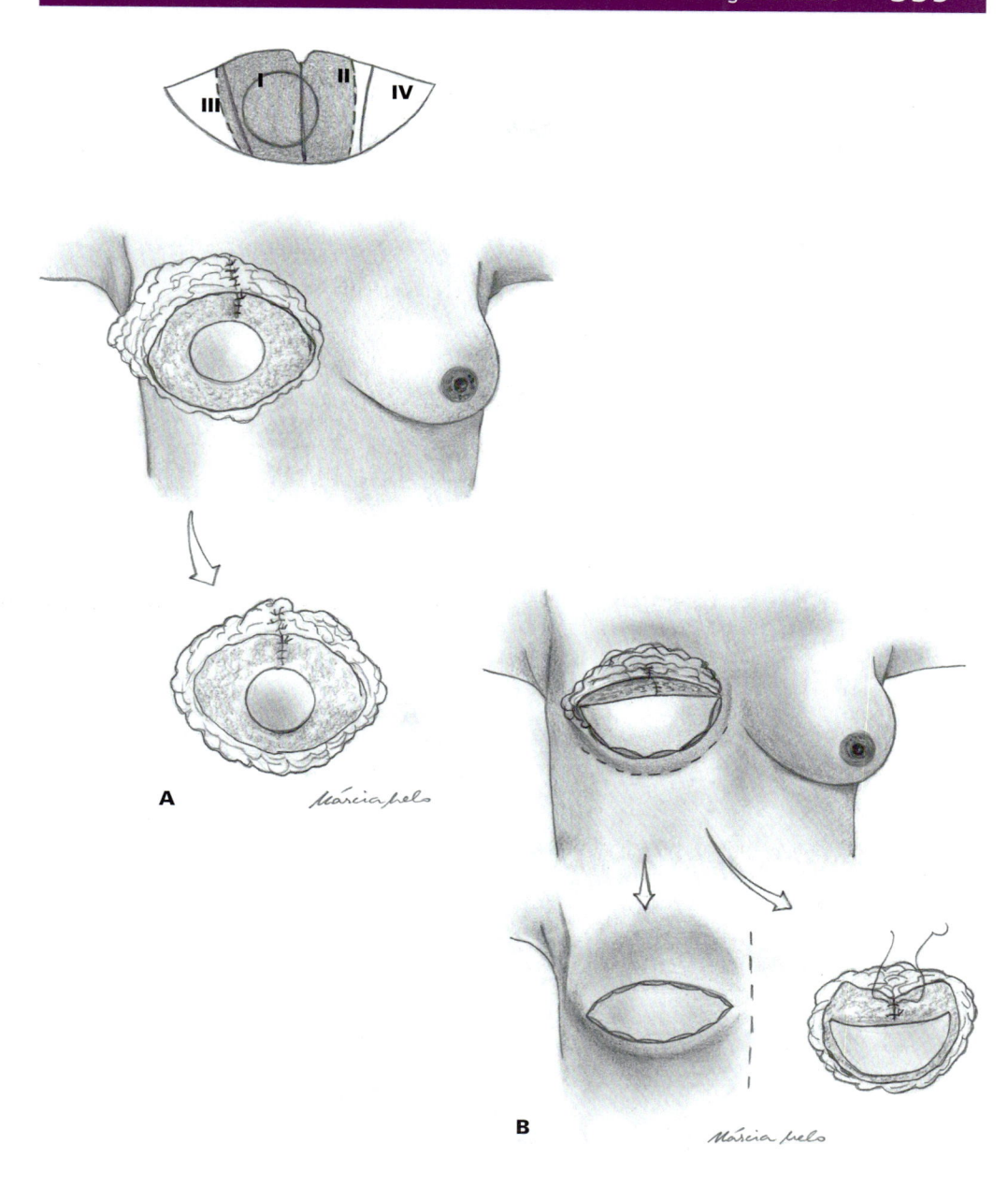

FIGURA 21.20 A e B Após alojar o retalho em seu novo leito, projeta-se o volume da neomama e demarca-se a área de pele a ser preservada, conforme a necessidade de cada caso: ilha de pele para cobrir defeito deixado após (**A**) incisão para-areolar e (**B**) incisão de Steward. O restante do retalho será desepitelizado e o bloco dermogorduroso será modelado para satisfazer as necessidades do caso. Na modelagem da neomama, as ressecções complementares são sempre periféricas, ou seja, nas áreas de menor perfusão. A zona IV é sempre ressecada, pois não tem vitalidade circulatória, embora, às vezes, pareça estar com boa perfusão. Deve-se observar, no retalho dermogorduroso, a reperfusão após compressão digital.

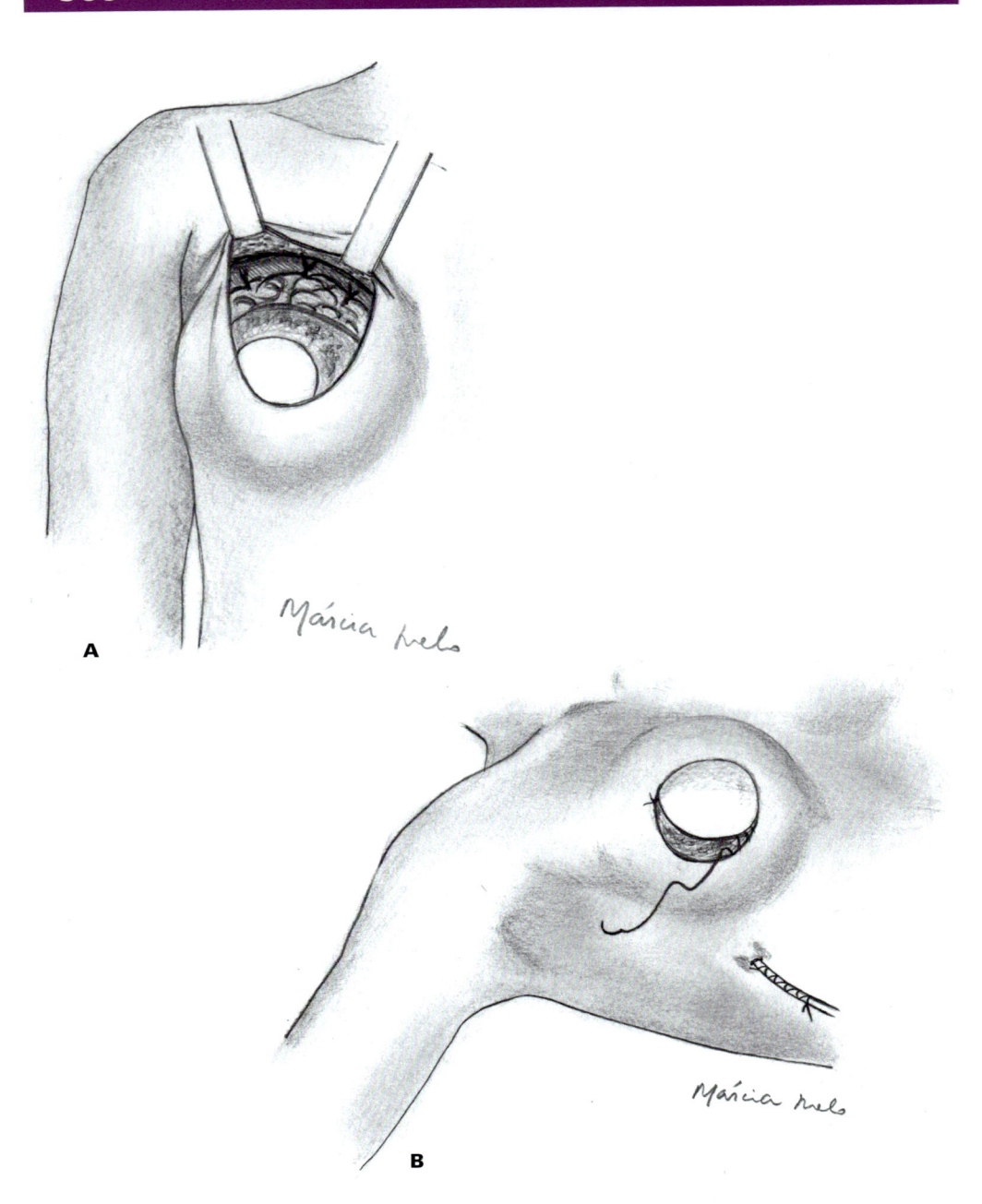

FIGURA 21.21 A e B Pode-se fixar o retalho no músculo peitoral maior por meio de pontos simples com fio monocryl 2.0 (ou colocar fio monofilamentar de absorção lenta 2.0). No entanto, a fixação do retalho na sua nova posição pode ser feita apenas por meio de pontos subdérmicos com fio monocryl 2.0 e 3.0 (ou colocar fio monofilamentar de absorção lenta 2.0 e 3.0) e, a seguir, com sutura intradérmica com fio monocryl 4.0, fio monofilamentar de absorção lenta 4.0. Na cirurgia com abordagem periareolar, não se fixa o retalho ao plano muscular. Já nas demais situações, por vezes, essa fixação é necessária para dar forma ao retalho.

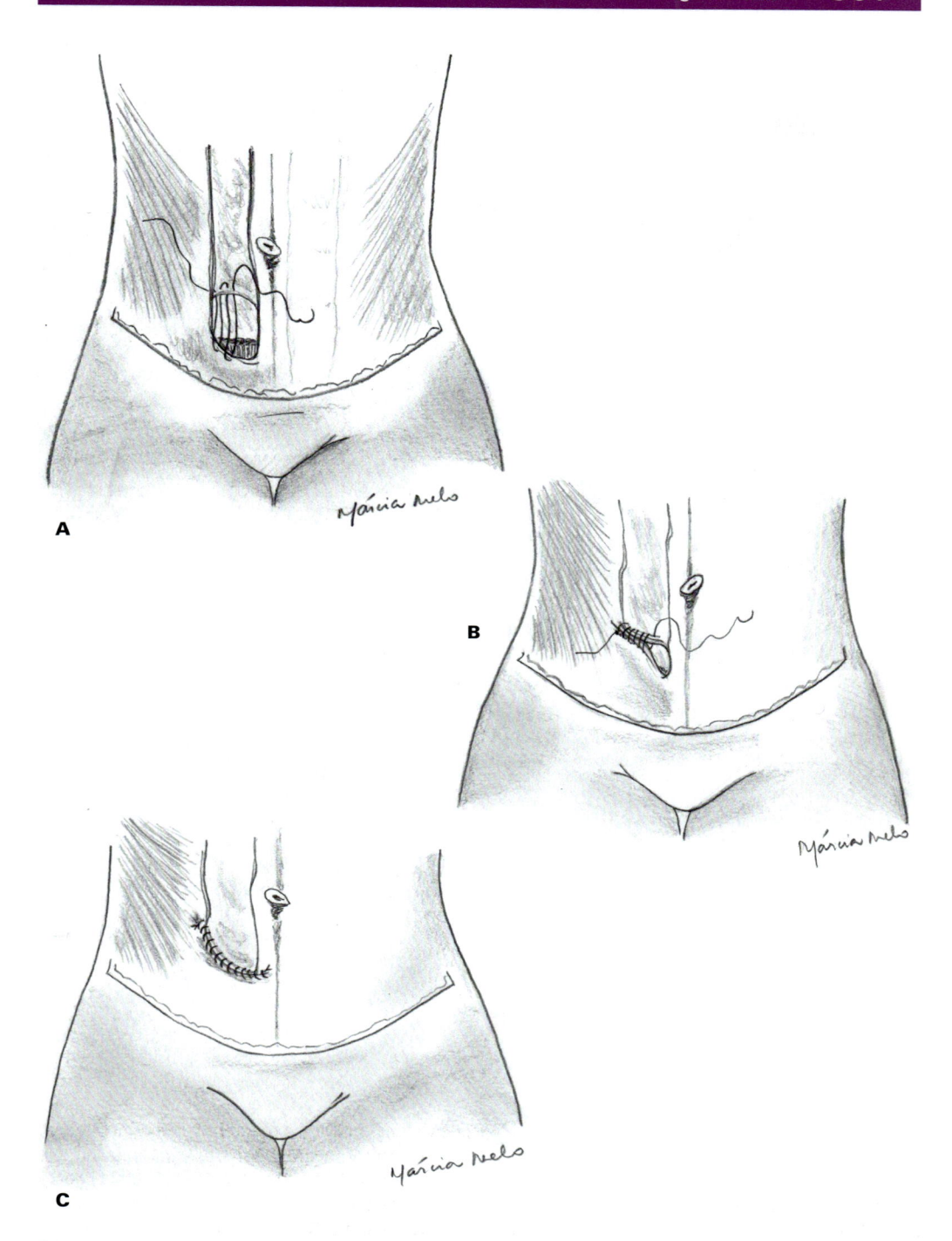

FIGURA 21.22 A, B e C No fechamento da parede abdominal, a aponeurose anterior do coto do reto abdominal seccionado é suturada em forma de linha arqueada com fio absorvível vicryl 0, prevenindo o enfraquecimento dessa zona.

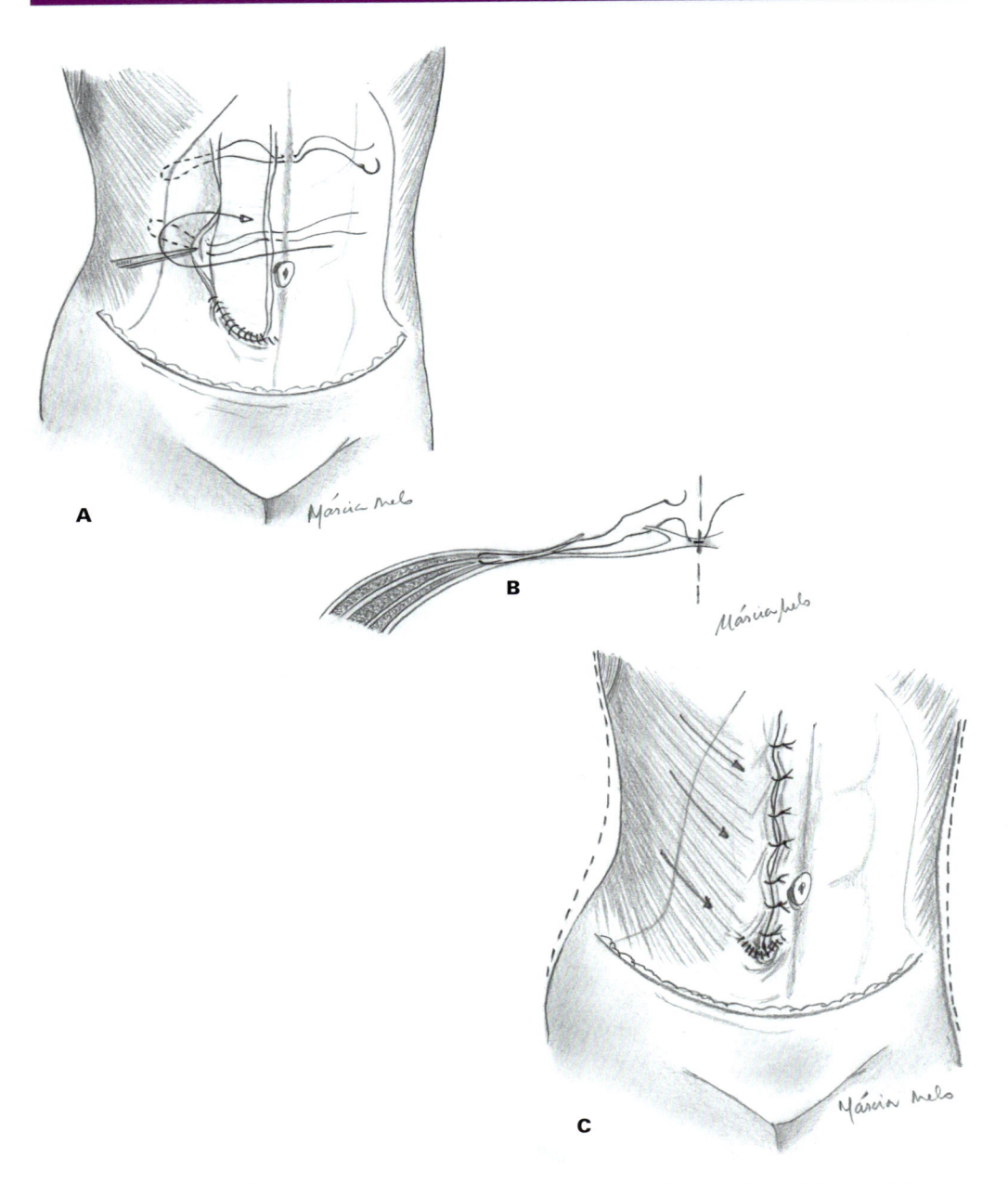

FIGURA 21.23 A, B e C (A) Alguns pontos são colocados aproximando os oblíquos à linha média com fio multifilamentar 0 (zero) de absorção lenta. O ponto é passado na aponeurose da linha média, englobando a aponeurose lateralmente e uma porção do oblíquo externo. (B) Corte transversal da parede abdominal, demonstrando como é feita a passagem do ponto acima da linha arqueada. (C) Dessa forma, diminui-se a tensão do fechamento da bainha anterior do reto e, muitas vezes, consegue-se abolir a necessidade de reforço da parede com tela de Marlex. O fechamento da aponeurose é feito com sutura contínua, interrompida a intervalos regulares com fio Prolene® 0, fio inabsorvível (polipropileno-Prolene® 0).

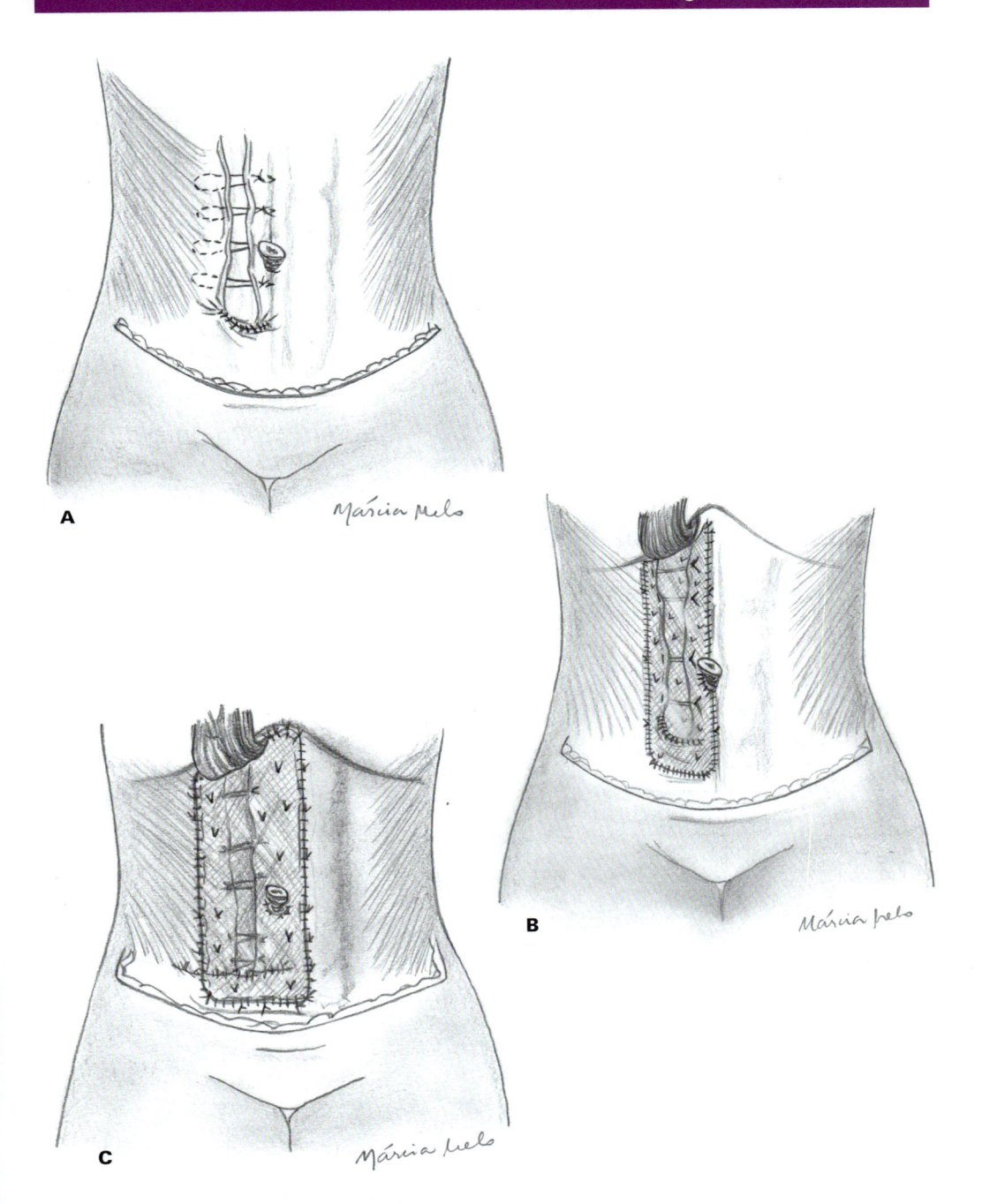

FIGURA 21.24 A, B e C Eventualmente, a aproximação primária não é possível, então, emprega-se uma tela de Marlex para reparar o defeito da parede abdominal. A tela é fixada em sua posição com Prolene® 2.0 fio inabsorvível (polipropileno-Prolene® 2.0) e, para sua melhor integração à parede, colocam-se pontos aleatoriamente distribuídos sobre sua superfície, fixando-a ao plano subjacente.

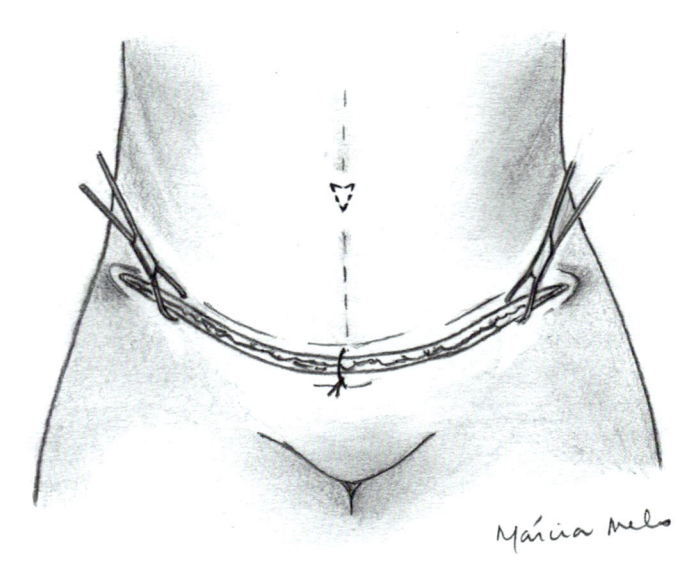

FIGURA 21.25 Para o fechamento, a paciente é colocada com o dorso em elevação de aproximadamente 30°. Um reparo temporário é colocado na linha média, aproximando as bordas da incisão. A nova posição do umbigo é determinada e demarcada na altura das espinhas ilíacas anterossuperiores, com azul de metileno, em forma triangular ou ovalada.

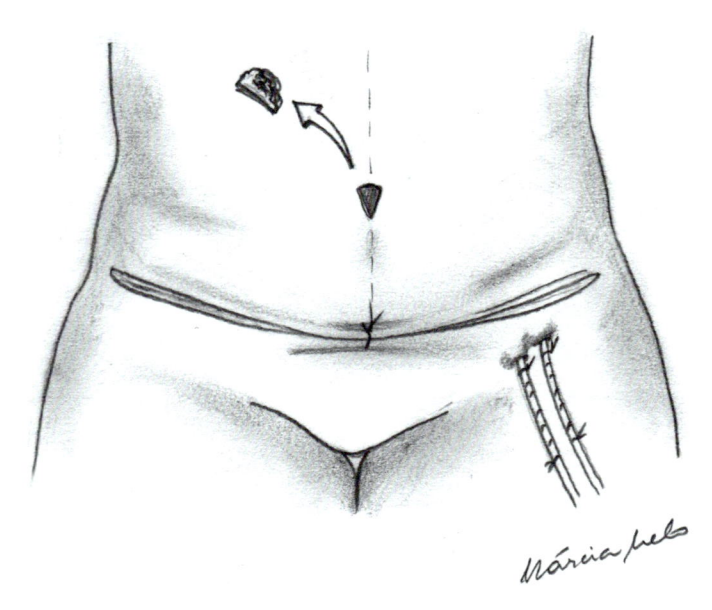

FIGURA 21.26 A área demarcada é incisada e a pele e o subcutâneo ressecados em toda a sua profundidade. Nesse momento, pode-se instalar um sistema de drenagem fechada, em aspiração contínua, de calibre 1/4 com saída abaixo do limite lateral da incisão. Os drenos são fixados com fios de seda 2.0. Um dos drenos deve obrigatoriamente drenar a loja da neomama, podendo ser colocado através do túnel criado para a passagem inicial do retalho (Fig. 21.17), com sua saída junto ao dreno da parede abdominal.

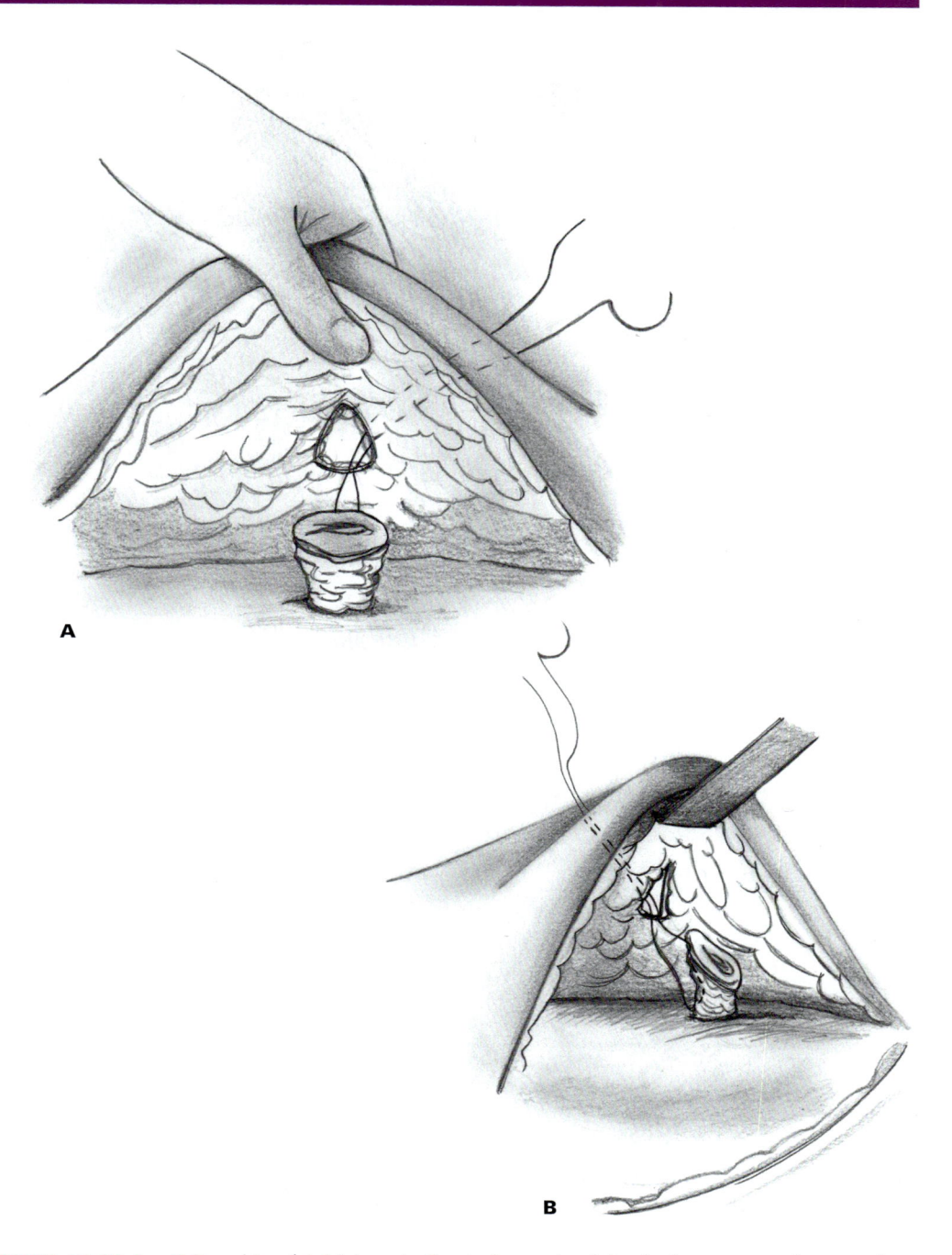

FIGURA 21.27 A e B O umbigo é inicialmente fixado à parede abdominal por um ponto passado na derme, de fora para dentro, do orifício criado para o umbigo. A seguir, o ponto é passado pela derme do umbigo, às 12 h, segue ao longo deste até a aponeurose e exterioriza-se pelo mesmo orifício de entrada, novamente passando pela derme. Costuma-se usar fio monofilamentar de absorção lenta 2.0.

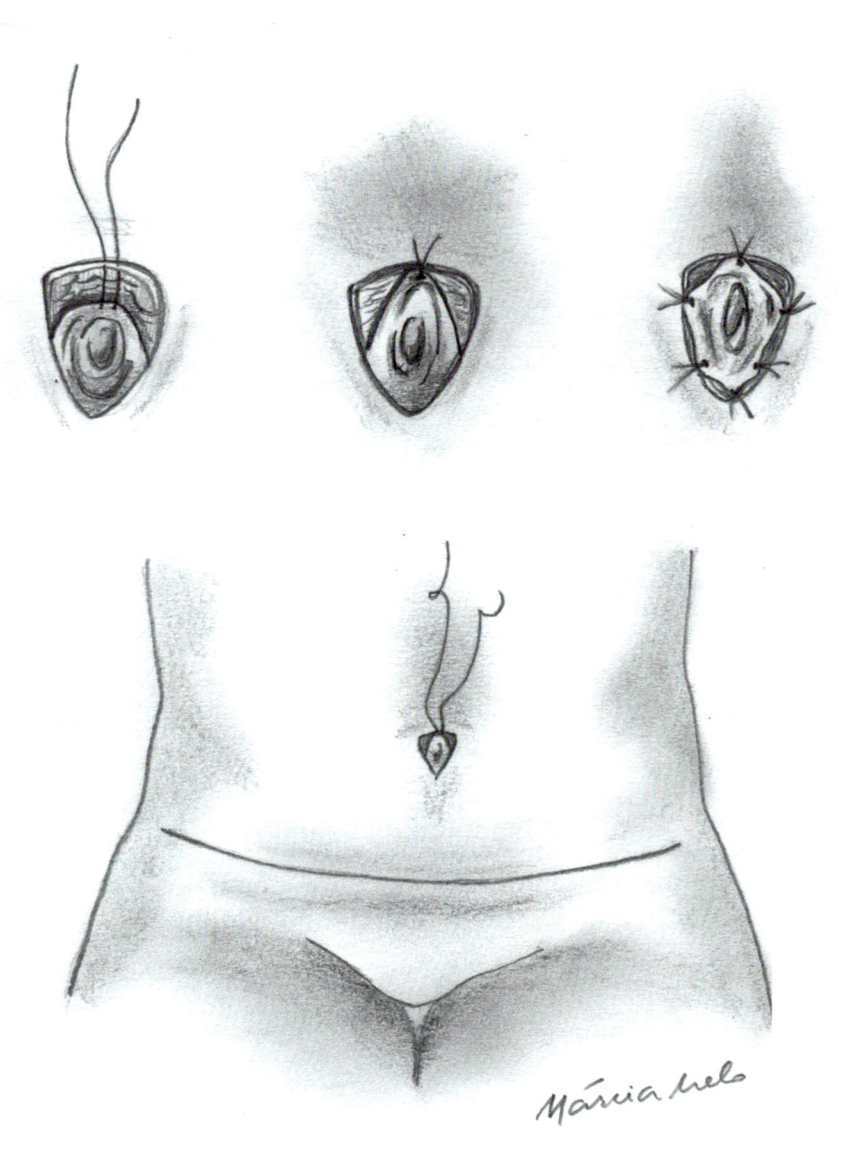

FIGURA 21.28 Ao apertar esse ponto, o umbigo é exteriorizado criando um discreto sulco ao redor dele, o que confere uma aparência mais natural ao contorno do abdome. O umbigo é fixado com pontos subdérmicos com fio monofilamentar de absorção lenta 3.0. Na pele, realiza-se sutura intra-dérmica com fio monofilamentar 4.0.

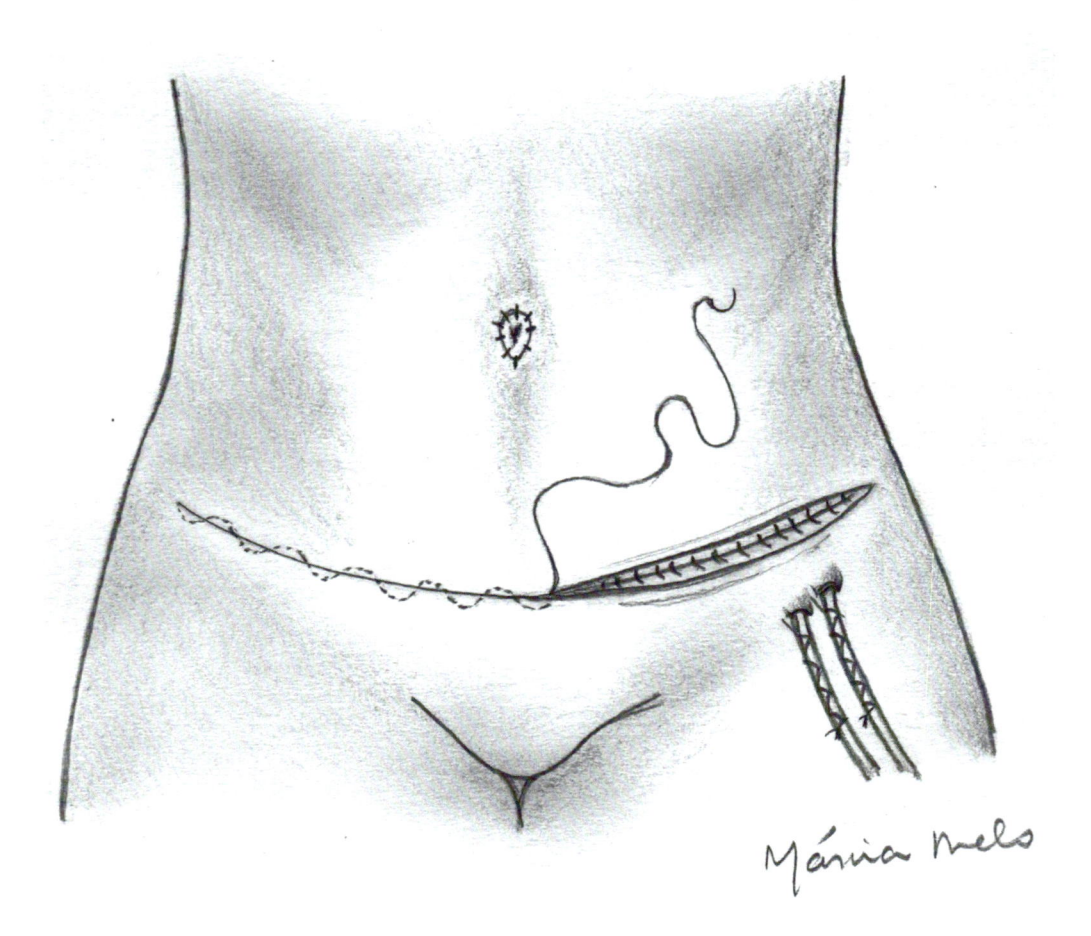

FIGURA 21.29 O fechamento da incisão transversa do abdome é feito com a aproximação do tecido subcutâneo e a sutura subdérmica com fio absorvível 2.0. Na pele, é feita uma sutura intradérmica com fio monofilamentar de absorção lenta 4.0 ou mononylon 4.0.

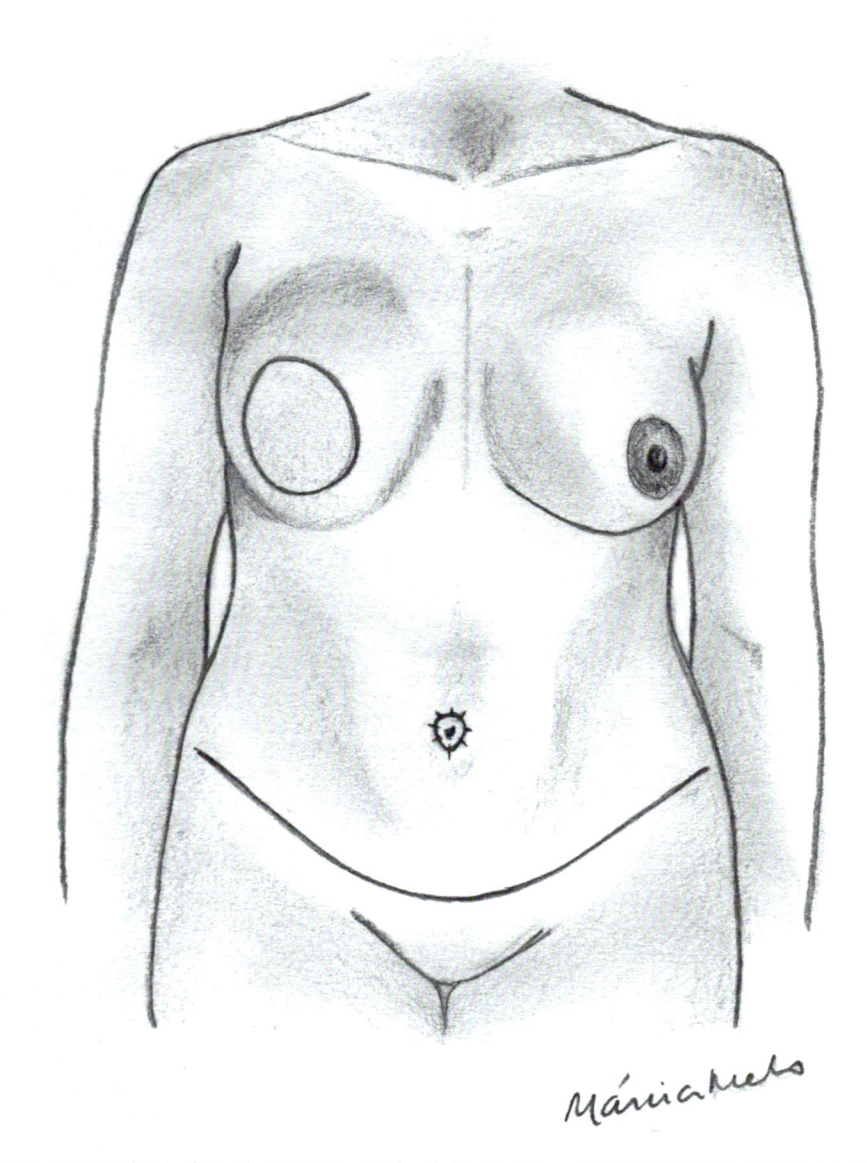

FIGURA 21.30 Resultado final da cirurgia. Ao final da cirurgia, as cicatrizes são cobertas com gaze e fita cirúrgica, e a neomama é imobilizada e modelada com fita cirúrgica. A paciente permanecerá em posição de semi-*fowler* no leito e com sonda vesical de demora nas primeiras 24 horas; após, estará liberada para sentar. Ainda no pós-operatório imediato, é vestido um sutiã cirúrgico, e o abdome é protegido com cinta cirúrgica, tendo o cuidado para não comprimir diretamente o pedículo do retalho na altura do epigástrio.

RECONSTRUÇÃO DA PLACA AREOLOMAMILAR

Existem várias técnicas de reconstrução da placa areolomamilar, porém serão descritos apenas dois procedimentos muito simples e de fácil execução.

    Como princípio geral, demarca-se a posição da neopapila, transferindo as medidas da mama natural para a neomama. A altura da papila é determinada traçando uma linha transversa na altura da papila oposta. Após determinar o centro, desenha-se o retalho cujas dimensões sofrerão variações individuais de base e altura, conforme a papila da mama natural. O neomamilo deve ser delineado para inicialmente ser maior do que o natural, pois, após algumas semanas, sofrerá redução significativa.

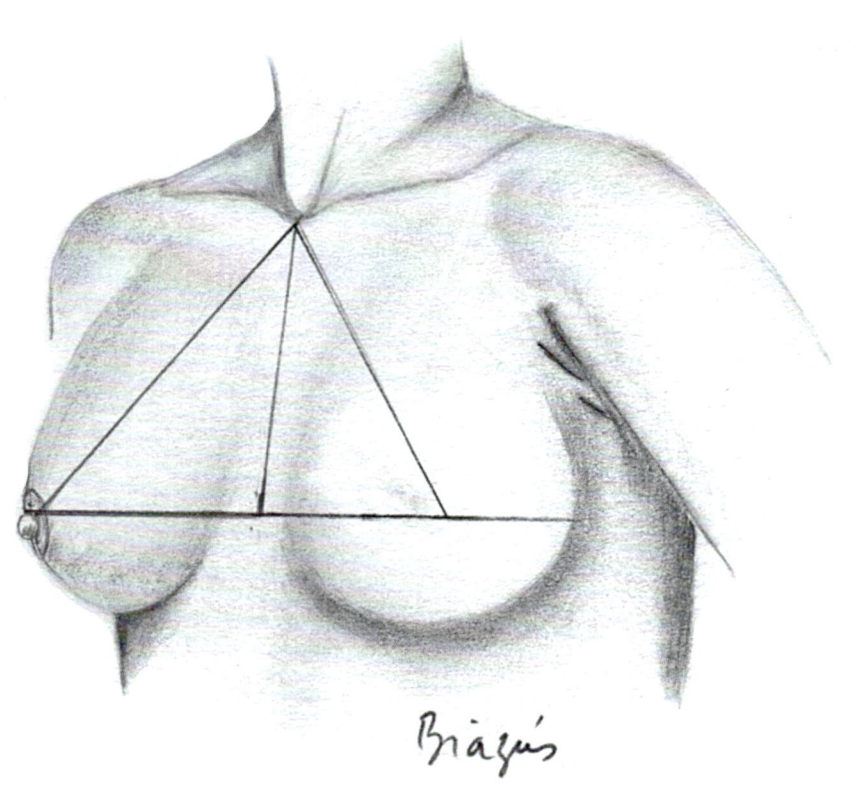

FIGURA 21.31 Posição do neomamilo.

A reconstrução com retalho baseado em quatro quadrados armados como dobradura em caixa projeta um neomamilo bastante natural após a estabilização do processo cicatricial. Nessa concepção, observa-se que a incisão nas linhas marcadas permite vislumbrar quatro pequenos quadrados, sendo que o quadrado central preserva espessura total (epiderme, derme e subcutâneo), dando volume e mantendo a perfusão da estrutura, enquanto os quadrados laterais mantêm apenas derme e epiderme. O quadrado central é elevado e abraçado pelos laterais, enquanto o anterior faz a cobertura. Habitualmente, empregam-se suturas com material monofilamentar de absorção lenta 4.0 na derme e nylon monofilamentar 4.0 ou 5.0 na sutura superficial. A área doadora é fechada com pontos separados, estabilizando a projeção adquirida.

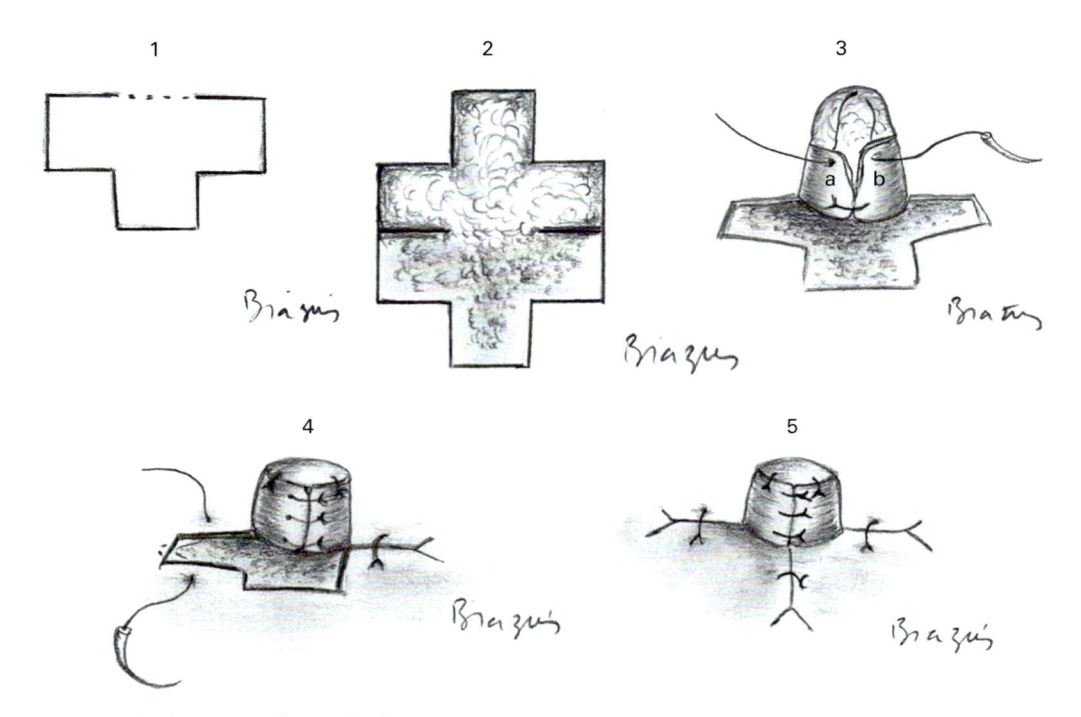

FIGURA 21.32 **Neomamilo quadrado.**

Outra forma é o retalho em estrela, que utiliza o mesmo princípio da anterior, apenas a base central permanece quadrada (espessura total) e três triângulos laterais (espessura parcial) são estruturados e estabilizados com pontos da mesma forma já descrita. Com essa técnica, o volume e a projeção obtidos são menores do que com a técnica anterior.

A reconstrução da placa areolomamilar é finalizada com a pigmentação de cor e tamanho semelhantes à aréola natural. Atualmente, não existe indicação de enxerto de pele de outras áreas que antigamente eram bastante comuns. A única situação em que o enxerto é aceitável, é quando a aréola oposta é reduzida em procedimento de simetrização. A tatuagem tem um aspecto muito natural e pode ser refeita se a pigmentação esvanecer com o passar do tempo.

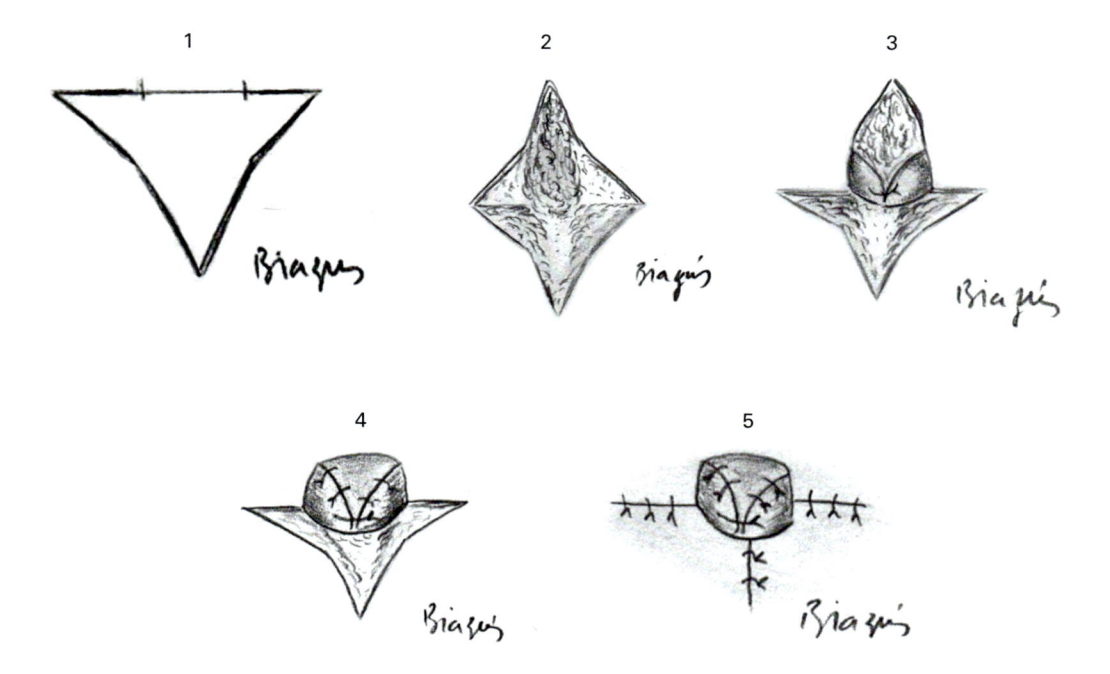

FIGURA 21.33 Mamilo estrelado.

Reconstrução do mamilo com *Bell flap* – Retalho em forma de sino

As etapas de reconstrução do mamilo com *bell flap* são ilustradas da Figura 21.34 até a Figura 21.42A e B.

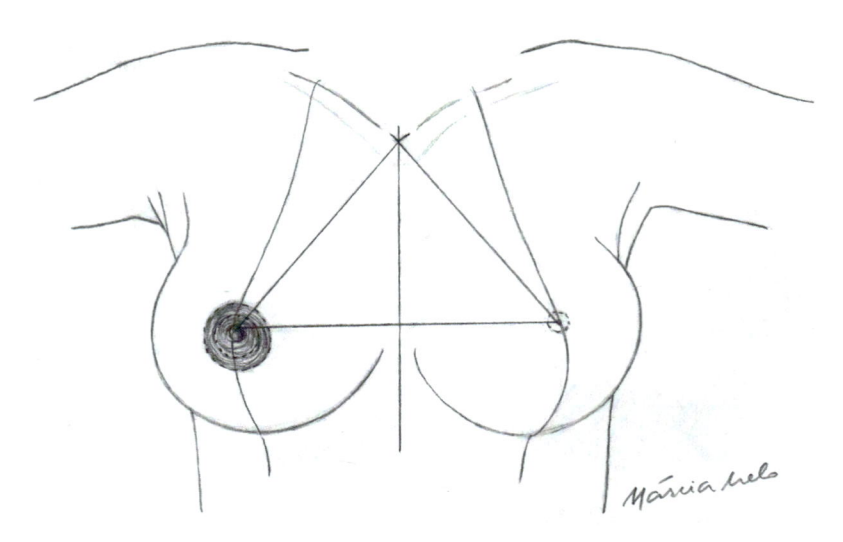

FIGURA 21.34 Realiza-se a marcação da posição do novo mamilo de acordo com a mama contralateral. Nas pacientes que apresentam aréola de maior diâmetro, é possível delimitar uma faixa de aréola na sua periferia.

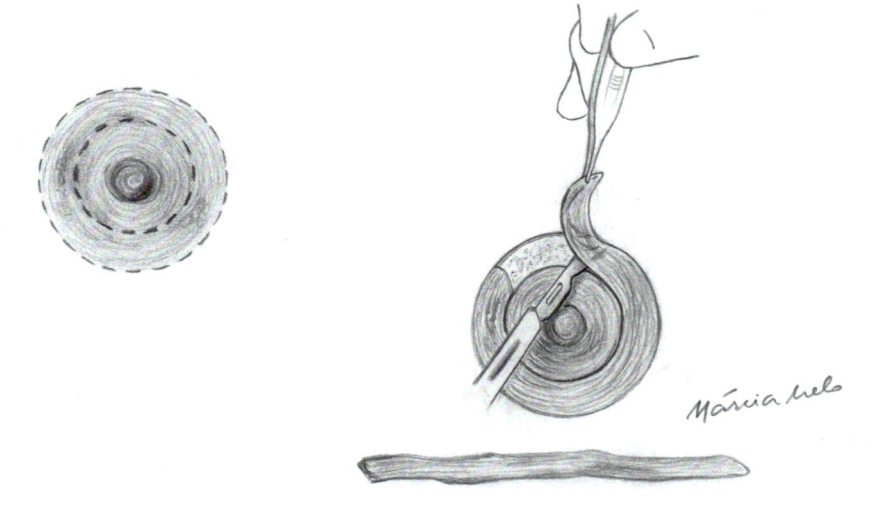

FIGURA 21.35 Delimita-se uma faixa de aréola na periferia da aréola "doadora". Essa faixa é decorticada, tendo o cuidado de retirar a epiderme da aréola íntegra. Após, aproxima-se a borda externa da área decorticada à borda da aréola com pontos subdérmicos, e realiza-se sutura intradérmica com monocryl 3.0 e 4.0, reduzindo o seu diâmetro final. A faixa retirada é reservada sobre uma gaze úmida para ser usada posteriormente.

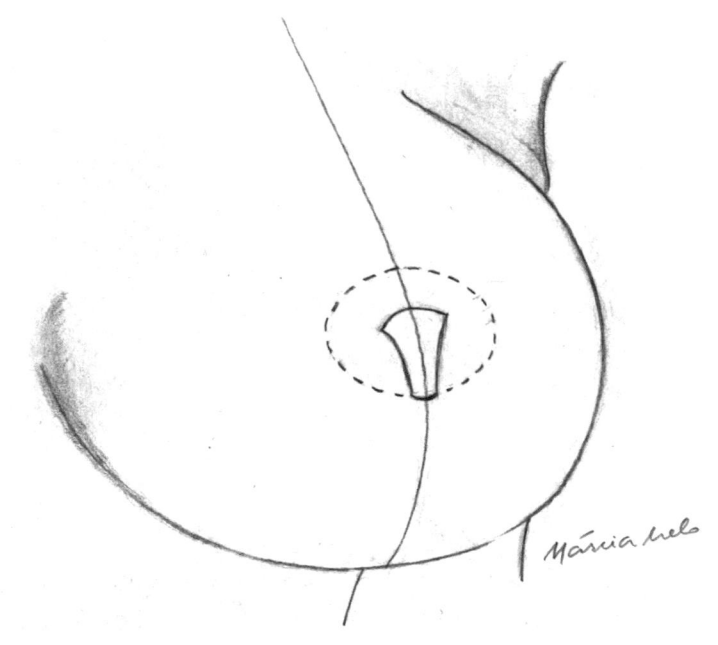

FIGURA 21.36 Na mama onde será reconstruído o mamilo, demarca-se uma área circular de diâmetro aproximado ao do CAM da mama contralateral, após este ter sido suturado (Fig. 21.32). Dentro dessa área circular, é feita uma marcação como um "sino" com a base voltada para cima.

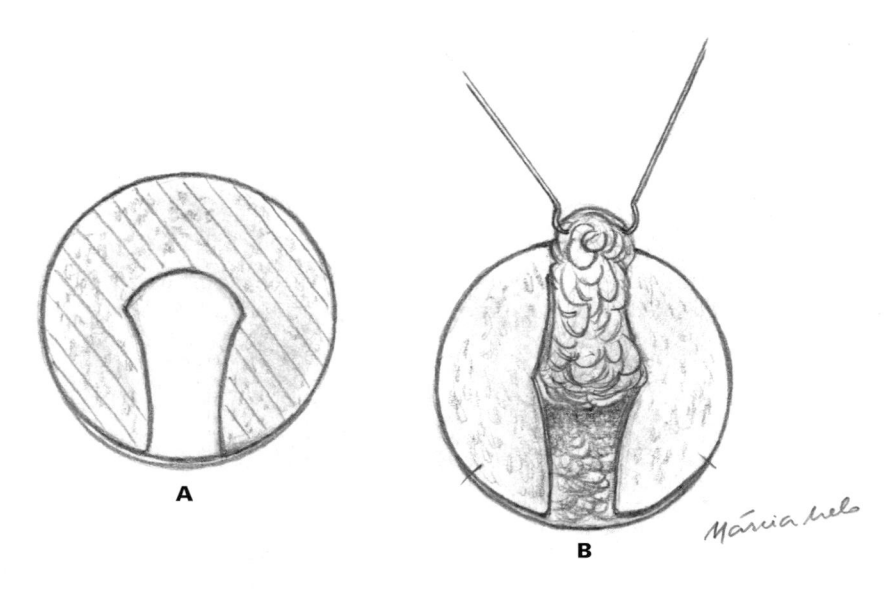

FIGURA 21.37 A e B (**A**) Decortica-se a área hachurada. (**B**) O desenho em forma de sino é incisado e dissecado junto com uma camada de tecido subcutâneo, dando origem ao retalho que irá formar o novo mamilo. Incisa-se o contorno da área circular entre os pontos x e y.

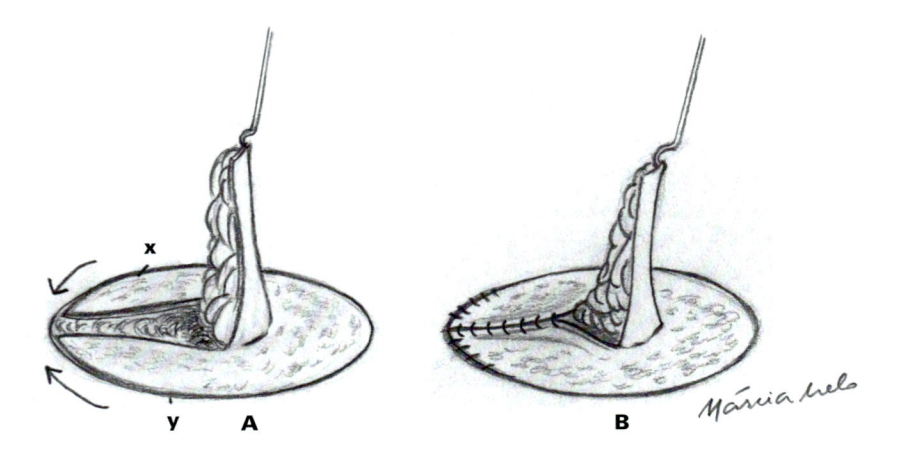

FIGURA 21.38 A e B Os retalhos entre x e y são rotados e suturados com fio monofilamentar de absorção lenta 3.0, enquanto o retalho para reconstrução do mamilo é elevado.

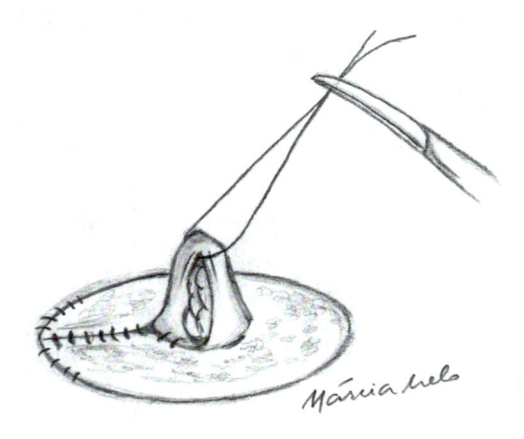

FIGURA 21.39 O retalho é dobrado sobre ele mesmo, mantido erguido por um fio com reparo. Sutura-se a base do novo mamilo com fio monofilamentar de absorção lenta 3.0.

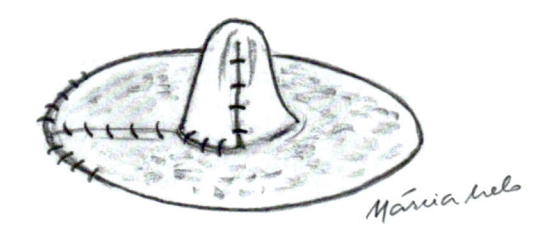

FIGURA 21.40 Fecha-se as laterais do novo mamilo com fio monofilamentar de absorção lenta 3.0.

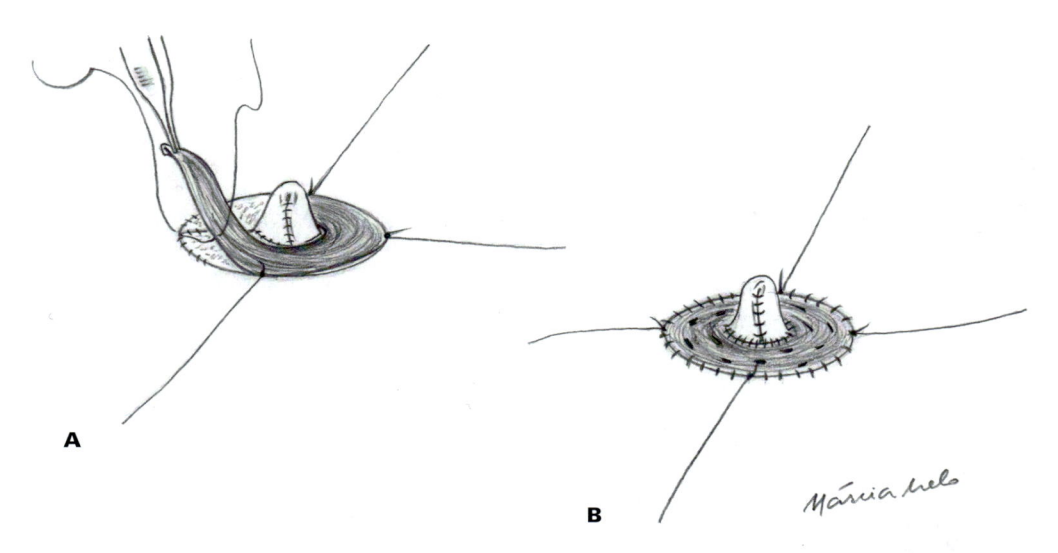

FIGURA 21.41 A e B A faixa de epiderme retirada da aréola contralateral previamente reservada é colocada sobre a área circular, que havia sido decorticada, e fixada com 4 pontos com fio mononylon 4.0, os quais são reparados. A seguir, o fechamento é terminado com pontos simples com mononylon 4.0. No enxerto, pequenas perfurações são feitas com uma lâmina 11 para permitir a drenagem espontânea do leito do enxerto. A faixa de tecido deve ser incorporada por embebição.

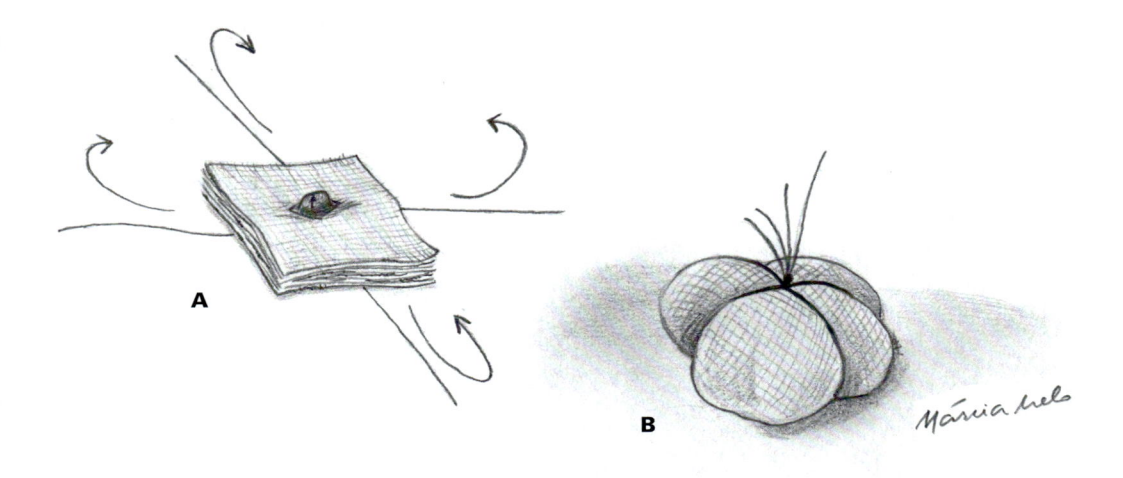

FIGURA 21.42 A e B O curativo deve conferir estabilidade e proteção mecânica à região por 5 dias, período em que deve ser trocado com cuidado para não remover mecanicamente o enxerto (faixa de epiderme retirada da aréola contralateral). O enxerto necessita de curativo compressivo durante as fases de embebição. Assim, utiliza-se um curativo de gazes sobrepostas com pequeno corte central para acomodar o novo mamilo que, com o auxílio dos pontos previamente reparados, dobram-se sobre si mesmas, formando o curativo de Brown.

22
Reconstrução mamária com retalho miocutâneo do grande dorsal

O retalho miocutâneo do grande dorsal começou a ser utilizado para reconstrução mamária na década de 1970.

O retalho do grande dorsal é um procedimento simples e com marcos anatômicos bem definidos, porém raramente proporciona volume suficiente para, de forma isolada, repor o volume perdido em uma mastectomia. Entretanto, associado a um implante de silicone, obtém-se excelentes resultados na reconfiguração da mama, não sendo indicado, contudo, em pacientes com indicação de radioterapia pós-operatória.

O emprego do músculo grande dorsal associado à prótese de silicone para reconstrução da mama encontra indicação em casos em que não seja possível ou desejável a reconstrução com outros métodos. Embora seja um procedimento mais simples e previsível do que quando se utiliza o músculo reto abdominal, tem a limitação de poder transferir uma quantidade pequena de volume à área da mastectomia, necessitando quase sempre a associação à prótese de silicone para atingir resultados esteticamente aceitáveis.

O grande dorsal é uma ótima opção quando necessita-se, além de volume, de revestimento adequado para um implante. Além disso, também possibilita reposição de áreas de perda cutânea.

O planejamento cirúrgico deve ser feito com a paciente sentada. Nesse momento, realiza-se a demarcação da prega inframamária e da área de pele a ser ressecada. Sobre o dorsal, demarca-se a ponta da escápula, o limite lateral do músculo e a crista ilíaca. Marca-se, então, a ilha de pele sobre o dorsal que deverá fazer parte do retalho. Sempre que possível, realiza-se uma incisão elíptica horizontal na área que costuma ficar coberta pelo sutiã, no dorso. É importante manter a mama contralateral exposta no campo cirúrgico para orientar a reconstrução.

As etapas desse procedimento são ilustradas da Figura 22.1 até a Figura 22.7.

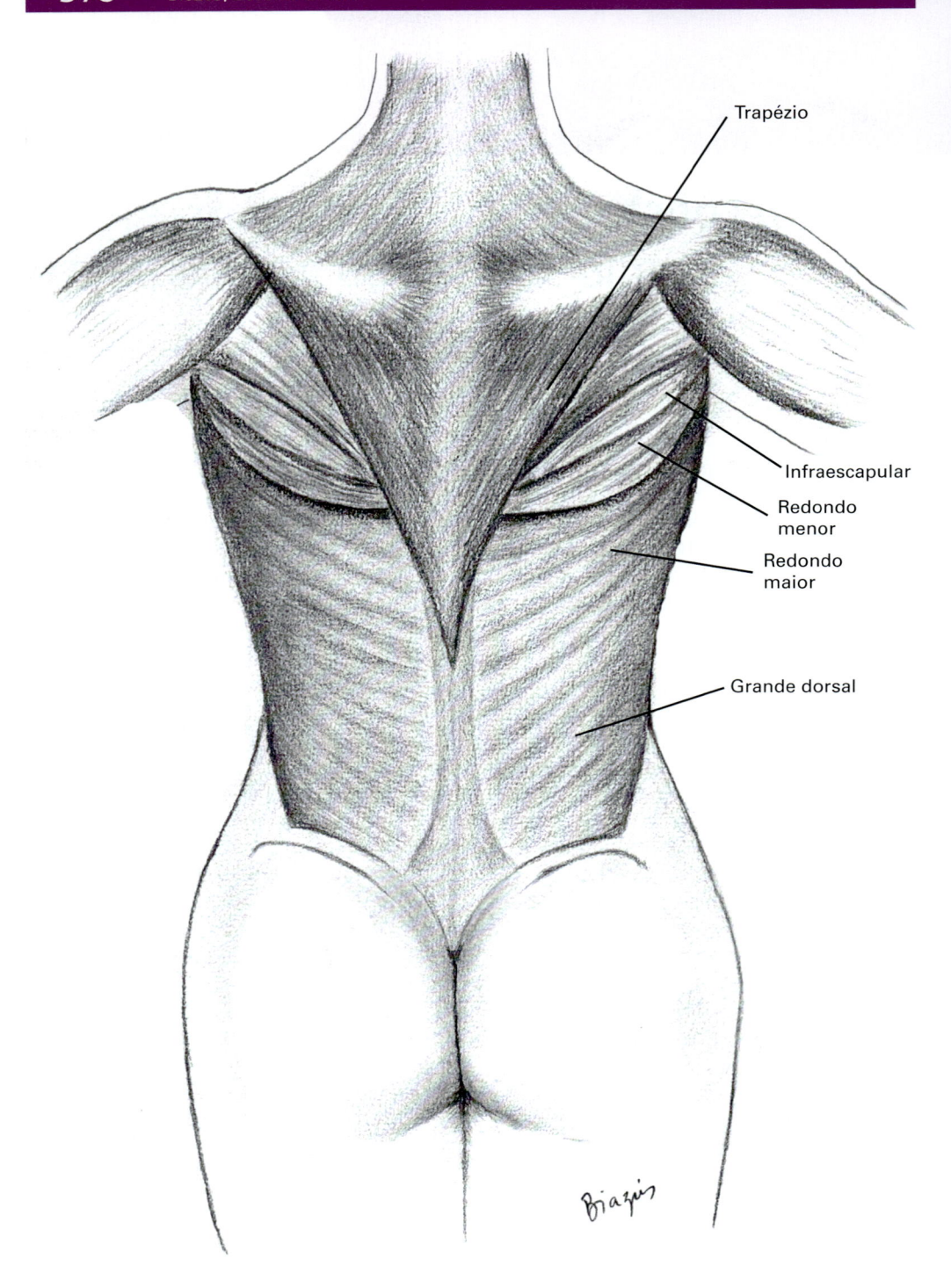

FIGURA 22.1 Anatomia muscular da região dorsal.

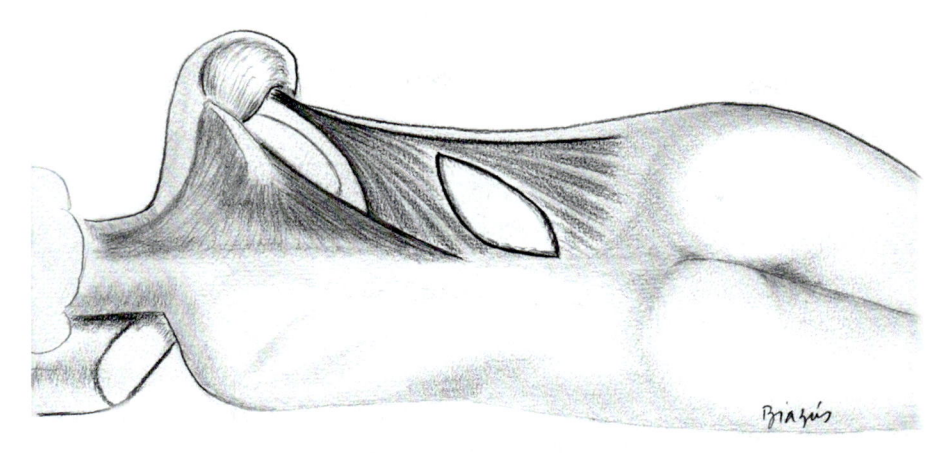

FIGURA 22.2 Após a mastectomia, coloca-se a paciente em decúbito lateral com o membro superior apoiado a 90°, expondo o dorso.

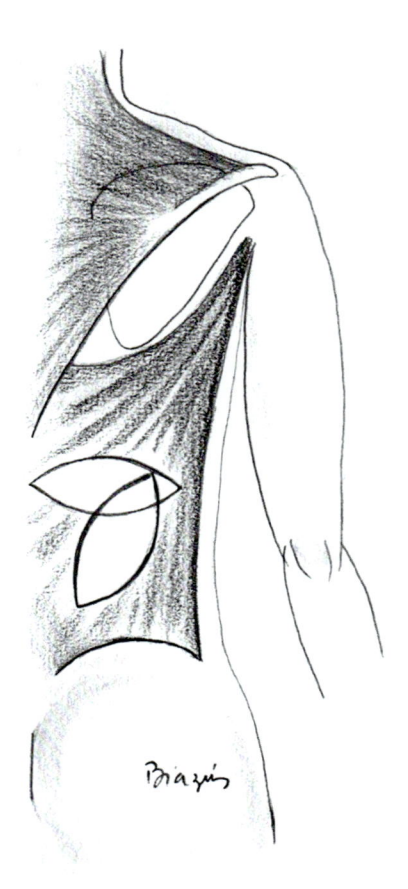

FIGURA 22.3 As dimensões e a orientação da ilha de pele a ser transferida junto com o músculo são variáveis conforme o defeito provocado pela mastectomia e o volume da mama contralateral.

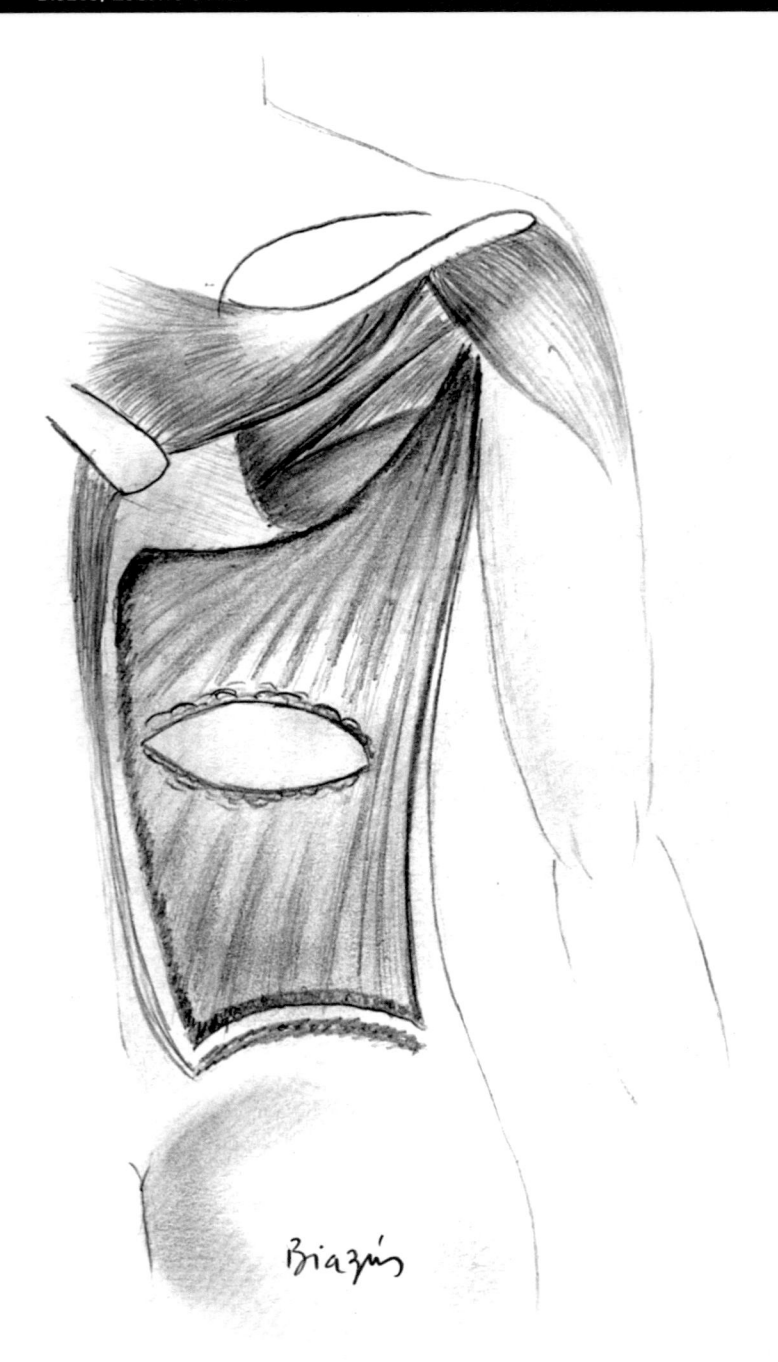

FIGURA 22.4 Quando é necessário mobilizar todo o músculo, o trapézio deve ser afastado medialmente para expor toda a extensão do músculo grande dorsal e possibilitar sua mobilização ampla.

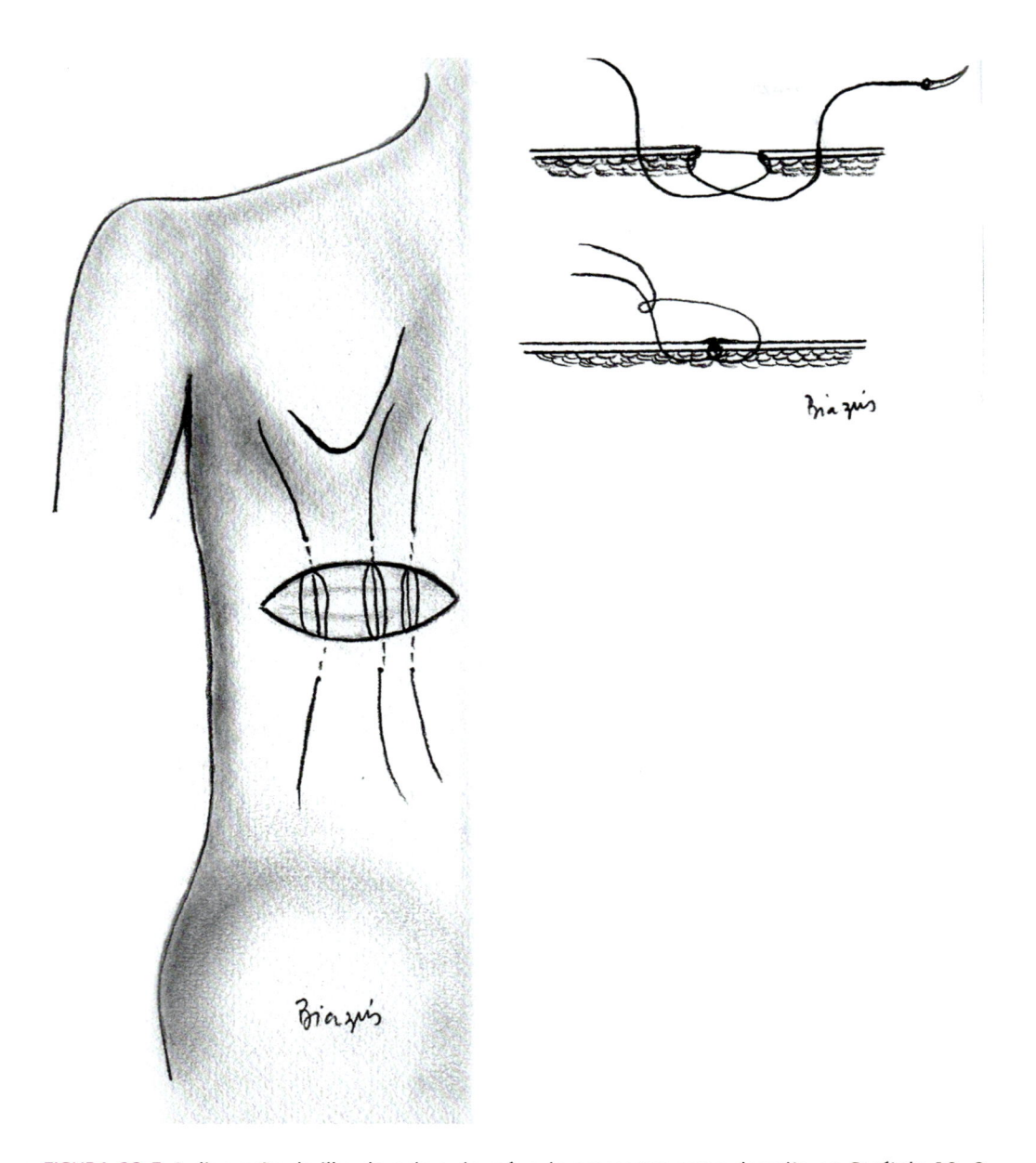

FIGURA 22.5 A dissecção da ilha de pele e do músculo prossegue como descrito no Capítulo 18. O retalho é translocado para a região anterior e inicia-se o fechamento da ferida dorsal. Alguns pontos de ancoragem podem ser colocados para aliviar a tensão na linha de sutura, empregando fio monofilamentar absorvível 2.0. O dreno tubular de aspiração contínua de calibre 1/4 deve ser colocado, exteriorizando-se na linha axilar média ou posterior, ligeiramente acima da crista ilíaca, fixado à pele com fio de seda 2.0. Mesmo com drenagem eficiente por uma semana, é comum a formação de seroma após a retirada do dreno, que é manejado por punções no pós-operatório, às vezes por várias semanas.

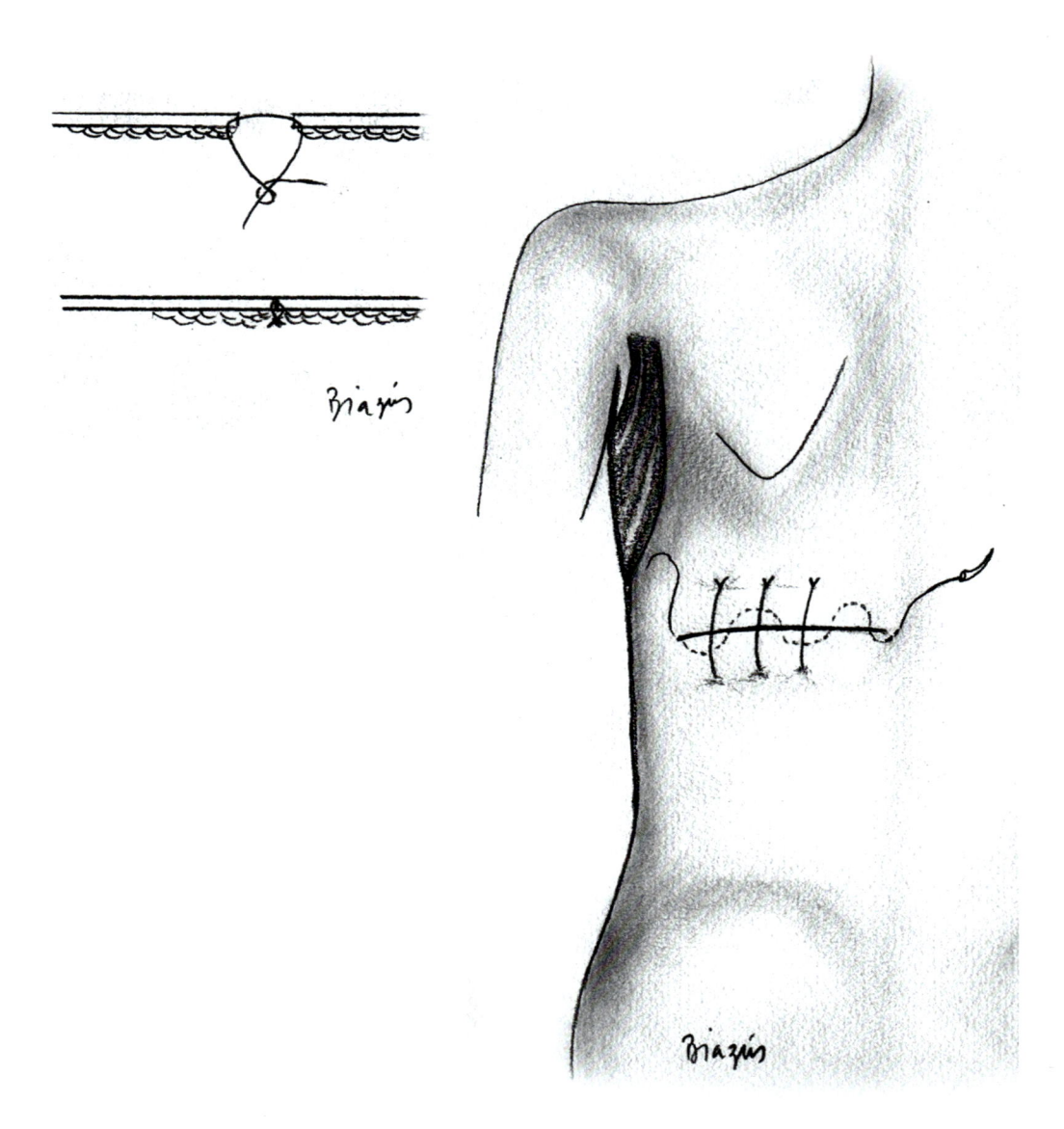

FIGURA 22.6 O subcutâneo é aproximado com pontos simples com nó invertido, e procede-se o fechamento da pele com sutura intradérmica com nylon monofilamentar ou fio monofilamentar de absorção lenta 3.0.

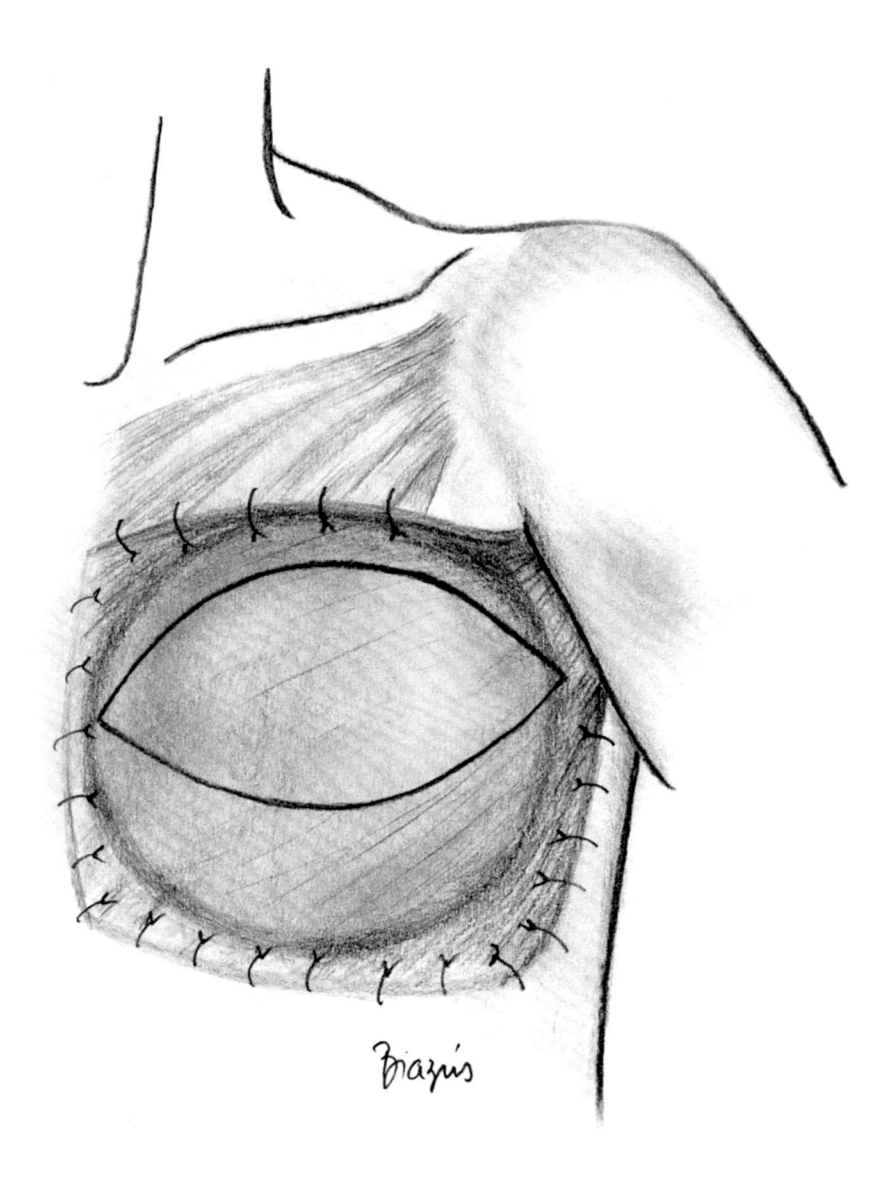

FIGURA 22.7 Transposição do retalho e confecção de loja muscular com fixação das bordas do músculo para alojar o implante de silicone. O leito da loja muscular e a axila são drenados com dreno tubular de calibre 1/4, exteriorizando-se na altura do sulco inframamário. Curativo com fita cirúrgica em paliçada, modelagem com fita cirúrgica média e sutiã.

Cirurgia da recidiva locorregional

Com a ampliação das indicações de uma abordagem cirúrgica conservadora para o câncer de mama, o manejo da recidiva locorregional adquiriu grande importância nos últimos anos.

Fatores clínicos, patológicos e cirúrgicos estão relacionados à recidiva locorregional do câncer de mama. O aumento da incidência de doença sistêmica e a diminuição da sobrevida correlacionados à recorrência local demonstram a importância de um tratamento inicial que vise ao controle local da doença.

A não obtenção de margens livres (>1 cm) parece ser o principal fator preditivo de recidiva local quando a paciente é submetida a uma abordagem cirúrgica conservadora. Assim, a avaliação transoperatória das margens pelo patologista deve ser utilizada sempre que possível, diminuindo o número de reintervenções.

Fatores relacionados com um maior risco de recorrência local:

- Idade menor que 40 anos.
- Tamanho tumoral (> 5 cm).
- Comprometimento da pele ou da fáscia.
- Grau histológico.
- Extensão da área de necrose.
- Presença de invasão vascular ou linfática.
- Extensão do componente intraductal.
- Número de linfonodos comprometidos.
- Ausência de receptores hormonais.

A radioterapia tem papel fundamental no controle local da doença em pacientes submetidas ao tratamento conservador, bem como naquelas mastectomizadas que apresentam indicação de radioterapia complementar, as quais apresentam tumores maiores ou iguais a 5 cm, invasão angiolinfática ou de bainha nervosa, quatro ou mais linfonodos axilares comprometidos, margens menores que 1 cm ou manifestações epidérmicas pré-operatórias.

A extensão do comprometimento mamário e/ou torácico na recorrência, o intervalo livre de doença desde o tratamento primário, o tipo de abordagem primária utilizada, a utilização de radioterapia prévia e o reestadiamento da paciente definirão a técnica cirúrgica a ser empregada no intuito de resgatar o controle local da doença.

A mastectomia total é o procedimento-padrão no tratamento da recidiva local, podendo ser associado ou não à reconstrução mamária com retalhos miocutâneos. A associação da cirurgia reparadora imediata possibilita ressecção ampla da mama comprometida com bom resultado estético, sem prejudicar o diagnóstico de nova recidiva local. Além disso, existem situações em que não resta outra alternativa, como nas recidivas extensas ou quando a mama tratada previamente apresenta sequelas significativas da radioterapia.

Nas recidivas pequenas detectadas por métodos de imagem, sem tumor palpável, em mamas com poucas sequelas da cirurgia e da radioterapia prévias e nas quais a ressecção ampla da lesão possibilita um bom resultado estético, havendo condições seguras de seguimento clínico e imagenológico, pode-se pensar na reexcisão, ainda que a possibilidade de nova recidiva seja de aproximadamente 20% em 5 anos.

A ressecção ampla pode ser uma alternativa adequada no tratamento de salvação da recidiva intramamária isolada, móvel, com diâmetro menor que 2 cm e sem sinais de crescimento rápido. Na presença de doença sistêmica, o manejo deverá considerar o prognóstico global.

TRATAMENTO CIRÚRGICO CONFORME OS TIPOS DE RECIDIVA LOCAL

Nodulares ou bem-delimitadas

Após cirurgia conservadora

- Mastectomia simples com ou sem reconstrução.
- Reexcisão com margens amplas (maiores que 1 cm), desde que não haja comprometimento do resultado estético ou do prognóstico.

Após cirurgia ablativa

- Ressecção cirúrgica com margem oncológica e radioterapia complementar.
- Quando detectadas precocemente, a recorrência local após mastectomia deve ser tratada com objetivo curativo e não apenas paliativo.

Extensas ou mal-delimitadas

- Sempre há indicação de mastectomia e, muitas vezes, será necessário lançar mão de quimioterapia pré-operatória e da utilização de retalhos miocutâneos para que se viabilize a ressecção da lesão em sua totalidade, com margens oncológicas. A utilização de retalhos miocutâneos agrega ao tratamento da recorrência local a possibilidade de irradiar novamente a área, caso necessário.

Com comprometimento da musculatura peitoral

- Quando há comprometimento da musculatura peitoral, a ressecção da mama é realizada incluindo a musculatura peitoral como mastectomia radical clássica.

Com comprometimento da parede torácica

- É possível a ressecção cirúrgica incluindo o plastrão com reconstrução da parede torácica, empregando técnica adequada a cada caso em particular. O cirurgião torácico deve participar nesses casos.

Linfangíticas

- Não têm indicação cirúrgica. O tratamento deve ser radioterápico e/ou quimio/hormonioterápico.

Deve ser feita uma avaliação cuidadosa e detalhada da paciente em questão antes de se propor uma cirurgia reconstrutora. É sempre importante levar em consideração a expectativa de vida, bem como seus hábitos de vida, tamanho e forma da mama contralateral, extensão da mastectomia e localização da cicatriz prévia, além, é claro, da preferência da paciente.

MANEJO DA RECORRÊNCIA LOCORREGIONAL COM A UTILIZAÇÃO DE RETALHOS MIOCUTÂNEOS

Vários fatores influenciam a decisão de utilizar ou não retalhos miocutâneos na abordagem da recidiva local.

Não raramente, será necessário utilizar retalhos para que se consiga realizar uma ressecção ampla ou mesmo para que se possa irradiar novamente uma área com transtorno prévio, sem que haja necrose de pele.

Costuma-se utilizar três tipos de técnicas de reparação na recidiva locorregional:

- Retalho miocutâneo transverso do músculo reto abdominal (TRAM).
- Retalho miocutâneo do músculo grande dorsal.
- Retalho miocutâneo do grande dorsal associado à utilização de próteses de silicone.

Retalho miocutâneo transverso do músculo reto abdominal

Apresenta um bom resultado a longo prazo e permite a reconstrução de mamas volumosas, além de possibilitar a utilização de extensas áreas de pele.
Contraindicações:

- Pacientes extremamente magras.
- Cirurgias abdominais prévias (incluindo abdominoplastia).
- Pacientes portadoras de condições que prejudicam a irrigação do retalho (p. ex., tabagismo, diabetes melito, lúpus eritematoso sistêmico, entre outras) constituem contraindicações relativas. Nessas pacientes, assim como naquelas em que se necessita de um retalho mais volumoso, pode-se lançar mão de retalhos bipediculados (utilizando os dois músculos reto abdominais).

Retalho miocutâneo do músculo grande dorsal

Costuma-se utilizar essa técnica sempre que houver contraindicação à realização do TRAM ou quando não são necessários grandes volumes de tecido e/ou de pele.

A utilização do retalho de músculo grande dorsal em conjunto com uma prótese de silicone é uma opção valiosa no contexto da cirurgia ablativa da mama.

Embora não faça parte do arsenal terapêutico, é importante lembrar a possibilidade da utilização de retalhos livres. Nesses casos, pode-se utilizar os músculos glúteo inferior e superior, o músculo transverso lateral da coxa, o grande dorsal e o reto abdominal. Fica como lembrança, ainda, a possibilidade de se utilizar omento e, até mesmo, a mama contralateral.

Prognóstico após a recidiva

Oitenta a noventa por cento das recidivas locais após mastectomia ocorrem nos primeiros cinco anos e praticamente todas essas pacientes desenvolverão doença sistêmica. A recidiva precoce (< 2 anos) parece refletir características biológicas agressivas do tumor primário e afeta marcadamente a sobrevida, estando associada a um pior prognóstico. A presença de recidiva cutânea está associada a maior incidência de doença sistêmica, pior controle local e sobrevida mais baixa.

O prognóstico após uma recidiva tardia (após 5 anos) parece não ser afetado pelo tipo de cirurgia de resgate.

Referências

1. American Society of Anesthesiologists. ASA physical status classification system [Internet]. Washington: ASA; c1995-2011 [capturado em 6 set. 2011]. Disponível em: http://www.asahq.org/clinical/physicalstatus.htm.
2. Veronesi U, Volterrani F, Luini A, Saccozzi R, Del Vecchio M, Zucali R, et al. Quadrantectomy versus lumpectomy for small size breast cancer. Eur J Cancer. 1990;26(6):671-3.
3. Holland R, Velling SH, Mravunac M, Hendriks JH. Histologic multifocality of Tis, T1-2 breast carcinomas. Implications for clinical trials of breast-conserving surgery. Cancer. 1985;56(5):979-90.
4. Santos RP dos, Koch HA, Menke CH, Miranda NMM, Frasson AL, Kemp C, et al. I Reunião de Consenso sobre Padronização dos Laudos Mamográficos. Femina. 1998; 26(7):625-6.
5. American College of Radiology. Breast imaging reporting and data system (BI-RADS). 3rd ed. Reston: ACR; 1998.
6. Bauab S. Classificação imagenológica das lesões mamárias. In: VII Curso Radimagem de Diagnóstico por Imagem da Mulher; 23-25 mar. 2001; Porto Alegre, RS.
7. Baker JL Jr, Chandler ML, LeVier RR. Occurrence and activity of myofibroblasts in human capsular tissue surrounding mammary implants. Plast Reconstr Surg. 1981;68(6):905-12.

LEITURAS SUGERIDAS

Almeida KA, Campa A, Alonso-Vale MIC, Lima FB, Daud ED, Stocchero IN. Fracción vascular estromal de tejido adiposo: cómo obtener células madre y su rendimiento de acuerdo a la topografía de las áreas donantes: estudio preliminar. Cir Plást Iberolatinoam. 2008;34(1):71-9.

American Society of Anesthesiologists Task Force on Postanesthetic Care. Practice guidelines for postanesthetic care: a report by the American Society of Anesthesiologists Task Force on Postanesthetic Care. Anesthesiology. 2002;96(3):742-52.

Barsky AJ, Kahn S, Simon BE. Principles and practice of plastic surgery. 2nd ed. New York: McGraw-Hill; 1964.

Bellen BV, Conforti VLP, Magalhães HP. Material cirúrgico. In: Magalhães HP, editor. Técnica cirúrgica e cirurgia experimental. São Paulo: Sarvier; 1993. p. 42-65.

Bertelli G, Venturini M, Forno G, Macchiavello F, Dini D. Conservative treatment of postmastectomy lymphedema: a controlled randomized trial. Ann Oncol. 1991;2(8):575-8.

Biazús JV. Rotinas em cirurgia conservadora da mama. Porto Alegre: Artmed; 2000.

Biazús JV, Cericatto R. Abordagem cirúrgica das lesões não-palpáveis da mama. In: Biazús JV. Rotinas em cirurgia conservadora da mama. Porto Alegre: Artmed; 2000. p. 57-65.

Biazús JV, Menke CH, Cavalheiro JA, Rabin EG. Esthetic surgery and breast conservation. In: Figueira AAS, Dias EN, Silva HMS, Barros ACSD, editors. Mastology breast diseases: proceedings of the 8th International Congress on Senology (Breast Diseases); 1994 May 8-12; Rio de Janeiro, Brazil. Amsterdam: Elsevier; 1995.

Biazús JV, Menke CH, Cavalheiro JA, Rabin EG, Cericatto R, Bittelbrunn AC, et al. Patologia benigna da mama. In: Freitas F, Menke CH, Rivoire WA, Passos EP, organizadores. Rotinas em ginecologia. 5. ed. Porto Alegre: Artmed; 2006. p. 401-18.

Biggs TM, Cronin ED. Technical aspects of the latissimus dorsi myocutenous flap in breast reconstruction. Ann Plast Surg. 1981;6(5):381-8.

Bircoll M. Cosmetic breast augmentation utilizing autologous fat and liposuction techniques. Plast Reconstr Surg. 1987;79(2):267-71.

Bircoll M, Novack BH. Autologous fat transplantation employing liposuction techniques. Ann Plast Surg. 1987;18(4):327-9.

Bland KI, Copeland EM 3rd, editors. The breast: comprehensive management of benign and malignant diseases. Philadelphia: Saunders; 1991.

Bold RJ, Kroll SS, Baldwin BJ, Ross MI, Singletary SE. Local rotational flaps for breast conservation therapy as an alternative to mastectomy. Ann Surg Oncol. 1997;4(7):540-4.

Bostwick J 3rd. Breast reconstruction after mastectomy and breast implants. Current status in the USA. Ann Chir Plas Esthet. 1997;42(2):100-6.

Bostwick J 3rd, Nahai F, Wallace JG, Vasconez LO. Sixty latissimus dorsi flaps. Plast Reconstr Surg. 1979;63(1):31-41.

Bozzola AR, Oliveira MC, Sanchez VH, Miura O, D'Andrea S. Mamoplastia em L: contribuição pessoal. Rev AMRIGS. 1982;26(3):207-14.

Brennan MJ, DePompolo RW, Gargen FH. Focused review: postmastectomy lymphedema. Arch Phys Med Rehabil. 1996;77(3 Suppl.):574-80.

Brown DL. Breast block. In: Brown DL, editor. Atlas of regional anesthesia. 2nd ed. Philadelphia: Saunders; 1999. cap. 32.

Brown DL. Intercostal block. In: Brown DL, editor. Atlas of regional anesthesia. 2nd ed. Philadelphia: Saunders; 1999. cap. 33.

Brown DL. Interpleural anesthesia. In: Brown DL, editor. Atlas of regional anesthesia. 2nd ed. Philadelphia: Saunders; 1999. cap. 34.

Bruning P, Broeckaert TJ. Contribution a l'etude des greffes adipeueses. Bull Acad R Med Belg. 1914;28:440.

Bucky LP, Percec I. The science of autologous fat grafting: views on current and future approaches to neoadipogenesis. Aesthet Surg J. 2008;28(3):313-21.

Cabral Jr AS, Magalhães HP. Cicatrização das feridas operatórias. In: Magalhães HP, editor. Técnica cirúrgica e cirurgia experimental. São Paulo: Sarvier; 1993. p. 191-9.

Cady B. How to perform adequate local excision of mammographically detected lesions. Surg Oncol Clin N Am. 1927;6(2):314-34.

Camargo SFM, Busetti AG. Cirurgia ginecológica: propostas e refinamentos. 2. ed. São Paulo: Fundo Editorial BYK; 1998. cap. 10.

Canavese G, Catturichi A, Vecchio C, Tomei D, Estienne M, Moresco L, et al. Pre-operative localization of non-palpable lesions in breast cancer by charcoal suspension. Eur J Surg Oncol. 1995;21(1):47-9.

Carlson GW. Skin sparing mastectomy: anatomic and technical considerations. Ann Surg. 1996;62(2):151-5.

Carlson HE. Gynecomastia. N Engl J Med. 1980;303(14):795-9.

Carpaneda CA, Ribeiro MT. Study of the histologic alterations and viability of the adipose graft in humans. Aesthetic Plast Surg. 1993;17(1):43-7.

Carvajal J, Patiño JH. Mammographic findings after breast augmentation with autologous fat injection. Aesthet Surg J. 2008;28(2):153-62.

Chadwick DR, Shorthouse AJ. Wire-directed localization biopsy of the breast: an audit of results and analysis of factors influencing therapeutic value in the treatment of breast cancer. Eur J Surg Oncol. 1997;23(2):128-33.

Chem RC. Introdução à microcirurgia reconstrutiva. Rio de Janeiro: Medsi; 1993.

Cheong JH, Lee BC, Lee KS. Carcinoma of the axillary breast. Yonsei Med J. 1999;40(3):290-3.

Ciatto S, Cataliotti L, Distante V. Nonpalpable lesions detected with mammography: review of 512 consecutive cases. Radiology. 1987;165:99-102.

Classe JM, Curtet C, Campion L, Rousseau C, Fiche M, Sagan C, et al. Learning curve for the detection of axillary sentinel lymph node in breast cancer. Eur J Surg Oncol. 2003;29(5):426-33.

Clough KB, Kroll SS, Audretsch W. An approach to the repair of partial mastectomy defects. Plast Reconstr Surg. 1999;104(2):409-20.

Coleman SR. Facial recontouring with lipostructure. Clin Plast Surg. 1997;24(2):347-67.

Coleman SR, Saboeiro AP. Fat grafting to the breast revisited: safety and efficacy. Plast Reconstr Surg. 2007;119(3):775-85.

Coley KC, Williams BA, DaPos SV, Chen C, Smith R. Retrospective evaluation of unanticipated admissions and readmissions after same day surgery and associated costs. J Clin Anesth. 2002;14(5):349-53.

Cowie DA, Gelb AW, Shoemaker JK. Incidence and significance of orthostatic intolerance following general anesthesia. Can J Anesth. 2001;48:A49.

Czerny V. Plastischer Ersatz der Brustdruse durch ein Lipom. Zentralbl Chir. 1895;27:72.

Delay E, Gounot N, Bouillot A, Zlatoff P, Rivoire M. Autologous latissimus breast reconstruction: a 3-year clinical experience with 100 patients. Plast Reconst Surg. 1998;102(5):1461-78.

Dixon JM, Bundre NJ. Management of disorders of the ductal system and infections. In: Harris JR, Lippman ME, Morrow M, Osborne CK, editors. Diseases of the breast. 2nd ed. Philadelphia: Lippincott Williams & Wilkins; 2000. p. 47-55.

Dixon JM, Ravisekar O, Cunningham M, Anderson ED, Anderson TJ, Brown HK. Factors affecting outcome of patients with impalpable breast cancer detected by breast screening. Br J Surg. 1996;83(7):997-1001.

Donegan WL, Spratt JS. Cancer of the breast. 3rd ed. Philadelphia: Saunders; 1988.

El-Khatib HA. A single stage liposuction and dermopexy for grade 3b and grade 4 pseudo-gynecomastia after massive weight loss: an observational study. Int J Surg. 2007;5(3):155-61.

Elhakim M, Nafie M, Mahmoud K, Alef A. Dexamethasone 8mg in combination with ondansetron 4 mg appears to be the optimal dose for the prevention of nausea and vomiting after laparoscopic cholecystectomy. Can J Anesth. 2002;49(2):922-6.

Ersek RA. Transplantation of purified autologous fat: a 3-year follow-up is disappointing. Plast Reconstr Surg. 1991;87(2):219-27; discussion 228.

Estourgie SH, Nieweg OE, Valdes Olmos RA, Rutgers EJ, Peterse JL, Kroon BB. Eight false negative sentinel node procedures in breast cancer: what went wrong? Eur J Surg Oncol. 2003;29(4):336-40.

Ezri T, Lurie S, Stein A, Evron S, Geva D. Postoperative nausea and vomiting: comparison of the effect of postoperative meperidine or morphine in gynecologic surgery patients. J Clin Anesth. 2002;14(4):262-6.

Fortier J, Chung F, Su J. Unanticipated admission after ambulatory surgery: a prospective study. Can J Anesth. 1998;45(7):612-9.

Fournier PF. Facial recontouring with fat grafting. Dermatol Clin. 1990;8(3):523-37.

Fournier PF. Liposculpture the syringe technique. Paris: Arnette; 1991.

Fournier PF. Microlipoextraction et microlipoinjection. Rev Chir Esthet Lang Franc. 1985;10:36-40.

Franco JM. Mastologia: formação do especialista. São Paulo: Atheneu; 1997.

Frasson A, Koch H, Freund L. Manejo das lesões mamárias não-palpáveis. In: Basegio DL, editor. Câncer de mama: abordagem multidisciplinar. Rio de Janeiro: Revinter; 1999. p. 123-44.

Freitas F, Menke CH, Rivoire WA, Passos EP, organizadores. Rotinas em ginecologia. 6. ed. Porto Alegre: Artmed; 2011.

Fujii Y, Toyooka H, Tanaka H. Prophylatic antiemetic therapy with a combination of granisetron and dexamethasone in patients undergoing middle ear surgery. Br J Anesth. 1998;81(5):754-6.

Furst SR, Rodarte A. Prophylatic antiemetic treatment with ondansetron in children undergoing tonsilectomy. Anesthesiology. 1994;81(4):799-803.

Gabka CJ, Maiwald G, Bohmert H. Immediate reconstruction for breast carcinoma using the periareolar approach. Plast Reconst Surg. 1998;101(5):1228-34.

Galli-Tsinopoulou A, Ktohn C, Schimidt H. Familial polythelia over three generations with polymastia in the youngest girl. Eur J Pediatr. 2001;160(6):375-7.

Gardner E, Gray DJ, O'Rahilly R. Anatomia. Rio de Janeiro: Guanabara-Koogan; 1971.

Giuliano AE, Kirgan DM, Guenther JM, Morton DL. Lymphatic mapping and sentinel lymphadenectomy for breast cancer. Ann Surg. 1994;220(3):391-8.

Glashofer M, Lawrence N. Fat transplantation for treatment of the senescent face. Dermatol Ther. 2006;19(3):169-76.

Gray LN. Update on experience with liposuction breast reduction. Plast Reconstr Surg. 2001;108(4):1006-10.

Grossl NA. Supernumerary breast tissue: historical perspectives and clinical features. South Med J. 2000;93(1):29-32.

Güttlicher S. Uber die Häufigkeit und Lokalisation von Polythelien, Polymastien und Mammae aberratae. Eine prospektive Einjahresstudie na 1660 Patientinnen einer gynäkologischen Praxis. Geburtshilfe Frauenheilkd. 1986;46(10):697-9.

Haagensen CD. Diseases of the breast. Philadelphia: Saunders; 1971.

Hansen N, Giuliano AE. Axillary dissection for ductal carcinoma in situ. In: Silverstein MJ, editor. Ductal carcinoma in situ of the breast. Philadelphia: Lippincott Williams & Wilkins; 1997. p. 577-84.

Harris JR, Lippman ME, Morrow M, Osborne CK, editors. Diseases of the breast. 2nd ed. Philadelphia: Lippincott Williams & Wilkins; 2000.

Hartrampf CR JR, Bennett GK. Autogenous tissue reconstruction in the mastectomy patient: a critical review of 300 patients. Ann Surg. 1987;205(5):508-19.

Hirsch HA, Käser O, Iklé FA. Atlas de cirurgia ginecológica. 2. ed. São Paulo: Manole; 1999.

Hsueh EC, Giuliano AE. Sentinel lymph node dissection. In: Singletary SE, Robb GL, editors. Advanced therapy of breast disease. Hamilton: B. C. Decker; 2000. cap. 17, p. 157-65.

Hsueh EC, Giuliano AE. Sentinel lymph node thehnique for staging of breast cancer. Oncologist. 1998;3(3):165-70.

Hughes LE, Mansel RE, Webster DJT. Operations. In: Hughes LE, Webster DJT, Mansel RE. Benign disorders and diseases of the breast. London: Saunders; 1989. p. 187-205.

Hughes LE, Webster DJT, Mansel RE. Benign disorders and diseases of the breast. 2nd ed. [S.l.]: Harcourt; 2000.

Illouz YG. The fat cell "graft": a new technique to fill depresions. Plast Reconstr Surg. 1986;78(1):122-3.

Jacobson JA, Danforth DN, Cowan KH, d'Angelo T, Steinberg SM, Pierce L, et al. Ten-year results of a comparison of conservation with mastectomy in the treatment of stage I and II breast cancer. N Engl J Med. 1995;332(14):907-11.

Klein JA. The tumescent technique for lipo-suction surgery. Am J Cosmet Surg. 1987;4:236-67.

Kopacz DJ. Regional anesthesia of the trunk. In: Brown DL, editor. Regional anesthesia and analgesia. Philadelphia: Saunders; 1996. cap. 18.

Kopans DB, Smith BL. Preoperative imaging-guided needle localization and biopsy of nonpalpable breast lesions. In: Harris JR, Lippman ME, Morrow M, Osborne CK, editors. Diseases of the breast. 2nd ed. Philadelphia: Lippincott Williams & Wilkins; 2000. p. 165-74.

Krag D, Weaver D, Ashikaga T, Moffat F, Klimberg VS, Shriver C, et al. The sentinel node in breast cancer: a multicenter validation study. N Engl J Med. 1998;339(14):941-6.

Kroll SS, Singletary SE. Repair of partial mastectomy defects. Clin Plast Surg. 1998;25(2):303-10.

Lanfrey E, Rietjens M, Garusi C, Petit JY. Mammoplasty for symmetry of contralateral breast and its oncologic value. Ann Chir Plast Esthet. 1997;42(2):160-7.

Lang JE, Esserman LJ, Ewing CA, Rugo HS, Lane KT, Leong SP, et al. Accuracy of selective sentinel lymphadenectomy after neoadjuvant chemotherapy: effect of clinical node status at presentation. J Am Coll Surg. 2004;199(6):856-62.

Law NL, Irwing MG, Man JSF. Comparison of coagulation and blood loss during anesthesia with inhaled isoflurane or intravenous propofol. Br J Anesth. 2001;86(1):94-8.

Lexer E. Freie Fett transplation. Dtsch Med Wochenschr. 1910;36:640.

Liberman L, Abramson AF, Squires FB, Glassman JR, Morris EA, Dershaw DD. The breast imaging reporting and data system: positive predictive value of mammographic features and final assessment categories. Am J Roentgenol. 1998;171(1):35-40.

Loewen PS, Marra CA, Zed PJ. 5-HT3 receptor antagonists vs. traditional agents for the prophylaxis of postoperative nausea and vomiting. Can J Anesth. 2000;47(10):1008-18.

Losken A, Elwood ET, Styblo TM, Bostwick J 3rd. The role of reduction mammaplasty in reconstructing partial mastectomy defects. Plast Reconstr Surg. 2002;109:968-75.

Luini A, Galimberti V, Gatti G, Arnone P, Vento AR, Trifirò G, et al. The sentinel node biopsy after previous breast surgery: preliminary results on 543 patients treated at the European Institute of Oncology. Breast Cancer Res Treat. 2005;89(2):159-63.

Mahdi S, Jones T, Nicklin S, McGeorge DD. Expandable anatomical implants in breast reconstructions: a prospective study. Br J Plast Surg. 1998;51(6):425-30.

Maillard JL, Stefani M. Mastites. In: Boff RA. Mastologia aplicada: abordagem multidisciplinar. Caxias do Sul: EDUCS; 2001. p. 289-94.

Malfacini SS, Franco JM, Santos RA, Oliveira LDP. Anatomia cirúrgica da mama. In: Franco JM, editor. Mastologia: formação do especialista. São Paulo: Atheneu; 1997. p. 11-7.

Marshall SI, Chung F. Discharge criteria and complications after ambulatory surgery. Anesth and Analg. 1999;88(3):508-17.

Martins AL, Duarte GSS, Martins RS. Midazolan as pre-anesthetic medication in children. Rev Bras Anesteol. 1991;3:22-5.

Mathes S, Nahai F. Clinical application for muscle and musculocuteneous flaps. [S.l]: Mosby; 1982.

McCraw JB, Papp C, Edwards A, McMellin A. The autogenous latissimus breast reconstruction. Clin Plast Surg. 1994;21(2):279-88.

McMasters KM, Giuliano AE, Ross MI. Sentinel lymph-node biopsy for breast cancer: not yet the standard of care. N Engl J Med. 1998;339(14):990-5.

Menke CH, Biazús JV, Xavier NL, Cavalheiro JA, Rabin EG, Bittelbrunn A, et al. Conduta nas lesões mamárias não-palpáveis. In: Menke CH, Biazús JV, Xavier NL, Cavalheiro JA, Rabin EG, Bittelbrunn A, organizadores. Rotinas em mastologia. 2. ed. Porto Alegre: Artmed; 2007. p. 75-87.

Menke CH, Biazús JV, Xavier NL, Cavalheiro JA, Rabin EG, Bittelbrunn A, et al. Processos inflamatórios da mama. In: Menke CH, Biazús JV, Xavier NL, Cavalheiro JA, Rabin EG, Bittelbrunn A, organizadores. Rotinas em mastologia. 2. ed. Porto Alegre: Artmed; 2007. p. 89-102.

Menke CH, Biazús JV, Xavier NL, Cavalheiro JA, Rabin EG, Bittelbrunn A, organizadores. Rotinas em mastologia. 2. ed. Porto Alegre: Artmed; 2007.

Møiniche S, Kehlet H, Dahl JB. A qualitative and quantitative systematic review of preemptive analgesia for postoperative pain relief: the role of timing of analgesia. Anesthesiology. 2002;96(3):725-41.

Morton DL, Wen DR, Foshag LJ, Essner R, Cochran A. Intraoperative lymphatic mapping and selective cervical lymphadenectomy for early-stage melanomas of the head and neck. J Clin Oncol. 1993;11(9):1751-6.

Morton DL, Wen DR, Wong JH, Economou JS, Cagle LA, Storm FK, et al. Technical details of intraoperative lymphatic mapping for early stage melanoma. Arch Surg. 1992;127(4):392-9.

Moskovitz MJ, Baxt SA, Jain AK, Hausman RE. Liposuction breast reduction: a prospective trial in African American women. Plast Reconstr Surg. 2007;119(2):718-26.

Moskovitz MJ, Muskin E, Baxt SA. Outcome study in liposuction breast reduction. Plast Reconstruct Surg. 2004;114(1):55-60.

Netter FH, Dalley AF, Myers JH. Atlas of human anatomy. [S.l]: Ciba Medical Educational & Publications; 1995.

Neuber F. Fat transplantation. Chir Kongr Verhandl. Dsch Gesellch Chir. 1893;20:66.

Newman J, Levin J. Facial lipotransplant surgery. Am J Cosmet Surg. 1987;4:131-40.

Nos C, Fitoussi A, Bourgeois D, Fourquet A, Salmon RJ, Clough KB. Conservative treatment of lower pole breast cancer by bilateral mammoplasty and radiotherapy. Eur J Surg Oncol. 1998;24(6):508-14.

Olivari N. The latissimus flap. Br J Plast Surg. 1976;29(2):126-8.

Oliveira C, Almeida L, Luna M. Lesões impalpáveis das mamas. Qual a melhor abordagem? Femina. 1998;26(3):205-17.

Osborne MP. Breast anatomy and development. In: Harris JR, Lippman ME, Morrow M, Osborne CK, editors. Diseases of the breast. 2nd ed. Philadelphia: Lippincott Williams & Wilkins; 2000. p. 1-13.

Peer LA. Loss of weight and volume in human fat grafts. Plast Reconstr Surg. 1950;5:217-30.

Petit JY, Rietjens M, Garusi C, Greuze M, Perry C. Integration of plastic surgery in the course of breast-conserving surgery for cancer to improve cosmetic results and radicality of tumor excision. Recent Results Cancer Res. 1998;152:202-11.

Petit JY, Rietjens M, Le MG, Mouriesse H. Silicone breast implants and breast cancer. Ann Chir Plast Esthet. 1997;42(2):107-9.

Pezner RD, Patterson MP, Lipsett JA, Odom-Maryon T, Vora NL, Wong JY, et al. Factors affecting cosmetic outcome in breast-conserving cancer treatment: objective quantitative assessment. Breast Cancer Res Treat. 1992;20(2):85-92.

Piato JR, Barros AC, Pincerato KM, Sampaio AP, Pinotti JA. Sentinel lymph node biopsy in breast cancer after neoadjuvant chemotherapy. A pilot study. Eur J Surg Oncol. 2003;29(2):118-20.

Ping PG. Bipedicle tram. Plast Reconst Surg. 1998;102(2):587-8.

Pitanguy I, Cansanção A. Redução de mamilo. Rev Bras Cir. 1971;61:73.

Rainsbury RM. Breast-sparing reconstruction with latissimus dorsi miniflaps. Eur J Surg Oncol. 2002;28(8):891-5.

Reves JG, Fragen RJ, Vinik HR, Greenblatt DJ. Midazolam: pharmacology and uses. Anesthesiology. 1985;62(3):310-24.

Ribeiro L. Cirurgia plástica da mama. Rio de Janeiro: Medsi; 1989.

Romrell LJ, Bland KI. Anatomy of the breast, axilla, chest wall, and related metastatic sites. In: Bland KI, Copelan EM, editors. The breast: comprehensive management of benign and malignant diseases. Philadelphia: Saunders; 1991. p. 17-35.

Schwartz GF, Giuliano AE, Veronesi U; Consensus Conference Committee. Proceedings of the consensus conference on the role of sentinel lymph node biopsy in carcinoma of the breast, April 19-22, 2001, Philadelphia, Pennsylvania. Cancer. 2002;94(10):2542-51.

Scuderi PE. Droperidol: many questions, few answers. Anesthesiology. 2003;98(2):289-90.

Shrotria S. Techniques for improving the cosmetic outcome of breast conservation surgery. Eur J Surg Oncol. 2001;27(1):109-12.

Souba WW, Bland KI. Indications and techniques for biopsy. In: Bland KI, Copeland EM, editors. The breast: comprehensive management of benign and malignant diseases. Philadelphia: Saunders; 1991. p. 527-38.

Spear SL. Surgery of the breast: principles and art. Philadelphia: Lippincott-Raven; 1998.

Spratt JS, Tobin GR. Anatomy of the breast. In: Donegan WL, Spratt JS, editors. Cancer of the breast. Philadelphia: Saunders; 1998. p. 16-33.

Subramaniam B, Sadhasivam S, Sennaraj B, Tamilselvam P, Rajeshwari S, Jagan D, et al. Dexamethasone is cost-effective alternative to ondansetron in preventing PONV after paediatric strabismus repair. Br J Anesth. 2001;86(1):84-9.

Sukhani R, Pappas AL, Lurie J, Hotaling AJ, Park A, Fluder E. Ondansetron and dolasetron provide equivalent postoperative vomiting control after ambulatory tosillectomy in dexamethasone-pretreatead children. Anesth Analg. 2002;95(5):1230-5.

Tang J, Chen X, White PF, Wender RH, Ma H, Sloninsky A, et al. Antiemetic prophylaxis for office-based surgery: are the 5HT3 receptor antagonists beneficial? Anesthesiology. 2003;98(2):293-8.

Tashkandi M, Al-Qattan MM, Hassanain JM, Hawary MB, Sultan M. The surgical management of high-grade gynecomastia. Ann Plast Surg. 2004;53(1):17-20.

Teh KA, Lyle G, Wei JP, Sherry R. Immediate breast reconstruction in breast cancer: morbidity and outcome. Am Surg. 1998;64(12):1195-9.

Tobin GR, Schusterman M, Peterson GH, Nichols G, Bland KI. The intramuscular neurovascular anatomy of the latissimus dorsi muscle: the basis for splitting the flap. Plast Reconstr Surg. 1981;67(5):637-41.

Tramèr MR, Reynolds DJ, Moore RA, Mcquay HJ. Efficacy, dose-response, and safety of ondansetron in prevention of postoperative nausea and vomiting: a quantitative systematic review of randomized placebo-controlled trials. Anesthesiology. 1997;87(6):1277-89.

Tuersky R, Fishman D, Homel P. What happens after discharge? Return hospital visits after ambulatory surgery. Anesth and Analg. 1997;84(2):319-24.

Tuffier T. Abces gangreneux du pouman ouvert dans les bronches: hemotysies repetee operation par decollement pleuro-parietal; guerison. Bull Mem Soc Chir Paris. 1911;37:134.

Veronesi U. Mastologia oncológica. Rio de Janeiro: Medsi; 2002.

Veronesi U, Paganelli G, Galimberti V, Viale G, Zurrida S, Bedoni M, et al. Sentinel-node biopsy to avoid axillary dissection in breast cancer with clinically negative lymph-nodes. Lancet. 1997;349(9069):1864-7.

Veronesi U, Paganelli G, Viale G, Galimberti V, Luini A, Zurrida S, et al. Sentinel lymph-node biopsy and axillary dissection in breast cancer: results in a large series. J Natl Cancer Inst. 1999;91(4):368-73.

Wazer DE, DiPetrillo T, Schmidt-Ulrich R, Weld L, Smith TJ, Marchant DJ, et al. Factors influencing cosmetic outcome and complications risk after conservative surgery and radiotherapy for early-stage breast cancer. J Clin Oncol. 1992;10(3):356-63.

Winchester DP, Cox JD. Standards for diagnosis and management of invasive breast carcinoma. CA Cancer J Clin. 1998;48(2):83-107.

Wu CT, Morita ET, Treseler PA, Esserman LJ, Hwang ES, Kuerer HM, et al. Failure to harvest sentinel lymph nodes identified by preoperative lymphoscintigraphy in breast cancer patients. Breast J. 2003;9(2):86-90.

Índice

A

Abscesso(s), 91-95
  agudos, 91
    diagnóstico clínico e laboratorial, 91
    lactacional, 91
    não lactacional, 91
  subareolar crônico recidivante, 97-109, 99
    tratamento, 97
    técnica cirúrgica, 98
      fistulectomia, 98
      fistulactomia com incisão periareolar arciforme, 101
      fistulectomia com incisão radiada, 99
      ressecção de ductos terminais, 98, 103, 107
        incluindo a papila e a realização de areoplastia, 98, 107
        técnica de Golden, 98
  técnica cirúrgica, 93
  tratamento, 92
    drenagem de abscesso, 92
Alterações areolares, 123-132
  inversão papilar, 123
    técnica de Barsky, 124
    técnica de Pitanguy, 125
    técnica periareolar, 128
  papila hipertrófica, 130
    técnica da ressecção em anel, 130
    técnica da ressecção parcial da papila, 132
Anatomia
  cirúrgica da mama, 13-38
    avaliação do tipo de parênquima, 23
    drenagem linfática, 23
    inervação, 23
    parede torácica, 23
    vascularização, 23
  da axila, 37
    ápice, 38
    base, 38
    parede anterior, 38
    parede lateral, 38
    parede medial, 38
    parede posterior, 38
  linfática, 30
    grupo central, 31
    grupo da mamária externa, 30
    grupo da veia axilar, 30
    grupo de Rotter, 31
    grupo escapular, 30
    grupo interpeitoral, 31
    grupo subclavicular, 31
  muscular e neural, 23
    aponeuroses dos músculos reto abdominal e oblíquo externo, 30
    músculo grande dorsal, 298
    músculo grande peitoral, 25
    músculo pequeno peitoral, 27
    músculo serrátil anterior, 28
    músculo subescapular, 30
  vascular da mama e região axilar, 34
    inervação da mama, 36
    vascularização arterial, 34
    vascularização venosa, 35
Anestesia em mastologia, 71-82
  avaliação pré-anestésica, 71
  condutiva, 74
  considerações anatômicas, 72
  esquemas de analgesia pós-operatória, 82
  geral, 76
    medicação pré-anestésica, 76
    monitoração e posicionamento, 78
    pré-indução anestésica, 78
    recuperação anestésica e pós-operatório imediato, 82
  técnicas anestésicas, 72

C

Cirurgia(s)
  conservadora: serectomia, 167-175
    contraindicações, 168

indicações, 168
princípios da técnica cirúrgica, 169
da mama
  enxerto autólogo de gordura, 297-301
  lipoenxertia de gordura, 297-301
  princípios gerais da, 45-65
da recidiva locorregional, 385-388
  com a utilização de retalhos miocutâneos, 387
    prognóstico a recidiva, 388
    retalho miocutâneo do músculo grande dorsal, 388
    retalho miocutâneo transverso do músculo abdominal, 388
  tratamento cirúrgico, 386
    com comprimento da parede torácica, 387
    com comprometimento da musculatura peitoral, 387
    extensas ou mal-delimitadas, 386
    linfangíticas, 387
    nódulo ou bem-delimitadas, 386
      após cirurgia ablativa, 386
      após cirurgia conservadora, 386
estético-oncológica da mama
  pontos de referência para
    anatomia da axila, 37
    anatomia linfática, 30
    anatomia muscular e neural, 23
    anatomia vascular da mama e região axilar, 34
reconstrutora da mama com utilização de próteses, 303-339
  inclusão de expansor de tecidos, 306
  inclusão direta de prótese, 303
  mastectomia poupadora de pele/mamilo, 307
  mastectomia redutora de pele (*skin reducing*), 334
  reconstrução mamária com próteses, 313
    avanço de retalho abdominal superior, 331
reparadora, 275-295
  reparo com retalho miocutâneo do grande dorsal, 275
    anatomia do retalho do grande dorsal, 276
    complicações, 281
    mobilização do retalho, 277
    plano cirúrgico, 281
  reparo com retalhos toracoepigástricos, 291
    alternativa para pequenos reparos, 291
    neoplasia em quadrante inferior interno, 293
    neoplasia em quadrantes inferior externo, 291
    neoplasia em quadrantes inferiores sem comprimento cutâneo, 295

D

Derrame papilar, 111-121
  anamnese e exame físico, 112
  ectasia ductal com inversão de papila técnica cirúrgica, 117
  exames subsidiários, 113
  excisão de um único ducto, 114
  excisão do sistema ductal terminal, 117
  fisiopatologia, 111
  tratamento, 113

E

Enxerto autólogo de gordura, 297-301
  complicações, 299
  indicações para o, 298
  mamografia após, 298
  perda de volume após o, 298
  reposição de volume, 299
  resultados cosméticos, 299
  segurança oncológica do, 299
  técnica, 297

G

Ginecomastia, 133-142
  fisiológica, 133
  induzida por drogas, 134
  patológica, 134
    avaliação, 134
    tratamento, 134

L

Lesões mamárias não palpáveis
  descrições das técnicas de biópsia de, 158
  manejo das, 155-165
  técnica de biópsia cirúrgica por agulhamento ou orientada por fio metálico, 159
Linfadenectomia axilar, 261-274, 266
  limites de dissecção da axila, 266
    limite cranial, 266
    limite lateral, 266
    limite medial, 266
    limite profundo, 266
Linfonodo sentinela, 261
  biópsia do, 261-274
  técnica do DLNS com o uso do azul patente, 263
Lipoenxertia de gordura *ver* enxerto autólogo de gordura na cirurgia da mama

M

Mama
  anatomia cirúrgica da, 13-38
  supranumerária, 83-90
    tratamento, 85

Mamoplastia oncológica, 177-243
  abordagem com pedículo inferior com parâmetros predeterminados, 194
  abordagem dos tumores centrais da mama, 234
    centrolectomia, 234
    centralectomia com pedículo de base inferior, 242
    centralectomia com retalho lateral em "L", 237
  casos especiais, 229
    mamas de volume médio e pouca ptose, 229
  tumores de quadrantes inferiores, 201
    abordagem com pedículo superior, 201
    abordagem com ressecção em gota, 213
    abordagem com ressecção lateral, 221
    abordagem com ressecção lateral em "L", 225
  tumores de quadrantes superiores, 177
    abordagem periareolar, 177
    abordagem por pedículo areolado inferior, 185
Manejo das lesões mamárias não palpáveis, 155-165
Mastectomia, 245-259
  conceito técnico, 245
  indicações, 246
  tipos de, 245
    linfadenectomia axilar, 249
    mastectomia poupadora de pele ou periareolar, 259
    mastectomia poupadora de pele ou *skin sparing*, 247
    mastectomia radical clássica tipo Halsted, 246
    mastectomia radical modificada, 246,
      biópsia do linfonodo sentinela, 249
      princípios gerais, 248
      técnica de, 248
    mastectomia subcutânea ou adenomastectomia, 247
    mastectomia total ou simples, 246
Mastologia
  anestesia em, 71-82

P

Pós-operatório, 67-69
  linfedema, 68
  orientações básicas, 67

Pré-operatório, 39-43
  cirurgias com necessidade de internação, 42
  exame físico, 39
  exames laboratoriais, 40
  história clínica, 39
  rotinas, 41
    cirurgias ambulatoriais, 41
      anestesia geral, 41
      anestesia local, 41
      anestesia peridural torácica, 41
Princípios gerais da cirurgia da mama, 45-65
  cirurgia de simetrização, 59
  como melhorar as cicatrizes, 51
    fundamentos da cicatrização, 52
  cuidando das margens, 63
  fechamento da ferida operatória e montagem da mama, 60
  formas de ressecção mamária, 53
  mama adiposa, 62
  material cirúrgico recomendado, 64
  pontos importantes, 57
  posicionamento da incisão, 45
  uso de eletrocautério, 59
  volume de ressecção e dano estético, 55

R

Reconstrução
  com retalho miocutâneo transversal do reto abdominal, 341-375
    complicações mais frequentes, 342
    contraindicações, 341
    reconstrução da placa areolomamilar, 369
    reconstrução do mamilo com *Bell flap*, 372
  mamária com retalho miocutâneo do grande dorsal, 377-383

S

Serectomia
  cirurgia conservadora, 167-175

T

TRAM *ver* Reconstrução com retalho miocutâneo transversal do reto abdominal
Tumor provavelmente benigno, 143-154
  características clínicas, 143
  características imagenológicas, 133
  tratamento, 144
    posicionamento da incisão, 145
    preparo do paciente, 145